实用老年病护理手册

SHIYONG LAONIANBING HULI SHOUCE

张慧杰　鲁晓宁　师华华　主编

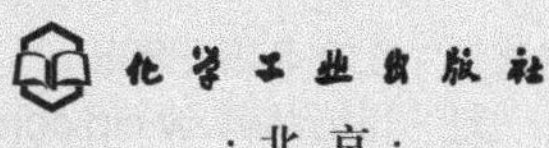

·北京·

本书详细介绍了老年病科的护理管理、工作制度、监护技术、诊断技术、老年常见急症的护理、老年常见疾病的护理，并介绍了老年病常用药物及常用的护理操作如标本采集、仪器操作及护理等。本书内容丰富，理论与实践相结合，注重临床实用性。可供护理管理、护理教学和护士继续教育用书。

图书在版编目（CIP）数据

实用老年病护理手册 / 张慧杰，鲁晓宁，师华华主编．—北京：化学工业出版社，2019.8（2025.4 重印）

ISBN 978-7-122-34431-1

Ⅰ. ①实… Ⅱ. ①张…②鲁…③师… Ⅲ. ①老年病 - 常见病 - 护理 - 手册 Ⅳ. ① R473-62

中国版本图书馆 CIP 数据核字（2019）第 085557 号

责任编辑：赵兰江　　　　装帧设计：张　辉

责任校对：张雨彤

出版发行：化学工业出版社

（北京市东城区青年湖南街 13 号　邮政编码 100011）

印　　装：北京科印技术咨询服务有限公司数码印刷分部

710mm × 1000mm　1/32　印张 $18\frac{1}{4}$　字数 477 千字

2025 年 4 月北京第 1 版第 2 次印刷

购书咨询：010-64518888　　售后服务：010-64518899

网　　址：http://www.cip.com.cn

凡购买本书，如有缺损质量问题，本社销售中心负责调换。

定　　价：88.00 元

编写人员名单

主　编　张慧杰　鲁晓宁　师华华

副主编　成松一　康艳辉　王晓彦　吴惠恩

刘君君　张红霞

编　者　史永红　刘素霞　张秀果　何文英

翟俊霞　翟俊轻　段志清　庞玉灵

王　霞　孙桂枝　王　静　王庆丰

葛艳红　黄香河　李俊红　叶丽红

刘君君　张红霞

前言

随着经济的快速发展，人民生活水平的提高，医疗卫生条件的改善，人的平均寿命普遍延长，老年人口迅速增加。老年病医学涉及多个医学学科、多个领域，由于老年人组织退行性改变和器官功能减退，患病率显然比青年人高。各种疾病因素与老年器官组织功能减退相互作用、互为因果，导致病情较复杂，临床表现不典型，并发症发生率高，药物不良反应多，给诊断和治疗带来一定的困难。同时，老年病护理知识要求也相应提高。因此，防治老年疾病、维护老年人身心健康、提高老年人生命质量，对广大医护人员提出了更高的要求。鉴于此，我们组织有丰富实践经验和较高理论水平的编者，编写了此书。

本书共28章，详细介绍了老年病科的护理管理、常见疾病的护理措施、常用的护理技术，并介绍了老年病常用药物，常用治疗及监护设备的使用方法。本书内容丰富，理论与实践相结合，注重临床实用性和可操作性。可供临床护理人员、护理专业学生及护士继续教育参考阅读，尤其适用于各级老年医疗机构、医院老年科的护理人员参考阅读。

本书编写过程中得到了多位同仁的支持和关怀，他们在繁忙的医疗、教学和科研工作之余参与撰写本书，在此表示衷心的感谢。

由于编写时间仓促，专业水平有限，书中难免有不妥和纰漏之处，敬请读者和同仁批评指正。

编者

2018年12月

CONTENTS

目录

第一篇 老年病科的组织与管理

第二篇　护理技术

第三篇 疾病护理

第四篇　常用药物

第五篇　护理操作

第一篇
老年病科的组织与管理

第一章 老年病科护理人员职责

第一节 护理管理人员职责

一、护士长职责

（1）护士长是本科护理质量与安全管理和持续改进的第一责任人，负责本病房的护理行政管理和业务工作。

（2）督促护理人员严格执行各项规章制度，检查各项护理措施的实施，严防差错事故。

（3）主持晨会交班及床头交接班，根据患者病情需要，合理调配护士工作。

（4）随同科主任、主治医师查房，参加科内会诊、疑难危重症及死亡病历讨论。

（5）组织并参与危重症患者的抢救。

（6）定期检查仪器、急救物品、贵重药品，保证仪器性能良好、药品齐全并记录。

（7）定期检查各项表格记录，保证其完整性与准确性。

（8）定期检查各种消毒与灭菌物品并记录。

（9）负责护士继续教育的管理，制订各级护理人员培训计划，负责组织护理查房、护理会诊。

（10）组织本科护理科研工作，积极参加学术交流。

（11）积极听取医师及患者的意见，不断改进病房管理工作。

（12）负责科室临床教学工作的管理和实施。

二、副护士长职责

（1）在护理部、护士长的领导下、科主任的指导下，负责本病室行政管理和护理工作；是本部门护理质量与安全管理和持续改进的责任人之一，应对科主任、本科护士长负责。

（2）依据病房护理工作计划，协助护士长组织实施护理工作。认真做好护理质量检查、记录和统计工作，并定期总结。

（3）协助护士长做好本病房护理人员的素质培养工作，教育护理人员加强责任心，改善服务态度，遵守劳动纪律，密切医护配合。

（4）协助护士长合理安排和检查本病房的护理工作，落实质量控制方案，参加并指导危重、大手术患者的护理及抢救工作，承担一定的主班、责任班工作，完成护士长安排的任务。

（5）督促护理人员严格执行各项规章制度和操作规程，严防差错事故的发生。协助护士长对本病区发生的护理差错、事故，及时查明原因报告护理部，并组织整改。

（6）定期参加科主任和主治医师查房，参加科内会诊及大手术或新手术前、疑难病例、死亡病例的讨论。

（7）组织参加护理查房，护理会诊，积极开展护理科研工作和护理经验总结。

（8）组织护理人员的业务学习及技术训练，实施“三基”培训工作。

（9）定期督促检查表格用品、护理用具、仪器设备、被服、药品的请领及保管。

（10）督促检查护理员、配膳员、卫生员的工作质量，搞好病房的清洁卫生、消毒隔离工作。

（11）定期召开工休人员座谈会，组织安排健康教育宣传工作，听取患者对医疗、护理及饮食等方面的意见，不断改进病室管理工作。

（12）护士长不在岗时副护士长代护士长主持工作。

三、带教老师职责

（1）在护士长的领导下，负责临床带教工作的管理和实施，协助科室制订和实施各阶段护生带教计划，并定期总结，不断改进带教工作。

（2）带教老师要严格按科室带教计划并结合学生实习手册要求，完成本科室带教工作。并不断钻研业务，提高自身综合素质，言传身教。积极进行教学改革，有创新精神，做到教学内容充实全面，教学方法科学新颖，教学效果好。

（3）介绍病区环境，解除学生的陌生心理。将本病区收治的病种、物品、仪器、人员状况及规章制度等作全面介绍，使学生尽快熟悉和适应环境。

（4）学生入科后首先要将科室的教学计划告诉学生，使其了解教学目标和内容，征求学生意见，积极参与，更好地完成教学计划。

（5）培养学生的观察能力。教师应提供给学生多观察和评估患者的机会，指导观察内容和注意点，帮助学生在观察患者中发现问题，并研究解决问题的方法，培养学生评判性思维能力。

（6）指导学生应用护理程序，以所学护理理论为基础，理论联系实际，培养临床实际工作能力。在指导护理技术操作或做示范过程中，教师应分析其要领和注意点。

（7）培养学生团队意识、具有与他人合作的精神。

（8）定期召开实习生座谈会，了解学生思想动态，征求学生对教学意见，关心学生生活、学习。结合本病区的病种，定期给学生进行业务讲课。

（9）教师在带教过程中，严格遵守“放手不放眼，放做不放教”。学生在实习期间，教师要有计划的进行检查、督促，发现问题及时予以纠正。出科前按本科室考核要求对学生进行出科考核，客观、公正地填写出科实习评价。

四、组长职责

（1）在护士长的直接领导下，上级护士的指导下，负责本组的日常工作和护理质量管理工作。

（2）严格执行操作规程，规章制度，建立维护监控本组系统，监察核心制度、标准的落实，控制高危人群操作，通过“查房指导”实现组长对责任护士的“质量监察”和“指控”，协助护士长做好临床科室三级护理质控工作，针对高危人群、技术、操作进行质控。

（3）根据患者病情和护理人力、合理安排工作，确保护理工作合理、有序。落实护士整体护理责任制、管床责任制、小组责任制，安排每名责任护士主管一定数量的患者（床），危重症患者由护理组长主管。

（4）负责分管患者的基础护理，特别是护理并发症高危患者，如Ⅲ期压疮、大手术、化疗、休克、多器官衰竭等患者，由组长负责评估，确定护理措施并指导或落实。

（5）负责或指导护理计划制订，根据患者情况及时开出护嘱并检查措施的落实。

（6）落实“床边工作制”，逐步实现护士常态下病房或到患者身边密切观察患者的生命体征和病情变化，根据本组患者的病情和护理，特别是高危患者的病情观察及并发症的预防及护理，指导下级护士对危重患者进行专科观察及护理。

（7）在与医生充分沟通的前提下将护理记录前移至病房，及时、动态、客观地记录患者病情变化，避免“来回跑”及“回忆录”，保证记录真实、准确。

（8）定期组织本组“三基”学习，参加科主任、护士长和上级护士查房，组织小组护士护理查房，护理组长负责特殊病例、大手术、疑难病例的文献查询和学习，带领、指导责任护士处理复杂、疑难病例的护理问题。

（9）参加危重症患者的抢救与护理，承担分管患者护理计划、抢救预案的制订与实施。

（10）参加护理科研，完成继续教育学分。

（11）负责协助与相关人员和部门的联系，协助护士长做好临床护理管理工作，并用五常法管理，为患者提供安全、舒适、有序的养病环境。

五、院内感染监控护士职责

（1）协助护士长做好本科室医院感染管理的各项工作。

（2）参加医院感染知识的培训。

（3）协助护士长组织本科室预防、控制医院感染知识的业务学习。

（4）督促检查本科室人员执行无菌操作技术、消毒隔离制度，检查各种院内感染记录本的完成情况。

（5）监督本科室工作人员医疗废物分类存放情况，严禁生活垃圾与医疗废物混放，防止利器刺伤。

（6）负责本科室的每季度空气培养，每 2 个月对紫外线灯管监测 1 次，每周对使用中的消毒液监测 1 次。

（7）指导患者、陪护、探视人员遵守医院消毒隔离制度。

（8）督促卫生员保持病室整洁，做好消毒隔离工作。

（9）对医院感染环节进行检查，采取有效措施，降低本科室医院感染发病率，发现有医院感染流行趋势时，及时报告医院感染管理委员会，并积极协助调查。

第二节　各级护理技术人员职责

一、主任（副主任）护师职责

（1）在护理部主任及科护士长领导下，指导本科护理技术、科研、教学工作。

（2）检查指导本科急、重、疑难病患者的护理计划实施、护理会诊及抢救危重症患者的护理。

（3）了解国内外护理发展动态，并根据本院具体条件努力引进先进技术，提高护理质量，发展护理学科。

（4）主持全院或本科护理大查房，指导下级护理人员的查房，不断提高护理业务水平。

（5）对院内护理差错、事故提出技术鉴定意见。

（6）组织主管护师、护师及进修护师的业务学习，拟定教学计划和内容，编写教材并负责讲课。

（7）带教护理学生实习，担任部分课程的教授并指导主管护师完成此项工作。

（8）负责组织全院或本科室护理学术讲座和护理病例讨论。

（9）制订本科室护理科研计划，并组织实施，通过科研实践，写出有较高水平的科研论文，不断总结护理工作经验。

（10）参与审定、评价护理论文和科研成果以及新业务、新技术成果。

（11）协助护理部做好主管护师、护师的晋升业务考核工作，承担对下级护理人员的培养。

二、主管护师职责

（1）在科护士长、护士长领导下和本科主任护师指导下进行工作。

（2）负责督促检查本科各病房护理工作质量，发现问题及时解决，把好护理质量关。

（3）解决本科护理业务上的疑难问题，指导重危、疑难患者护理计划的制订及实施。

（4）负责指导本科各病房的护理查房和护理会诊，对护理业务给予具体指导。

（5）对本科各病房发生的护理差错、事故进行分析、鉴定，并提出防范措施。

（6）组织本科护师、护士进行业务培训，拟订培训计划，编写教材，负责讲课。

（8）制订本科护理科研和技术革新计划，并组织实施。指导全科护师、护士开展科研工作。

（9）协助本科护士长做好行政管理和队伍建设工作。

三、护师职责

（1）在护士长的领导下和本科主管护师指导下进行工作。

（2）参加门诊或病房的护理临床实践，指导护士正确执行医嘱及各项护理技术操作规程，发现问题，及时解决。

（3）参与病房危重症、疑难病患者的护理工作及难度较大的护理技术操作，带领护士开展新业务、新技术的临床实践。

（4）协助护士长拟定病房护理工作计划，参与病房管理工作。

（5）参加本科主任护师、主管护师组织的护理查房，会诊和病例讨论，主持本病房的护理查房。

（6）协助护士长负责本病房护士和进修护士的业务培训，制订学习计划，组织编写教材并担任讲课，对护士进行技术考核。

（7）协助护士长制订本病房的科研、技术革新计划，提出科研课题，并组织实施。

（8）对病房出现的护理差错、事故进行分析，提出防范措施。

四、护士职责

（1）在护士长领导和护师指导下进行工作。

（2）认真执行各项护理制度和技术操作规程，正确执行医嘱，准确及时地完成各项护理工作，严格执行查对及交接班制度，防止差错、事故的发生。

（3）做好基础护理和精神护理工作，熟练掌握护理常规及抢救程序，认真做好危重症患者的抢救工作，经常巡视病房，密切观察病情变化，发现异常及时报告医生。认真做好危重症患者的抢救工作。

（4）协助医师进行各种诊疗工作，负责采集各种检验标本。

（5）参加护理教学的科研，指导实习生和护理员、保洁员的工作。

（6）定期组织患者学习，宣传卫生知识和住院规则，经常征求患者意见，改进护理工作，在出院前做好卫生保健宣传工作。

（7）办理入院、出院、转科、转院手续及有关登记工作。

（8）在护士长领导下，做好病房管理，消毒隔离、物资、药品、材料申领和保管等工作。

（9）密切注意住院患者预交款使用情况，做好预交款催交工作。

第三节　护理人员各岗位职责

一、主班护士职责

（1）参加科晨会，床旁交接班。核对夜间医嘱，查阅危重症患者护理记录。

（2）全面了解并掌握患者流动情况，完成夜班交代未完成事宜。

（3）负责病区人员的考勤，填写各种报表。负责出院病历的整理及护理文件书写质量的控制。

（4）负责转抄、处理医嘱，及时通知相关护士执行有关医嘱，并督促检查其执行情况。

（5）负责办理转科、转院和出院手续，办理新入院患者的手续，安排床位，整理病人一览表，通知主管医生。

（6）每日负责绘制体温。整理核对各种治疗卡、服药卡、饮食卡，协助护士长查对医嘱及检查护理文件书写是否规范，确保质量。

（7）递送各种通知单、处方及准备检验标本容器，递送检验标本容器给患者，深入病房，通知患者次日各种检查项目及准备工作。

（8）接手术患者，经常巡视病房，重点了解危重症、手术、新入院和特殊检查患者的病情变化，书写交班报告。

（9）负责病区住院患者的记账、收费，发放每日清单并做好向患者的解释工作。必要时协助医生催缴药费。

（10）补充办公用品，保持护士站清洁，整齐、物品定位。做好与中午班（11:00—17:00）、夜班交班前的准备。

二、副班护士职责

（1）协助主班管好病区物资（器械、药品、物品、布类）。

做好领取，保管工作。

（2）负责本科的治疗工作和护理工作，协助护士长做好病区行政管理，落实病区护理质量有关标准、规定、制度及病区物品陈设规范化要求。

（3）负责病区急救器材及车辆、物品的维修检查工作。协助护士长做好物资损坏赔偿登记工作。

（4）负责检查病区急救药品、急救器械、物品，保持定位放置，加强毒、麻药品的管理，总结每周药帐。

（5）每季度对自己所分管的器械、药品、物品、布类等进行一次清点。

（6）协助主班完成病区住院病员的记账、收费，发放每日清单并做好向患者的解释工作。必要时协助医生催缴药费。

（7）负责对各种浸泡液的更换及浓度测定，并检查一次性用品的毁形、消毒情况。

（8）协助护士长召开工休座谈会。

三、护理班护士职责

（1）严格执行交接班制度，参加晨会，交接班做到“五清楚”。负责病房扫床工作及出院、转院床单位的清理更换。

（2）严格等级护理制度，按要求巡视病房，严密观察病情，发现异常及时报告并做应急处理。

（3）负责患者基础护理，按程序进行卫生整顿，保持患者床铺平整干净，无护理并发症。

（4）严格病区管理，负责病区患者及陪伴人员的管理，保持病房整齐清洁无杂物，安静有序无噪声，物品陈设定位。

（5）深入病房，按整体护理要求，掌握患者心理、饮食情况，做好危重症患者的观察护理。

（6）一级护理以上重病患者应在入院24小时内完成卫生整顿，由当班护士负责。

（7）按整体护理要求，对住院患者实施入院评估、院规介绍、卫生宣教及住院健康指导等。

四、7-3班护士职责

（1）交接病区物品，参加晨会及床旁交接班，了解病员病情。

（2）核对治疗班摆好的药物，负责门诊、内外科输液，负责治疗室清洁卫生。按规定处理一次性物品。

（3）随时巡视病房，做好患者病情、治疗、护理、病区物品的交接班工作并做好记录。

（4）密切观察危重症患者生命体征，认真做好护理记录和出入量记录，发现问题及时与医生联系。发热患者按规定测量并记录。

（5）及时处理并执行各项医嘱。

（6）定时帮助重症患者翻身。

（7）注意病房物资保管及病房安全，保持护士站清洁。

五、夜班护士职责

（1）认真床旁交接班，查对午后病区医嘱。全面了解并掌握患者流动情况，完成日间交班报告中待执行事宜。清点一般物品、无菌物品、急救药品，并记录。接收急诊入院患者，维持病区秩序，保证病区安全。

（2）整理并清洁办公室、外科治疗室、加药室等。

（3）交班后做好门诊观察床的整理，整理成备用床。

（4）按常规更换浸泡液、消毒液并贴日期和登记。

（5）填写工作表与住院登记表等。书写夜间交班报告，负责各项治疗、护理工作。

（6）每晚紫外线消毒外科治疗室、加药室等，并做好空气、无菌物品监测。

（7）配备第 2 天用物，检查无菌物品，过期送消毒。

（8）执行本班一切医嘱，并将当班的医嘱、次日出院患者的医嘱、费用录入电脑。按等级护理要求，巡视病房，及时处理病情变化，做好出入量及病情记录。

（9）负责监测危重、发热、晨间患者的体温、脉搏、呼吸及血压，执行本班的一切护理工作，发现异常及时报告值班医生处理。按时督促患者睡觉，并做好必要的晚间护理。

（10）认真管理、督促陪护、探视人员遵守院规，保持病室整洁有序。指导并落实健康教育，观察患者病情，并做好基础护理。

（11）整理出院病历（健康教育、出院护记及指导）。

（12）测 6:00 生命体征并记录，按时采血、收集检验标本化验，并书写完成当班的护理记录。

（13）床头交接班。

六、治疗班职责

（1）参加晨会，听取交班报告。清点医疗器械及常备药品的种类及数量，交接清楚并登记签名。

（2）严格执行“三查八对”制度。

（3）负责病区治疗任务，及时记录执行时间并签全名。严格无菌技术，做到操作正规熟练，准确及时。

（4）熟悉各种药物的配伍禁忌，认真阅读各种药品说明书，保证各种药品无失效、无过期。负责限、剧、毒药补充检查及保管。

（5）负责各种治疗用具、药品的准备、清点、保管；药品应定点归类放置；器械清洁消毒；冰箱管理。保持各种常备药品、物品、器械齐全。

（6）随时巡视病室，严密观察输液情况，并回收输液瓶，负责对一次性用品的回收、毁形和浸泡消毒并做好记录。

（7）严格消毒制度，负责治疗室及物品的清洁卫生、消毒工作。

第二章 老年病科护理管理

第一节 病房护理管理

一、病房护理管理制度

（1）病房护理工作由护士长负责管理，各级护理人员积极协助。

（2）与患者进行积极的沟通与交流，做好心理护理和健康教育指导，为患者提供及时的护理服务。

（3）患者住院期间不得外出，若有特殊情况，必须经主管医师批准并签外出协议后方可离院，按时返院。

（4）病房应保持整洁、舒适、温馨、安全，避免大声喧哗。工作人员要做到走路轻、关门轻、操作轻、说话轻。

（5）病房陈设要整齐、洁净，室内物品和床位要定位摆放。

（6）督导保洁员保持病房清洁卫生，认真执行卫生清扫日计划、周计划。定时房间通风，严禁吸烟和随地吐痰。

（7）护理人员必须穿戴工作服，服装整洁。严格执行各项规章制度，遵守各项操作规程。

（8）病房被服、用具按其基数配给患者使用，出院时清点、收回消毒。

（9）每月召开一次患者座谈会，征求意见，改进病房工作。

（10）病房内不得接待非住院患者，不会客，工作时间不打私人电话。

（11）护士长全面负责病房财产、设备，建立账目并指派专人管理，定期清点，严格交接班制度，如有遗失及时查明原因，按规定处理。

二、病房护理人员守则

（1）向新入院的患者介绍医院的制度和情况，了解患者的思想和要求，鼓励患者树立战胜疾病的信心。

（2）对患者的态度要亲切和蔼，语言要温和，对个别患者提出的不合理要求，应耐心劝解，既要体贴关怀，又要掌握治疗原则。

（3）执行保护性医疗制度，不向患者透露不利于情绪稳定的病情和预后等情况，必要时由主管医师与患者家属和单位取得联系。

（4）不对患者谈论其他医院或其他科室治疗工作中出现的缺点和错误，避免造成不良影响。

（5）给患者做检查和治疗时要耐心细致，选用合适的器械，尽可能地减轻患者痛苦。为患者换药、灌肠、导尿时，应用屏风遮挡或到治疗室处理。

（6）抢救危重症患者和进行死亡料理时应用屏风遮挡，保持镇静，避免影响其他患者的情绪。

（7）对手术患者，术前做好解释和安慰工作，以消除患者顾虑，保持良好的心理状态。

（8）合理安排工作时间，保证患者休息。21:00 至次日 6:00 及午睡时间一般不安排检查和治疗，以保持病房安静。

（9）保持病房清洁卫生，经常开窗流通空气，痰盂、污敷料桶和垃圾要及时处理，督促保洁员对用后厕所及大、小便器要随时冲刷，定期进行消毒。

（10）做好患者的思想工作，了解对治疗、生活、饮食、护理等方面的需求和意见，并尽可能帮助解决，如难以达到患者要求时，要做好解释工作。

第二节　护理安全管理

（1）凡住院患者不得私自离开医院，特殊情况必须经床位医生同意并办理请假手续后，方可离开。

（2）严格执行查对、交接班等规章制度和各项技术操作规程，防止差错事故发生。严格执行无菌技术操作规程，做好消毒隔离工作，预防院内交叉感染。

（3）对意识障碍、危重、手术、老年等患者应加强护理，必要时加床档、约束带，以防坠床；定时翻身。预防压疮的发生。

（4）抢救器材完好率100%，急救药品班班清点，用后及时补充。使用氧气时严格执行操作规程，确保用氧安全。

（5）毒、麻、限、剧药品专柜保管并加锁，班班交接，使用后登记。内服、外用药品分开放置，瓶签清晰。使用易过敏药物时，须详细询问过敏史，并做药物过敏试验，用药过程中严密观察。

（6）严格执行手术安全核查制度，并做好记录。

（7）消毒供应中心严格执行《医疗机构消毒技术规范》和各项质量监测，对一次性医疗用品规范管理，保证临床安全使用。

（8）发生护理不良事件后，立即采取补救措施。科室及时组织讨论，并报护理部。

（9）做好治安和消防工作，防止意外事故发生。

（10）安全管理员定期对科室进行安全检查，发现安全隐患及时处理。

第三章　老年病科护理工作制度

第一节　护理人员管理制度

（1）全院护理人员实行护理部-科护士长-护士长三级管理，逐层负责相应人员的调配、培训、使用、考核等。

（2）所有人员必须持证上岗，按规定注册有效，并妥善保管以备检查。未取得《护士执业证书》或未注册的护理人员必须在带教老师（注册护士）指导下工作，不得单独值班。新招录人员，未通过护士执业资格考试，实行一票否决。

（3）护理人员调配：根据医院护理人员的总体情况、科室工作量、技术要求、岗位性质及人员结构等方面来调配。科室对安排的人员不得拒绝，但可试用 2 ～ 3 个月，如不合格需书面提出并说明理由。对不上晚夜班的岗位原则上以 45 岁以上、身体健康状况不能胜任三班工作的人员优先。科室安排直系亲属回避制，如安排后有亲属关系，则本人需主动提出，护士长主动汇报护理部。

（4）护理人员必须服从护理管理人员的直接调配，夜间护理人员服从值班护士长的安排，不得以任何理由推托。院重大急救、突发事件、新开展项目以及院组织的特护小组，各护士长应积极支持，所抽调人员应服从安排。

（5）各级要充分合理使用护理人力资源，实行弹性排班制、满负荷工作制。在有人力不足科内无法调整及人力多余时，须及时汇报护理部。

（6）各级对护理人员必须建立月、年考核评价制并将考核结果与奖金、评优、职称晋升等挂钩。对不同岗位的人员应该有不同的明确的考核评价标准，考核标准应与工作量、岗位工作质量、岗位性质、风险等密切相关，引进和加大与患者评价挂钩的力度。必须公平公正地评价每一名人员，年综合评价时同时提出是否继续聘用的意见。

（7）对下列人员应及时完成考核工作：年终考核、续签合同、职称晋升、规范化培训、独立工作前、科室轮转结束前、转正定级前等，科室必须组成考核小组，按相关要求严格进行考核。

（8）根据人事处聘用和解聘人员的标准和程序，对不再聘用人员须在科室有 3 次谈话（有记录），给予限期改正的机会，如仍不能改正，在大科内可再安排 1 ～ 2 个科室，如同时有 3 个科室认定不能适应工作，则进入解聘程序，病区要写出书面理由逐级汇报。对续签合同时不再续聘人员，须在合同书上明确表示。

（9）护士长要加强人员的现场管理，及时发现护理人员的思想动态，做好思想工作，特殊情况及时汇报。要执行与护士的沟通制度。

（10）辞职人员必须提前 1 个月提出辞职申请，逐层审批，满 1 个月并办理了辞职手续后方可离开医院，并交回一切与工作、科室等相关的物件，如工作服、钥匙等。

第二节　护理人员工作制度

（1）严格遵守医院的规章制度，按时上下班，不迟到早退，各班提前 10 分钟到岗，迟到早退者，按有关规定执行。

（2）上岗必须衣帽整洁，符合护士的着装规范，佩戴胸卡，微笑服务。不准戴耳环、戒指；不留长指甲、不涂指甲油；不准穿工作服进餐厅、外出、回宿舍等。上班时间不允许带手机，外线电话不能超过 1 分钟；不准带情绪上班，应情绪饱满，精神振奋，微笑上岗。

（3）不准在护理站扎堆聊天、喧哗、不准干私活、看闲书、带孩子、吃零食。

（4）护理人员的服务态度要好，与患者及家属交谈时，不允许做违规动作。如：双臂胸前交叉、叉腰等。不准与患者及家属发生争吵，解决不了的问题及时向护士长汇报。

（5）及时接听电话，铃响不过三。

（6）事假须提前请假，病假要有病假条，并办理请假手续，不可打电话请假或他人代替请假，调班或换班者必须通知护士长。

（7）护士要热爱集体，团结友爱，工作中互相帮助，如有特殊情况能主动应付，工作人员之间不许争吵，不准搬弄是非、诽谤他人，以免影响科内团结。护士要有敬业精神，积极参加科室组织的各项活动。如业务学习、护理查房等。

（8）来访者到科室应站立迎接、主动询问，严格执行“首问负责制”制度，认真做好出入院指导及各项宣教工作。

（9）患者及家属需要帮助，提出要求时，应主动热情地给予解决。

（10）各班严格服从护士长安排，履行各班职责，坚守工作岗位，认真执行各项规章制度及操作规程，定时巡视病房，及时准确地完成各项护理工作，认真书写护理文书。

（11）要自尊、自爱、自强，严格执行护士法，加强自我保护意识，刻苦钻研，业务技术上勤学苦练，严格执行操作规范。

第三节　分级护理制度

（1）分级护理是指患者在住院期间，医护人员根据患者病情和生活自理能力确定并实施不同级别的护理。分为四个级别：特级护理、一级护理、二级护理、三级护理。

（2）患者入院后由医师参照卫生部《综合医院分级护理指导原则》下医嘱确定患者的护理级别，并根据患者的病情变化进行动态调整。

（3）护士根据医嘱做好患者一览表和床头卡的分级护理标识：特级护理为黄色、一级护理为红色、二级护理为蓝色、三级护理无标识。

（4）护士根据患者的护理级别和医师制订的诊疗计划，严格遵守卫生部《综合医院分级护理指导原则》和医院《分级护理工作标准》对患者实施护理，为患者提供基础护理服务和专业技术服务。

（5）各级护理人员，认真履行岗位职责，严密观察病情、掌握病情动态，认真做好各项基础护理，严防护理并发症，做好各项记录，确保患者安全。

（6）实行质量评价，由医院护理三级质控网络成员负责检查考核分级护理工作质量。

第四节 护理查房制度

一、行政查房

（1）查各班岗位责任制及各项护理工作制度的落实情况，如生活护理、治疗护理及护士对患者的诊断、治疗、病情了解情况，以及护理工作情况。

（2）查病房的清洁、安静，患者安全及患者卫生处置情况。

（3）查各项规章制度及护理常规掌握贯彻执行情况。

（4）查各种表格记录书写情况，消毒隔离质量，以及无菌技术质量等。

二、业务查房

（1）查危重、疑难病患者的护理情况，如各种管道位置是否正确与通畅，无菌操作，重症护理记录，给氧、吸痰等执行情况，并要提出问题及指明解决问题的措施。

（2）查责任制护理。心理护理的贯彻情况及预防知识的宣传情况。

（3）查护理病历的书写情况并给予指导。

三、教学查房（典型病例护理教学查房）

（1）每月第4周进行1次全院或全科性典型病例护理教学查房。

（2）为确保查房质量，首先确定病种，选择典型病例，规定查房时间。

（3）为有充分时间准备，查房前2天须把印好的典型病例摘要及讨论中心议题，发给全院各科护士长或有关人员，以便准备。

四、夜间查房

（1）由护理部组织护士长夜班查房，是由护理部主任、各科护士长共同参加的一项轮流值班制度。

（2）负责巡视病房危重症患者的情况，了解危重症患者抢救措施是否得力。

（3）直接参加抢救或指导抢救工作，必要时协助组织人员。

（4）检查各病房家属陪护情况及病房水电节约安全情况，做必要的宣传解释工作。

（5）定时及不定时的检查夜班护士岗位责任制落实情况。

（6）检查晨、晚间生活护理执行情况及卫生工作情况。

（7）病房规章制度的落实情况，如护理人员的衣着、无菌技术操作、三级护理的落实情况等。

第五节 医嘱执行制度

（1）护士对可疑医嘱，必须查清后方可执行。除抢救或手术中，不得下达口头医嘱；下达口头医嘱，护士需复诵一遍，医师认为无误后方可执行，医师要及时补医嘱。

（2）护士每班查对医嘱，每周由护士长组织总查对2次。医生整理医嘱后，护士需仔细查对，并经另一护士查对后，方可执行。

（3）手术后要停止术前医嘱，重开医嘱，护士停止术前或产前各项治疗单，按术后医嘱书写各项治疗单并执行。

（4）凡需下一班执行的临时医嘱，要交代清楚，做好交接。

（5）医师无医嘱时，护士一般不得给患者做对症处理，但在抢救危重患者的紧急情况下，医师不在，护士可先行实施必要的紧急救护并及时通知医生。

（6）护士发现医嘱违反法律、法规、规章或诊疗技术规范的，应及时向开具医嘱的医生提出；必要时向科主任或医务处报告。

第六节 护理病历书写制度

（1）护理病历首页　应记载病史、诊断、检验患者生命指标、自主能力、心理活动、精神状态，患者对本疾病的了解和期望，文化水平、宗教信仰及一般资料。

（2）护理计划内容　应含准确记载护理开始日期，略述护理措施，书写措施依据，书写效果评价。

（3）护理病情记录原则和记录内容　一般患者2～3d记录一次，重症患者每班记录1次，特殊情况随时记录。记录中应提供患者的病情动态及病情恢复与进展情况，观察病情发展中的有关资料，反映患者痛苦的原因，有无进行处理，护理效果如何。简要记录患者的心理活动，情绪表现，略述对患者所做护理工作和执行某些医嘱的反应，详细记录各级护师查房时的主要意见和分析内容。

（4）护理小结　概括书写患者住院期间接受护理、治疗等措施所获效果，总结护理教训。

（5）出院指导　针对患者心理特征，疾病治愈情况，生活习惯，给予必要的指导和科普宣传，主要内容为饮食、服药、休息、情绪、功能锻炼和对有关本身疾病的预防保健知识。

第七节　护理查对制度

（1）护理查房时应查对各项医嘱、处置是否正确。

（2）医嘱书写后，应查对各项医嘱及化验通知单等，复查完毕再交给护士执行。

（3）当班护士执行医嘱必须严格履行“三查七对”制度。

（4）实行班班查对，白班检查夜班，夜班检查晚班，晚班检查白班并登记。同时，各班护士在下班前必须将本班所做工作，如医嘱执行、卡片、抄写情况等检查核对一遍再交班。

（5）护士长每天检查医嘱及其他工作，每周不少于2次大查对，护士长至少参加一次大查对（即对病历、医嘱单及执行卡片等全面核对）。

（6）清点药品和使用药品前要检查质量、标签、失效期和批号，如有不符合要求的药品不得使用。

（7）给药前注意询问有无过敏史；使用毒麻、限制药时，要经过反复核对；静脉给药应注意有无变质，瓶口有无松动、裂缝；给多种药物时，须注意配伍禁忌。

（8）输血前需经两人查对签字，无误后方可输入，输血时需注意观察，保证安全。

（9）接手术患者时，要查对科别、床号、姓名、性别、诊断、手术名称、术前用药。

（10）手术前，须查对患者姓名、诊断、手术部位、麻醉方法及麻醉用药。

（11）凡进行体腔或深部组织手术时，需在术前及缝合前清点各类敷料和器械数。

第八节　护理交班制度

（1）值班人员必须坚守岗位，履行职责，保证各项护理工作准确及时地进行。

（2）接班人员提前15分钟到岗，当面清点器械、药品、物品并登记。

（3）交班人员在交班前必须完成本班各项工作，写好交班报告及各项护理记录，处理好用过物品，上班为下班做好用物准备。

（4）交班人员必须认真填写交班报告，要求用医学术语，字迹整齐清晰，内容简明扼要，重点突出。白班用蓝钢笔，夜班用红钢笔。

（5）交班内容：交患者总数、出入院人数、转科、手术、死亡、病情、思想，主要治疗处置，医嘱执行情况，重病护理记录，各种检查，标本采集及各种处置完成情况。

（6）重症患者必须床头交接，查看患者有无压疮，基础护理完成情况，各种导管固定和引流情况等。

（7）认真交接病房秩序、卫生、陪护、探视、留宿及安全情况。

（8）每晨集体交接班1次，由夜班护理人员重点报告危重症患者和新入院患者病情、护理情况，一般不超过20分钟。

第九节　安全工作制度

（1）值班护理人员必须严谨，认真负责，精力集中，坚守工作岗位，确保患者生命、财物的安全。

（2）各班护理人员应认真执行本班的工作职责和程序，经常巡视病房，严密观察病情，严格交接班制度。

（3）认真执行各项护理技术操作常规，严格执行查对制度，严防差错事故及交叉感染的发生。

（4）加强药品的管理。剧毒、麻、限类药品应严格交接班，专人管理，及时上锁。静脉用药，一般用药、腐蚀与有毒药品应分别严格按规定要求放置。未稀释的浓药液（如5%苯扎溴铵等）应与腐蚀药一起放置。不可使用有标签的空药瓶（袋）放置其他药物。特殊计量的药物不得在病房保存，必须存放时应用红笔注以明显记号，并单独放置。

（5）剧毒、麻、限类药品；抢救药品；器材等应定人、定位、定数、定卡片，认真检查清点，保证完好备用。重要节日前护士长应亲自检查。

（6）严格医疗器材、营具、被服的管理，专人负责，每半年清点一次。

（7）加强病房管理，认真做好入院介绍，严格执行探视制度及陪人管理制度，健全休养员组织，加强对休养员和陪护人管理制度，休养员一律不准外出、外宿。

（8）深入了解患者的思想情况，对有精神症状和自伤倾向的患者须派专人守护或留陪人，并及时做好思想工作，采取必要的措施，避免发生意外。

（9）按分级护理的要求，加强对危重、老年患者的护理，严防坠床、烫伤、跌伤、虚脱等意外。

（10）值班护理人员应注意门、窗、水、电的安全，管好物品。使用氧气时应注意防火、防油、防震，使用电路等电类器材时应注意安全用电，定期检修。午休及晚上熄灯前应清点患者人数并将病区大门上锁，凡发现病员不在者，除及时向医教部汇报外，同时报告科主任、护士长，并派人寻找。

（11）值班室一律不允许非值班人员住宿。

第四章 护理记录单

第一节 体温

一、正常体温及其生理变化

1.正常体温

正常体温常以口腔、直肠或腋下温度为标准。这三个部位测得的温度与机体深部体温相近。正常人口腔舌下温度在36.3～37.2℃；直肠温度受外界环境影响小，故比口腔的高出0.3～0.5℃；腋下温度受体表散热、局部出汗、潮湿等因素影响，又比口腔的低0.3～0.5℃。同时对这三个部位进行测量，其温度差一般不超过1℃。直肠温度虽然与深部体温更为接近，但由于测试不便，故临床上除小儿外，一般都测口腔温度或腋下温度。

2.体温的生理变化

体温可随年龄、昼夜、运动、情绪等变化而出现生理性变动，但在这些条件下，体温的改变往往在正常范围内或呈一过性改变。

（1）年龄的差异：新生儿因体温调节中枢发育不完善，其体温易受环境温度的影响，并随之波动；儿童由于代谢旺盛，体温可略高于成人；老年人由于代谢低下，体温可呈现在正常范围内的低值。

（2）昼夜差异：一般清晨2:00～6:00体温最低，14:00～

20:00 最高，其变动范围不超过平均值 ±0.5℃。这种昼夜的节律波动，可能与人体活动、代谢、血液循环等的相应周期性变动有关，如长期从事夜班工作的人员，则可出现夜间体温升高，日间体温下降的情况。

（3）性别差异：女性体温一般较男性为高。女性的基础体温还随月经周期而出现规律性的变化，即月经期和月经后的前半期体温较低，到排卵日最低，而排卵后到下次月经前体温逐步升高，月经来潮后，体温又逐渐下降，体温升降范围在 0.2 ～ 0.5℃。这种体温的周期性变化是与血中孕激素（黄体酮）及其他激素浓度的变化有关。

（4）运动影响的差异：剧烈运动时，骨骼肌紧张并强烈收缩，使产热量激增；同时由于交感神经兴奋，释放肾上腺素和甲状腺素，肾上腺皮质激素增多，代谢率增高而致体温上升。

（5）受情绪影响的差异：情绪激动、精神紧张都可使体温升高，这与交感神经兴奋有关。

（6）其他：进食、沐浴可使体温升高，睡眠、饥饿可使体温降低。

二、异常体温的评估与护理

（一）体温过高

体温过高又称发热。由于致热原作用于体温调节中枢或体温调节中枢功能障碍等原因导致体温超出正常范围，称为发热。

发热是临床常见的症状，其原因分为感染性和非感染性两大类。感染性发热较多见，主要由病原体引起，见于各种急、慢性传染病和感染性疾病。非感染性发热由病原体以外的各种物质引起，如机械性创伤、血液病、肿瘤、变态反应性疾病、无菌性坏死物质的吸收等。

1.发热程度的判断（以口腔温度为例）

（1）低热：37.3 ～ 38.0℃。

（2）中等热：38.1 ～ 39.0℃。

（3）高热：39.1 ～ 41.0℃。

（4）超高热：>41.0℃。

2.发热过程及症状

（1）体温上升期　其特点为产热大于散热。体温上升可有两种方式：骤升和渐升。骤升是体温突然升高，在数小时内升至高峰，多见于肺炎、疟疾等。渐升是指体温逐渐上升，多见于伤寒等。患者表现为皮肤苍白、畏寒、寒战、皮肤干燥。

（2）高热持续期　其特点为产热和散热在较高水平上趋于平衡，体温维持在较高状态。患者表现为颜面潮红、皮肤灼热、口唇干燥、呼吸和脉搏加快（体温每增高 1℃，脉搏增加 10 ～ 15 次 / 分）；头痛、头晕、食欲不振、全身不适、软弱无力、尿量减少。此期持续数小时、数日甚至数周。

（3）退热期　其特点为散热增加而产热趋于正常，体温恢复至正常水平。此期患者表现为大量出汗和皮肤温度下降。退热方式有骤退和渐退两种。骤退型为体温急剧下降，渐退型为体温逐渐下降。由于大量出汗丧失大量体液，老年、体弱患者和心血管疾病患者易出现血压下降、脉搏细速、四肢厥冷等循环衰竭的症状。应严密观察，配合医师给予及时处理。

3.热型

根据患者体温波动的特点分类。某些疾病的热型具有特征性，观察热型有助于诊断。常见的热型有稽留热、弛张热、间歇热和不规则热。

（1）稽留热　体温持续在 39 ～ 40℃，达数日或数周，24 小时波动范围不超过 1℃。多见于肺炎、伤寒等。

（2）弛张热　体温在 39℃以上，24 小时体温差在 1℃以上，最低体温仍高于正常水平。多见于败血症、化脓性疾病等。

（3）间歇热　高热与正常体温交替有规律地反复出现，间歇数小时、1 天、2 天不等。多见于疟疾等。

（4）不规则热　体温在 24 小时中变化不规则，持续时间不定。多见于流行性感冒、肿瘤性发热等。

4. 伴随症状

（1）寒战　发热前有明显寒战，多见于化脓性细菌感染，如肺炎球菌性肺炎、败血症、急性胆囊炎、急性肾盂肾炎等。

（2）淋巴结肿大　局部淋巴结肿大提示局部有急性炎症，如口、咽部感染常有颌下淋巴结肿大。全身性淋巴结肿大要排除淋巴瘤、急性淋巴细胞性白血病等。

（3）出血现象　常见于重症感染及血液病。前者包括流行性出血热、败血症等。后者包括白血病、急性再生障碍性贫血等。

（4）肝、脾肿大　见于传染性单核细胞增多症、白血病、疟疾、肝胆道感染等。

（5）结膜充血　见于流行性出血热、斑疹伤寒等。

（6）单纯疱疹　见于肺炎球菌性肺炎、流行性脑脊髓膜炎等。

（7）关节肿痛　见于风湿热、败血症等。

（8）意识障碍、头痛和抽搐　见于中枢神经系统感染。

5. 护理措施

（1）降低体温　可根据患者情况采用物理降温法。如体温超过 39℃，可用冰袋冷敷头部；体温超过 39.5℃，给予乙醇擦浴或大动脉处冷敷，也可按医嘱给予药物降温。行降温措施 30 分钟后应复测体温 1 次，并做好记录和交班。

（2）病情观察　测量体温应每隔 4 小时测量 1 次，待体温恢复正常 3 天后，改为每天测量 2 次。同时密切观察面色、脉搏、呼吸和血压，如有异常应及时与医师联系。注意发热类型、程度、过程及伴随症状。

（3）保暖　体温上升期，患者出现寒战时，应调节室温、卧具和衣着。

（4）心理护理　正确评估体温上升时患者的心理状态，对体温变化及伴随症状给予合理解释，以缓解其紧张情绪。

（5）饮食护理　补充水分和营养。高热时患者呼吸加快，皮肤出汗增多，水分大量丢失，应鼓励其多饮水，必要时协助饮水。

高热患者消化吸收功能低，而机体分解代谢增加，糖、脂肪、蛋白质及维生素大量消耗，应及时给予高热量、高蛋白、高维生素、易消化的流质或半流质食物，少量多餐。不能进食者，按医嘱给予静脉输液或鼻饲，以补充水分、营养物质及电解质。

（6）保持清洁和舒适

① 口腔护理　发热时由于唾液分泌减少，口腔黏膜干燥，且抵抗力下降，有利于病原体生长、繁殖，极易引起口腔的炎症和溃疡。应在晨起、餐后、睡前协助患者漱口，保持口腔清洁。

② 皮肤护理　退热期，往往大量出汗，应随时揩干汗液，更换衣服和床单，防止受凉，保持皮肤的清洁、干燥。对长期持续高热者，应协助其改变体位，防止压疮、肺炎等并发症出现。

③ 卧床休息　高热时由于新陈代谢快，摄入减少而消耗增多，患者的体质往往虚弱，应安置舒适的体位，嘱其卧床休息，同时调节室温和避免噪音。

（二）体温过低

体温在35.0℃以下称为体温过低。

1. 原因

（1）散热过多：长时期暴露在低温环境中，使机体散热过多、过快；在寒冷环境中大量饮酒，使血管过度扩张热量散失；早产儿由于体温调节中枢尚未发育完善，对外界温度变化不能自行调节使热量散失。

（2）产热减少：重度营养不良、极度衰弱、末梢循环不良，使机体产热减少。

（3）体温调节中枢受损：中枢神经系统功能不良，如颅脑创伤、脊髓受损；药物中毒，如麻醉剂、镇静剂；重症疾病，如败血症、大出血。

2. 症状

发抖、血压降低、心跳及呼吸频率减慢、皮肤苍白、四肢冰冷、躁动不安、嗜睡、意识紊乱，晚期可能出现昏迷。

3. 护理措施

（1）密切观察生命体征和病情变化，每小时测量体温1次，直至体温回复至正常且稳定；注意呼吸、脉搏、血压的变化。

（2）采取适当保暖措施，设法提高室温在24～26℃为宜；采取局部保暖措施，如增加盖被、置热水袋、给予热饮料等，以提高机体温度。

（3）随时做好抢救准备。

三、体温的测量

（一）体温计种类与构造

1. 玻璃水银体温计

为国内目前最常用的普通体温计，是一种外标刻度的真空毛细玻璃管。根据测量的部位不同可将体温计分口表、肛表、腋表三种。口表和肛表的玻璃管似三棱镜状，腋表的玻璃管呈扁平状。玻璃管末端为贮水银槽，口表和腋表的球部较细长，有助于测温时扩大接触面；肛表的球部较粗短，可防止插入肛门时折断或损伤黏膜。当贮水银槽受热后，水银膨胀沿毛细管上升，其上升的高度与受热程度成正比。毛细管和贮水银槽之间有一凹陷处，使水银遇冷不致下降。

摄氏体温计的刻度为35～42℃，每1℃之间分成10小格，在0.1～0.5℃的刻度处用较粗的线标记。在37℃刻度处以红色标记。华氏体温计的刻度为94～106F，每2F之间分成10格。

2. 电子体温计

采用电子感温探头来测量体温，测得的温度直接由数字显示，直观读数，测温准确，灵敏度高。有医院用电子体温计和个人用电子体温计两种。医院用电子体温计只需将探头放入外套内，外套使用后丢弃，能防止交叉感染。个人用电子体温计，其形状如钢笔，使用方便且易携带。

3. 可弃式体温计

为一次性使用的体温计，用后弃去。其构造为一含有对热敏感的化学指示点薄片，在45秒内能按特定的温度改变体温表上点状薄片颜色，当颜色点从白色变成蓝色时，最后的蓝点位置即为所测温度。

（二）体温计的清洁消毒法

1. 目的

保持体温计的清洁，防止体温计引起的交叉感染。

2. 常用消毒剂

75% 乙醇、0.1% 过氧乙酸或其他消毒液。

3. 消毒方法

采用带盖的容器盛装消毒溶液浸泡体温计。消毒溶液每天更换 1 次，容器、离心机每周消毒 1 次。

（1）单独使用：患者单独使用的体温计，用后应放入盛有消毒液的容器中单独浸泡，使用时取出用清水冲净擦干。

（2）集体测温：将体温计先浸泡于消毒液容器内，5 分钟后取出，冲洗；用离心机甩下水银（35℃以下）；再放入另一消毒液容器内浸泡，30 分钟后取出；用冷开水冲洗；再用消毒纱布擦干，存放在清洁盒内备用。

（三）体温计的检查法

（1）目的为保证体温测量的准确性，使用中的体温计应定期进行准确性的检查。

（2）方法将全部体温计的水银柱甩至 35.0℃以下，再同时放入已测好的 40℃温水中，3 分钟后取出检视；如读数相差在 0.2℃以上或水银柱有空隙的体温计则不能再使用。

（四）体温的测量方法

1. 操作前准备

（1）用物准备　①体温测量盘内备一清洁干燥的容器，内放体温计、消毒纱布、记录本、笔及有秒针的表；②检查体温计的数目及有无破损，体温计的水银柱是否在 35.0℃以下。

（2）患者准备　体位舒适，情绪稳定，确认没有影响体温准确性的因素存在。

（3）环境准备　光线充足、环境整洁安静必要时拉窗帘或屏风遮挡。

2. 操作步骤及要点

（1）口温测量法

① 将体温计水银端斜放于舌下，指导患者闭唇含住口表，用鼻呼吸，测 3 分钟。

② 取出口表用消毒纱布擦净，检视度数。

③ 将口表浸泡于消毒液容器内。

④ 记录体温值。

（2）腋下测温法

① 擦干汗液，将体温计水银端放于腋窝处并贴紧皮肤，指导患者屈臂过胸夹紧体温计，测量 10 分钟。

② 取出腋表用消毒纱布擦净，检视度数。

③ 将腋表浸泡于消毒液容器内。

④ 记录体温值。

（3）直肠测温法

① 协助患者取侧卧、俯卧或屈膝仰卧位，露出臀部。

② 润滑肛表水银端，轻插入肛门 3 ～ 4cm，测量 3 分钟。

③ 取出肛表用消毒纱布擦净，检视度数。

④ 将肛表浸泡于消毒液容器内。

⑤ 用卫生纸为患者擦净肛门，整理衣被，协助患者取舒适体位。

⑥ 记录体温值。

合理解释测温结果，腋下有汗液，有助于散热，影响所测体温准确性；不合作者由护士协助夹紧；用 20% 肥皂液润滑，危重症患者测温时护士应协助扶持体温计，便于测量，避免损伤肛门及直肠黏膜。

3. 注意事项

（1）体温计应轻拿轻放，甩动时注意勿触及周围物体，以防损坏。

（2）不宜测口温：精神异常、昏迷、口腔疾病、口鼻手术或呼吸困难及不合作者，不宜采用口腔测温。刚进食或面颊部热敷后，应间隔30分钟后测温。

（3）不宜测肛温：腹泻、直肠或肛门手术、心肌梗死患者不宜采用直肠测温。坐浴或灌肠者须待30分钟后才可测直肠温度。

（4）不宜测腋温：局部有伤口、肩关节受伤或消瘦者不宜采用腋下测温。腋下出汗较多者应擦干后再测温；沐浴后须待30分钟后才可测腋下温度。

（5）复测体温：发现体温和病情不相符合时，应在病床旁监测，必要时做肛温和口温对照复查。

（6）如患者不慎咬破体温计时，应立即消除玻璃碎屑，以免损伤唇、舌、口腔黏膜。然后口服蛋清液或牛奶以延缓水银的吸收。若病情允许，可服用膳食纤维丰富的食物，加速水银的排出。

（7）甩体温计用腕部力量，勿触及他物，以防撞碎；切忌把体温计放在热水中清洗或沸水中煮，以防爆裂。

四、体温的绘制及记录

（1）将测量后的体温用蓝笔绘制在体温单上。符号为：口温“●”、腋温“×”、肛温“⊙”，相邻的两次符号之间用蓝线相连。

（2）物理或药物降温30分钟后所测温度，用红圈“○”表示，绘制在降温前体温符号的同一纵格内，并以红虚线“¦”与降温前的温度纵行相连，下次所测体温符号与降温前的温度符号用蓝线相连。

五、体温单的使用

1.体温单的内容

体温单排列在住院病例的首页，记录的内容包括体温、脉搏的曲线，以及呼吸、血压、出入量、特殊治疗、手术、转科或死亡等资料。

2.体温单的填写方法

（1）填写眉栏项目

① 用蓝钢笔填写姓名、科别、病室、床号、住院号和入院日期等项目。

②“住院日期”栏每页第1日填写年、月、日，其余6日不填写年、月，只填写日。如6日中遇有新的月份或年度开始时，则应填写月、日或年、月、日。

③“住院日数”栏自入院日起连续填写至出院日。

④“疾病日期”栏主要填写手术后日期，以手术的次日为术后第1天，依次填写至术后第14天止。

（2）在体温单40～42℃之间相应时间栏内填写时间，用红钢笔纵行填写入院、手术、转科、出院或死亡的时间。

（3）在35℃线以下，用红钢笔填写出入量、大小便、体重等。

第二节 脉搏

一、正常脉搏及其生理变化

（1）脉率 脉率即每分钟脉搏搏动的次数。正常情况下与心率一致，与呼吸的比例为4∶1。成人为60～100次/分。脉率可随年龄、性别、活动和情绪等因素变动。一般老年人稍慢，同龄女性比男性稍快，进食、运动和情绪激动可出现暂时性增快，休息睡眠时较慢。

（2）脉律 脉律指脉搏的节律性。反映了左心室的收缩情况。正常的脉搏搏动均匀规则，间隔时间相等。

（3）脉搏的强弱 脉搏的强弱指诊脉时血液流经血管的一种感觉。脉搏的强弱取决于动脉的充盈度和脉压的大小，正常的脉搏搏动强弱相等。

（4）脉搏的紧张度 正常的动脉壁光滑柔软，有弹性。动脉脉搏的传导速度与动脉壁的情况密切相关，弹性越大传导越慢。

二、异常脉搏的评估与护理

（一）异常脉搏的评估

1.脉率异常

（1）速脉：成人脉率超过100次/分，又称为心动过速。多见于发热、甲状腺功能亢进和大出血的患者。一般体温每升高1℃，成人脉率约增加10次/分，儿童则增加15次/分。

（2）缓脉：成人脉率低于60次/分，又称为心动过缓。多见于颅内压增高、房室传导阻滞的患者。

2. 节律异常

表现为脉搏的搏动不规则，间隔时间不等。脉搏异常时可出现不整脉。

（1）间歇脉：在一系列正常规则的脉搏中，出现一次提前而较弱的脉搏，其后有一较正常延长的间歇，亦称过早搏动或期前收缩。常见于各种心脏病或洋地黄中毒的患者。正常人在过度疲劳、精神兴奋、体位改变时可偶尔出现间歇脉。

（2）二联律、三联律：即每隔一个或两个正常搏动后出现一次过早搏动，前者称二联律，后者称三联律。单位时间内脉率少于心率，脉搏细速、极不规则，听诊时心律完全不规则，心率快慢不一，心音强弱不等，亦称脉搏短绌。多见于心房纤维颤动的患者。绌脉越多，心律失常越严重，病情好转，可以逐渐消失。

发生机制：由于心肌收缩力强弱不等，有些心输出量少的搏动可产生心音，但不能引起周围血管的搏动，造成脉率低于心率。

3. 强弱异常

（1）洪脉：脉搏搏动强大有力，多见于高热、甲状腺功能亢进的患者。当心输出量增加，周围动脉阻力较小，动脉充盈度和脉压较大时，则导致脉搏强而大。

（2）丝脉：脉搏搏动细弱无力，扪之如细丝，亦称细脉，多见于心功能不全、大出血失代偿期、休克的患者。当心输出量减少，周围动脉阻力较大，或动脉充盈度降低时，则导致脉搏弱而小。

（3）交替脉：脉搏搏动节律正常，但强弱不一、交替出现，多见于高血压心脏病、冠状动脉粥样硬化性心脏病的患者。当心室收缩强弱交替出现时，则引起脉搏搏动强弱不等，为心肌损害的一种表现。

4. 动脉壁异常

由于动脉壁变硬失去弹性，呈纡曲状，诊脉时有紧张条索感，如按在琴弦上，多见于动脉硬化的患者。当动脉壁的弹力纤维减少，胶原纤维增多时，使动脉管壁变硬，使脉搏的传导加快。

（二）异常脉搏的护理措施

（1）心理护理　进行有针对性的心理护理和健康指导，以缓解患者的紧张恐惧情绪；增加卧床休息以减少心肌耗氧量。

（2）观察疗效　按医嘱给药并给予适当的指导，同时应观察药物疗效和不良反应，做好相应的护理。

（3）协助检查　协助医师进行有关的检查和治疗。

三、脉搏的测量

临床上常用的测量部位多选择表浅、靠近骨骼的大动脉，如桡动脉、颞动脉、颈动脉、肱动脉、足背动脉、胫骨后动脉和股动脉等。最常选择的诊脉部位是桡动脉。

1. 操作前准备

（1）用物准备：有秒针的表、记录本和笔，必要时备听诊器。

（2）患者准备：体位舒适，情绪稳定。

（3）环境准备：整洁、安静、光线充足。

2. 操作步骤及要点

①核对及解释：备齐用物携至床旁，核对并解释，视病情选择合适的测量部位；确认患者，取得合作，确认有无影响脉搏的因素存在。②取卧位：以测肱动脉为例，卧位或坐位手腕伸展，手臂自然置于躯体两侧舒适位置，使患者放松，护士便于测量。③测脉：护士以食指、中指、无名指的指端按压在桡动脉处，一般情况测 30 秒，乘以 2 即为脉率，异常脉搏、危重症患者脉搏细弱难以触诊时，应测 1 分钟；按压力量适中，以能清楚测得脉搏搏动为宜，压力太大阻断脉搏搏动，压力太小感觉不到脉搏，同时应注意脉搏的节律、强弱及动脉管壁的弹性。④绌脉的测量：如发现患者有绌脉，应由两名护士同时测量，一人听心率，

另一人测脉率，由听心率者发出“起”或“停”口令，计数 1 分钟，两人同时在单位时间测心率与脉率，如脉率低于心率即为绌脉。⑤记录：记录方式为次 / 分，绌脉记录方法为心率 / 脉率。⑥合理解释测量结果：如需测呼吸，应将手仍放于患者桡动脉处观察患者的呼吸运动。

3. 注意事项

（1）勿用拇指诊脉，因拇指小动脉的搏动较强，易与患者的脉搏相混淆。

（2）测脉搏前有剧烈运动、紧张、恐惧、哭闹等，应休息 20 分钟后再测量。

（3）为偏瘫患者测脉搏，应选择健侧肢体。

（4）如脉搏细弱而触摸不清时，可用听诊器测心率 1 分钟。

四、脉搏的绘制及记录

（1）将测量后的脉搏用红笔绘制在体温单上，用红点“●”表示，两次相邻的脉搏用红线相连。

（2）如出现绌脉，将测量后的心率用红笔绘制在体温单上，用红圈“○”表示，两次相邻的心率用红线相连。

（3）如脉搏和心率在同一点上时，应先绘制脉搏符号，外画心率符号，表示方法为“⊙”，绌脉时的脉搏和心率之间用红笔画斜线填充。

（4）如体温和脉搏在同一点上时，应先绘制蓝色体温符号，外画红圈以表示脉搏。

第三节　呼吸的评估与护理

呼吸是指机体与环境之间进行气体交换的过程。通过呼吸，机体不断地从外界摄取氧和排出二氧化碳，以满足机体新陈代谢的需要和维持内环境的相对恒定。通过观察呼吸运动，可以判断机体内外环境气体交换情况，进而帮助判断病情。

一、正常呼吸及其生理变化

正常呼吸频率、节律均匀平稳，呼吸运动可受意识的控制。

1. 正常呼吸

成人呼吸频率为 16 ～ 20 次 / 分，节律规则，呼吸运动均匀无声且不费力。呼吸与脉搏的比例为 1∶4，男性及儿童以腹式呼吸为主，女性以胸式呼吸为主。

2. 生理变化

呼吸受许多生理因素的影响而且在一定范围内波动。

（1）年龄：年龄越小，呼吸频率越快。如新生儿呼吸约为 44 次 / 分。

（2）性别：同年龄的女性呼吸比男性稍快。

（3）活动：剧烈运动可使呼吸加深加快；休息和睡眠呼吸减慢。

（4）情绪：强烈的情绪变化，如紧张、恐惧、愤怒、悲伤等刺激呼吸中枢，导致屏气或呼吸加快。

（5）其他：环境温度升高或海拔增加，可使呼吸加深加快。

二、异常呼吸的评估与护理

(一) 异常呼吸的评估

由于疾病、毒物和药物等因素，均可影响呼吸的速率、频率和深浅度发生改变。

1. 频率的改变

(1) 呼吸过速：成人呼吸频率超过 24 次 / 分，称为呼吸增快。多见于发热、甲状腺功能亢进或缺氧等。一般体温每升高 1℃，呼吸频率增加 3 ～ 4 次 / 分。

(2) 呼吸过缓：成人呼吸频率低于 10 次 / 分，称为呼吸过缓。多见于呼吸中枢受抑制，如颅脑疾病、催眠药中毒等。

2. 节律的改变

（1）潮式呼吸：又称陈-施呼吸，是一种周期性呼吸异常，周期 0.5 ～ 2 秒。呼吸逐渐浅慢以致暂停，然后呼吸逐渐加深加快，周而复始交替出现。多见于中枢神经系统疾病，如脑炎、脑膜炎、颅内压增高、巴比妥类药物中毒等。

特点：呼吸由浅慢逐渐加快加深，达高潮后，又逐渐变浅变慢，暂停数秒（有的长达 30 ～ 40 秒）之后，又出现上述状态的呼吸，其形态就如潮水起伏。

（2）间断呼吸：又称毕奥呼吸。表现为呼吸与呼吸暂停现象交替出现。

特点：有规律地呼吸几次后，突然停止呼吸，间隔一个短时间后又开始呼吸。二者交替出现。

产生机制：同潮式呼吸，但比潮式呼吸更为严重，多在呼吸停止前出现。常见于颅内病变或呼吸中枢衰竭的患者。

3.深浅度的改变

（1）深度呼吸：又称库斯莫呼吸，是一种深长而规则的呼吸。

产生机制：机体内产酸过多，排出少，二氧化碳潴留，使肺换气加深加快，以便排出体内较多的二氧化碳调节血中的酸碱平衡。多见于尿毒症、糖尿病等引起的代谢性酸中毒。

（2）浅快呼吸：是一种浅表而不规则的呼吸，有时呈叹息样。多见于呼吸肌麻痹、某些肺与胸膜疾病和濒死的患者。

4.声音异常

（1）蝉鸣样呼吸：表现为吸气时产生一种极高的似蝉鸣样声音，产生机制是由于声带附近阻塞，使空气吸入发生困难。多见于喉头水肿、喉头异物等。

（2）鼾声呼吸：表现为呼吸时发出一种粗大的鼾声，由于气管或支气管内有较多的分泌物积蓄所致。多见于昏迷患者。

5.形态的改变

（1）胸式呼吸减弱，腹式呼吸增强：正常女性以胸式呼吸为主。由于肺、胸膜或胸壁的疾病，如肺炎、胸膜炎、肋骨骨折、肋骨神经痛等产生剧烈的疼痛，均可使胸式呼吸减弱，腹式呼吸增强。

（2）腹式呼吸减弱，胸式呼吸增强：正常男性及儿童以腹式呼吸为主。由于腹膜炎、大量腹水、肝脾极度肿大、腹腔内巨大肿瘤等，使膈肌下降受限，造成腹式呼吸减弱，胸式呼吸增强。

6. 呼吸困难

呼吸困难指呼吸频率、节律、深浅度的异常。主要由于气体交换不足，机体缺氧所致。

表现：患者自感氧气不足，胸闷，呼吸费力，不能平卧；可表现为烦躁，张口耸肩，口唇、指（趾）甲发绀，鼻翼扇动等。根据临床表现可分为以下几种：

（1）吸气性呼吸困难：当上呼吸道部分梗阻时，气体进入肺部不畅，肺内负压极度增高，患者吸气费力，吸气时间显著长于呼气，辅助呼吸肌收缩增加，出现三凹征（胸骨上窝、锁骨上窝和肋间隙）。多见于喉头水肿或气管、喉头异物等。

（2）呼气性呼吸困难：当下呼吸道部分梗阻时，气流呼出不畅，其患者呼气费力，呼气时间显著长于吸气。多见于支气管哮喘、阻塞性肺气肿等。

（3）混合性呼吸困难：吸气和呼气均感费力，呼吸频率快而表浅。由于广泛性肺部病变使呼吸面积减少，影响换气功能所致。多见于重症肺炎、广泛性肺纤维化、大片肺不张、大量胸腔积液等。

（二）异常呼吸的护理措施

（1）心理护理　消除患者的紧张、恐惧心理，主动配合治疗和护理。

（2）调节室内温湿度　保持空气新鲜，禁止吸烟。

（3）调整体位　根据病情安置合适的体位，以缓解呼吸困难，保证患者休息，减少耗氧量。

（4）保持呼吸道通畅　及时清除呼吸道分泌物，可采用叩击、震颤拍背，体位引流，湿化、雾化痰液等方法，协助患者排痰，必要时给予吸痰。

（5）按医嘱给药　根据病情给予氧气吸入或使用人工呼吸机，

以改善呼吸困难。

（6）健康教育　讲解有效咳嗽和保持呼吸道通畅的重要性及方法，指导患者有效咳嗽。取坐位或半坐位，放松双肩，上身前倾，护士用双手固定胸腹部或手术切口处，嘱患者深吸气后用力咳嗽 1 ～ 2 次，以咳出痰液，咳嗽间歇让患者休息。

三、测量呼吸的方法

通过判断呼吸有无异常，可动态监测呼吸变化，了解患者呼吸功能情况，为协助诊断、治疗和护理提供依据。

1. 操作前准备

（1）用物准备：有秒针表、记录本和笔，必要时备少许棉花。

（2）患者准备：体位舒适，情绪稳定，保持自然呼吸状态。

（3）环境准备：安静整洁、光线充足。

2. 操作步骤及要点

（1）取体位：测量脉搏后，护士仍保持诊脉手势，确认患者，取得合作，分散患者的注意力。

（2）测量呼吸：①观察患者胸部或腹部的起伏（一起一伏为 1 次呼吸），一般情况测 30 秒，将所测数值乘以 2 即为呼吸频率；②如患者呼吸不规则应测 1 分钟；③如患者呼吸微弱不易观察时，可用少许棉花置于患者鼻孔前，观察棉花纤维被吹动的次数，计数 1 分钟。

男性多为腹式呼吸，女性多为胸式呼吸，同时应观察呼吸的节律、深浅度、声音有无异常及呼吸困难的症状。协助诊断，为预防、治疗和护理提供依据。

（3）记录：记录呼吸值，次 / 分。合理解释测量结果。

3. 注意事项

（1）在测量脉搏后，仍保持测量脉搏的手势，使患者处于不知不觉的自然状态中，用眼观察患者胸部或腹部的起伏，一起一伏为 1 次呼吸，计数 30 秒，将所测值乘以 2 并记录。对呼吸不规则的患者和婴儿，应测 1 分钟。

（2）计数同时，观察呼吸节律、深浅度的改变。

（3）重危患者呼吸气息微弱不易观测时，可用少许棉絮置患者鼻孔前，观察棉絮被吹动的情况并计数1分钟。

四、呼吸的记录

将测量后的呼吸，用红笔以数字的形式记录在体温单相应的呼吸时间栏内，相邻的两次呼吸上下交错书写，以便于查看。

第四节　血压

一、正常血压及其生理变化

1. 正常血压的范围

正常成人在安静状态时，收缩压为12.0～18.6kPa（90～140mmHg），舒张压为8.0～12.0kPa（60～90mmHg），脉压为40～53kPa（30～40mmHg）。

2. 生理变化

（1）年龄和性别：血压随年龄的增加而增高，中年以前女性血压略低于男性，中年以后差别较小。

（2）昼夜和睡眠：一般白天血压高于夜间，过度劳累或睡眠不佳时，血压稍增高。

（3）环境：在寒冷环境中血压可升高，高温环境中血压可略下降。

（4）部位：一般右上肢高于左上肢1.3～2.6kPa（10～20mmHg），因右侧肱动脉来自主动脉弓的第一大分支无名动脉，而左侧肱动脉来自主动脉的第三大分支左锁骨下动脉，由于能量消耗所致。下肢血压比上肢高2.6～5.3kPa（20～40mmHg）（如用上肢袖带测量），因股动脉的管径大于肱动脉，血流量较大所致。

（5）其他：紧张、恐惧、兴奋及疼痛均可导致血压升高，舒张压一般无变化。劳动、饮食、吸烟和饮酒也可影响血压值。

二、异常血压的评估与护理

（一）高血压

收缩压≥18.6kPa（140mmHg），或舒张压≥12.0kPa（90mmHg）。多见于原发性高血压、动脉硬化、肾炎、颅内压增高等。

原发性高血压称为高血压病，继发性高血压则继发于其他疾病，如肾脏疾病，主动脉狭窄、嗜铬细胞瘤等。过高的血压增高心脏负担，容易诱发左心功能衰竭，也易发生高血压脑病。

（二）低血压

收缩压≤12.0kPa（90mmHg），或舒张压≤8.0kPa（60mmHg）。

各种原因引起的休克可出现血压降低。血压过低可造成身体各组织器官缺血缺氧，如不及时发现和处理，就会使身体的重要器官如心、肺、脑肾脏组织发生变性坏死，甚至脏器功能衰竭，严重者导致死亡。

（三）脉压的变化

（1）脉压增大　常见于主动脉硬化、主动脉瓣关闭不全、动静脉瘘、甲状腺功能亢进。

（2）脉压减小　常见于心包积液、缩窄性心包炎、末梢循环衰竭。

（四）异常血压的护理措施

（1）心理护理　消除患者的紧张、恐惧心理，使之主动配合治疗和护理。

（2）观察病情　密切观察血压，按医嘱服药，观察药物疗效及不良反应。

（3）注意休息，减少活动，保证充足的睡眠和稳定的情绪。

（4）健康教育　向患者讲解合理的生活方式，饮食与治疗的要求，自我检测血压与紧急情况下的处理方法等。

三、血压的测量

（一）血压计的种类和构造

血压计是根据血液通过狭窄的血管形成涡流时发出响声而设

计的。用于间接测量动脉血压。

1. 血压计的种类

常用的血压计有：水银柱式血压计（立式和台式）、表式血压计、电子血压计 3 种。

2. 血压计的构造

血压计主要由三部分组成。

（1）输气球和调节空气压力的活门。

（2）袖带为长方形扁平的橡胶袋，长 24cm、宽 12cm、外层布套长 50cm（下肢袖带长约 135cm，比上肢袖带宽 2cm；小儿袖带宽度是上臂长度的 1/2 ～ 2/3），橡胶袋上有两根橡胶管，一根与输气球相连，另一根与压力表相接。

（3）测压计

① 水银柱式：在血压计盒盖内壁上有一根玻璃管，管面标有双刻度，一侧为 0 ～ 40kPa，一侧为 0 ～ 300mmHg，最小分度值为 0.5kPa 和 2mmHg。玻璃管上端盖以金属帽与大气相通，其下端和水银槽相通，水银槽内有水银。水银血压计的优点是测得数值准确可靠，但较笨重不易携带，且玻璃管部分易破裂。

② 表式：又称弹簧式血压计。外形似表，呈圆盘状，正面盘上标有刻度及读数，盘中央有一指针，以提示血压数值。其优点是携带方便，但准确性不如水银柱式。

③ 电子血压计：袖带内有一换能器，有自动采样电脑控制数字运算，自动放气程序。数秒内可得到收缩压、舒张压、脉搏数值。其优点是操作方便，不用听诊器，省略放气系统，排除听觉不灵敏、噪音干扰等造成的误差，但准确性不如水银柱式。

（二）测量血压的方法

检查血压计是否有漏气、水银不足、汞柱裂隙等现象，以免影响测量结果的准确性，并根据患者情况选择测量部位，一般用上肢测量法。

1. 操作前准备

（1）用物准备：血压计、听诊器、记录本、笔，检查血压计。

（2）患者准备：体位舒适，情绪稳定，安静休息 15 ～ 30 分钟后再测量。

（3）环境准备：整洁、安静、光线充足。

2. 操作步骤及要点

（1）上肢肱动脉血压测量法

① 核对解释：携用物至床旁，核对并解释、确认患者，取得合作。解释测量血压的目的，询问是否有影响血压的因素存在，检查血压计和听诊器是否功能完好。

② 选择血压计：根据测量部位选择合适的血压计及袖带，袖带宽度要合适，如袖带太窄，须加大力量才能阻断动脉血流，测得数值偏高；袖带太宽，大段血管受阻，测得数值偏低。

③ 取合适体位：患者取坐位或仰卧位，被测肢体应和心脏处于同一水平，坐位时平第 4 肋软骨，卧位平腋中线。若肱动脉位置高于心脏水平，测得血压值偏低；反之，则测得血压值偏高。

④ 缠袖带：卷袖，露臂，手掌向上，肘部伸直，放妥血压计。开启水银槽开关，驱尽袖带内空气，平整地置于上臂中部，距肘窝下缘 2 ～ 3cm，松紧以能插入一指为宜。必要时脱袖，以免衣袖过紧阻断血流，影响血压的准确性。袖带过松，橡胶带呈气球状，有效测量面积变窄，使血压测量值偏高；袖带过紧，使血管在未注气时已受压，使血压测量值偏低。

⑤ 测量：带好听诊器，将胸件置于肱动脉搏动处；关闭气门，充气至肱动脉搏动音消失再升高 2.6 ～ 4kPa（20 ～ 30mmHg）；以每秒 0.5kPa（4mmHg）速度放气，使水银柱缓慢下降，同时注意肱动脉搏动变化时水银柱所指刻度；听到第一声搏动音时汞柱所指刻度为收缩压；随后搏动逐渐增强，直到声音突然减弱或消失，此时水银柱所指刻度为舒张压（WHO 规定以动脉消失音作为舒张压）。

⑥ 整理：测量后，排尽袖带内余气，整理袖带放入盒内，将血压计盒盖右倾 45°，使水银全部流回槽内，关闭水银槽开关，协助患者穿衣，取舒适体位，妥善整理，避免玻璃管破裂，水银

溢出。

⑦ 记录：记录血压值，分数式表示：收缩压 / 舒张压 kPa（mmHg）。

注意事项：注气不可过猛、过快，以免患者不适和水银溢出，水银不足可使测得的血压值偏低；充气不足或充气过度都会影响测量结果；放气太慢，使静脉充血，舒张压偏高，放气太快，未听清楚声音的变化；搏动音消失即袖带内压力大于心脏收缩压，使血流阻断；视线应与水银柱所指刻度保持同一水平面，以获得准确读数；第一声搏动音出现表示袖带内压力降至与心脏收缩压相等，血流能通过被压迫的肱动脉；当搏动音减弱或消失时，袖带内压力降至与心脏舒张压相等。

（2）下肢动脉测量法

① 患者仰卧位、俯侧卧或侧卧位，协助患者卷裤或脱去一侧裤子，露出大腿部。

② 将袖带缠于大腿下部，其下缘距腘窝 3 ～ 5cm，将听诊器胸件置于动脉搏动处，同上肢测量法测量。

③ 记录时应注明下肢血压，因上下肢血压值之差及袖带相对过窄，可导致收缩压偏高，而舒张压差异不大。

（3）电子血压计测量法：接通电源，接上充气插头，将袖带换能器“⊙”放于肱动脉搏动处，扣好袖带按键充气片刻后，血压计发出蜂鸣声，显示屏显示收缩压和舒张压读数。

3. 注意事项

（1）测量血压前，应使患者安静休息 15 分钟，或者在清晨时测量，以消除疲劳和精神紧张对血压的影响。

（2）袖带的宽度要符合规定的标准，如使用的袖带太窄，须用较高的空气压力才能阻断动脉血流，使测得的血压值偏高；如果袖带过宽，大段血管受压，增加血流阻力，使搏动在到达袖带下缘之前已消失，测得的血压值偏低。

（3）袖带缠裹要松紧适度，如果袖带过松，充气时呈球状，不能有效阻断动脉血流，使测得的血压值偏高；如果袖带过紧，可使血管在袖带未充气前已受压，致使测得的血压值偏低。

（4）为了避免血液重力作用的影响，测量血压时，肱动脉与心脏应处于同一水平。如果肢体位置高于心脏位置，测得的血压值偏低；反之，血压值偏高。

（5）出现血压听不清或异常时，应重新测量。先驱尽袖带内气体，水银柱降至“0”点，稍待片刻，再进行测量，直到测准为止。不可连续反复加压，避免影响血压值和引起患者不适。

（6）为有助于测量的准确性和对照的可比性，对须密切观察血压者，应做到“四定”，定时间、定部位、定体位、定血压计。

（7）血压计要定期进行检查和维修，防止血压计本身造成误差，如充气时，水银柱不能上升至顶部，即表示水银量不足或漏气，应及时维修。

（8）为偏瘫、肢体外伤或手术的患者测血压，应测健侧肢体。

（9）当舒张压的变音和消失音之间有差异时，应记录两个读数，即变音-消失音数值，如 24/(12 ～ 9) kPa [180/(90 ～ 70) mmHg]。

四、血压的记录

用红笔以分数形式记录于体温单血压的相应时间栏内。

第二篇
护理技术

第五章 监护技术

第一节 动态血压监测

动态血压监测（ABPM）又称长程血压监测，是使用动态血压记录仪测定24小时内每间隔一定时间的瞬间血压值。可揭示血压波动特点及昼夜变化规律，有助于早期发现高血压及特殊情况高血压，判断高血压类型及评定疗效、预后。

一、应用范围

（1）高血压易患人群常规体检：包括平时血压130～139/85～89mmHg、肥胖、有高血压家族史、糖尿病、冠心病、高脂血症、长期烟酒嗜好者。

（2）新近发现的高血压者；医院内测血压高，在家中测血压正常者。

（3）有头昏、眩晕、晕厥史或体位性低血压者，最好与24小时动态心电图同时进行检查。

（4）了解高血压者血压波动特点及规律：高血压者治疗中常规复查。

（5）指导和评估降压药物作用、疗效和判断高血压预后等。

（6）继发性高血压的鉴别诊断。

二、注意事项

（1）检测期间不需刻意改变日常生活规律。

（2）确实需要安静休息者可择日检查。

（3）血液病、严重皮肤病、闭塞性血管疾病、传染病急性期和发热患者不宜检查。

（4）严重心律不齐如房颤时，检查结果受影响。

三、正常参考

（1）24 小时平均血压<130/80mmHg，白昼<135/85mmHg，夜间<125/75mmHg。

（2）血压负荷：白昼阈值定为≥140/90mmHg，夜间阈值定为≥120/80mmHg。

（3）夜间血压下降率 SBP=（白昼 SBP−夜间 SBP）/ 白昼 SBP。

（4）血压变异性：包括变异系数和波动范围。

（5）血压波动趋势图：以小时为单位得出 24 小时血压波动图，一般收缩压清晨 6:00 ～ 8:00 和下午 18:00 ～ 20:00 为高峰，下午和凌晨 1:00 为低谷。

第二节 动态心电图监测

动态心电图（DCG）又称长程心电图，是应用 Holter 技术随身携带记录仪连续监测患者 24 小时心电变化，可用于心律失常分析、心肌缺血分析、心率变异性分析、起搏信号分析。

一、应用范围

（1）心悸、头昏、晕厥、胸痛等症状的诊断检查。

（2）心肌缺血的定性、相对定位诊断。

（3）各型冠心病患者的随访和预后评估。

（4）心肌缺血的药物治疗疗效判断。

（5）心律失常的定性、定量诊断。

（6）心律失常药物治疗疗效判断。

（7）选择安装起搏器适应证和评定起搏器功能。

（8）老年人体检作基础对比。

（9）健康人心血管功能研究。

二、注意事项

（1）记录患者年龄、性别、地址、电话、病案号等一般资料。了解病史、症状及此次检查的目的，估计病情，判断药物疗效，评定起搏器的起搏功能等。

（2）佩戴记录盒期间应做好活动状态（工作、休息、活动、进餐、服药、激动事件、睡眠等及时间）和症状记录（症状起始、结束时间及感受）。无论有无症状均应填写，对不能填写的老年人，应嘱咐其家属或医务人员协助记录。

（3）佩戴记录盒期间尽量避免手机、电器等电磁干扰。

三、正常参考

（1）正常人室性期前收缩≤100 次 /24 小时，或 5 次 / 小时，超过者只说明有心脏电活动异常，是否属病理性，应综合临床资料判断。

① 室性期前收缩以 Lown 法分级　3 级及以上，即成对室性期前收缩、多形性室性期前收缩、短阵室性心动过速（3 个以上，持续时间＜30 秒）、多形性室性心动过速、持续性室性心动过速（持续时间≥30 秒）均有病理意义。药物疗效评价采用 ESVEN 标准，室性期前收缩减少≥70%；成对室性期前收缩减少≥80%；短阵室性心动过速消失≥90%；15 次以上室性心动过速及运动时≥5 次室性心动过速完全消失。

② 窦房结功能不全　窦性心动过缓≤40 次 / 分持续 1 分钟：二度窦房传导阻滞；窦性停搏＞3.0 秒，窦性心动过缓伴短阵心房颤动、心房扑动或室上性心动过速，发作停止时窦性搏动恢复时间＞2.0 秒，注意药物引起一过性窦房结功能异常。

（2）心肌缺血诊断及评价标准（应密切结合临床资料）：ST 段呈水平或下垂型压低≥1.0mV（1.0mm），持续≥1.0 分钟，2 次发作间隔时间≥1.0 分钟。

心肌缺血负荷测算=ST 段下降幅度 × 发作阵次 × 持续时间。

（3）心率变异性分析评价标准

① 24 小时 RR 间期标准差（SDNN）＜50ms，三角指数＜15，心率变异性明显降低；SDNN＜100ms，三角指数＜20，心率变

异性轻度降低。

② 心率变异性频域分析：以 500 次心搏、5 分钟短程记录或 24 小时动态心电图连续记录做心率变异性频域分析。

第六章 诊断技术

第一节 纤维胃镜检查

一、适应证

（1）食管、胃、十二指肠疾病诊断不清。

（2）呕血、黑便原因不明，必要时可急诊检查。

（3）上腹症状诊断不明。

（4）吞咽困难、胸骨后烧灼感。

（5）原因不明贫血、消瘦或左锁骨上淋巴结肿大。

（6）上消化道肿瘤术前检查范围、分期，指导手术；术后复查随访。

（7）上消化道慢性疾病，如萎缩性胃炎、消化性溃疡、癌前病变等复查及疗效判断。

（8）部分上消化道出血、食管静脉曲张、息肉摘除等治疗和复查。

二、禁忌证

（1）严重心肺功能不全、频发心绞痛、严重心律失常、主动脉瘤等。

（2）全身极度衰竭及休克。

（3）急性腐蚀性食管炎、胃炎。

（4）食管、胃、十二指肠急性穿孔。

（5）严重出血、凝血功能障碍，哮喘发作期，急性心肌梗死后。

（6）神志异常不能合作。

（7）咽喉、呼吸道疾病不能耐受。

（8）严重脊柱畸形。

三、术前准备

（1）术前晚餐进易消化食物，晚22:00后禁食、禁水，有幽门梗阻者应抽空胃内容物，并适当清洗。

（2）向患者解释检查的意义，取得合作，履行规定知情同意。

（3）检查前排空大小便。

（4）老年人术前心电图检查。

四、注意事项

（1）老年人术前应取下活动义齿。

（2）老年人、高血压、心脏病者术中最好心电监护。

（3）按规定轻柔细致操作。

（4）术后咽部麻醉消失后方可饮水和进食，若有咽喉疼痛、声嘶，应予观察和对症处理，如局部含漱等。

（5）术后有黑便或急性腹痛，应警惕上消化道穿孔、出血、食管-贲门撕裂等并发症，应及时发现处理。

（6）应警惕老年人心血管意外、麻醉意外、喉头痉挛、咽部感染或咽后壁脓肿、吸入性肺炎、下颌脱位、腮腺损伤等并发症。

第二节　纤维结肠镜检查

一、适应证

（1）原因不明下消化道出血。

（2）原因不明慢性腹泻。

（3）原因不明腹部肿块，不排除大肠、回肠末端病变。

（4）原因不明中下腹痛。

（5）疑结肠肿瘤、影像学不能确诊。

（6）低位肠梗阻。

（7）结肠癌术前确定病变范围；术后复查随访。

（8）结肠息肉摘除：术后复查随访。

二、禁忌证

（1）全身衰竭，严重心、肺、肝、肾疾病不能耐受者。

（2）大肠急性炎症病变。

（3）疑肠穿孔、急性腹膜炎者，

（4）神志异常不合作者。

三、术前准备

（1）术前2天少渣半流或流质饮食，检查当日术前6小时禁食。

（2）清洁肠道：术前1天下午14:00服番泻叶9～15g，检查前2～3小时服50%硫酸镁50～60ml，然后饮水1000～1500ml；或口服20%甘露醇溶液250ml加糖盐水1000ml。排出清水便即可检查。

四、注意事项

（1）检查前须充分清洁肠道，老年人注意适当补液，防止虚脱。

（2）检查前行肛门指检。

（3）严格按规定操作，见腔进镜，禁忌粗暴、盲目进镜。

（4）术后若便血、腹痛，应密切观察，酌情处理。

（5）注意肠穿孔、肠出血、肠绞痛、肠系膜撕裂等并发症，应注意老年人心脑血管意外。

第三节 尿素[^{13}C]呼气试验

一、适应证

（1）诊断胃幽门螺杆菌（Hp）感染或根除Hp效果跟踪。

（2）慢性胃病可予检查

① 消化不良初诊者；

② 胃十二指肠溃疡、慢性活动溃疡、胃窦炎、胃黏膜相关性淋巴样组织恶性淋巴瘤等需根除 Hp 的患者；

③ 预防胃癌或有胃癌家族史者；

④ 长期使用非甾体抗炎药者等。

二、禁忌证

对本品成分过敏者。

三、检查方法

（1）清晨空腹或进食 2 小时后检查。

（2）维持正常呼吸：用吹气管向呼气集气管 $_{(0)}$ 中缓慢吹气维持 4 ～ 5 秒，注意吹气管应插入呼气集气管底部。吹气结束立即拔出吹气管将集气管盖帽旋紧。

（3）用 80 ～ 100ml 凉开水口服一粒尿素 [^{13}C] 胶囊，静坐。

（4）服 [^{13}C] 后 20 分钟、30 分钟，同上方法分别于收集管 $_{(20)}$、收集管 $_{(30)}$ 各吹气 1 次。

（5）分别检测服药 0 分钟（服药前）、20 分钟、30 分钟收集管 $^{13}CO_2$。

（6）检测结果以 δ‰表示：δ‰=^{13}C 测定样品同位素丰度 /^{13}C 参比样品同位素丰度）/^{13}C 参比样品同位素丰度 ×100%。

四、检测结果判断

阳性：30 分钟和 0 分钟样本检测结果差［δ‰（30）−δ‰（0）］≥4±0.4

五、注意事项

（1）胶囊不能咬破，胶囊如有破损不能使用；吸收剂和闪烁液严禁内服，如有少量吸收剂吸入口中，请患者立即吐出，清水漱口；闪烁液如洒到眼睛等敏感部位，立即用大量清水冲洗。

（2）以下情况可影响检查结果，可能假阴性：1 个月内使用抗生素、铋制剂、质子泵抑制剂等Hp敏感药物；1周内急性胃出血；胃部分切除者胃排空过快或缺乏胃酸。

第四节　胃肠道钡餐检查

一、适应证

（1）疑食管、胃、十二指肠肿瘤，拒绝纤维内镜检查者。

（2）疑胰头或壶腹部肿瘤。

（3）不明原因腹痛。

（4）疑肠结核、克罗恩病。

（5）观察肠蠕动排空。

二、禁忌证

（1）胃肠道穿孔。

（2）急性胃扩张。

（3）急性消化道出血。

（4）肠梗阻。

（5）神志异常、不能配合者。

三、术前准备

（1）检查前停影响胃肠功能药物。

（2）检查前日晚20:00后禁食，检查当日晨禁食禁水。

（3）便秘或结肠充气较多者，检查前可用缓泻剂或灌肠。

四、检查方法

（1）胃、十二指肠钡餐造影。

（2）胃气钡双重对比造影。

（3）十二指肠双重低张气钡造影。

（4）小肠钡灌造影：口服法；插管法。

五、注意事项

注意老年患者服钡剂后可能暂时性便秘。

第五节 钡灌肠检查

一、适应证

（1）腹痛、便血，拒绝肠镜检查者。

（2）疑大肠良、恶性肿瘤或腹部肿块需排除源于结肠者。

（3）腹平片疑结肠梗阻者。

（4）疑肠结核及炎症性肠病。

（5）肠套叠、肠扭转复位等。

二、禁忌证

（1）疑肠穿孔者。

（2）病情严重或有其他严重疾病不易合作者。

（3）急性大量便血暂缓检查。

（4）中毒性巨结肠。

三、术前准备

1. 饮食准备

患者术前1～2天进少渣半流质或流质饮食，当天禁食早餐。

2. 清洁肠道

（1）泻剂灌肠法：检查前晚服蓖麻油25～30ml，饮水800～1000ml。3～4小时后可连续腹泻数次；于检查前2小时用38℃左右温开水800～1000ml灌肠2～3次，至仅有少许粪渣为止。如服蓖麻油而未泻，应改服硫酸镁25g，饮水1000ml，泻后再清洁灌肠。

（2）泻法

① 甘露醇：于检查前2小时口服甘露醇250ml，然后饮糖水或糖盐水750～1000ml（速饮），半小时后连续腹泻数次，于排出清水后即可检查。

② 硫酸镁：便秘患者术前1～2天服番泻叶或术前1天晚餐后服酚酞片2～3粒，于检查前2小时服50%硫酸镁50～60ml，

然后于30分钟内饮水1000～1500ml。

四、检查方法

（1）单对比造影。

（2）气钡双重造影。

五、注意事项

老年人清洁肠道应避免过度腹泻导致虚脱。

第六节　无创动脉硬化检测

有关动脉弹性的检测方法包括直接测量和间接测量两种。直接测量即通过测量不同压力下动脉内径变化来判断硬化程度，属于侵入性检查，虽然直接但不易操作，也不易为患者所接受。而关于间接测量方式的科学研究很多，其中最被广泛认可和常用的是脉搏波传导速度（PWV）和踝臂指数（ABI）。PWV通过检测脉搏波在血管壁上的传播速度来评估大血管的僵硬度，测量方法包括颈-股动脉脉搏波传导速度（cfPWV）、肱踝动脉脉搏波传导速度（baPWV）及光电容积脉搏波等多种。ABI又称踝臂指数、Winsor指数或踝肱压力指数，ABI是指踝部动脉收缩压和肱动脉收缩压的比值，被认为是诊断外周动脉疾病的最佳无创指标，是全身动脉粥样硬化及其严重程度的强预测因子，且具有检测方便、敏感性高等特点。

一、适应证

年满14周岁；已被诊断为高血压病、高脂血症、糖尿病（包括空腹血糖升高和糖耐量降低）或肥胖症；长期吸烟、高脂饮食、缺乏运动等心脑血管疾病高危因素者；具有心血管疾病家族史者；长期头晕等不适症状，尚未明确诊断者；有活动后或静息状态下胸闷、心悸等心前区不适症状，尚未明确诊断者；冠心病、不稳定型心绞痛或心肌梗死诊断明确者。

二、操作方法

（一）检查前准备

检查室温度保持在 22 ～ 25℃ ；请受测者配合不要吸烟；受测者仰卧休息 5 分钟以上；受测者穿着毛衣等厚衣服时请其脱掉，只留一件薄衣服；请受测者脱掉袜子露出脚踝；并说明测量方法以缓解受测者的紧张情绪；对受测者说明测量过程中勿移动身体，不要说话，放松身体。

（二）检查步骤

给受测者戴好上臂箍带、脚踝箍带、心电图夹子和心音图传感器。具体方法如下。

（1）上臂箍带的使用方法

① 将动脉位置标志对准动脉。

② 为了确定箍带上下的位置，将肘关节标志对准肘关节线。

③ 裹好箍带：定位线要超过箭头所指的范围线。

④ 箍带松紧要合适，箍带和上臂之间应能伸入两根手指。

（2）脚踝箍带的使用方法

① 脱去袜子，有左踝箍带和右踝箍带，要正确选择。裹箍带时，使内侧脚踝尖距箍带有两指宽的距离，将软管区置于脚踝内侧。

② 扣好脚踝一端的尼龙搭扣，不留空隙。如果扣不紧，则测不到脉搏，因为传感器在脚踝这一端。

③ 扣好小腿肚一端的尼龙搭扣，松紧以能伸入一根手指为度。

（3）心电图（ECG）夹子的使用方法

① 按下夹子侧面的按钮，将一个电极塞入右 ECG 夹子。

② 松开按钮，将电极（只能使用 Ag/AgCl 型电极）固定到此夹子上。

③ 同样方法塞入左边电极。揭去 3 个电极上的保护层。必要时准备好设备表面。有两个电极的传感器放置在左侧。将电极放在小臂的内侧确保电极附着牢固。

（4）心音图（PCG）夹子的使用方法

① 揭去胶垫保护膜（淡蓝）将它放在传感器上。PCG 传感器通常放置在第四肋骨左边缘处。也可以放置在第三肋骨中央，或第二肋骨右边缘。根据指示灯的指示确定位置，使你能获得第二心音。

② 揭去胶垫一侧的覆盖层。

三、判断标准

（一）PWV 结果评估

1. 相对标准评估结果

以受试者同年龄同性别的健康人群 PWV 值为标准，显示的是受试者血管弹性与正常人相比的结果如下：

（1）PWV 值同龄男性（女性）组正常，提示血管弹性良好。

（2）PWV 值同龄男性（女性）组异常偏高，提示动脉僵硬度轻度增高（您的血管弹性轻度下降）。建议预防性控制，如戒烟酒、控制体重、多做户外活动、低脂肪低糖高维生素高纤维素饮食等；建议其他检查进一步了解心血管系统的功能，心脏及血管超声、血脂血糖检测、心电图；有效控制 3 个月后复查 PWV。

（3）PWV 值同龄男性（女性）组异常高，提示动脉僵硬度明显增高（血管弹性重度降低）。建议首先进行心血管系统全面体格检查；心脏及血管超声、血脂血糖检测、心电图；在医生的指导下制订适宜的治疗方案，综合治疗 3 个月后复查 PWV。

2. 绝对标准评估结果

分别以 1400、1700、2000 三个标准值来衡量，评价受试者 PWV 检测值位于整个血管老化过程的哪个阶段。

（1）PWV 检测值小于 1400，表示目前血管弹性良好。

（2）PWV 检测值大于 1700，患心血管疾病风险大。

（3）PWV 检测值大于 2000，患心血管疾病风险很大。

（二）ABI结果评分

ABI 作为诊断阻塞性动脉硬化症（ASO）的指标被普遍使用，其判断标准是由 AHA（美国心脏学会）1993 年制定的。

（1）0.9＜ABI＜1.3　　正常

（2）ABI＜0.9　　有动脉阻塞的可能

（3）ABI＜0.8　　动脉阻塞的可能性极高

（4）0.5＜ABI＜0.8　　至少有一处动脉阻塞

（5）ABI＜0.5　　有多处存在动脉阻塞

（6）ABI＞1.3　　有血管钙化的疑似

四、注意事项

（1）注意要将箍带裹在裸露的或只穿了薄衣服的上臂上。裹在厚衣服上，或将衣袖向上卷，都会引起大的测量误差。

（2）脚踝箍带上有一只传感器箍带，用于检测脉搏，裹箍带时，要使传感器箍带接触到脚踝处的胫后动脉；脚踝箍带可以测量的踝围为 23 ～ 33cm。如通过箍带窗口可以看见定位线，则可以进行测量。

（3）使用 ECG 夹子时，如果患者使用起搏器的话，就检测不好 Q 波，因此可能无法检查 STI；如果患者有心律不齐病史，就不能正确解读波形，故有可能无法正确地检查 PWV 和 STI；电极和应用部件的连接器，包括中性电极的导性部件，不能接触其他的导性部件，包括地面；ECG 胶垫有干燥或磨损，则不能准确地测量。

（4）使用心音图（PCG）夹子时，如果患者心脏有杂音，或不正常心音，则不能准确地检查心音；如果患者呼吸时有噪声，则不能准确地检查心音。

（5）腕部 ECG 夹子电极和 PCG 传感器胶垫是一次性的。如果要再用，只能用于同一例患者。身体潮湿、有外伤或有传染病患者使用过的电极和传感器应更换。

第七节 骨密度检测

一、概念

骨密度的全称是“骨骼矿物质密度”，是骨骼强度的一个主要指标。骨密度值是一个绝对值，以每平方厘米克（g/cm^2）为单位，反映人体骨骼代谢状况的一项重要指标，用于分析人体骨量变化情况。检测骨密度方法包括双能X线吸收法、CT、定量超声测定法、单光子（SPA）、单能X线（SXA）等等。其中双能X线吸收法（DXA）是目前国际学术界公认的诊断骨质疏松的金标准。其测定过程是将从X线球管释放的X线通过Kedge吸收过滤，分成高低两种（40keV和70～80keV）X线，从而测定骨密度。

二、骨密度监测的适应证

（1）绝经以后的妇女。

（2）65岁以上的妇女。

（3）发生骨折的患者。

（4）考虑接受骨质疏松治疗的患者。

（5）考虑延长激素替代治疗的患者。

（6）开始激素替代疗法（HRT）前的必要检查。

（7）使用糖皮质激素治疗的患者。

（8）原发性甲状旁腺亢进的患者。

（9）提前绝经或停经的患者，如厌食症，易饥饿症等。

（10）器官移植后的患者。

（11）长期缺乏运动或卧床不起的患者。

（12）肾功能障碍的患者。

（13）肝脏疾病患者。

（14）甲状腺亢进或接受甲状腺激素治疗的患者。

（15）消化吸收不良综合征的患者。

（16）风湿性关节炎的患者。

三、骨密度监测操作流程

（1）测量患者身高和体重。

（2）仔细询问病史。

（3）检查前取下身上金属等物品，例如钥匙、手机、手表、硬币、拉链、纽扣等。

（4）测腰椎骨密度时，患者仰卧到检查床上，双腿抬高置于专用垫子上，定位 L_1。

四、结果判断

（1）用 T 值来判断人体的骨密度是否正常，骨密度数值与 30 ～ 35 岁健康年轻人的骨密度数值比较，计算出高出（+）或低于（–）年轻人的标准差数。

（2）T 值在 ±1 之间，表示骨密度值正常；T 值在 –2.5 ～ –1，表示骨量较低，骨质有所流失；T 值＜–2.5，表示骨质疏松。

（3）Z 值是一个骨密度数据跟同年龄的参考值做比较。

（4）Z 值＞–2，表示骨密度值正常；Z 值≤–2，表示骨质疏松由继发因素引起，需要进一步询问病史和检查。

第七章　穿刺、置管技术

第一节　腰椎穿刺检查

一、作用

1. 诊断性穿刺

（1）取 CSF 作常规、生化、细胞学、病原学、免疫学等检查协助诊断。

（2）测量及监测颅内压，动力学试验了解脊髓腔、横窦通畅情况。

（3）注入碘水等造影剂行脊髓腔、脑室系统造影检查，了解有无阻塞、狭窄、移位等改变。

（4）注入放射性核素行脑、脊髓扫描。

2. 治疗性穿刺

（1）鞘内注射　直接注入CSF抗生素、化疗药、抗癫痫药等治疗相应疾病，近年有报道通过鞘内注射进行神经干细胞移植。

（2）调整颅内压平衡或CSF引流　依病情可注入液体或放出CSF以维持颅内压平衡；引流有刺激性的CSF（如血性）以改善症状。

（3）手术麻醉。

二、适应证

（1）有脑膜刺激症状怀疑颅内感染时。

（2）怀疑有蛛网膜下腔出血，但头部CT检查正常者。

（3）有剧烈头痛、昏迷、抽搐或瘫痪等，但原因不明者。

（4）怀疑有脑膜白血病的患者。

（5）某些颅内占位性病变，CSF中可能找到肿瘤标志物。

（6）中枢神经系统疾病需要进行椎管内给药治疗、手术前腰麻、造影等。

三、禁忌证

（1）疑颅高压者必须做眼底检查，如视乳头水肿，明显或有脑疝先兆症状者禁忌腰穿。如因诊治需要腰穿，应于术前脱水，并按颅高压操作施术（穿刺针宜细，缓慢放出少量脑脊液）。术后平卧并密切观察意识、瞳孔、呼吸、血压、脉搏变化、必要时再行脱水治疗。

（2）穿刺部位有感染、结核、开放性损伤或有出血倾向、颅后窝占位性病变者。

（3）患者病情危重，处于休克、濒危状态或躁动不安，不能合作者。

四、注意事项

（1）操作前需取得患者或其家属知情同意，履行规定程序。

（2）严格无菌操作。

（3）老年人抽放 CSF 应缓慢。

（4）术后患者按常规平卧。

第二节　胸腔穿刺术

一、适应证

（1）诊断性穿刺，以确定积液的性质。

（2）穿刺抽液或抽气以减轻对肺脏的压迫或抽吸脓液治疗脓胸。

（3）胸腔内注射药物。

二、禁忌证

出血性疾病及体质衰弱、病情危重、难于耐受及配合操作者慎行。

三、操作方法

（1）患者体位　坐位，面向椅背，双手前臂平放于椅背上，前额伏于前臂上。或取半坐卧位，患者前臂置于枕部。

（2）穿刺点位置　胸腔积液穿刺前应超声定位，常选择肩胛下角线 7 ～ 9 肋间、腋后线 7 ～ 8 肋间、腋中线 6 ～ 7 肋间、腋前线 5 ～ 6 肋间。气胸抽气减压穿刺部位一般选择患侧锁骨中线第 2 肋间或腋中线 4 ～ 5 肋间。

（3）消毒铺巾、局麻穿刺　抽取 2% 普鲁卡因 2ml，在穿刺点肋骨上缘做自皮肤到胸膜壁层的局部麻醉，注药前应回抽，观察无气体、血液后，方可推注麻醉药，直到回抽有液体。记住针头深度。换穿刺针沿上述途径进针，回抽有液体后，接引流袋或用注射器抽出积液。一般首次抽液量不超过 600 ～ 1000ml，以免发生复张性肺水肿。若液体抽出一些后不能再抽出，应重新调整穿刺针位置。若抽出气体或患者出现低血压、呼吸窘迫等，应立即停止操作，拔针并行胸片检查。最近有过胸腔穿刺的患者，出现气泡并不一定为气胸。拔针时应嘱患者屏住气。贴膜覆盖穿刺部位。如需胸腔内注药，在抽完液后，回抽少量胸水将药液稀释，然后缓慢注入胸腔内。

四、并发症

除胸膜反应外，尚有血胸、气胸、穿刺口出血、胸壁蜂窝组织炎、脓胸、空气栓塞等。胸膜反应表现为头晕、面色苍白、出汗、心悸、胸部压迫感或剧痛、血压下降、脉细、肢冷、昏厥等。一旦发现胸膜反应，应立即停止抽液，让患者平卧。观察血压、脉搏的变化。必要时皮下注射 0.1% 肾上腺素 0.3 ～ 0.5ml，或静脉注射葡萄糖液。

第三节　腹腔穿刺术

一、适应证

（1）抽液做化验和病理检查，以协助诊断。

（2）大量腹水引起严重胸闷、气短者，适量放液以缓解症状。

（3）腹腔内注射药物。

二、禁忌证

凝血功能异常、穿刺部位疝气或瘢痕形成、脐周静脉曲张及躁动等不能合作者。

三、操作方法

（1）患者体位　平卧位或半卧位 45° ～ 60° 。

（2）穿刺点位置

① 取脐和髂前上棘间连线外 1/3 和中 1/3 的交点为穿刺点。

放腹水时通常选用左侧穿刺点。

② 取脐和耻骨联合连线的中点上方 1cm，偏左或右 1 ～ 1.5cm 处。

（3）消毒铺巾、局麻穿刺　以 1% ～ 2% 普鲁卡因 2ml 做局麻，须深达腹膜。穿刺针进入皮下后，“之”字形进针，保持负压回抽至有腹腔积液抽出。通常每次腹腔抽液量不超过 3L。放液完毕拔出穿刺针，贴膜覆盖穿刺部位。

四、并发症

因大量放腹水后，可导致患者水电解质代谢失衡，血浆蛋白丢失，甚至发生虚脱、休克、肝性脑病等。其他常见的并发症还有感染（腹膜炎）、肠穿孔、出血、低血压等。

第四节　骨髓穿刺检查

一、适应证

（1）各种良恶性血液病的诊断、鉴别诊断及治疗随访。

（2）不明原因的红细胞、白细胞、血小板数量增多或减少及形态学异常等。

（3）骨髓转移肿瘤的诊断。

（4）不明原因发热的诊断与鉴别诊断，并可行骨髓培养，骨髓涂片寻找寄生虫等相关检查等。

二、术前准备

（1）与患者沟通，做到消除顾虑，知情同意。让患者了解骨髓穿刺的必要性、简单的操作过程、可能的并发症、需要配合的动作和注意的事项等，取得患者同意并签字。

（2）了解患者情况，是否系适应证，有无禁忌证。

（3）物品准备：骨髓穿刺包，消毒用品棉签、碘伏等，麻醉用品利多卡因等，标本处理用品如玻片、培养瓶、固定液、标本试管等。

三、操作方法

1.根据穿刺点决定患者的体位

（1）髂前上棘　仰卧位

（2）髂后上棘　俯卧位、侧卧位

（3）胸骨仰卧位

（4）棘突　侧卧位或坐位

2.消毒

以穿刺点为中心，同心圆式由内向外逐渐消毒，直径10cm，一般消毒2次。注意不要有空白区，消毒外层后不能再到内层消毒。

3.检查穿刺包

注意穿刺针是否齐全，干燥，吻合良好，消毒指示带消毒效果、日期，并依据患者局部脂肪厚度调整穿刺深度等。

4.铺洞巾

注意无菌操作，两手拇指和食指提起洞巾上方的两只角，剩余三指放到洞巾内，洞巾口对准穿刺点铺展。

5.局麻

由助手打开局麻药品，术者抽取。抽药前助手和术者共同核对麻醉药品一次。麻醉时注意手法，可使患者疼痛减轻。一般针头斜面朝上，针与皮肤表面呈15°角，适当速度穿刺进针到斜面看不到为止。然后缓慢注射麻药，不要速度太快。再垂直注射器分层逐步进针并逐步注射麻药，直到骨面。最后麻醉骨面周围后拔针。用纱布轻压片刻。

6.穿刺

左手拇指和食指固定穿刺点皮肤，右手持穿刺针于麻醉针眼垂直骨面穿刺，到达骨面后用力并来回旋转穿刺，获得突破感后停止进针，如果穿刺针固定于穿刺点，即告成功。

7.抽取骨髓

拔出针芯，用20ml干燥注射器负压抽吸骨髓约0.2ml并立即涂片。抽骨髓时，注射器内预先留空气 2 ~ 3ml，以利于推出抽出的骨髓。抽吸骨髓进行骨髓细胞形态学检查时，抽吸的骨髓不宜过多，只需要 0.2ml，即待注射器乳头内出现红色骨髓时，即可停止抽吸，然后固定注射器针栓，旋转地退出注射器，并将拔出的针芯插回穿刺针管内。注射器乳头对准玻片用针栓迅速推出注射器内空气以挤压排出针管乳头内的骨髓液。

8. 标本处理

涂片标本 0.2ml，涂片要迅速，推出头、体、尾部。培养抗凝标本约 5ml，注射到无菌培养基中，送细菌室培养。染色体检查标本 1ml 注射到无菌肝素抗凝管，送遗传室检查。免疫分型检查标本 1ml 注射到 EDTA 抗凝管送流式细胞室检查。

四、术后处理

术毕，拔出带针芯的穿刺针，覆盖消毒纱布，胶布固定，局部按压 15 分钟左右防止针眼出血。

五、穿刺方法

消毒麻醉方法同前。使用骨髓活检针，破骨膜后，接上接柱，插入穿刺锥，顺时针旋转进针，长度适中后原位旋转 360°，使取出的组织与周围组织分离。随后拔出活检针，排出骨髓组织，依据不同检查需要进行组织固定。

六、注意事项

（1）骨髓活检有助于各种恶性血液病、骨髓纤维化、骨髓转移癌、骨髓增生异常综合征及再生障碍性贫血等疾病的诊断。

（2）穿刺针进入骨质后避免摆动过大，以免折断。

（3）胸骨柄穿刺不可垂直进针，不可用力过猛，以防穿透内侧骨板。

（4）抽吸骨髓液时，逐渐加大负压，做细胞形态学检查时，抽吸量不宜过多，否则使骨髓液稀释，但也不宜过少，以免造成标本量不够。

（5）骨髓液抽取后应立即涂片。

（6）多次干抽时应进行骨髓活检。

七、禁忌证

（1）绝对禁忌证　各种血友病等。

（2）相对禁忌证　血小板减少等出血性疾病。

第五节　气管插管术

一、适应证

在全身麻醉时：呼吸道难以保证通畅者都应行气管内插管。如颅内手术、开胸手术、需俯卧位或坐位等特殊体位的全麻手术；如颈部肿瘤压迫气管、颌、面、颈、五官等全麻大手术，极度肥胖患者；全麻药对呼吸有明显抑制或应用肌松药者。

气管内插管在危重症患者的抢救中发挥了重要作用。呼吸衰竭需要进行机械通气者，心肺复苏，药物中毒以及新生儿严重窒息时，都必须行气管内插管。

某些特殊麻醉，如并用降温术、降压术及静脉普鲁卡因复合麻醉等。

二、禁忌证

（1）绝对禁忌　喉头水肿，急性喉炎，喉头黏膜下血肿，插管损伤可引起严重出血；除非急救，禁忌气管内插管。

（2）相对禁忌　呼吸道不全梗阻者有插管适应证，但禁忌快速诱导插管。有出血性血液病（如血友病，血小板减少性紫癜等）者。插管损伤易诱发喉头声门或气管黏膜下出血或血肿，继发呼吸道急性梗阻，因此宜列为相对禁忌证。主动脉瘤压迫气管者，插管可能导致主动脉瘤破裂，宜列为相对禁忌证。麻醉者对插管基本知识未掌握，插管技术不熟练或插管设备不完善者，均宜列为相对禁忌证。

三、操作方法

1.经口腔明视气管内插管方法

（1）将患者头后仰，双手将下颌向前、向上托起以使口张开，或以右手拇指对着下齿列、示指对着上齿列，借旋转力量使口腔张开。

（2）左手持喉镜柄将喉镜片由右口角放入口腔，将舌体推向侧后缓慢推进，可见到悬雍垂。将镜片垂直提起前进，直至会厌显露。挑起会厌以显露声门。

（3）如采用弯镜片插管则将镜片置于会厌与舌根交界处（会厌谷），用力向前上方提起，使舌骨会厌韧带紧张，会厌翘起紧贴喉镜片，即显露声门。如用直镜片插管，应直接挑起会厌，声门即可显露。

（4）以右手拇指、食指及中指如持笔式持住导管的中、上段，由右口角进入口腔，直到导管接近喉头时再将管端移至喉镜片处，同时双目经过镜片与管壁间的狭窄间隙监视导管前进方向，准确轻巧地将导管尖端插入声门。借助管芯插管时，当导管尖端入声门后，应拔出管芯后再将导管插入气管内。导管插入气管内的深度成人为4～5cm，导管尖端至门齿的距离为18～22cm。

（5）插管完成后，要确认导管已进入气管内再固定。确认方法有：

① 压胸部时，导管口有气流。

② 人工呼吸时，可见双侧胸廓对称起伏，并可听到清晰的肺泡呼吸音。

③ 如用透明导管时，吸气时管壁清亮，呼气时可见明显的“白雾”样变化。

④ 患者如有自主呼吸，接麻醉机后可见呼吸囊随呼吸而张缩。

⑤ 如能监测呼气末 $ETCO_2$ 则更易判断，$ETCO_2$ 图形有显示则可确认无误。

2. 经鼻腔盲探气管内插管方法

（1）插管时必须保留自主呼吸，可根据呼出气流的强弱来判断导管前进的方向。

（2）以 1% 丁卡因作鼻腔内表面麻醉，并滴入 3% 麻黄碱使鼻腔黏膜的血管收缩，以增加鼻腔容积，并可减少出血。

（3）选用合适管径的气管导管，以右手持管插入鼻腔。在插管过程中边前进边侧耳听呼出气流的强弱，同时左手调整患者头部位置，以寻找呼出气流最强的位置。

（4）在声门张开时将导管迅速推进。导管进入声门感到推进阻力减小，呼出气流明显，有时患者有咳嗽反射，接麻醉机可见呼吸囊随患者呼吸而伸缩，表明导管插入气管内。

（5）如导管推进后呼出气流消失，为插入食管的表现。应将导管退至鼻咽部，将头部稍仰使导管尖端向上翘起，可对准声门利于插入。

四、常见并发症及其防治

（1）插管操作技术不规范，可致牙齿损伤或脱落，口腔、咽喉部和鼻腔的黏膜损伤引起出血。用力不当或过猛，还可引起下颌关节脱位。

（2）浅麻醉下行气管内插管可引起剧烈呛咳、喉头及支气管痉挛；心率增快及血压剧烈波动可导致心肌缺血。严重的迷走神经反射可导致心律失常，甚至心搏骤停。预防方法有：适当加深麻醉，插管前行喉头和气管内表面麻醉，应用麻醉性镇痛药或短效降压药等。

（3）气管导管内径过小，可使呼吸阻力增加；导管内径过大，或质地过硬都容易损伤呼吸道黏膜，甚至引起急性喉头水肿，或慢性肉芽肿。导管过软容易变形，或因压迫、扭、折而引起呼吸道梗阻。

（4）导管插入太深可误入一侧支气管内，引起通气不足、缺氧或术后肺不张。导管插入太浅时，可因患者体位变动而意外脱出，导致严重意外发生。因此，插管后及改变体位时应仔细检查导管插入深度，并常规听诊两肺的呼吸音。

五、注意事项

（1）根据解剖标志循序推进喉镜片以显露声门，并防止推进过深或过浅。

（2）对存在咽喉反射者，适当喷雾做表面麻醉。

（3）应将喉镜着力点始终放在喉镜片的顶端，并采用上提喉镜的手法，严禁将上门齿作为支点，否则极易碰落门齿。

（4）导管插入声门必须轻柔，避免使用暴力。

（5）根据年龄、性别、体格选择合适的气管导管。

（6）完成插管后，要核对导管插入的深度，并要判断有无误插入食管的可能性和确认导管在气管内。

第六节　PICC置入术

经外周静脉置入的中心静脉导管（PICC）是指由外周静脉（贵要静脉、肘正中静脉、头静脉等）置管，使导管尖端位于上腔静脉的方法。其留置时间长（5天～1年），置管操作的并发症少，不会发生血气胸等严重并发症，与其他血管通路器材相比，感染的发生率低（0～7.2%），在国内外临床广泛应用。

一、适应证

（1）缺乏血管通道倾向。

（2）5天以上的静脉治疗。

（3）静脉使用刺激性药物（如化疗）、高渗性药液（如TPN）。

（4）需反复输血或血制品，或反复采血者。

二、禁忌证

（1）上腔静脉压迫综合征。

（2）患者预插管部位不能完成穿刺或固定。

（3）预插管位置有放射治疗史、血栓形成史、血管外科手术史及乳腺癌根治术后患侧。

（4）确诊或疑似导管相关性感染、菌血症、败血症，确诊或疑似对器材的材质过敏者。

三、操作方法

1. 核对及评估

根据治疗需要，医生开出 PICC 置管医嘱及 X 线检查单。护士核对医嘱，了解治疗方案及疗程，对穿刺部位静脉及患者全身情况进行评估。

2. 告知事项

PICC 的目的、意义，可能出现的情况及费用等；简要描述置管过程，示范配合动作；告知留置期间护理及注意事项等。

3. 穿刺前准备

（1）操作者　洗手、戴口罩。

（2）环境　符合无菌操作要求。

（3）物品　PICC 置管包、消毒用品、无菌手套、0.9% 氯化钠注射液、肝素稀释液、肝素帽或正压接头、无菌透明贴膜、10ml 注射器。

（4）患者　签署 PICC 置管同意书，取舒适体位。

4. 实施穿刺

（1）患者取平卧位，手臂外展与躯干呈 90°，选择穿刺静脉。

（2）测量导管预置长度及上臂围。

（3）戴手套，建立无菌区，消毒皮肤。更换无菌手套，铺洞巾，打开 PICC 无菌包，抽吸 0.9% 氯化钠注射液，预冲导管，撤导丝至所需置管长度再撤导丝 1cm，按置管长度减去多余导管。

（4）助手扎止血带。

（5）移去穿刺针上的保护套。

（6）静脉穿刺，见回血后减低穿刺角度推入导管针 3 ～ 6mm，送入导管。

（7）左手食指固定导引套管，中指压在套管尖端所处的血管上，让助手松开止血带，撤出穿刺针芯，将导管均匀缓慢的送入静脉至预测量的长度（送入血管 10 ～ 15cm 时，嘱咐患者头偏向穿刺侧肩膀，避免导管异位进入颈内静脉）。

（8）退出穿刺套管，连接注射器抽回血，脉冲式注入 0.9% 氯化钠注射液 10 ～ 20ml，确认导管通畅后，一手固定导管，一手轻柔并缓慢移去导丝，连接肝素帽。

（9）用稀释肝素液 3 ～ 5ml 正压封管。

（10）再次消毒穿刺点周围皮肤并用无菌敷料固定导管。

（11）在敷料上记录置管日期、时间。

（12）做 X 线胸片确定导管尖端位置。

（13）按医疗废物处理条例处理用物。

5. 观察与记录

（1）观察有无静脉炎及渗漏情况，观察心率、体温变化。

（2）患者的主诉、异常情况处理及效果。

（3）记录 PICC 导管的型号、置入导管的长度、上臂围、穿刺的日期及时间等。

四、并发症

（1）穿刺时的并发症　个别患者会出现导管推进困难、局部渗血、导管异位、误穿动脉、损伤神经、心律失常等并发症。

（2）置管后的并发症　个别患者会出现静脉炎、静脉血栓形成、纤维蛋白鞘形成、导管断裂或破损、感染、导管阻塞、导管脱出移位、穿刺点渗血、渗液；穿刺局部接触性皮炎或过敏、导管拔管困难等并发症。

第七节　鼻饲置管术

一、鼻饲的目的

对不能由口腔进食者，以鼻胃管供给食物和药物。

二、操作前准备

（1）评估　患者的意识，身体状况，解释目的，取得合作。

（2）用物准备　鼻饲液、治疗盘、50ml 注射器、治疗巾、治疗碗 2 个、胃管、弯盘、止血钳、橡皮筋、油纱布、纱布、棉签、胶布、橡皮筋、别针、听诊器。

三、操作步骤

（1）插胃管　按要求着装，洗手，戴口罩；备齐用物，携至床旁；查对、解释；根据病情摆卧位；铺治疗巾于颌下，放弯盘于口角处；清洁鼻腔并检查鼻腔是否通畅；润滑胃管、测量长度，方法为胃管前端自耳垂-鼻尖-剑突下缘；插胃管并检查胃管是否在胃内；固定胃管。

（2）鼻饲　检查确定胃管是否在胃内（注射器抽胃液，见有胃液抽出，即可判断胃管在胃内），确定后依次灌注温开水→鼻饲液或药液→温开水。鼻饲完毕后，反折胃管末端后，纱布包裹，橡皮筋缠住，别针固定。记录鼻饲种类、量，交代注意事项。

（3）拔管　夹紧胃管，右手拔管，拔出后用左手纱布擦净鼻部面部，将胃管与纱布放入弯盘内。

四、注意事项

（1）判断胃管在胃内的方法　①胃管直接接注射器抽吸，有胃液抽出。②用注射器向胃管注入 10ml 空气，同时听诊器置于胃部，能听到气过水声。③将胃管末端放入盛水的碗内，无气体移出，表示误入气管。

（2）鼻饲前评估胃管是否在胃内及有无胃潴留，当胃内容物超过 150ml 时，应通知医生减量或者暂停鼻饲，每天检查胃管插入深度。

（3）鼻饲液缓慢注入，每次不超过 200ml，间隔时间≥2 小时，鼻饲前后 20ml 温开水冲洗胃管，鼻饲液温度 38 ～ 40℃。

（4）鼻饲管给药，应将药片研碎、溶解后再灌。

（5）长期鼻饲者，每天口腔护理。

（6）拔管前，做好解释工作，取得患者和家属的配合，拔管动作要轻稳，到咽喉处快速拔出，以免液体滴入气管。

第八章　老年常见急症的救护

第一节　心搏骤停患者的急救

心搏骤停是指心脏突然停止跳动，有效泵血功能消失，引起全身严重缺氧、缺血。若不及时抢救，可导致死亡，若能及时采取措施，则可能恢复心跳。

一、心搏骤停的分类

根据心脏活动情况可分为3种类型。

（1）心室颤动：心室肌发生极不规则的快速而又不协调的颤动。

（2）缓慢而无效的心室自主节律：指心肌仍有生物电活动，心脏已丧失排血功能。此种情况亦称为“心电机械分离”。

（3）心脏或心室停顿：心房、心室肌完全失去电活动能力。

二、临床表现

（1）心音消失。

（2）脉搏扪不到，血压测不到。

（3）意识突然丧失或伴有短阵抽搐。

（4）呼吸断续后停止，多发生在心脏停搏30s内。

（5）瞳孔散大。

（6）面色苍白兼有青紫。

三、急救措施

1. 畅通呼吸道

清除口、鼻分泌物，解开衣领、腰带，然后按下列方法开放气道：

（1）仰面抬颈法。

（2）仰面举颏法。

（3）托下颌法。

2. 人工呼吸

吸气频率为 14 ～ 16 次 / 分，必要时行气管插管、呼吸机及应用辅助呼吸。

3. 人工循环

（1）心前区捶击，距离胸壁 20 ～ 25cm 高度，捶击 1 ～ 2 次。

（2）胸外心脏按压，部位为胸骨中、下 1/3 交界处，下压深度 3 ～ 4cm，频率 80 ～ 100 次 / 分。

（3）电除颤，首次电击 200WS，最大不超过 360WS。

4. 药物治疗

静脉给药，气管滴入及心内注射用药。

5. 脑复苏

主要针对 4 个方面：降低脑细胞代谢率，加强氧和能量供给，促进脑循环再通及纠正可能引起继发性脑损害的全身和颅内病理因素。

（1）维持血压。

（2）低温疗法。

（3）脱水剂及激素应用。

（4）高压氧疗。

四、护理要点

（1）卧床休息，取平卧位。

（2）严密观察生命体征，意识、瞳孔、皮肤有否发绀，血氧饱和度、血气分析数值，做好抢救记录。

（3）保持呼吸道通畅，做好气管插管、呼吸机应用的护理。

（4）留置导尿管，准确记录 24 小时的出入量。

（5）用药时，注意药物药理作用、不良反应及药物配伍禁忌。

第二节　窒息患者的抢救

窒息是人体的呼吸过程由于某种原因受阻或异常，所产生的全身各器官组织缺氧、二氧化碳潴留而引起的组织细胞代谢障碍、功能紊乱和形态结构损伤的病理状态。

一、临床表现

窒息早期可表现为胸闷、呼吸急促，继而出现极度呼吸困难、喉头水肿、哮鸣音、发绀，以吸气性呼吸困难为主，继之意识丧失、大小便失禁，甚至昏迷。根据所致窒息的原因不同，可分为机械性窒息、中毒性窒息、电击性窒息和缺氧性窒息等。

二、急救措施

（1）清除呼吸道异物，维持呼吸道通畅，必要时环甲膜穿刺，气管插管，气管切开通气。

（2）纠正缺氧，高浓度供氧 4 ～ 6L/min，以纠正缺氧。

（3）心肺脑复苏，心跳、呼吸停止，行心肺脑复苏术。

（4）病因治疗，查明窒息病因，对因治疗。

三、护理要点

（1）尽快去除病因，维持呼吸道通畅。

（2）密切观察体温、脉搏、呼吸、血压、神志的变化，若发现胸闷、烦躁、发绀等立即进行抢救。

（3）做好气管切开或气管插管的护理。

（4）维持静脉通道畅通，并根据病情调整输液速度和输液量。

（5）预防肺不张、肺水肿、肺部感染、急性呼吸衰竭等并发症的发生。

第三节　脑出血患者的抢救

脑出血又称脑溢血，是指非外伤性脑实质内的自发性出血，病因多样，绝大多数是高血压小动脉硬化的血管破裂引起，故有人也称高血压性脑出血。

一、临床表现

脑出血表现为突然头痛、头晕、恶心、呕吐、偏瘫、失语、意识不清、大小便失禁，可有颈部抵抗感和脑膜刺激征。根据出血部位不同，又分为壳核出血、丘脑出血、脑叶出血、脑桥出血、小脑出血。

二、急救措施

（1）降低颅内压和控制脑水肿：给予20%甘露醇250ml，每6～8小时1次，也可用呋塞米（速尿）20～40mg加入50%葡萄糖40ml内静脉注射。

（2）降血压：降低过高的血压，一般收缩压维持150～152mmHg（20～21.3kPa）为宜。

（3）防止消化道出血：可用雷米替丁200mg静脉滴注。

（4）保持呼吸道通畅，及时清除呼吸道分泌物。

（5）建立静脉通道，供给ATP辅酶A、胞二磷胆碱，促进脑细胞代谢，维持营养，水电解质，酸碱平衡。

（6）手术治疗。

三、护理要点

（1）急性期，就地抢救，不宜搬动患者，以免加重出血。

（2）卧床休息，头部抬高30°。

（3）保持呼吸道通畅，随时清除口腔分泌物或呕吐物，适当吸氧。

（4）躁动不安者可选用地西泮、苯巴比妥等药物。

（5）降温：物理降温或采用冰帽、冰袋。

（6）昏迷患者头偏向一侧，定期翻身拍背，预防压疮及坠积性肺炎。

（7）留置导尿管时，严格无菌操作，防止尿路感染。

（8）严密观察病情，注意患者意识、瞳孔、血压、呼吸、体温、脉搏、生命体征变化，做好血气分析，心电监护。

第四节 休克患者的抢救

休克是因出血、严重创伤、感染、过敏、心脏疾病等原因引起循环功能不全、组织和器官氧合、血液灌流不足、微循环淤滞、普遍性细胞缺氧而使重要器官受损，出现一系列全身反应病理综合征。

一、休克分类

1.按病因分类

（1）失血性休克。

（2）心源性休克。

（3）细菌性休克。

（4）过敏性休克。

（5）神经性休克。

（6）内分泌性休克。

（7）血流阻塞性休克。

2.按病理分类

（1）高动力型休克，又称高排低阻型休克或暖休克。

（2）低动力型休克，又称低排高阻型休克或冷休克。

二、临床表现

休克根据病程可分为低血容量性休克代偿期和低血容量性休克失代偿期。

（1）低血容量性休克代偿期表现　精神紧张、烦躁不安、眩晕、口干、皮肤及面色苍白、手足湿冷、呼吸浅快、脉细、乏力、尿量减少、血压无明显变化。

（2）低血容量性休克失代偿期表现 表情淡漠、意识不清、口唇及肢端发绀、心音变弱、少尿或无尿、血压下降或测不到，严重者可发生弥散性血管内凝血（DIC）。

三、急救措施

（1）补液扩容：应用低分子右旋糖酐40。

（2）纠正酸碱平衡紊乱。

（3）应用血管活性药。

（4）保持呼吸道通畅。

（5）预防急性肾衰竭。

（6）防止弥散性血管内凝血。

（7）应用抗生素。

四、护理要点

（1）安置ICU监护室。

（2）注意保暖。

（3）保持安静，防止外伤。

（4）严密观察生命体征。

（5）采用血管活性药。

（6）建立静脉通道，主张安置深静脉导管，确保液体顺利输注。

第五节 高热患者的抢救

由于致热源作用于体温调节中枢，或体温调节中枢功能障碍等原因导致体温超过39℃，称为高热。

一、临床表现

常见的热型有4种。

（1）稽留热 体温持续在39～40℃，达数日或数周，24小时波动范围不超过1.0℃，常见于急性传染病，常见伤寒。

（2）弛张热　体温在 39℃以上，但波动幅度大，24 小时体温差在 1℃以上，最低体温仍高于正常水平，常见败血症。

（3）间歇热　高热与正常体温交替有规律反复出现，间歇数小时、1d 或数天不等，常见疟疾。

（4）不规则热　体温在 24 小时中变化不规则，持续时间不定，常见于流行性感冒。

二、急救措施

（1）治疗原则　诊断不明确时，不能随意用退热剂、抗生素等，以免延误诊断。

（2）病因或对症治疗

① 控制惊厥、抽搐，给予地西泮、苯巴比妥钠。

② 控制脑水肿，应用甘露醇和地塞米松。

③ 补充水分和营养，维持水电解质、酸碱平衡。

（3）物理降温　用 30% ～ 50% 乙醇擦浴，头部放置冰袋，或用冰水灌肠等降温。

（4）药物降温应用水杨酸制剂、冬眠疗法等。

三、护理要点

（1）做好心理护理，以缓解患者紧张情绪。

（2）严格观察体温变化，高热者给予物理降温。

（3）保持营养和水分摄入，不能进食者给予鼻饲，保持每日水分的供应。

（4）注意个人卫生，加强皮肤、口腔护理。

（5）做好安全护理，适当加床档，防止患者坠床。

（6）卧床休息，因高热时新陈代谢增快，须卧床休息。

第六节　昏迷患者的抢救

昏迷是大脑皮质和皮质下网状结构发生高度抑制，引起脑功能严重障碍的病理状态。其主要特征为意识障碍，对外界刺激不起反应，随意运动消失，出现病理反射活动。

一、临床表现

根据严重程度不同，昏迷分为浅昏迷、中昏迷和深昏迷。

（1）浅昏迷　随意运动丧失，对外界语言、强光等刺激无反应，但对强烈刺激有反应，生理反射如吞咽、咳嗽、瞳孔对光反射、角膜反射存在，呼吸、脉搏、血压无明显改变。

（2）中昏迷　对周围事物及各种刺激均无反应，对强烈刺激的防御反射和生理反射均减弱，呼吸、脉搏、血压有轻度改变。

（3）深昏迷　全身肌肉松弛，对任何外界刺激均无反应，各种反射均消失，呼吸、脉搏、血压有不同程度改变。

昏迷患者出现下列情况提示预后不良：①有急性循环衰竭征象，脉搏细弱，发绀进行性加重，四肢厥冷，皮肤黏湿；②昏迷过程中出现血压下降，面色苍白，尿少甚至无尿；③目测患者颜面呈黄褐色，两耳厥冷，眼窝凹陷；④呃逆；⑤出现陈-施呼吸；⑥并发肺水肿、进行性贫血。

二、急救措施

（1）迅速查明原因

① 检查原则　边检查边治疗观察。

② 体格检查　如生命体征、生理及病理反射检查。

③ 化验检查　血尿常规，电解质，肝肾功能，血糖，血酯，排泄物检查等。

④ 辅助检查　CT、心电图、脑电图检查。

（2）维持呼吸道通畅　清除呼吸道分泌物，吸氧。

（3）建立静脉通道　维持水、电解质、酸碱平衡。

（4）控制抽搐　给予苯妥英钠、地西泮等。

（5）控制脑水肿　给予脱水剂、利尿剂，如甘露醇、呋塞米；头部放置冰袋降温。

（6）控制感染　应用抗生素。

（7）控制消化道出血　给予止血酶、组胺受体拮抗剂。

（8）呼吸心跳停止　行心肺复苏术，人工呼吸，胸外心脏按压术。

三、护理要点

（1）密切观察病情变化　观察意识、瞳孔、体温、脉搏、呼吸、血压，注意昏迷程度的变化。

（2）保持呼吸道通畅　患者取仰卧位，头偏向一侧，吸氧流量2L/min为宜，呼吸衰竭时采用呼吸机机械辅助呼吸。

（3）防治感染

① 重视口腔护理，每天2次。

② 防止坠积性肺炎，定时翻身，拍背排痰。

③ 预防压疮，被动肢体活动，定时翻身，骨骼隆起处垫气圈或海绵垫。

④ 留导尿管者，防止泌尿系统感染。

（4）准确记录24小时出入量，及时抽血送验。

第七节　一氧化碳中毒患者的抢救

一氧化碳（CO）经呼吸道吸入后，通过肺泡壁进入血液与血红蛋白（Hb）结合，形成碳氧血红蛋白（HbCO），从而失去携氧能力，导致组织缺氧。由于中枢神经系统对缺氧最敏感，故首先受累。根据缺氧的严重程度不同可分为轻度中毒、中度中毒和重度中毒。

一、临床表现

（1）轻度中毒　血液中HbCO含量在10%～20%。患者有头痛、头晕、耳鸣、眼花、恶心、呕吐、心悸、无力等症状。

（2）中度中毒　血液中HbCO含量在30%～40%。患者表现为头痛加重、面色潮红、口唇樱桃红色、脉快、多汗、烦躁。

（3）重度中毒　血液中HbCO含量在50%以上。出现昏迷、痉挛、呼吸困难以至呼吸麻痹。

（4）诊断标准

① 有高浓度 CO 接触史。

② 有中枢神经系统损害症状体征。

③ 血液中 HbCO 浓度测定结果超标。

二、急救措施

（1）脱离中毒现场，立即打开门窗通风，并迅速将患者移至空气新鲜处。

（2）纠正缺氧。吸氧，有条件者进行高压给氧。

（3）改善脑组织代谢，早期给予能量合剂或胞二磷胆碱静脉滴注。

（4）保持呼吸道通畅，给予呼吸兴奋剂，必要时气管插管、气管切开或人工机械通气。

（5）控制脑水肿，给予甘露醇静推。

（6）降温疗法，物理降温或冬眠疗法。

三、护理要点

（1）立即将患者移至通风处，脱离中毒环境。

（2）高流量给氧，4 ～ 6L/ 分。

（3）建立静脉通道，准备抢救用药。

（4）严密观察病情，注意体温、脉搏、呼吸、血压、神志、尿量、肤色的变化。

（5）做好饮食护理和皮肤护理，防止压疮。

（6）预防并发症，防止吸入性肺炎、脑水肿、电解质紊乱等并发症的发生。

第八节 骨折患者的抢救

骨折是指骨的完整性和连续性遭到破坏，外伤后可感到局部疼痛、肿胀、皮下淤血、活动受限，关节部位以外的肢体出现不正常的活动声音、畸形等。

一、临床表现

老年人最易发生骨折的部位有股骨颈、踝部、脊柱、上肢远端等，不同部位骨折其典型表现如下。

（1）股骨颈骨折　患者髋部疼痛，活动受限，患肢呈缩短外旋畸形，X线确诊。

（2）踝部骨折　局部肿胀明显，皮肤紫斑，出现踝部内翻或外翻畸形，活动障碍。

（3）脊柱压缩性骨折　局部疼痛、肿胀、脊柱活动受限，骨折处压痛、叩击痛。胸腰椎骨折，损伤脊髓，可导致截瘫。

（4）前臂远端骨折　局部典型移位，肿胀疼痛，活动受限。

二、急救措施

骨折后应及时送往医院，给予临时固定处理，以免骨折断端损伤组织、血管、神经，也可减轻疼痛。临时固定和搬运的方法如下。

1.临时固定

（1）肢体骨折　可用夹板或木棍等将断骨及上、下端关节固定，以减少疼痛。

（2）颈椎损伤　使患者平卧，用毛巾或沙袋放置头部两侧固定，并保持头、颈、身体在一条直线上。

（3）腰椎骨折　将患者平卧于硬板床上，将腰椎躯干及双下肢一同固定，搬运时保持平稳，不能扭曲。

2.搬运

平地搬运患者时头在后，上、下楼时头部在上，及时送往医院处理。

三、护理要点

（1）密切观察患者面部表情及肢体远端血运。

（2）骨牵引应预防针孔感染，每天在针孔滴75%乙醇1～2次。

（3）石膏固定的患者，应经常检查所暴露的皮肤有无发红和肿胀，远端感觉及血液循环情况。

（4）长期卧床应定时协助翻身及扣背排痰，防止压疮及坠积性肺炎等并发症。

（5）根据病情，循序渐进地锻炼肢体功能，防止失用性萎缩。

第九节　大咯血患者的抢救

咯血是指声门以下的呼吸道和肺组织出血，经口咯出。

大咯血为24小时咯血量超过400ml，或一次咯血量大于200ml，或48小时内咯血量超过600ml。

一、临床表现

患者表现为痰中带血或血痰，快速出血时口咯鲜血，并出现血压下降，脉搏细弱，严重者出现失血性休克，甚至咯血窒息。

诊断标准：

① 有咯血病史。

② 患者表现为咯血、咳嗽、咽部发痒，随后血从口中咯出。

③ 辅助检查包括胸部X线检查、痰液化验、纤维支气管镜检查和肺动脉造影等。

二、急救措施

（1）止血药物应用　垂体后叶素、肾上腺皮质激素、鱼精蛋白及蛇凝血素酶的应用。

（2）支气管镜止血　支气管动脉栓堵术、手术治疗。

（3）镇静、止咳　地西泮、可待因。

（4）抗休克治疗　输液、输血、升压、扩充血容量。

（5）抗感染　应用抗生素。

（6）咯血窒息者抢救　保持呼吸道通畅，吸氧，人工机械通气或给予呼吸兴奋剂。

三、护理要点

（1）绝对卧床休息，头偏向一侧。

（2）保持呼吸道通畅，鼓励患者将气管内的血块咯出。

（3）严密观察病情，注意咯血量、咯血次数、体温、脉搏、呼吸、血压、神志的变化。

（4）大咯血时应禁食。

（5）预防失血性休克、肺部感染、阻塞性肺不张、窒息等并发症的发生。

第三篇
疾病护理

第九章　老年人常见心血管疾病

第一节　高血压

一、定义

高血压是以动脉收缩压和（或）舒张压持续升高为主要表现的临床综合征。大多数高血压病因不明，称原发性高血压或高血压病。高血压是老年人最常见的心血管病。60 岁及以上人群高血压患病率 49%，80 岁以上人群高血压患病率 90%。老年人若高血压长期控制不理想，更易发生靶器官损害，并发心力衰竭、脑卒中、冠心病、肾衰、主动脉疾病等。应科学合理地治疗老年人高血压，以降低其并发症、病死率。

二、病因及发病机制

原发性高血压病因复杂，可能与多基因遗传、不良生活方式（如高脂、高钠饮食，微量元素缺乏，吸烟，嗜酒，缺少体力活动等）及情绪紧张、精神创伤等相关。

三、临床表现

1.症状

（1）起病缓慢，早期多无症状。常在体检甚至在出现心、脑、肾等并发症后被发现。高血压可有头痛、头晕、眼花、耳鸣等，症状与血压水平并不一定呈正相关。

（2）血压升高，主动脉瓣第 2 音亢进。

（3）心、脑、肾等靶器官受损时有相应症状和体征。如左心室肥大、充血性心力衰竭或伴心绞痛、心肌梗死；脑小动脉瘤形成或脑动脉血栓形成、高血压脑病等；主动脉夹层并破裂；肾动脉硬化蛋白尿、肾功能损害等。

2. 老年人高血压临床特点

（1）收缩压增高、脉压增大　老年单纯收缩期高血压占高血压的 60%。老年人脉压与总死亡率和心血管事件呈显著正相关。

（2）血压波动大　血压“晨峰”现象增多，昼夜节律消失，甚至体位改变、进餐可出现体位性低血压和餐后低血压。

（3）并发症多　常并发冠心病、心力衰竭、脑血管疾病、肾功能不全、糖尿病等。

（4）致残、致死率高　主要原因为脑卒中、心力衰竭、肾衰。

四、辅助检查

1. 老年人血压检测

（1）老年人应定期检测血压，并鼓励自测。

（2）血压检测应于休息 5 分钟后。测量体位应使肘关节与心脏同水平。连测 2 次、间隔 2 分钟，取 2 次平均值。若 2 次相应读数差≥5mmHg，间隔 2 分钟测第 3 次，取 3 次平均值。

（3）血压检测应有标准合适血压计。诊室采用标准水银柱血压计，或者经过验证（BHS 和 AAMI、ESH）的电子血压计。家庭血压值多低于诊室血压值。

（4）根据老年病患者病情，必要时分别测卧位和坐位血压；分别测双侧上肢或加测下肢血压。

（5）为更准确地测量血压，评估血压短时变异和昼夜节律，应予动态血压监测（ABPM）。

2. 其他检查

应做胸片、心电图、超声心动图等，以及血、尿常规，肝及肾功能、血脂、血糖、电解质、尿微蛋白量测定，葡萄糖耐量试验和血胰岛素浓度测定等，以进行高血压整体危险评估。

五、治疗

1. 降压药选择

（1）钙通道阻滞剂　扩张血管降低血压。作用迅速稳定，适用于中、重度高血压、老年高血压及单纯收缩期高血压。长效钙通道阻滞剂被推为一线药物。不良反应有面部潮红、头痛和踝部水肿。二氢吡啶类钙通道阻滞剂药物有氨氯地平、硝苯地平、非洛地平等；非二氢吡啶类钙通道阻滞剂有维拉帕米、地尔硫䓬，降压同时抑制心肌，不宜用于心力衰竭、窦房结功能低下或房室传导阻滞患者。

（2）血管紧张素Ⅱ转换酶抑制剂（ACEI） 作用机制是抑制血管紧张素转化酶，阻断肾素血管紧张素系统，发挥降压作用。能保护靶器官，对各种高血压均有降压作用，适用于高血压合并心力衰竭、左心室肥厚、心肌梗死后、糖耐量降低或糖尿病肾病蛋白尿等。不良反应：部分患者有干咳、舌溃疡。双侧肾动脉狭窄、肾功能衰竭（血肌酐＞265mol/L）禁用。老年人肾功能减退可发生血钾增高，服药期间应监测电解质变化。药物有卡托普利、依那普利、培哚普利、福辛普利、赖诺普利等。

（3）血管紧张素Ⅱ受体拮抗剂（ARB） 阻断血管紧张素Ⅱ型受体，发挥降压作用。具有和ACEI相似的肾脏保护作用。适应证与ACEI相同。可用于不能耐受ACEI者。

（4）利尿剂 通过降低负荷发挥降压作用。单独用或与各类降压药合用，首选与ACEI/ARB、钙通道阻滞剂联合应用，与β受体阻滞剂联合时注意对糖、脂代谢的影响。用于控制血压的利尿剂主要是噻嗪类利尿剂，长期用可引起血尿、胆固醇增高、糖耐量和血钾降低等，痛风患者禁用，高脂血症和糖尿病患者慎用。保钾利尿剂适合高血压并发心力衰竭治疗，可引起高血钾，不宜与血管紧张素转换酶抑制剂合用，肾功能不全者慎用。

（5）β受体阻滞剂 通过抑制交感神经活性、减慢心率、降低心肌收缩力发挥降压作用。临床应用时应从小剂量开始，缓慢增大剂量，且避免突然停药。适用于高血压冠心病的一级预防、心肌梗死后的二级预防。因β受体阻滞剂能增高三酰甘油（TG）和低密度脂蛋白（LDL）水平，糖尿病和高脂血症患者慎用；房室传导阻滞、严重心动过缓、哮喘、慢性阻塞性肺疾病与周围血管病患者禁用。

2. 老年人高血压降压要点

（1）参考高血压分级、危险分层、危险因素、靶器官损害情况确定合理治疗方案。方案要简单化、个体化、有效化。

（2）老年患者应建立良好生活习惯。肥胖者应控制体重，饮食低盐（钠<6g/d）、低脂、高维生素、高纤维及足量蛋白质、钾、钙、镁等。适量活动，如步行、打太极拳等，同时保持平和、乐观、宽容心态等。经常监测血压。

（3）高血压降压目标值因人而异，一般降至≤150/90mmHg，若能够耐受的非高龄者，可降至≤140/90mmHg。收缩压为140～149mmHg，首先推荐积极改善生活方式（如减少食盐摄入等）。

（4）降压药物推荐长效为宜。每天1次或早晨用药，降压药物应从小剂量开始，逐渐增至维持量。联合用药以减少单药剂量增加的不良反应。

（5）有合并症的降压治疗：合并脑血管病，急性期不宜快速降压，病情稳定前应控制血压160/100mmHg左右；合并肾功能不全，血压降至130/80mmHg以下；蛋白尿>1g/d，应降至125/75mmHg；合并糖尿病、高脂血症等均应治疗控制，如应用降糖药、他汀类药物等；从安全角度考虑，应在血压控制良好时应用阿司匹林。

六、观察要点

（1）急性左心衰竭　观察气紧心悸、口唇发绀、端坐呼吸、咳粉红泡沫样痰等症状，嘱患者双腿下垂，采取坐位，予吸氧，并迅速通知医生。

（2）脑血管意外　观察呕吐、头痛、意识障碍、肢体瘫痪等症状，观察生命体征、神志的变化，记录头痛的性质、程度、时间、发作规律、伴随症状及诱发因素出现呕吐，应让患者平卧，头偏向一侧，以免剧烈呕吐时将呕吐物吸入气道。

（3）高血压脑病　患者血压突然升高，常伴有恶心、呕吐、剧烈头痛、尿频。安慰患者别紧张，卧床休息，上床档，监测血压，遵医嘱给予降压药、利尿剂、镇静剂，观察并记录用药后的效果。

（4）心绞痛　患者疼痛延伸至颈部、左肩背或上肢，面色苍白、出冷汗。嘱患者安静休息，服硝酸甘油并吸入氧气。

七、护理要点

（一）心理护理

（1）观察、同情患者的感受，和患者分析其产生焦虑的原因及表现，并对其焦虑程度做出评价。

（2）理解患者，了解患者的思想，耐心倾听患者的诉说，对患者提出的问题要给予明确的答复，建立良好的护患关系，提供安静、舒适、整洁、无不良刺激的环境。

（3）向患者说明焦虑对身心健康和人际关系可能产生的不良影响，限制病员与其他具有焦虑情绪的患者及亲友接触，培养病人对自然环境和社会的良好适应能力，避免情绪激动及焦虑、过度紧张，遇事要沉着、冷静。

（4）对患者的合作与进步及时给予鼓励和肯定。

（二）健康教育

（1）科学饮食

四要：低盐低脂、低胆固醇、高纤维素和维生素的食物、多食含钙丰富的食品。如芋类、绿色蔬菜、新鲜水果、马铃薯、海鱼、牛肉、猪瘦肉、蛋、豆制品、低脂奶制品、蘑菇、木耳等，每顿六分饱即可，烹调时，选用植物油，少吃动物内脏，食盐应3～5g/d，每天摄入的食盐从9g降至6g，可使脑卒中发病率下降22%，冠心病发病率下降16%。高血压患者每天蛋白质的量为每公斤体重1g为宜，每周吃2～3次鱼类蛋白质，如高血压合并肾功能不全时，应限制蛋白质的摄入。

四忌：忌含糖的饮料、咖啡、浓茶及刺激性食物，少吃葡萄糖、果糖及蔗糖，这类糖属于单糖，易引起血脂升高。忌高热量食品、忌含有较多钠盐的食物、忌暴饮暴食。

（2）戒烟限酒　烟草中含有2000多种有害物质，不仅使血压升高，还增加冠心病、脑卒中、猝死和外周血管病发生的风险，被动吸烟同样有害。高血压患者中5%～10%是由过量饮酒引起的，重度饮酒者脑卒中病死率比不经常饮酒者高3倍，每天饮用少量的红葡萄酒，如每天1杯可使血压降低。

（3）适量运动　建议慢跑、步行、太极拳、气功等锻炼，每周3～5次，每次30～60分钟，活动能力应当根据患者个体情况，循序渐进，对于年老或体弱的患者，应当相应推后活动进度，散步已经足够，慢跑适用于年轻人，跑的时候精神要放松，地面要平坦，鞋子要宽松，两手紧握拳，身体自然放松，跑步的时候呼吸也不能太急促。运动时注意环境气候，夏季避开中午艳阳高照的时间；冬季要保暖，防中风。运动时勿空腹，应在餐后2小时。如有不适，立即停止运动。

（4）适量运动

一级高血压患者可正常工作，适当地参加体力劳动，避免过度劳累。

二级患者应增加休息时间，保证充分的睡眠。

三级高血压合并心力衰竭等并发症者，绝对卧床休息，最好采取左侧卧位。

（5）健康宣教

① 让其了解疾病发作的原因及诱发因素，控制高血压的重要性，照护知识与技能，为家属提供情感支持，缓解压力，指导病人掌握高血压诱因的预防知识。

② 做好出院前的康复指导，讲解高血压用药的目的、剂量、不良反应、注意事项等，说明擅自加大药量和停药的危害性，高血压的治疗归根结底是落实在患者本人，患者必须严格执行医生制订的治疗方案，加强患者自我管理、服药的依从性，且医患充分沟通，密切配合也是至关重要的。

③ 病人可自备血压计及学会自测血压，频繁测血压会导致精神紧张，如血压相对稳定，可 1 ～ 2 周测量 1 次，测不同时间段 4 次血压（晨起未服药前、上午 10:00、下午 16:00、睡前 20:00 ～ 21:00）。记录测量日期、时间、地点和活动情况。

④ 应于座位或卧位时服药，服药后半小时内禁突然变换体位，尤其站立，注意防止直立性低血压，即使需要改变体位也需缓慢进行以免发生意外，不需要严格禁止性生活，但若有头晕、心悸、胸闷等不适，应停止性生活，并及时就医。

⑤ 高血压患者也可以经常通过按摩来缓解，如梳头，按揉风池、太阳及耳穴，抹额及按内关、神门、合谷、足三里防止便秘，必要时给予润滑剂或轻泻剂。养成早睡早起的习惯，保证睡眠质量，饱餐后、饥饿时不宜洗澡，水温适宜，时间不超过 20 分钟。

（6）保持心情舒畅　教会患者正确对待生活中的不良事件，增强自我的控制能力，遇压力善于向人倾诉，养成良好的心理素质，按时就医。

（三）用药护理

（1）利尿剂　不良反应：乏力、发生低血钾症和影响血糖、血脂、血尿酸代谢。护理指导：推荐使用小剂量，每天使用不超过 25ml，无尿及对磺胺过敏者禁用本类药物，密切观察水电解质平衡，预防低钾血症。

（2）钙通道阻滞剂　不良反应：心率增快、面部潮红、头痛、下肢水肿等。护理指导：对老年患者有较好的降压疗效，可用于合并糖尿病、冠心病或外周血管病患者，长期治疗还具有抗动脉粥样硬化作用；不能嚼服：服药过程中监测血压，观察有无不良反应。

（3）血管紧张素转换酶抑制剂　不良反应：刺激性咳嗽和血管性水肿、皮疹、心悸。护理指导如下。

① 限制钠盐摄入或联合使用利尿剂可使疗效增强。

② 随访检查白细胞计数及分类计数，最初 3 个月每 2 周 1 次，此后定期检查，有感染迹象时随即检查；尿蛋白检查每月 1 次。

③ 老年人应用本品须酌减剂量，严重肾功能衰竭或双侧肾动脉狭窄禁用。

（4）血管紧张素受体拮抗剂　不良反应：血管性水肿、皮疹、心悸。护理指导：同血管紧张素转换酶抑制剂的指导。

（5）β受体阻滞剂　不良反应：对心肌收缩力、窦性心律有抑制作用，疲乏、眩晕。护理指导如下。

① 心率<45次/分、心源性休克、急性心力衰竭等禁用。不能嚼服，服用时至少半杯温开水送服，观察有无头痛、头晕、心动过缓等。

② 长期使用本品时，如欲中断治疗，须逐渐减少剂量。

③ 老年患者用量与年轻人等同。

第二节　心绞痛

一、定义

心绞痛是一种由于冠状动脉供血不足，导致心肌急剧的、暂时的缺血与缺氧所引起的，以发作性胸痛或胸部不适为主要表现的临床综合征。心绞痛的临床分型一般为劳累性心绞痛、自发性心绞痛、混合性心绞痛三大类。

二、病因及发病机制

对心脏予以机械性刺激并不引起疼痛，但心肌缺血与缺氧则引起疼痛。

由于心肌需氧量的增加最终超过固定狭窄的冠状动脉最大代偿供血能力所引起的心肌缺血是稳定型心绞痛的最常规机制。而冠状动脉痉挛（如吸烟过度或神经体液调节障碍）或暂时性血小板聚集、一过性血栓形成以及狭窄局部血液流变学异常所致的血流淤滞等冠状动脉血流的动力性阻塞因素，导致心肌供血的突然减少，则是产生心绞痛的又一重要因素。此外，突然发生循环血流量减少的情况下（如休克、极度心动过速等），心肌血液供求之间的矛盾加深，心肌血液供给不足，也可引起心绞痛。严重贫血的患者，在心肌供血量虽未减少的情况下，可由于红细胞减少，血液携氧量不足而引起心绞痛。

冠状动脉造影显示稳定型劳累性心绞痛的患者，有1、2或3支冠脉直径减少＞70%的病变分别有25%、5%～10%的患者有左冠脉主干狭窄，其余约15%的患者无显著狭窄。后一种情况，提示这些患者的心肌血供和氧供不足，可能是冠状动脉痉挛、冠状循环的小动脉病变、血红蛋白和氧的离解异常、交感神经活动过度、儿茶酚胺分泌过多或心肌代谢异常等所致。

三、临床表现

以发作性胸痛为主要临床表现。

（1）部位　位于胸骨体上端或中段之后，可波及心前区，有手掌大小范围，界限不很清楚。常放射至左肩、左臂内侧达无名指和小指，或至咽、颈、背、上腹部等。

（2）性质　为压迫性不适或紧缩、发闷、堵塞、烧灼感，无锐痛或刺痛，偶伴濒死感。

（3）诱因　常因体力劳动或情绪激动所诱发，也有在饱餐、寒冷、阴雨天气、吸烟时发病。

（4）持续时间　疼痛多于停止原来的活动后，或舌下含服硝酸甘油后1～5分钟内缓解。可数日、数周发作1次，亦可1日内多次发作。

四、辅助检查

（1）常规检查　包括血常规、尿常规、大便潜血、肝肾功能、电解质、血糖、凝血检查。肌钙蛋白和NT-proBNP的测定可以了解心肌坏死的程度和心功能不全的程度。

（2）心电图、动态心电图监测、运动负荷心电图　都是发现心肌缺血、确诊心绞痛的重要辅助检查措施。负荷心电图除用于诊断心肌缺血外，还可进行危险分层。但急性冠脉综合征、严重的高血压、未控制的恶性心律失常、失代偿心力衰竭及患全身疾病不适合进行运动的老年患者均不宜做运动负荷心电图检查。

（3）超声心动图　探测到缺血区心室壁运动异常，心肌超声造影用于了解心肌血流灌注。排除结构性心脏病引起的心绞痛（如主动脉瓣狭窄、肥厚型心肌病）。

（4）放射性核素检查　包括心肌灌注显像、放射性心肌核素显影以及正电子放射心肌断层显像（PET）。心肌灌注显像在静息时示灌注缺损主要见于心肌梗死后瘢痕部位。不能运动的老年人可用双嘧达莫试验或多巴酚丁胺负荷试验（气管痉挛、慢性阻塞性肺疾病者慎用）。放射性心肌核素显影可测定左心室射血分数及显示心肌缺血区室壁局部运动障碍。PET 通过对心肌血流灌注和代谢显像匹配分析可准确评估心肌活力。

（5）冠状动脉 CTA　敏感性超过 90%，特异性约 50%。目前阳性判断意义有限。老年人需注意造影剂肾损害。

（6）冠状动脉造影　是目前最可靠方法。但老年人尤需严格掌握适应证及防止造影剂可能造成的肾损害。

五、治疗

（一）基础治疗

处理高血压、高血糖、高血脂等；肥胖者减重；戒烟；改变不良生活习惯。避免过劳、激动、饱餐等心绞痛促发因素。

（二）药物治疗

1. 抗血小板聚集药物

阿司匹林 75 ～ 150mg，每天 1 次，对不能耐受阿司匹林者可以用氯吡格雷 75mg，每天 1 次，老年人应特别关注消化道出血风险。

2. 调脂治疗

以降低低密度脂蛋白（LDL）为主要目标，老年人控制在 100mg/dl 水平即可。常用药物：阿托伐他汀 10 ～ 20mg，每天 1 次，瑞舒伐他汀 5 ～ 10mg，每晚 1 次，普伐他汀 20 ～ 40mg，每晚 1 次，氟伐他汀 40 ～ 80mg，每晚 1 次。

3. 抗缺血药物治疗

应警惕合用药物常可增加老年患者不良反应风险，如体位性低血压、严重心动过缓等。

（1）硝酸酯类药物　控制症状。包括硝酸异山梨醇酯5～10mg，硝酸甘油0.5mg发作时舌下含服。预防慢性发作可酌用缓释制剂，选择最低有效量以避免耐药。长期用药不可突然停药，以防止停药“反跳”，诱发严重心绞痛或心肌梗死。不耐受硝酸酯类药物患者可酌用尼可地尔5mg，每天3次。

（2）β受体阻滞剂　可降低心肌氧耗。必须个体化，老年人强调小剂量开始。药物包括美托洛尔、比索洛尔和卡维地洛。不适用于变异型心绞痛、严重心动过缓（病窦综合征、房室传导阻滞）、低血压、未控制的心功能不全、支气管哮喘、伴有间歇性跛行的外周血管病者。

（3）钙通道阻滞剂　控制症状。老年人小剂量开始。宜选择长效药物，如氨氯地平5mg，每天1次，非洛地平缓释片2.5～5mg，每天1次，硝苯地平控释片30mg，每天1次。用于血管痉挛因素引起的心绞痛效果较好（特别是变异性心绞痛）。药物不良反应包括便秘、下肢水肿等。

（4）营养心肌治疗　盐酸曲美他嗪20mg，每天3次。

4. 血管重建

老年人选择介入治疗（PCI）或外科手术治疗（CABG）需充分评估患者总体功能状况和治疗风险获益比。前者创伤较小，但改善预后有限。对复杂血管病变（如三支病变或左主干病变），或合并糖尿病者，CABG可能是更优选择。

血管重建适应证：①内科药物治疗效果不满意；②无创性检查显示心肌缺血且处于高危分组；③手术成功率很高而不良事件发生率可以接受；④患者选择手术的意愿是非常重要的参考因素。

血管重建禁忌证：①虽存在单支或双支血管病变或无意义前降支近段病变，但患者症状轻微或无症状且未接受规范药物治疗，或者无心肌缺血证据；或者运动负荷试验仅有有限的心肌缺血或存活心肌者；②左主干以外冠状动脉血管临界性狭窄，以及运动负荷试验无缺血证据；③无意义的冠状动脉狭窄，手术并发症或死亡率极高的患者。

六、观察要点

密切观察患者病情变化，注意患者面色，有无大汗或恶心呕吐。严重而频发心绞痛者，尤其注意心率、心律、血压、心电图变化，避免发展为心肌梗死。

七、护理要点

1.常规护理

（1）心理护理　指导患者保持情绪稳定，避免精神紧张，过分悲伤或高兴。

（2）饮食　应给低热量、低胆固醇饮食，进食不宜过饱。

（3）戒烟酒。

（4）活动　运动量以不引起心绞痛为准，必要时可事先含服硝酸异山梨醇酯类药物。

2.疼痛的护理

（1）心绞痛发作时，立即协助患者卧床休息。

（2）持续低流量吸氧，2～4L/分。

（3）指导患者舌下含服硝酸甘油，观察用药效果。

（4）心绞痛发作频繁和病情严重时，遵医嘱肌注哌替啶50～100mg或静脉滴注硝酸甘油。

（5）硝酸酯制剂　作用快、疗效高。这类药物可扩张冠状动脉，减轻心脏前后负荷，从而缓解心绞痛，如硝酸甘油。硝酸甘油的不良反应：①由于药物导致头面部血管扩张所致的颜面潮红、头胀痛；②低血压，在静脉滴注硝酸甘油时要注意滴速的调节。

（6）β受体阻滞剂　抗心绞痛的作用机制主要是通过降低心率及减弱心肌收缩强度，减少心肌耗氧量。如阿替洛尔（氨酰心安）能引起低血压，宜从小剂量开始。

（7）钙通道阻滞剂　能抑制钙离子流入动脉平滑肌细胞，从而扩张冠状动脉，解除冠状动脉痉挛；抑制心肌收缩，减少心肌氧耗；扩张周围血管，减轻心脏负担；降低血液黏度，抗血小板凝聚，改善心肌微循环，对控制自发性心绞痛有效，对变异性心绞痛疗效更好。如地尔硫䓬、维拉帕米等。

3. 健康指导

（1）环境舒适、温度适宜　保持舒适、安静的休息环境，避免寒冷刺激，注意保暖，保证足够睡眠。

（2）合理选择食谱　应少量多餐，避免暴饮暴食，限制高脂食物，肥胖患者应控制热量，多食粗纤维食物以保持大便通畅，禁食辛辣刺激性食物。

（3）合理安排日常活动　避免过度劳累。节制生活中不适当活动，如登楼、快步或逆风行走；各种活动以无疲劳感、胸部不适及气急为限度，但也不要过分限制活动使体重增加，加重心脏负荷。

（4）心理卫生　说明情绪对疾病的影响，当情感压抑时应自我疏泄或向亲人倾诉；逐渐改变个性，克服不良情绪，使心情完全放松。

（5）医疗护理措施的配合　坚持服用预防心绞痛的药物，随身携带保存在深色密封玻璃瓶内的硝酸甘油类药物，并注意过期更换，以备急用，定期门诊随访。

第三节　心肌梗死

一、定义

心肌梗死是指在冠状动脉病变的基础上，发生冠状动脉供血急剧减少或中断，使相应心肌持久而严重的缺血所致的疾病。

二、病因及发病机制

1. 左心室功能

冠状动脉急性闭塞时相关心肌依次发生四种异常收缩形式：

①运动同步失调，即相邻心肌节段收缩时相不一致；②收缩减弱，即心肌缩短幅度减小；③无收缩；④反常收缩，即矛盾运动，收缩期膨出。与梗死部位发生功能异常同时，正常心肌在早期出现收缩增强。由于非梗死节段发生收缩加强，使梗死区产生矛盾运动，因而此种代偿性收缩增强为无效做功。梗死发生后的2周时间内，非梗死区的过度收缩减弱，在梗死部位出现某种程度的收缩恢复（尤其是梗死部位有再灌注，心肌顿抑减轻时）。

2.心室重构

心肌梗死发生后，左室腔大小、形态和室壁厚度发生变化，总称为心室重构。重构过程反过来影响左室功能和患者的预后。重构是左室扩张和非梗死心肌肥厚等因素的综合结果。除了梗死范围以外，另两个影响左室扩张的重要因素是左室负荷状态和梗死相关动脉的通畅程度。左室压力升高有导致室壁张力增加和梗死扩张的危险，而通畅的梗死区相关动脉可加快瘢痕形成，增加梗死区组织的修复，减少梗死的扩展和心室扩张的危险。

三、临床表现

本病在春、冬季发病较多，与气候寒冷、气温变化大有关，常在安静或睡眠时发病，以清晨6:00至午间12:00发病最多。大约有1/2的患者能查明诱发因素，如剧烈运动、过重的体力劳动、创伤、情绪激动、精神紧张或饱餐、急性失血、出血性或感染性休克，主动脉瓣狭窄、发热、心动过速等引起的心肌耗氧增加都可能是心肌梗死的诱因。在变异型心绞痛患者中，反复发作的冠状动脉痉挛也可发展为急性心肌梗死。临床表现有持久的胸骨后剧烈疼痛、发热、白细胞计数和血清心肌酶增高以及心电图进行性改变；可发生心律失常、休克或心力衰竭，属冠心病的严重类型。

四、辅助检查

1.心电图

常有进行性改变。特征性ST-T改变及后继Q波形成。

2. 超声心动图

了解心室壁运动和左心室功能，诊断室壁瘤和乳头肌功能失调等。

3. 放射性核素检查

进行心肌灌注扫描，急性期采用“热点”扫描或照相，可以发现坏死心肌；慢性期采用“冷点”扫描或照相，可发现陈旧性心肌梗死。此外，放射性核素心腔造影可观察心室壁的运动和左心室的射血分数，有助于判断心室功能、诊断梗死后造成的室壁运动失调和心室壁瘤。正电子发射体层显像（PET）可观察心肌的代谢是否有变化，判断心肌是否坏死。

4. 实验室检查

（1）血液检查　白细胞计数与体温升高相平行，起病 24 ～ 48 小时后白细胞可增多，中性粒细胞增多，嗜酸性粒细胞减少或消失。红细胞沉降率增快，起病后 24 ～ 48 小时出现，持续 2 ～ 3 周；C 反应蛋白（CRP）增高均可持续 1 ～ 3 周。起病数小时至 2 天内血中游离脂肪酸增高，显著增高者易发生严重室性心律失常。由于应激反应，血糖可升高，糖耐量可暂时降低，2 ～ 3 周后恢复正常。

（2）生物标记物　心肌损伤标志物增高水平与心肌梗死范围及预后明显相关，包括肌红蛋白、肌钙蛋白 I（cTnI）或肌钙蛋白 T（cTnT）、肌酸激酶同工酶（CK-MB）等。

五、治疗

（一）急性期

加强住院前的就地处理。

1. 监护和基本治疗

（1）心电图、血压和呼吸监测：严重泵衰者监测肺毛细血管压和静脉压。除颤仪随时处于备用状态。

（2）常规吸氧，必要时呼吸机辅助通气。建立静脉通道，保持给药途径畅通。

（3）解除疼痛：①哌替啶 50 ～ 100mg 肌内注射，或吗啡 5 ～ 10mg 皮下注射，必要时 1 ～ 2 小时后再注射 1 次，以后每 4 ～ 6 小时可重复应用，注意防止对呼吸功能的抑制。②再试用硝酸甘油或硝酸异山梨醇酯舌下含服或静脉滴注，要注意心率增快和血压降低。

（4）抗血栓治疗：溶栓药物包括尿激酶、链激酶和重组组织型纤维蛋白溶酶原激活剂。所有溶栓药用药后均需查凝血时间，待恢复至正常值的 1.5 ～ 2 倍时用肝素 500 ～ 1000mg/h 静脉滴注，根据凝血时间调整剂量，5 天后停用。溶栓开始服阿司匹林 300mg，3 天后改为 75 ～ 150mg，长期服用。

（5）急性期 12 小时卧床休息：无并发症 24 小时内鼓励患者床上肢体活动。无低血压，第 3 天可病房内走动；梗死后 4 ～ 5 天逐步增加活动直至每天 3 次各步行 100 ～ 150m。

2. 心肌再灌注治疗

（1）再灌注治疗应于起病 3 ～ 6 小时、最迟在 12 小时内进行。

（2）再灌注成功标准

直接标准：根据冠状动脉造影直接判断。

间接标准：心电图抬高 ST 段于 2 小时内回降＞50%。胸痛 2 小时内基本消失；2 小时内出现再灌注性心律失常。血清 CK-MB 酶峰值提前出现（14 小时内）。

（3）再灌注损伤：急性缺血心肌再灌注时可出现再灌注损伤，表现为再灌注性心律失常。最常见的为一过性非阵发性室性心动过速。应做好相应的抢救准备。

（4）再灌注治疗方案选择：发病超过 3 小时，直接介入治疗（PCI）优于溶栓治疗；患者到达医院如不能在 90 分钟内行直接 PCI，无溶栓禁忌证应首先溶栓治疗；溶栓后再次发生血栓闭塞导致再梗死的患者应该选择 PCI；如无条件可再次溶栓。如早期（溶栓后 1 小时内）再梗死，半量 rt-PA 有效。应该强调，高龄始终不是再灌注治疗的禁忌，但对于 75 岁以上老人，PCI 比溶栓治疗更能减少出血并发症的发生。

3.消除心律失常

发生心室颤动或持续多形性室性心动过速时应尽快用非同步直流电除颤或同步直流电复律。单形性室性心动过速药物疗效不满意时也应及早用同步直流电复律。

室性期前收缩或室性心动过速，立即用利多卡因 50 ～ 100mg 静脉注射，每 5 ～ 10 分钟重复 1 次，至期前收缩消失或总量达 300mg，继以 1 ～ 3mg/min 的速度静脉滴注维持（利多卡因 100mg 加入 5% 葡萄糖溶液 100ml），如室性心律失常反复，可用胺碘酮治疗。

缓慢性心律失常可用阿托品 0.5 ～ 1mg 肌内或静脉注射。房室传导阻滞发展到第二度或第三度，伴有血流动力学障碍者宜用人工心脏起搏器作临时的经静脉心内膜右心室起搏治疗，待传导阻滞消失后撤除。

室上性快速心律失常选用维拉帕米、地尔硫䓬、美托洛尔、洋地黄制剂或胺碘酮等药物治疗不能控制时，可考虑用同步直流电复律治疗。

4.控制休克

（1）补充血容量　输液后如中心静脉压上升＞18cmH_2O，肺小动脉楔压为 15 ～ 18mmHg，则应停止。

（2）升压药　补充血容量后血压仍不上升，可用多巴胺起始剂量为 3 ～ 5μg/(kg · min)，亦可选用多巴酚丁胺起始剂量为 3 ～ 10μg/(kg · min) 静脉滴注。

（3）应用血管扩张剂　上述处理血压仍不升，而肺动脉楔压增高，心排血量低或周围血管显著收缩以致四肢厥冷并有发绀时，硝普钠 15μg/min 开始静脉滴注，每 5 分钟逐渐增量至肺动脉楔压降至 15 ～ 18mmHg；硝酸甘油 10 ～ 20μg/min 开始静脉滴注。每 5 ～ 10 分钟增加 5 ～ 10μg/min 直至左心室充盈压下降。

（4）纠正酸中毒、避免脑缺血、保护肾功能　必要时应用洋地黄制剂等。有条件考虑用主动脉内球囊反搏术进行辅助循环，做选择性冠状动脉造影，随即施行介入治疗或主动脉-冠状动脉旁路移植手术以挽救患者生命。

（5）急性左心衰竭，以吗啡（或哌替啶）和利尿剂为主，亦可选用血管扩张剂或多巴酚丁胺10μg/(kg·min）静脉滴注，或短效血管紧张素转换酶抑制剂从小剂量开始等治疗。梗死发生24小时内宜避免应用洋地黄制剂。有右心室梗死者慎用利尿剂和扩血管药物。

5. 其他

（1）起病早期，无禁忌证者早用β受体阻滞剂和钙通道阻滞剂、血管紧张素转换酶抑制剂或血管紧张素受体阻滞剂可能有助于挽救濒死心肌，缩小缺血范围，改善恢复期心肌的重塑。

（2）极化液：氯化钾1.5g，胰岛素10U加入10%葡萄糖液500ml中静脉滴注。

（二）恢复期处理

（1）出院前做症状限制性运动负荷心电图、放射性核素和（或）超声显像检查，如显示心肌缺血或心功能较差，宜行冠状动脉造影检查考虑进一步处理。近年提倡急性心梗恢复后，进行运动康复治疗。

（2）并发症处理　并发栓塞时，用溶解血栓和（或）华法林抗凝疗法。心室壁瘤如影响心功能或引起严重心律失常，宜手术切除或同时做主动脉-冠状动脉旁路移植手术。心脏破裂和乳头肌功能严重失调都可考虑手术治疗，但手术病死率高、心肌梗死后综合征可用糖皮质激素或阿司匹林、吲哚美辛等治疗。

（三）右心室心肌梗死处理

右心室心肌梗死引起心力衰竭伴低血压，宜扩张血容量。在血流动力学监测下静脉滴注输液，纠治低血压或肺毛细血管压达15～18mmHg。如输液1～2L低血压未能纠正，可用正性肌力药，以多巴酚丁胺为优。不宜用利尿药。伴有房室传导阻滞者可予以临时起搏。

（四）非ST段抬高性心肌梗死处理

不宜溶栓治疗。如有再灌注治疗指征，应尽早采用介入治疗。其余治疗原则同上。

六、观察要点

（1）任何怀疑心肌梗死的病例都应严密心脏监护，连续监测心电图、血压、呼吸 5 ～ 7 天，密切观察心律、心率和心功能的变化，每 1 ～ 2 小时测量并记录血压、脉搏和呼吸。

（2）观察有无心律失常、心力衰竭、心源性休克发生。

（3）随时监测血清酶及生化检查，了解患者血电解质、血气分析、心肌酶学改变。

七、护理要点

（一）常规护理

（1）休息　保持病室安静，使患者安静、舒适的休息。

（2）给氧　持续吸氧 3 ～ 7 天。

（3）饮食　低盐、低脂肪，易消化饮食，少量多餐，忌烟酒。

（4）建立静脉通路。

（二）专科护理

1. 疼痛的护理

积极采取止痛措施，遵医嘱给哌替啶 50 ～ 100mg 肌内注射。若患者心情紧张、恐惧等，应给予及时安慰，做好心理疏导。

2. 活动指导

可根据病情分为三个阶段。第一阶段绝对卧床休息，由护理人员协助洗漱、饮食、大小便，并对其进行被动肢体活动；第二阶段为床上活动阶段，抬高床头，使患者容易起身，在床上进行四肢活动或轻微动作；第三阶段为离床活动，可由床边站立至室内缓步走动，教患者使用病房中的辅助设备，如床栏杆、椅背、走廊的扶手等。活动量渐增，要询问患者有无心悸、胸闷等不适，若有异常立即停止活动。

3. 防止便秘

嘱患者不要用力排便，严禁在急性期内下床排便。若 2 ～ 3 天无排便，可给缓泻剂或开塞露通便，必要时可行温盐水低压灌肠。

4.溶栓治疗的护理

（1）询问患者是否有脑血管疾病病史，活动性出血和出血倾向，严重而未控制的高血压，近期大手术或外伤史等溶栓禁忌证。

（2）溶栓前先检查血常规，出凝血时间和血型。

（3）迅速建立静脉通路，遵医嘱应用溶栓药物，注意观察有无不良反应。

（4）溶栓疗效观察可根据下列指标间接判断溶栓是否成功：

① 胸痛 2 小时内基本消失。

② 心电图 ST 段于 2 小时内回降＞50%。

③ 2 小时内出现再灌注性心律失常。

④ 血清 CK-MB 酶峰值提前出现（14 小时以内）。

（5）溶栓后动态监测肌酸激酶（CK）、CK-MB。

5.常见并发症护理

（1）心律失常

① 急性期严密心电监测，及时发现心率及心律的变化，特别是在溶栓治疗即刻至溶栓后 2 小时内应设专人床边心电监测。

② 发现频发室性期前收缩，成对出现或呈短阵室速，多源性或 R-on-T 现象的室性期前收缩及严重的房室传导阻滞时，应立即通知医生，遵医嘱使用利多卡因等药物，警惕室颤或心脏停搏的发生。

③ 监测电解质和酸碱平衡状况，按照医嘱及时纠正。

④ 准备好急救药物和抢救设备如除颤器、起搏器等，随时准备抢救。

（2）心力衰竭

① 急性心肌梗死患者在起病最初几天，严密观察患者有无呼吸困难、咳嗽、咳痰、少尿、颈静脉怒张、低血压、心率加快等，听诊肺部有无湿啰音。

② 避免情绪激动、饱餐、用力排便等可加重心脏负担的因素。

③ 一旦发生心力衰竭，及时吸氧，让患者端坐卧位休息，协助医生进行强心、利尿、镇静等处理。

（三）健康指导

（1）环境适宜　保持环境安静，空气新鲜，温度 20 ～ 22℃，湿度 50% ～ 70%。

（2）饮食选择　选择低胆固醇、低动物脂肪、低热量、低糖类饮食，多吃蔬菜、水果，保持大便通畅。

（3）合理安排日常活动　调整生活方式，保证充足睡眠，逐步增加活动量，6 周后可进行步行锻炼，打太极拳等。如出现胸痛、呼吸困难、心悸、头晕应暂时中断或减轻活动量。

（4）心理卫生　保持良好情绪，树立战胜疾病的信心，使患者懂得避免精神紧张和情绪激动的重要性，防止疾病再次复发。

（5）医疗护理措施的配合　指导患者正确地用药，如心绞痛发作时可给硝酸甘油 1 ～ 2 片舌下含化。溶栓治疗过程中及用药后观察有无出血倾向，如有皮肤出血点、鼻出血等，及时报告医护人员。

第四节　心力衰竭

一、定义

心力衰竭是由于心室功能不全引起的一种临床综合征。由于心排血量绝对或相对低于机体代谢需要和心室充盈压升高，肺循环和（或）体循环淤血，临床表现以呼吸困难、体力活动受限及水肿为主要特征。心力衰竭是器质性心脏病的终末转归。老年心脏病患者易发心力衰竭，也是导致老年人死亡的主要死因之一。

二、病因及发病机制

1.基础心脏病

几乎所有心脏、大血管病均导致心力衰竭。老年人心力衰竭以冠心病、高心病和慢性肺心病多见。

（1）原发心肌损害　导致心肌丧失及其间质异常，如冠心病心肌缺血、心肌梗死、心肌炎、心肌病等。

（2）心脏负荷过重　压力负荷（后负荷）过重见于高血压、主动脉瓣或肺动脉瓣狭窄、肺动脉高压等；容量负荷过重见于心脏瓣膜关闭不全和有动静脉分流，循环血量增多疾病。

（3）心脏舒张充盈受限。

2.常见诱因

（1）感染　呼吸道感染最常见，老年人肺部感染是主要诱因。

（2）心律失常　最常见房颤。各型快速心律失常和严重缓慢心律失常均可诱发心力衰竭。

（3）血容量增加（尤其短时间内）　如盐摄入过多或输液过多和（或）过快。

（4）过度劳累、剧烈情绪激动。

（5）治疗不当及药物：负性心肌收缩力的抗心律失常药物、潴钠制剂、类固醇激素、某些钙通道阻滞剂、β受体阻滞剂等。

（6）原心脏病加重或合并其他疾病。

三、临床表现

（1）收缩性心力衰竭（SHF）　有左心室增大、收缩末期容量增加、左心室射血分数≤40%；有基础心脏病史、症状、体征；有或无呼吸困难、乏力和液体潴留（水肿）等。

（2）舒张性心力衰竭（DHF）　有心力衰竭症状和（或）体征，左心室射血分数相对正常，左心室舒张功能异常。

（3）射血分数正常左心室功能不全（HFPSF）　长期高血压、肥胖、糖尿病、慢性肾病、冠状动脉疾病、高龄、女性等；左心室肥厚、心肌向心性重构，左心室舒张功能不全，舒张末压升高致肺静脉淤血。

（4）无症状左心室功能不全　无临床（呼吸困难等）症状，有左心室功能障碍，射血分数降低；患者可主诉全身不适和疲劳；有第三心音或二尖瓣反流收缩杂音；X线示心胸比例增大和（或）肺淤血。

四、辅助检查

1.实验室检查

常规化验检查有助于为心力衰竭的诱因诊断与鉴别诊断提供依据，指导治疗。

（1）血常规　贫血为心力衰竭加重因素，白细胞计数增加及核左移提示感染，为心力衰竭常见诱因。

（2）尿常规及肾功能　有助于与肾脏疾病所致的呼吸困难和肾病性水肿的鉴别。

（3）水电解质紊乱及酸碱平衡的检测　低钾、低钠血症及代谢性酸中毒等是难治性心力衰竭的诱因。

（4）肝功能　有助于与门脉性肝硬化所致的非心源性水肿的鉴别。

2.心电图检查

心力衰竭本身无特异性心电图变化，但有助于心脏基本病变的诊断，如提示心房、心室肥大、心肌劳损、心肌缺血，从而有助于各类心脏病的诊断，确定心肌梗死的部位，对心律失常做出正确诊断，为治疗提供依据。心房P波终末电势（$PtfV_1$）是反映左心功能减退的指标，若$PtfV_1$＜-0.03mm/s，提示左房负荷过重，或有早期左心衰竭。

3.超声心动图

采用M型、二维或彩色超声技术测定左室收缩功能和舒张功能及心脏结构，并推算出左室容量及心搏量（SV）和射血分数（EF）。

4. X线检查

左心衰竭X线表现为心脏扩大，心影增大的程度取决于原发的心血管疾病，并根据房室增大的特点，可作为诊断左心衰竭原发疾病的辅助依据。肺淤血的程度可判断左心衰竭的严重程度。左心衰竭X线显示肺静脉扩张、肺门阴影扩大且模糊、肺野模糊、肺纹理增强、两肺上野静脉影显著，下野血管变细，呈血液再分配现象，当肺静脉压＞25～30mmHg（3.3～4kPa）时产生间质性肺水肿，显示 Kerley B 线肺门影增大，可呈蝴蝶状，严重者可见胸腔积液，右心衰竭继发于左心衰竭者，X 线显示心脏向两侧扩大，单纯右心衰竭，可见右房及右室扩大，肺野清晰。

5. 心脏核素检查

心核素扫描为评价左、右室整体收缩功能以及心肌灌注情况提供了简单方法。利用核素技术可以评价右室舒张充盈早期相，但进一步了解左室舒张功能异常十分困难，显像技术可用于不能行心脏超声检查者，静息状态运动及运动后的心肌灌注显像可以用来评价缺血存在与否及其严重程度。其在评价瓣膜功能、心室容积方面重复性一般，而且患者接受射线的辐射，这些因素限制了核素显像在临床的应用。

6. 有创性血流动力学监测

采用 Swan-Ganz 漂浮导管和温度稀释法进行心脏血管内压力和心排血功能的测定，用于评估心泵功能、泵衰竭分型及指导临床用药。

五、治疗

（一）收缩性心衰

1. 病因治疗

高血压既是心衰的病因，又是心衰的诱因，是导致慢性心力衰竭最常见的、至今仍未被控制的主要危险因素。由于老年人常有心脑肾等动脉粥样硬化，需要较高的灌注压才能提供适当的血液供应，因而老年心衰降压治疗的血压指标是否应高于中青年人目前仍然有争议，但肯定的是在患者能忍耐的情况下，应尽可能降至 140/90mmHg 以下。肺心病心衰重点是抗感染和改善通气换气功能，而洋地黄作用有限。心室率缓慢的心衰主要是提高心率，药物疗效不佳应安装起搏器。中青年患者有时可通过手术等措施根治或改善基础疾病（如风心病、冠心病），使心衰得到彻底控制，而老年患者往往不能做到这一点。但去除诱因对控制老年心衰仍有重要作用，不能忽视。

2. 一般治疗

（1）充分休息 老年心衰的急性期必须禁止行走，可以卧床休息，但应鼓励在床上活动，以免发生压疮和形成静脉血栓。心衰控制（水肿消失、体重维持恒定）后，应逐渐开始活动。

（2）合理饮食 减少热量和脂肪摄入，增加水果和蔬菜。与中青年患者相比，老年人限钠不能太严格，因为老年人肾小管浓缩功能和钠重吸收功能减退，如同时使用利尿剂，限钠可诱发或加重低钠血症，故射血分数（EF）≥35% 的老年患者一般不需限钠，尤其伴有低钠血症时。但 EF＜20% 和伴有肾功能不全者则需适当限钠（3 ～ 4g/d）。过分限钠影响食欲，引起失水、低钠血症及醛固酮升高，反而加重水肿。但是，一般食品之外不应再增加钠盐。

（3）积极吸氧 中青年人的轻中度心衰不一定需要吸氧，而老年人的轻度心衰可有明显的低氧血症，应积极吸氧（2 ～ 4L/min），肺心病患者应持续低流量给氧（1 ～ 2L/min），烦躁的老年患者常需要面罩给氧。

（4）适当镇静 老年心衰患者如伴有烦躁、定向力障碍等精神症状，应注意安全，床周加栏杆。烦躁不安者可用少量地西泮，避免用巴比妥类（加重定向力障碍）；失眠可用水合氯醛或地西泮。急性左心衰应用吗啡 3 ～ 5mg 静脉注射或 3mg 肌内注射，但对于伴有脑循环障碍或慢性阻塞性肺病者，吗啡可抑制呼吸中枢，诱发或加重潮式呼吸，故应禁用，可用哌替啶 50mg 肌内注射或溶于 20ml 液体中静脉注射。

3. 药物治疗

（1）利尿剂 可减少血容量，减轻周围组织和内脏水肿，减轻心脏前负荷，减轻肺淤血。利尿后大量排 Na^+，使血管壁张力降低，减轻心脏后负荷，增加心输出量而改善左室功能。常用利尿剂不仅消除继发于心衰的各种表现，而且通过扩大的心脏来增加心脏工作的效率。

（2）血管紧张素转换酶抑制剂（ACEI） 是心衰治疗的基

石。ACEI能缓解慢性充血性心力衰竭的症状，降低患者病死率和改善预后，可预防或延缓临床心力衰竭的发生。ACEI同时抑制肾素-血管紧张素系统（RAS）和交感神经系统（SNS），兼有扩张小动脉和小静脉的作用，抑制醛固酮生成，促进水钠排出和利尿，减轻心脏前后负荷，抑制心脏的RAS，逆转心室肥厚，防止和延缓心室重构。常用药物有卡托普利6.25mg，每天2～3次，或依那普利25mg，每天1次，然后根据临床反应逐步增量，并密切观察血压和心率等变化。

（3）硝酸酯类　主要直接作用于血管平滑肌，扩张外周静脉、肺小动脉、冠状动脉，对外周小动脉的扩张较弱，可减少回心血量，使肺循环阻力、肺毛细血管楔嵌压、左室舒张末压下降，使肺淤血和肺水肿减轻。适用于急性左心衰竭和肺水肿、严重难治性心力衰竭及二尖瓣狭窄和（或）关闭不全伴肺循环阻力增高和肺淤血者。硝酸甘油静脉用药时要从小剂量开始，逐渐增量，欲停药时逐渐减量，以免发生“反跳”，初始剂量10μg/min。硝酸异山梨酯针剂半衰期为20～30分钟，静脉滴注后2小时即达到稳态血药浓度，输液停止后仍提供足够时间的作用，是高效安全的静脉制剂。硝酸酯类制剂应用时注意低血压及反射性心动过速等不良反应。长期应用时最主要的是耐药性，间歇用药，可减少耐药性的产生。

（4）其他血管扩张剂　不主张应用于收缩性心力衰竭患者。但临床实验证明，长效非洛地平、氨氯地平对收缩性心力衰竭患者是安全的，故可用于冠心病心绞痛伴心力衰竭患者。血管紧张素受体（AT）阻滞剂尚无充分资料证明对心衰的疗效，哌唑嗪有较好的急性血流动力学效应，可用于各种心脏病所致的慢性充血性心力衰竭，首次服药从小剂量开始（0.25～0.5mg），避免发生突然虚脱、心动过速等“首剂现象”，同时极易产生耐药性，应逐渐增加剂量或停药1周再继续使用。

（5）正性肌力药物　洋地黄制剂仍然是治疗老年心衰的重要药物。老年人肾小球滤过率降低，使药物清除减少，半衰期延长，易引起洋地黄中毒，因此，老年人洋地黄的应用剂量比中青年患者小。非急性心衰选用地高辛，肾功能基本正常者用量为0.25mg/d，每天3～5次后改为0.125mg/d，肾功能减退、电解质紊乱者用量为0.125mg/d，7d后0.125mg/d或隔天。急性肺水肿选毛花苷C 0.2～0.4mg静注，必要时3～4小时后重复0.2mg，或毒毛花苷K 0.125～0.25mg静注，必要时2小时后重复0.125mg。一旦心衰改善即用口服制剂。

（6）醛固酮拮抗剂　醛固酮在心肌细胞外基质重塑中起重要作用。由于心衰患者长期应用ACEI抑制剂，常出现“醛固酮逃逸”现象。因ACEI能抑制醛固酮分泌，醛固酮拮抗剂有阻断醛固酮的作用，故两者是一很好联合。

（7）β受体阻断剂　β受体阻滞剂可减轻儿茶酚胺对心肌的毒性作用，使β受体数量上调，增加心肌收缩反应性，改善舒张功能；减少心肌细胞Ca^{2+}内流，减少心肌耗氧量；减慢心率和控制心律失常；防止、减缓和逆转肾上腺素能介导的心肌重塑和内源性心肌细胞收缩功能的异常。临床试验显示，选择性β_1受体阻滞剂比索洛尔、美托洛尔和非选择性β受体阻滞剂卡维地洛（并有α受体阻滞作用）能显著降低慢性充血性心力衰竭患者总病死率、猝死率及心血管事件病死率，并可被患者良好耐受。安全应用β受体阻滞剂应注意以下问题：①充分应用ACEI、利尿剂和洋地黄类等药物控制心力衰竭，应在血流动力学稳定基础上，特别是患者体重恒定，保持“干体重”时开始使用β受体阻滞剂。②从小剂量开始，比索洛尔从1.25mg/d开始，美托洛尔从6.25mg/d开始。③递增剂量渐进缓慢，每1～4周增加剂量，达最大耐受量或靶剂量。④即使注意以上各点，仍有一些患者在开始即出现β受体阻滞剂对心脏的负性变力性作用，实际上多由于β受体阻滞剂对肾血流量的影响，导致水肿加重引起。此时若使用利尿剂可明显好转。⑤清醒静息状态下，心率不慢于50次/分左右可继续用药。1999年美国公布的ACTION-HF建议：除非有禁忌证，所有NYHA Ⅱ、Ⅲ级病情稳定者均需应用β受体阻滞剂，而且应尽早应用，不要等到其他疗法无效时再用。由于国内 β_1 受体阻滞剂耐受性低和老年的个体差异大，使用时应从小量开始（阿替洛尔，6.25mg，每 1 ～ 2 天）密切观察，缓慢增量，长期维持，以改善患者生活质量，提高生存率。

（二）舒张性心衰

舒张性心衰的治疗目标是尽可能改善心室舒张期充盈和降低心室舒张末压。其一般治疗（休息、吸氧）与收缩性心衰相同，但药物治疗有相当大的区别。洋地黄和大剂量利尿剂与扩血管剂可使心室充盈进一步减少，导致舒张性心衰加重，形成顽固性心衰。

（1）纠正病因　舒张性心衰多有明确的病因，高血压和冠心病患者应积极控制血压和改善心肌缺血，缩窄性心包炎者应手术治疗。

（2）维持适当的心率　心率过快或过慢都使心输出量减少，应把心率维持在 60 ～ 90 次 / 分。多数舒张性心衰患者伴有心率增加，因而舒张充盈时间缩短，心输出量降低，故应用 β 受体阻滞剂和钙拮抗剂，使心率维持在允许范围。

（3）改善舒张早期充盈　改善心室舒张早期充盈对舒张性心衰的治疗十分重要，拮抗剂是比较有效的药物。

（4）恢复窦性节律　老年人因心肌肥厚、间质纤维化、淀粉样变及脂肪浸润等变化，使心肌紧张度增加，心室顺应性降低，心室舒张，早期充盈比青年人降低 50%，但通过心房收缩可使心室晚期充盈增加 46%。因此，老年人心室充盈量特点依赖于心房收缩。房颤时，心房失去有效收缩，严重影响心输出量，故对房颤患者应尽可能用药物或电复律恢复窦性节律。对完全性房室传导阻滞者，应安装房室顺序性起搏器，以维持心房功能。

（5）减轻肺淤血　肺淤血症状明显者可用利尿剂降低前负荷以减轻肺淤血。但舒张性心衰患者常需较高充盈量才能维持正常心搏量。如前负荷过度降低，心室充盈压下降，心输出量减少，利尿剂和静脉扩张剂的用量以缓解呼吸困难为准，切勿过量和久用。

（三）混合性心衰

对于有收缩与舒张功能障碍的混合性心衰的处理较困难，长期应用洋地黄类可加重舒张功能损害，应用改善舒张功能药物又抑制了心脏收缩功能，故舒张功能障碍已成为老年心衰恶化的重要因素。对此种情况应仔细分析病情，酌情进行治疗和护理。

六、观察要点

实施心电监护，做好心率、心律、呼吸、血压、神志、尿量的监测，记录出入液量，抽血查电解质及血气分析，根据实验室结果调整药物。

七、护理要点

1.一般护理措施

（1）体位　让患者卧床休息，以减轻心脏负担，取半坐卧位，两腿下垂。

（2）休息　保持病室安静舒适，避免各种精神刺激，防止过度用力，保持大便通畅，必要时用开塞露通便。休息原则根据心力衰竭程度而定。急性期绝对卧床休息，给予完善的生活护理。

（3）吸氧，改善气体交换　给予鼻导管或面罩吸氧，先予 2 ～ 4 L/min，可逐渐增加至 4 ～ 6L/min。氧气经 50% 乙醇湿化后吸入。随时清除鼻腔分泌物，保持鼻导管通畅，每班更换 1 次。

（4）镇静　当出现心源性哮喘而又排除支气管哮喘时，可遵医嘱给予吗啡镇静，减轻焦虑。

2.做好药物与输液的护理

（1）遵医嘱合理给予血管扩张药或利尿药等药物　改善心脏功能，增加活动耐受力，静脉用药时要严格控制输液速度，密切监测血压变化，避免病情加重。利尿药最好在上午或早上使用，以免夜间尿量过多影响休息。用利尿药时，注意尿量，监测电解质变化，如低钾、低钠等，评估用药后效果。

（2）仔细观察患者应用洋地黄类药物的反应　洋地黄严格

按时间、剂量服用；注意剂量个体化；给药前先测心率，若成人<60 次 / 分不能给药；密切观察洋地黄治疗效果，注意询问患者不适主诉，观察患者心电图及血洋地黄浓度，发现洋地黄中毒表现及时通知医生，及时处理。洋地黄治疗剂量与中毒剂量很接近，容易中毒。此外，当心肌有严重损害、低血钾、严重缺氧时，更容易发生洋地黄中毒，其毒性反应如下。

① 胃肠道反应：有厌食、恶心、呕吐、腹痛和腹泻等，常为中毒先兆。

② 神经系统反应：可有头痛、头晕、疲倦、失眠、谵妄等，还可见视觉障碍，如黄视、绿视、视物模糊等，视觉异常为停药指征之一。

③ 心脏反应：表现为各种心律失常，常见快速心律失常、房室传导阻滞、窦性心动过缓等。快速性心律失常又伴有传导阻滞是洋地黄中毒特征性表现。

3. 饮食

病情较轻者可给少盐饮食，饮食中钠盐不超过 1 ～ 5g/d，重者限钠 1g/d 以下或无盐饮食。

4. 健康教育

心力衰竭患者应注意治疗，控制原发病，防止心力衰竭反复发作。避免引起心力衰竭的诱发因素，如过度劳累、过度激动、感染，尤其是呼吸道感染，钠盐摄入过多等，应根据心功能情况安排合理工作、活动和休息。

第五节　心律失常

一、定义

心律失常指心律起源部位、心搏频率与节律以及冲动传导等任意一项异常。“心律紊乱”或“心律不齐”等词的含义偏重于表示节律的失常，心律失常既包括节律又包括频率的异常，更为确切和恰当。正常心律起源于窦房结，频率 60 ～ 100 次 / 分，比较规律。窦房结冲动经正常房室传导系统顺序激动心房和心室，传导时间恒定（0.12 ～ 1.21s）；冲动经束支及其分支以及浦肯野纤维到达心室肌的传导时间也恒定（＜0.10s）。

二、病因及发病机制

心律失常可见于各种器质性心脏病，其中以冠状动脉粥样硬化性心脏病（简称冠心病）、心肌病、心肌炎和风湿性心脏病（简称风心病）为多见，尤其在发生心力衰竭或急性心肌梗死时。发生在基本健康者或自主神经功能失调患者中的心律失常也不少见。其他病因尚有电解质紊乱或内分泌失调、麻醉、低温、胸腔或心脏手术、药物作用和中枢神经系统疾病等。部分病因不明。

三、临床表现

心律失常临床表现是一种突然发生的规律或不规律的心悸、胸痛、眩晕、心前区不适感、憋闷、气急、手足发凉和晕厥，甚至神志不清。有少部分心律失常患者可无症状。仅有心电图改变。

四、辅助检查

1. 心电图

（1）体表心电图　是心律失常诊断的最主要手段。临床上采用 12 导联心电图，可以从心脏的立体结构方面判断心律失常的性质和部位。然而 12 导联心电图由于记录时间短，不容易描记到短暂心律失常的图形，所以临床上常常采用 P 波清楚的导联（Ⅱ、Ⅲ、aVF 和 V_1 导联）较长时间描记，便于捕捉心律失常。注意 P 和 QRS 波形态，P-QRS 关系，PP、PR 与 RR 间期，判断基本心律是窦性还是异位。房室独立活动时，找出 P 波与 QRS 波群的起源（选择Ⅱ、aVF、aVR、V_1 和 V_5、V_6 导联）。P 波不明显时，可试加大电压或加快纸速，做 P 波较明显的导联的长记录。

（2）心电图监测　为克服心电图描记时间短，捕捉心律失常困难的缺点，采用心电图监测的方法诊断心律失常。常用的有床边有线心电图监测、无线心电图监测、连续记录24小时或更长时间的动态心电图。

2. 运动试验

运动试验可能在心律失常发作间歇时诱发心律失常，因而有助于间歇发作心律失常的诊断。抗心律失常药物（尤其是致心室内传导减慢的药物）治疗后出现运动试验诱发的室性心动过速，可能是药物致心律失常作用的表现。

五、治疗

1. 病因治疗

病因治疗包括纠正心脏病理改变、调整异常病理生理功能（如冠脉动态狭窄、泵功能不全、自主神经张力改变等），以及去除导致心律失常发作的其他诱因（如电解质紊乱、药物不良反应等）。

2. 药物治疗

治疗缓慢心律失常一般选用增强心肌自律性和（或）加速传导的药物，如拟交感神经药（异丙肾上腺素等）、迷走神经抑制药物（阿托品）或碱化剂（如碳酸氢钠）。治疗快速心律失常则选用减慢传导和延长不应期的药物，如迷走神经兴奋剂（新斯的明、洋地黄制剂）、拟交感神经药间接兴奋迷走神经（甲氧明、苯福林）或抗心律失常药物。目前临床应用的抗心律失常药物已有50种以上，常按药物对心肌细胞动作电位的作用来分类（Vaughan Williams法）。

（1）第1类抗心律失常药物　又称膜抑制剂，有膜稳定作用，能阻滞钠通道。抑制0相去极化速率，并延缓复极过程。又根据其作用特点分为3组。Ia组对0相去极化与复极过程抑制均强。Ib组对0相去极化及复极的抑制作用均弱。Ic组明显抑制0相去极化，对复极的抑制作用较弱。

（2）第2类抗心律失常药物　即β-受体阻滞剂，其间接作用为β-受体阻断作用，而直接作用系细胞膜效应，具有与第一类药物相似的作用机制。这类药物有普萘洛尔、阿普洛尔、美托洛尔、氧烯洛尔、吲哚洛尔等。

（3）第3类抗心律失常药物　是指延长动作电位间期药物，可能是通过肾上腺素能效应而起作用，具有延长动作电位间期和有效不应期的作用。其药物有溴苄铵、乙胺碘呋酮等。

（4）第4类抗心律失常药物　是钙通道阻滞剂。主要通过阻断钙离子内流而对慢反应心肌电活动超抑制作用。其药物有维拉帕米、地尔硫䓬、心可定等。

（5）第5类抗心律失常药物　即洋地黄类约物，其抗心律失常作用主要是通过兴奋迷走神经而起作用的。其代表药物有毛花苷丙（西地兰）、毒毛花苷K、地高辛等。

除以上5类抗心律失常药物外，还有司巴丁、卡泊酸、门冬酸钾镁、阿义马林（阿马灵）、安地唑啉、醋丁酰心安、普拉洛尔等。

3.非药物治疗

包括机械方法兴奋迷走神经，心脏起搏器，电复律，电除颤及手术治疗等。反射性兴奋迷走神经的方法有压迫眼球、按摩颈动脉窦、捏鼻用力呼气和屏住气等。心脏起搏器多用于治疗缓慢心律失常，以低能量电流按预定频率有规律地刺激心房或心室，维持心脏活动；亦用于治疗折返性快速心律失常和心室颤动，通过程序控制的单个或连续快速电刺激中止折返形成。直流电复律和电除颤分别用于终止异位性快速心律失常发作和心室颤动，用高压直流电短暂经胸壁作用或直接作用于心脏，使正常和异常起搏点同时除极，恢复窦房结为最高起搏点。为了保证安全，利用患者心电图上的R波触发放电，避免发生心室颤动的可能，称为同步直流电复律，适用于心房扑动、心房颤动、室性和室上性心动过速的转复。治疗心室扑动和心室颤动时则用非同步直流电除颤。电除颤和电复律疗效迅速、可靠而安全，是快速终止上述快速心律失常的主要治疗方法，但并无预防发作的作用。

4.中医疗法

心律失常属于中医学“心悸”“怔忡”“胸痹”“心痛”等范畴，多由于脏腑气血阴阳虚损、内伤七情、气滞血瘀交互作用致心失所养、心脉失畅而引起。中医治疗方法分为药物和针灸及耳穴电针治疗等。

六、观察要点

连接心电监护仪，连续监测心率、心律变化，及早发现危险征兆。及时测量生命体征，测脉搏时间为1分钟，同时听心率。患者出现频发多源性室性期前收缩、R-on-T室性期前收缩、室性心动过速、二度Ⅱ型及三度房室传导阻滞时，及时通知医师并配合处理。监测电解质变化，尤其是血钾。

七、护理要点

1.一般护理

（1）休息　患者心律失常发作引起心悸、胸闷、头晕等症状时应保证患者充足的休息和睡眠，休息时避免左侧卧位，以防左侧卧位时感觉到心脏搏动而加重不适。

（2）饮食　给予富含纤维素的食物，以防便秘；避免饱餐及摄入刺激性食物如咖啡、浓茶等。

2.抢救

配合准备抢救仪器（如除颤器、心电图机、心电监护仪、临时心脏起搏器等）及各种抗心律失常药物和其他抢救药品，做好抢救准备。

3.用药护理

应用抗心律失常药物时，密切观察药物的效果及不良反应，防止不良反应的发生。

4.介入治疗的护理

向患者介绍介入治疗，如心导管射频消融术或心脏起搏器安置术的目的及方法，以消除患者的紧张情结，使患者主动配合治疗，并做好介入治疗的相应护理。

5.健康指导

（1）向患者讲解心律失常的原因及常见诱发因素，如情绪紧张、过度劳累、急性感染、寒冷刺激、不良生活习惯（吸烟、饮浓茶和咖啡）等。

（2）指导患者劳逸结合，有规律生活，无器质性心脏病者应积极参加体育锻炼。保持情绪稳定，避免精神紧张、激动。改变饮食习惯，戒烟、酒，避免浓茶、咖啡、可乐等刺激性食物。保持大便通畅，避免排便用力而加重心律失常。

（3）说明患者所用药物的名称、剂量、用法、作用及不良反应，嘱患者坚持服药，不得随意增减药物的剂量或种类。

（4）教会患者及家属测量脉搏的方法，心律失常发作时的应对措施及心肺复苏术，以便自我监测病情和自救。对安置心脏起搏器患者，讲解自我监测与家庭护理方法。

（5）定期复查心电图和随访，发现异常应及时就诊。

第六节　高脂血症

一、定义

高脂血症是由于脂肪代谢或运转异常，使血浆中的一种或多种脂质高于正常。脂质不溶或微溶于水，必须与蛋白质结合以脂蛋白形成存在，因此，高脂血症也称高脂蛋白血症。

在人体血浆中，含有人体所需要的脂质成分，称为血脂，血脂包括脂肪和类脂。脂肪是人体内含量最多的脂类，是体内的一种主要能量来源，主要是三酰甘油（TG）；类脂是生物膜的基本成分，约占体重的5%，是磷脂、糖脂和胆固醇的总称。

二、病因及发病机制

高脂血症病因繁多而复杂，主要是下列因素所致。

（1）遗传因素　遗传因素可通过多种机制引起高脂血症，某些可能发生在细胞水平上，主要表现为细胞表面脂蛋白受体缺陷以及细胞内某些酶的缺陷，也可发生在脂蛋白或载脂蛋白的分子上，多由于基因缺陷引起。

（2）饮食因素　饮食因素作用比较复杂，高脂蛋白血症患者中有相当大的比例是与饮食因素密切相关的，糖类摄入过多，可影响胰岛素分泌，加速肝脏极低密度脂蛋白（VLDL）的合成，易引起高TG血症。胆固醇和动物脂肪摄入过多与高胆固醇血症形成有关。

（3）其他原发疾病　这些疾病包括糖尿病、肝病、肾脏疾病、肥胖症、异常球蛋白血症等。

三、临床表现

高脂血症临床表现主要有两个方面：一是脂质在真皮内沉积所引起的黄色瘤；二是脂质在血管内皮沉积所引起的动脉粥样硬化，产生冠心病及周围血管病等。

四、辅助检查

血脂常规检查的项目包括总胆固醇（TC）、极低密度脂蛋白胆固醇（VLDL-C）、三酰甘油（TG）以及载脂蛋白A与B的比值。

（1）TC理想值＜5.2mmol/L（＜200mg/dl），边缘升高值5.23～5.69mmol/L（201～219mg/dl），升高值＞5.72mmol/L（＞220mg/dl）。

（2）VLDL-C理想值＜3.12mmol/L（＜120mg/dl），边缘升高值3.15～3.61mmol/L（121～139mg/dl），升高值＞3.61mmol/L（＞140mg/dl）。

（3）TG理想值＜1.70mmol/L（＜150mg/dl），升高值＞1.70mmol/L（＞150mg/dl）。

（4）载脂蛋白A与B的比值正常应在1.30左右，血脂异常时A与B比值往往降至1.0以下。

五、治疗

1. 饮食治疗

高脂血症确诊后，首先应进行饮食调节，一是限制高脂肪食品摄入，严格选择胆固醇含量低的食品，如蔬菜、豆制品、瘦肉、海带等，多吃含纤维素蔬菜，如韭菜、芹菜等，可减少肠内胆固醇的吸收。二是限制甜食，糖可在肝脏中转化为内源性 TG，使血浆中 TG 的浓度增高，所以应限制其摄入。

2. 药物治疗

常用降脂药物有以下 4 类。

（1）胆酸结合树脂　如考来烯胺 4 ～ 5g 口服，每天 3 次；考来替泊 4 ～ 5g 口服，一日 3 次。用药期间，宜定期做血常规、肝功能和血电解质检查。

（2）烟酸类　用于治疗高胆固醇和高 TG 血症同时存在者，有皮肤潮红、瘙痒、胃部不适、消化不良、血糖升高、血尿酸升高、消化性溃疡等不良反应，应用期间要注意查肝功能。阿昔莫司 250 ～ 500mg 每晚睡前服用，如病情需要可在早餐时加服 250mg。

（3）苯氧芳酸类　如氯贝特 0.5g 口服，每天 3 次。

（4）他汀类药物　主要用于高胆固醇血症和以胆固醇升高为主的混合型高脂血症。

3. 运动疗法

加强体力活动和体育锻炼，体力活动不仅能增加热能消耗，而且可以增强机体代谢，提高体内脂蛋白酶活性，有利于 TG 运输和分解，从而降低血中的脂质。

六、观察要点

在高脂血症治疗中他汀类药物的使用必须对用药安全高度重视，对用药后的不良反应密切观察并实施相应治疗和护理。

七、护理要点

高脂血症患者主要是饮食要有节制，每日摄入的食物能量以维持正常体重的需要为准。应在医师指导下服药、多运动，可以促进体内多余脂肪的消耗，需注意以下几个方面。

（1）人体中的脂类大部分从食物中来，所以高脂血症的人饮食应有节制，主食之中应搭配部分粗粮，副食品以鱼类、瘦肉、豆及豆制品、各种新鲜蔬菜、水果为主。少食精制食品、甜食、奶油、巧克力等。

（2）海带、紫菜、木耳、金针菇、香菇、大蒜、洋葱等食物有利于降低血脂和防治动脉粥样硬化，可以常吃。饮牛奶宜去奶油，不加糖。蛋类原则上每天不超过1个，烹调时避免油炒、油煎。

（3）烹调食物用植物油，少吃油煎食物。少吃花生，因其中含油较多，但可以食用核桃肉、瓜子仁、果仁等。

（4）胆固醇过高者应少食蛋黄、肉类（特别是肥肉）、动物内脏、鸡皮、鸭皮、虾皮、鱼子等含胆固醇量高的食物。TG过高者要忌糖、忌甜食，并应限制总食量。

（5）饮食治疗应持之以恒，降脂药物应在医师指导下服用。

（6）积极参加体育锻炼，并坚持不懈，以利于脂肪的消耗。

第十章　老年人常见消化系统疾病

第一节　慢性胃炎

一、定义

慢性胃炎是指不同病因引起的胃黏膜的慢性炎症或萎缩性病变。该病发病率随年龄增长而逐步增加，60岁以上老人80%患有慢性萎缩性胃炎。

二、病因及发病机制

1.幽门螺杆菌（Hp）感染

是慢性胃炎最主要致病原因之一。发病机制还不很明确，多认为与 Hp 的尿素酶分解尿素产氨有关。老年人 Hp 感染率高达50%～75%。

2.化学因素

胆汁反流及非甾体类抗炎药物（NSAID）等。

3.物理因素

长期饮酒、吸烟、喝浓茶或咖啡，进餐过快、过热等。

4.免疫因素

萎缩性胃炎患者血清中能检出壁细胞抗体，伴贫血者可检出内因子抗体。

三、临床表现

多数人常无症状，部分患者可出现腹胀、嗳气、食欲不振等消化不良症状，严重者可有贫血等。

四、辅助检查

内镜检查是诊断该病的主要依据。浅表性胃炎可见黏膜充血、水肿，呈花斑状红白相间改变，且以红为主，亦可有局限糜烂和点状出血，黏膜覆盖有白色分泌物。萎缩性胃炎黏膜多呈苍白色或灰白色，或以白为主的红白相间，皱襞变细而平坦。黏膜下血管透见如树枝状，亦可见较大糜烂灶，易出血。

五、治疗

尚无特效疗法。

（1）一般治疗　以改变不良饮食习惯为主，避免暴饮暴食，避免过冷、过热、过酸、过于辛辣的食物，戒烟戒酒，忌服某些药物如非甾体类消炎药。

（2）对症治疗　有反酸者适当服用 H_2 受体拮抗剂或质子泵抑制剂。腹胀者可选用胃肠动力药。某些患者可服用助消化酶类药。

（3）保护胃黏膜 可适当选用一种黏膜保护剂，有贫血者加服维生素C、叶酸、维生素B_{12}等。

（4）清除Hp治疗 Hp阳性，特别是有胃癌阳性家族史者应给予清除Hp治疗。

（5）手术治疗 病理有中、重度非典型增生者可选择手术治疗。

六、观察要点

观察腹痛、腹胀等症状的变化，注意有无贫血及体重的变化。若症状不缓解反而加重，便血、消瘦等应及时进行检查，以早期发现癌变等，并予以及时治疗。

七、护理要点

1.心理护理

因腹痛等症状反复出现，患者易产生焦虑情绪，尤其是萎缩性胃炎患者，担心转为胃癌，存在恐惧心理。因此，必须多给患者以精神安慰，生活上给予指导，使患者消除不必要的忧虑，树立信心，积极治疗。

2.一般护理

（1）休息 慢性胃炎患者要保证生活规律，注意劳逸结合，避免过度劳累，保持精神愉快。急性发作或症状明显时应卧床休息。

（2）饮食 注意饮食规律与卫生，进食富有营养易消化食物，少量多餐，不暴饮暴食，避免粗糙和刺激性食物，勿食过热易发酵产气食物，养成细嚼慢咽习惯。胃酸低者可给刺激胃液分泌的饮食，如鸡汤、肉汤等。对胃酸高者应避免进酸性、多脂肪和刺激性强以及含糖多的食物。

（3）出院指导 指导患者注意饮食卫生与规律，戒除一切对胃黏膜有刺激的因素，忌烟酒，加强对患者饮食卫生及本病相关知识宣教，掌握胃炎的自我护理，防止疾病复发。

第二节　消化性溃疡

一、定义

消化性溃疡指发生在胃和十二指肠的慢性溃疡。溃疡形成与胃酸和胃蛋白酶消化作用有关，故称消化性溃疡。按溃疡发生位置，习惯上称为胃溃疡和十二指肠溃疡、吻合口溃疡、空肠溃疡。在胃或十二指肠同时存在两个（包括两个）以上溃疡称多发性溃疡；而同时发生在胃和十二指肠的溃疡称复合性溃疡。少数溃疡发生在食管下段、胃肠吻合术的吻合口、空肠上段等。

二、病因及发病机制

1. 幽门螺杆菌（Hp）感染

Hp 是一种重要的攻击因子，损伤局部的胃黏膜。增加侵袭因素胃泌素和胃酸分泌，削弱黏膜的防御和修复机制，导致溃疡形成。Hp 感染是慢性胃炎的主要原因，而慢性胃炎与消化性溃疡密切相关，几乎都是合并存在。有研究表明 60 岁以上老年人 Hp 感染检出率为 50% ～ 75%。

2. 黏膜防卫力量削弱

正常血液供应是维持器官正常防御功能基础之一，老年人胃黏膜血流量减少，血管壁增厚，管腔狭窄，使胃黏膜血流明显低于年轻人。黏膜屏障作用差是老年人溃疡发生率高的原因之一。

3. 非甾体消炎药（NSAID）

病损主要是药物通过抑制前列腺素合成，对黏膜防御的几个因素产生负面影响。许多 NSAID 对上皮有局部刺激作用，此外 NSAID 可损伤修复过程，妨碍止血以及灭活参与黏膜防御和修复的几种生长因子，通过以上几种因素会引起黏膜的慢性损伤及出血。

4. 遗传因素

消化性溃疡有时可见家族多发趋势，说明与遗传有关。

5.应激和心理因素

急性应激可引起急性消化性溃疡已是共识。

三、临床表现

1.上腹隐痛

慢性病程，反复发作。冬春季好发。典型腹痛有其规律性，胃溃疡的疼痛多在餐后半小时，持续1～2小时至下次进餐；而十二指肠溃疡的疼痛往往在空腹和夜间，进食后可暂时缓解。如前所述，老年人溃疡症状往往不太典型。

2.体征

溃疡活动期常有上腹压痛，且与溃疡部位相符。老年患者要注意有无贫血、消瘦、锁骨上淋巴结肿大等。

四、辅助检查

1.内镜检查

可确诊有无溃疡；评定溃疡活动度、发生位置；有无Hp感染；是否恶变及评估疗效的最佳方法。评价溃疡病变程度目前使用三期法：

（1）活动期（A期） A1期，溃疡底被覆厚苔、污秽，可有出血点或凝血块，周围炎症水肿明显。A2期，溃疡底白苔清洁，无出血，周围炎症水肿减轻。

（2）愈合期（H期） H1期，溃疡缩小，薄白苔、周边炎症消退，黏膜呈红色。H2期，溃疡变浅、变小，少许白苔，周围黏膜皱襞集中。

（3）瘢痕期（S期） S1期，新生黏膜呈红色（红色瘢痕期），S2期，新生黏膜由红渐白（白色瘢痕期）。

2.X线检查

气钡双重造影，龛影是诊断溃疡的直接证据。十二指肠球部激惹现象与变形等为间接征象。

五、治疗

消除症状，促进溃疡愈合，治疗并发症及预防复发。

1. 一般疗法

合理饮食，以少渣易消化食品为宜。纠正不良生活习惯，如戒烟酒、咖啡、浓茶，忌食辛辣、油炸等食品。

2. 药物治疗

（1）抑酸治疗　①组胺 H_2 受体拮抗剂，如法莫替丁 20mg，每天 2 次；雷尼替丁 150mg，每天 2 次等。②质子泵抑制剂，如奥美拉唑 20mg，每天 1 次；兰索拉唑 30mg，每天 1 次；雷贝拉唑 10mg，每天 1 次。一般十二指肠溃疡 4 ～ 6 周；胃溃疡 6 ～ 8 周。老年溃疡患者的用药周期应适当延长。

（2）根除 Hp　西方国家认为根除 Hp 最优方案是 OAC500（奥美拉唑 20mg，阿莫西林 1g，克拉霉素 500mg，均每天 2 次，疗程 1 周），或 OMC250（奥美拉唑 20mg，甲硝唑 400mg，克拉霉素 250mg，均每天 2 次，疗程 1 周）。国内有用呋喃唑酮代替甲硝唑治疗。难治性溃疡在三联疗法基础上再加铋剂即所谓四联疗法，疗程亦酌情延长。

（3）保护黏膜屏障　常用的有铋剂，如枸橼酸铋钾 120mg，每天 3 ～ 4 次。不含铋的制剂有：麦滋林 -S 1.5g，每天 3 ～ 4 次；施维舒（替普瑞酮）50 ～ 100mg，每天 3 次。

六、观察要点

密切观察病情，掌握患者的思想动态，注意有无呕吐、吞咽困难、消化道出血，备好抢救药物及器械，便于危急时应用。

七、护理要点

（1）心理护理　一旦患者出现自觉症状后，较为敏感，精神紧张，心理负担重。随着病情的加重，患者易产生悲观失望，因此对患者应关心体贴，使患者积极配合。

（2）休息　给患者创造安静、舒适的环境，有利睡眠和休息。对于早期或轻症患者，可适当活动及锻炼，应注意劳逸结合，中晚期患者需卧床休息，以减少体力消耗。

（3）饮食　给患者以高热量、高蛋白、高维生素易消化的饮食，少量多餐，不宜进生冷、辛辣、过甜或过酸刺激性及带骨刺的食物，以免加重病情。

（4）做好手术患者的护理　注意观察患者切口有无渗血或感染等，发现异常及时处理。

（5）健康教育　教育患者保持情绪乐观，注意身体锻炼，增强机体抗病能力。

第三节　便秘

一、定义

便秘是指排便次数减少，每周排便少于 2 次，且粪便干结，排便费力。便秘是老年人最常见症状之一，严重时影响老年人健康和生活质量。老年人便秘与胃肠动力减弱、活动减少及饮食结构少纤维素等有关。

二、病因及发病机制

1. 器质性便秘

（1）肠道疾病　如肿瘤、扭转、疝、直肠脱垂、手术后引起肠梗阻；结肠肌肉功能障碍如肠易激综合征、憩室病；痔、肛裂及炎症；溃疡病、胃癌等。

（2）代谢内分泌疾病　糖尿病、尿毒症、低钾血症、卟啉病及垂体功能减退症、甲状腺功能减退症、甲状腺功能亢进合并高钙血症、嗜铬细胞瘤、肠源性高血糖素过多等。

（3）药物　阿片类镇痛剂、麻醉剂、抗胆碱能药、抗抑郁药等。

（4）神经病变　自主神经病、神经节瘤、肠壁神经节细胞减少或缺如、脑血管意外、大脑肿瘤、帕金森病、脊髓或马尾疾病等。

2. 功能性便秘

老年人便秘主要有6个原因。

（1）体虚、食量不足、久病卧床、久坐少动引起肠壁张力减弱，肠内容物通过迟缓，粪内水分过度吸收，致使粪便干结。

（2）不良的餐饮习惯，摄食太精细或含粗纤维太少，肠道内遗留残渣不足，对肠道刺激减少，使反射性蠕动减弱造成便秘。

（3）当便意经常被忽视、排便环境或排便姿势不适当（如卧位）、经常服用泻药或洗肠等，造成直肠反射敏感性减弱出现便秘。

（4）精神抑郁或过分激动，使条件反射发生障碍产生便秘。

（5）不良的生活习惯，如睡眠不足、持续高度紧张的工作，使肠蠕动减弱或痉挛性收缩，产生便秘。

（6）腹肌及盆肌张力不足，排便推动力不足，难以把粪便排出体外。

三、临床表现

1. 排便次数减少和排便困难

排便每周少于2次，严重者2～4周排便1次。排便困难，排便时间长达30分钟以上，或因便意需多次“蹲坑”，但粪便排出极困难，粪便硬结如羊粪状，且数量很少。此外有腹胀、食纳减少，以及服用泻剂不当引起排便前腹痛。体检左下腹有存粪的肠袢，肛诊有粪块。

2. 并发症

（1）过分用力导致心脑血管意外、排便晕厥。

（2）长期排便费力引起或加重痔疮及肛周疾病。

（3）粪性溃疡、尿潴留及排便失禁。

（4）肠梗阻、特发性巨结肠、肠自发性穿孔、乙状结肠扭转。

四、辅助检查

用于慢性便秘的辅助检查项目繁多，按检查目的可将其分为二类：一类检查的主要目的是排除器质性疾病，包括常规化验和结肠镜、结肠钡剂造影、CT结肠镜和腹盆腔其他影像学检查；另一类检查的主要目的是评估结直肠和肛门功能，如胃肠传输时间测定、肛门直肠压力测定、球囊逼出试验、排粪造影、肛肠肌电图、会阴神经终末运动潜伏期等；有些检查如排粪造影能同时了解直肠/盆底形态结构和排便功能。在慢性便秘的诊治中，辅助检查的选择要基于患者病情的需要和检查的特点两方面考虑。

五、治疗

1.饮食调节

增加含纤维素较多食物，如麦麸、水果、蔬菜、燕麦、玉米、大豆、胶质和果胶等，适当摄取粗糙而多渣的杂粮，如糙米、薯类、玉米、大麦等以及油脂类食物，多饮水，每天至少饮水1500ml。

2.行为疗法

（1）定时排便锻炼，有利于增强直肠肛门运动量和协调性。排便锻炼一般应餐后结肠活动较活跃期进行，尤以早餐后为宜。不管是否有便意，定时模拟排便，建立正常排便反射。在排便锻炼时要注意力集中，不要看报或干其他事情，同时双手压迫腹部或做咳嗽动作，增加腹压以利于排便。

（2）积极治疗全身性疾病和肛周疾病，防止和避免使用引起便秘的药物，不滥用泻药。

3.通便药物

（1）盐类轻泻剂　如硫酸镁、磷酸钠，由于渗透压作用增加粪便中水分含量，半小时后即可产生突发性水泻。此类泻剂可引起水电解质紊乱，不宜常用。对有粪便嵌塞者可灌肠排除粪便。

有肾功能不全者不宜使用含镁制剂。

（2）润滑剂　如液状石蜡能软化粪便，可口服或灌肠。适宜于老年人心肌梗死后或肛周疾病手术后，避免费力排便，对药物性便秘无效。长期使用会影响脂溶性维生素维生素 A、维生素 D、维生素 E、维生素 K 吸收，餐间服用较合适，避免睡前服用，以免吸入肺内引起脂性肺炎。

（3）刺激性泻剂　如番泻叶、舒立通、大黄苏打片等。它们刺激结肠蠕动，6 ～ 12 小时即有排便作用，但会产生腹痛、水电解质紊乱等不良反应。此类制剂含有蒽醌，长期摄取在结肠黏膜下有黑色素沉积，形成所谓结肠黑变病，为一种良性和可恢复病变。

（4）高渗性泻剂　如山梨醇、乳果糖溶液，是含不被吸收糖类的电解质混合液。乳果糖为乳糖合成衍生物，不被消化吸收而保留粪质水分。乳果糖被结肠细菌分解，可降低肠腔 pH，增加肠道运动。常用量每天 15 ～ 60ml。维持量每天 15 ～ 30ml。主要不良反应有腹胀和腹泻，通过调整剂量可以减少不良反应发生。

（5）容积性泻剂　如福松，主要含有高分子纤维素和纤维素衍生物，它们具有亲水和吸水膨胀特点，可使粪便水分及体积增加，促使结肠蠕动。此类泻剂适宜用于低渣饮食的老年人，不但通便，还能控制血脂、血糖，预防结肠癌发生。在服用时必须同时饮 240ml 水或果汁，以免膨胀后凝胶物堵塞肠腔而发生肠梗阻。

（6）促胃肠动力药　西沙必利常规剂量 5mg，每天 3 次，餐前 15 ～ 30 分钟口服。病情较重者剂量可增加至每天 40mg，分 2 ～ 4 次口服。疗程一般不少于 4 周，维持量每天 10 ～ 15mg。西沙必利对轻型功能性便秘有效，严重者效果差。该药若与其他缓泻药合用，可减少后者用药剂量。西沙必利不良反应较少，大剂量用药可出现肠鸣、腹痛和腹泻等反应，心电图 Q-T 间期延长。

4.灌肠治疗

是临时性治疗措施，主要用于排出道阻滞型便秘，特别是伴有粪便嵌塞者，通过灌肠帮助排便。常用灌肠剂有生理盐水、泻盐、矿物油、肥皂水和茶叶水或上述药物复合配方，如123灌肠液。

5.生物反馈疗法

模拟排便或将气囊置入直肠腔内诱导排便，同时监测直肠腔内压、肛门内外括约肌压力和肛门直肠反射振幅等指标，根据这些指标变化，有目的地指导患者增加腹腔压力和协调肛门括约肌运动等，帮助患者进行排便功能锻炼。生物反馈治疗效果尚不肯定，对排出道阻滞型便秘可能有作用。

6.手术治疗

手术治疗仅适用于长期严重便秘，且经过内科治疗无效者。手术治疗适应证：

① 结肠通过迟缓，有明确结肠无张力证据。

② 无排出道阻滞。

③ 肛管有足够张力。

④ 便秘与焦虑、抑郁等精神障碍无关。

术后出现的主要并发症有肠梗阻，认为可能与术后肠粘连有关。

六、护理要点

1.人工掏便护理

（1）掏便前要剪短指甲，掏便时戴好塑料薄膜手套或柔软的医用塑胶手套。

（2）老人身体侧卧，背部用靠垫或毛毯卷支撑，以保持稳定。腰部以下垫上塑料布和成人纸尿布，朝上的腿上要盖上毛巾被。

（3）用手触摸肛门周围，如有硬块，就可确定大便已降到肛门口。如果大便未下降到肛门，要嘱老人腹部用力或憋劲，以使大便下降。

（4）将指尖和肛门周围涂上凡士林，轻轻按摩肛门，嘱老人肛门肌肉松弛。可能的话一定要让老人配合做两下深呼吸，在老人呼气时，将手指插入肛门掏便。硬结部分掏净后，可让患者自行解便。

（5）掏便时要注意，动作要轻柔，避免损伤肠黏膜，禁用器械掏便。操作中老人有面色苍白、出汗、疲倦等表现时要立即停止。掏便结束后、要用温水清洗肛门周围，最好用热毛巾热敷后，再用干毛巾擦干水。

2.饮水疗法

缺水往往是便秘的重要因素之一，多饮水有助于缓解便秘。为了治疗便秘，每天饮水应不少于 1kg；特别是清晨空腹饮淡盐水或凉开水一杯，效果尤佳。

3.饮食疗法

（1）纤维素疗法　纤维素在胃肠道中不易被消化、破坏，能吸收大量水分使大便软化，增加肠内容物，从而起到润肠的作用。因此，多吃含纤维素丰富的如粗粮、海带、芹菜、南瓜、菠菜、黄瓜、胡萝卜等能治疗便秘。

（2）润肠疗法　生吃苹果、香蕉、番茄、梨子、柿子等含大量胶质的水果，能起到很好的润肠滑便作用，症状重者可于便前 1 小时加服适量蜂蜜，症状轻者可加开水稀释后服用。

（3）油脂疗法　花生油、豆油、菜籽油等植物油不但能直接润肠，还能分解产生脂肪酸刺激胃肠蠕动。因此，平时在炒蔬菜时多加一些花生油等植物油脂或适当进食适量煮沸过的脂类可治疗便秘。

（4）米汤蜜蛋花　取热米汤一碗，蜂蜜 20ml，鸡蛋 1 个。先将鸡蛋打入碗中，加入蜂蜜后将鸡蛋搅匀成蛋浆，然后冲入热米汤，再将碗盖上 15 分钟即成，每天清晨煮早饭时冲服 1 次。

（5）木耳鹌鹑蛋　取白木耳 50g，鹌鹑蛋 5 个，冰糖 30g。先将白木耳浸泡 12 小时后，加入冰糖，鹌鹑蛋去皮，共炖煮至料熟，每晨空腹时食用1次。

（6）芝麻粥　取黑芝麻10g，粳米250g，蜂蜜适量。先将芝麻仁放热锅内炒熟，再将粳米加入水煮到八成熟时，放入芝麻仁蜂蜜，拌匀后继续煮至成粥。每天2次，作早晚餐食用。

（7）百合粥　取百合250g，蜂蜜适量。将百合加适量清水煮成糊状后，加入蜂蜜拌匀，然后食用，每天1次。

（8）红薯粥　取红薯150g，白米适量。将红薯洗净去皮，切成小块状后，与白米加水共同煮成粥。每天2次，作早或晚餐食用。

（9）蜂蜜饮　取蜂蜜适量，用沸水冲服，可常饮用。

（10）红薯蜜糖饮　取红薯200g，大枣30g，先将红薯洗净，削去外皮，并切碎，和大枣一起入锅，加水500ml左右，用武火熬煎至200ml时，再将蜂蜜加入和匀，用文火煎10分钟，冷后即可服用。

4. 体育疗法

除一般散步、慢跑、游泳、打拳、舞剑、气功等全身运动外，应重点加强腹肌的锻炼，如收腹抬腿，仰卧起坐等，平时还可多做下蹲与屈身压腹动作，以促进肠蠕动。

5. 气功疗法

首先排空小便，取正常蹲位，全身自然放松，口微闭，舌抵上腭、鼻吸鼻呼，呼吸要均匀。吸气时，意想丹心之气迫肠中粪便下排。此时，要放松肛门，切不可憋气用力，待片刻有便意之后，可将意念加强，粪便即可排出。

6. 生物钟疗法

一般来说，人的天常饮食、排泄、睡眠都有一定的规律性，要养成定时排便的生活习惯是靠条件反射和人体生物钟建立起来的，老年人应养成每天1次定时排便的良好习惯。此外，老年人在日常生活中，还应注意劳逸结合，除适当的文体活动外，尚须保持乐观舒畅的情绪，早睡早起，生活有规律，也很有利于便秘的防治。

第四节 消化道出血

一、定义

消化道出血是临床常见严重的急症之一。消化道是指从食管到肛门的管道，包括胃、十二指肠、空肠、回肠、盲肠、结肠及直肠。上消化道出血部位指屈氏韧带以上的食管、胃、十二指肠、上段空肠以及胰管和胆管的出血。屈氏韧带以下的肠道出血称为下消化道出血。

二、病因及发病机制

上消化道出血的病因在老年人中以胃溃疡、贲门撕裂症、胃炎、食管炎、癌肿、胆管出血、胰源性常见。其中消化道溃疡并出血者占40%。下消化道出血的病因中，老年人常见的是癌肿、憩室、缺血性结肠炎，其中80岁以上老年结肠憩室炎所致者占50%。

（1）胃溃疡　消化性溃疡是上消化道出血的首要病因，在老年人以胃溃疡多见，而且胃溃疡非手术治疗控制出血的效果比十二指肠球部溃疡差。老年胃溃疡患病率高可能与下述因素有关：

① 胃血管硬化和胃黏膜萎缩导致胃黏膜屏障功能受损。

② 胃蠕动减慢，胃内容物潴留时间长。

③ 幽门括约肌老化，不能有效阻止胆汁和肠液反流。

（2）急性胃黏膜病变　老年人由于胃黏膜屏障功能减退和胃黏膜下血管硬化，易出现胃黏膜糜烂、出血等急性浅表性溃疡形成为特征的急性胃黏膜损伤病变。在老年患者中，药物是引起本病的最常见原因，其中以抗凝剂、非类固醇消炎药、泼尼松多见。

（3）恶性肿瘤　在老年上消化道出血中，恶性肿瘤所致占25%，以胃癌最多见，其次为食管癌、直肠癌、结肠癌。

（4）食管胃底静脉曲张破裂　老年人由食管静脉破裂所致的

上消化道出血仅占6.2%～11.5%，明显低于中青年患者（16%～34%）。值得注意的是1/3食管静脉曲张患者的上消化道出血是由并存的消化道溃疡或胃黏膜病变所致，而非曲张静脉破裂。

（5）消化道出血　是老年特有疾病，亦是老年人急性上消化道出血的原因之一，平均发病年龄64岁，病死率为23%，是近来颇受重视的老年性疾病之一。本病好发于胃贲门部小弯侧食管与胃连接处的6cm内，偶尔位于十二指肠、空肠及降结肠。病灶微小，可呈2～5mm糜烂，中央可见直径1～3mm的动脉突出，呈喷射状出血，可含有血栓，如无出血，胃镜或手术中不可能发现。

（6）结肠憩室炎　随着年龄增长，结肠带和环状肌增厚，老年便秘增加肠腔内压力，均可诱发结肠憩室炎症。多数患者可无症状，＜5%患者有少许腹痛，便血可能是唯一的特点。而且可从粪便潜血试验阳性中进一步检查获得确诊。通过纤维结肠镜可见左半结肠及乙状结肠憩室内有出血。

（7）其他　慢性结肠炎、肠道息肉或息肉病、肠道血管畸形，痔或肛裂等亦是下消化道出血的常见原因。

三、临床表现

消化道大量出血出现头晕、心悸、恶心、口渴、黑矇或晕厥；皮肤由于血管收缩和血液灌注不足而呈灰白、湿冷；按压甲床后呈现苍白，且经久不见恢复。静脉充盈差，体表静脉往往瘪陷。患者感到疲乏无力，进一步可出现精神萎靡、烦躁不安，甚至反应迟钝、意识模糊。上消化道大量出血出现呕血和黑粪。下消化道急性大量出血多数表现为呕血；慢性小量出血则以粪便潜血阳性表现为主。

四、辅助检查

（1）抽吸消化液检查　经鼻胃管抽吸胃液检查有助于了解上消化道是否出血。有时须用带气囊的双腔管，插管通过幽门后充盈气囊，可由十二指肠随肠蠕动进入空回肠，逐段吸取肠液进行出血的定位诊断。

（2）内镜检查　此是了解消化道出血部位和病因的最重要方法，诊断准确率高达 80% ～ 94%。出血 24 小时内行急诊内镜检查，有利于检出急性黏膜病变、浅溃疡出血以及黏膜撕裂等病变。内镜直视下取活组织检查，可做出病理诊断。通过内镜还可实施注射、电凝、激光等方面的止血治疗。

（3）X 线钡剂造影　此包括胃肠钡造影、小肠气钡双重造影、结肠灌钡造影等。适用于急性出血已停止，或对慢性出血要了解病因，又因各种原因不能行内镜检查时，X 线钡剂造影对黏膜浅表病变易漏诊，对血管畸形难以诊断，仅对占位性病变的诊断价值较大，故应注意其假阴性。

（4）放射性核素显像　放射性核素显像是将放射性核素标记在红细胞或胶体颗粒上，经静脉注入体内，随血循环到达出血部位，漏出血管外，在局部呈现一个放射性浓聚区，从而可以定位诊断。能探测出血速度每分钟仅 0.05 ～ 0.1ml 的出血。其敏感性是血管造影的 10 倍，能检出 3ml/ 小时的出血量。无创伤性须在活动性出血时进行，用于胃肠道出血的定位诊断和寻找黑便或慢性贫血的病因。

（5）选择性内脏动脉造影　选择性内脏动脉造影可准确获得出血病灶的定位、定性和解剖学异常等诊断信息；同时也可采用药物灌注或栓塞疗法达到止血目的，或为内科及外科治疗创造有利条件。目前，这一技术已成为严重下消化道出血尤其是小肠出血的首选，也是上消化道出血内镜诊断的重要补充治疗措施。活动性出血速率＞0.5ml/min 是最佳适应证选择。小肠急性大出血为首选检查方法，阳性率 40% ～ 86%。

（6）手术探查　各种其他方法均不能明确出血原因和部位，而情况紧迫时，可行手术探查。小肠出血内镜进镜困难，而其他方法又不能明确出血部位和原因时，可在探查术中行小肠镜检查，是确诊小肠出血最有效的方法，成功率达 83% ～ 100%，可明确小肠出血的准确部位和原因。

五、治疗

（一）一般处理

（1）大量出血　加强护理、禁食、卧床休息，保持呼吸通常，吸氧、记录尿量及排出血液量，严密观察神志、体温、脉搏、呼吸、血压、肤色、静脉充盈等情况，有条件者行心电血压监护，必要时行中心静脉压测定。

（2）中少量出血　根据出血量，年龄、伴随病变等给予相应的护理和观察。呕血、中等以上出血和静脉曲张破裂出血者绝对卧床休息，严格禁食，其余患者一般可适当进食流质或半流质。

（二）补充血容量

老年人对缺血耐受力差，补充血容量应更为积极，输血指征应相对放宽。大量或较大量出血后，应尽快建立静脉通路。首先应迅速滴入复方氯化钾溶液或5%葡萄糖盐水，严重休克时应输入血浆、浓缩红细胞。一般按75ml/kg体重推算正常血容量。对于中度休克，即收缩压9.31～11.97kPa（70～90mmHg），脉率110～130次/分钟，伴有晕厥、苍白、皮肤湿冷等低血容量症状时，其输血量相当正常血容量的25%，严重休克，即收缩压＜9.3kPa（70mmHg）（如老年人原有高血压者应注意原血压的变化），其首次输血量为正常血容量的40%～50%。老年人对连续大量输血的耐受性很差，如可能应测定中心静脉压，有助于评估输血（液）量，并可及早发现是否存在输液过多和充血性心衰。若脉搏由细弱、快速转为有力和正常速率，肢体由湿冷转为温暖，血压和中心静脉压接近正常，每小时尿量超过30ml，提示血容量已补足。当病情处于平稳状态时，应逐渐减慢输液速度尤其要注意老年人心、肺、肾功能不全者，严防因输液、输血速度过快或总液量过多而导致急性肺水肿。在纠正失血性休克治疗中，一般不主张先用升压药物，在血容量基本补足后仍有血压低者可考虑升压辅助纠正休克，改善血管活性。

（三）止血

1.上消化道出血

（1）药物治疗

① 生长制素　可用奥曲肽（人工合成的生长抑素八肽），首次 100μg 皮下注射或静脉注射，可根据部位的不同选择剂量和给药时间。本药有抑制胃酸、促胃液素（胃泌素）和胃蛋白酶分泌，减少内脏血流，减低门静脉压力，减少食管胃底曲张静脉的压力和血流量，保护胃黏膜等多重作用，对消化性溃疡和急性胃黏膜病变止血率为 87% ～ 100%，对食管静脉曲张破裂出血止血率为 70% ～ 87%。

② 垂体后叶素　也可减低门静脉压力而止血，以往为本病主要治疗药物。但不良反应多，可诱发心绞痛、心律失常等，于老年人不宜。仅在受经济等条件限制，不得已时，谨慎使用。有心脏病、高血压者禁用。与硝酸甘油联用可使不良反应明显下降，并可减少出血复发率。

③ 血管收缩剂　去甲肾上腺素 6 ～ 8mg 加生理盐水 30 ～ 100ml 口服，生效快，吸收少，代谢快，故不影响心率、血压，但要慎防消化道黏膜的缺血性损害。浓盐水灌胃、孟氏液口服或内镜下喷洒等方法作用相似。

④ 止血剂　局部可用凝血酶、云南白药等。全身（静注、肌注）可用巴曲酶。冻干凝血酶原复合物用于有凝血机制障碍者。

⑤ 抑酸剂　抑制胃酸分泌，抑制胃酸和胃蛋白酶对黏膜组织的自我消化，降低局部 pH 有利于血小板的聚集和出血部位凝血块的形成，是大部分上消化道出血最基本的治疗手段。相当部分患者经抗酸治疗即可止血。

（2）三腔二囊管压迫止血　为以往治疗食管胃底静脉曲张破裂出血的主要方法，短暂疗效约 80%，但短期内再度出血发生率高，且患者较痛苦，应用中须慎防黏膜受压坏死，气囊滑出堵塞咽喉、吸入性肺炎等并发症，现多在酚磺乙胺未能满意止血时配合使用。

（3）内镜治疗　具有针对性强，止血效果好等优点，但老年患者往往难以接受。

（4）血管内介入治疗

① 药物灌注治疗　经动脉导管持续输入生长抑素或血管加压素等达到止血目的。但会加重高血压，引起心动过缓，心肌缺血、肠缺血、周围血管缺血导致相关性血栓形成等并发症。

② 栓塞疗法　采用不同的栓塞剂，如吸收性明胶海绵、金属圈等，经动脉导管选择性放入出血部位的供血动脉，使其形成暂时性或永久性栓塞而达到止血目的。

（5）手术治疗　应根据患者的年龄、全身状况、出血速度、出血原因及内科治疗效果而定。如果失血量较大，出血速度较快，每小时输血 500ml 左右仍不能维持血压或反复出血，血压不稳定者或疑有肿瘤并消化道梗阻者应考虑外科手术治疗，但急诊手术比择期手术病死率高，故原则上应通过非手术的综合治疗，力争止血后病情平稳或恢复一段时间再择期手术。而且手术后有发生残胃癌等病变的危险性，故决定手术应慎重。

2. 下消化道出血

（1）病因治疗　下消化道出血一经查明原因多先行非手术治疗，可直接针对病因治疗，如消炎、抗阿米巴、息肉摘除等。对大肠良性出血病变还可采用冰盐水灌肠，一般将 8ml 去甲肾上腺素加入 100 ～ 200ml 生理盐水中保留灌肠，使局部血管收缩而止血，绝大多数患者经此治疗可达止血目的，然后做进一步病因治疗。

（2）内镜下止血　如局部喷洒或注射止血药物、切除息肉等，为治疗大肠出血的有效手段。当内镜检查发现出血系浅表病灶，可用 5% 孟氏液、去甲肾上腺素、凝血酶、医用粘合胶喷洒，这些药物有强烈的收敛、血液凝固作用。也可在出血灶周围注射 1/100 肾上腺素液止血。但更多的是采用高频电凝、激光、冷冻等方法止血。值得注意的是，当出血部位广泛或局部出血显示不清时，应避免用高频电凝止血。

（3）血管介入治疗

① 经导管注入垂体加压素，注射速度为 0.2 ～ 0.4U/ 分钟，值得注意的是肠缺血性疾病所致的出血，垂体加压素滴注会加重病情，应为禁忌。还可选择巴曲酶等止血药。

② 选择性动脉栓塞疗法，分暂时性和永久性两种，适用于有外科手术禁忌证，一般内科方法止血失败的病例。对于消化道出血严重，但又不能手术的患者，可先行栓塞，待病情稳定后择期手术。

（4）其他出血药的应用：酚磺乙胺通过减少内脏血流而止血，可用于大出血，特别是小肠肿瘤或血管畸形出血，内镜难以到达，其他内科方法难以奏效时。加压素（神经垂体后叶素）可用于大出血，但不良反应大，老年人应慎用，有心脏病、高血压者禁止使用。必要时还可用云南白药、巴曲酶、氨甲环酸等。

（5）外科手术　一般应先查明出血部位和原因，再考虑是否需要手术治疗。恶性肿瘤等出血宜行手术治疗。

① 择期手术：大部分下消化道出血的病例经非手术治疗，在出血停止或基本控制后，通过进一步检查明确病变的部位和性质，如有手术适应证、应择期手术。

② 急诊手术：适用于非手术治疗无效，24 小时内输血量超过 1500ml，血流动力学仍不稳定者，已查明出血原因和部位，仍继续出血者，大出血合并肠梗阻、肠套叠、肠穿孔或急性腹膜炎者。

（四）其他治疗

（1）处理继发病变　急性肾衰竭，按休克引起的急性肾衰竭处理。对肝性脑病等给予相应治疗。对于失血后贫血，可补充铁剂并适当增加蛋白营养，血止后一般恢复较快，多糖铁复合物是一种呈螯合状态的非离子铁剂，用量小，吸收全，不良反应小，口服 150mg，每天 1 次，老年人严重贫血可能加重原有的心、脑肾等损害，必要时应输红细胞补充。

（2）治疗原发及伴随病变　老年人往往有心脏等重要器官的

基础病，消化道出血后，这些伴随病变可能与失血性损害相互牵连而影响病情的演变。因此，在消化道出血的治疗、抢救中，应兼顾并重视心脏病等伴随病变的治疗，这往往成为抢救能否成功的关键。

六、观察要点

（1）观察患者皮肤色泽、温度、湿度及静脉充盈度，以防止出血性休克发生。

（2）观察药物的不良反应。老年人的脏器退变衰老，对药物的吸收、体内分布代谢和排泄出现异常，因此老年人用药宜从小剂量开始，长期用药者防止蓄积中毒。

七、护理要点

（1）重症监护，患者绝对卧床休息，密切观察病情变化，定时测量并记录体温，脉搏，呼吸，血压及神志改变。

（2）记录呕吐、黑便或便血的频度、量、性质及颜色。

（3）保持呼吸道通畅，必要时吸氧。呕血时应去枕平卧，头偏向一侧，以免误入气管引起窒息。

（4）记录每小时尿量，每日液体出入量，有意识障碍者应留置尿管。

（5）老年人常因多种疾病共同存在，而表现为某一系统有两种以上的疾病存在或两种以上的系统同时患病，因此在护理上应加强巡视，发现异常及时报告。

（6）老年人上消化道出血有些是青壮年时期疾病迁延的结果，因此，药物治疗时间长，病程长，恢复慢，预后差，应加强心理护理，鼓励患者增强战胜疾病的信心。

（7）去除诱因，提高生活质量，平时注意预防饮食不当与禁饮酒，保持乐观向上的情绪，注意心理因素与天气变化。

第十一章 老年人常见呼吸系统疾病

第一节 急性上呼吸道感染

一、定义

急性上呼吸道感染是鼻腔、咽或喉部急性炎症的总称。常见病因为病毒感染，少数为细菌感染，由于老年人免疫功能低下，易患本病。流行性感冒是老年人最常见的一种传染病，该病不仅传染性强，而且可引起严重并发症，应积极防治。本病全年皆可发病，但以冬春季节高发，可通过含有病毒的飞沫或被污染的手和用具传播，多为散发，可在气候突变时流行。

二、病因及发病机制

急性上呼吸道感染中 70% ～ 80% 由病毒引起。主要有流感病毒（甲、乙、丙）、副流感病毒、呼吸道合胞病毒、腺病毒、鼻病毒、埃可病毒、柯萨奇病毒、麻疹病毒、风疹病毒。细菌感染可直接或继病毒感染之后发生，以溶血性链球菌为多见，其次为流感嗜血杆菌、肺炎球菌和葡萄球菌等，偶见革兰阴性杆菌。其感染的主要表现为鼻炎、咽喉炎或扁桃体炎。

当有受凉、淋雨、过度疲劳等诱发因素，使全身或呼吸道局部防御功能降低时，原已存在于上呼吸道或从外界侵入的病毒或细菌可迅速繁殖，引起发病，老人体弱或有慢性呼吸道疾病如鼻旁窦炎、扁桃体炎者，易罹患此病。临床表现为鼻腔及咽黏膜充血、水肿、上皮细胞破坏，少量单核细胞浸润，有浆液性及黏液性炎性渗出。继发细菌感染后，有中性粒细胞浸润，大量脓性分泌物。

三、临床表现

（一）普通感冒

普通感冒俗称“伤风”，又称急性鼻炎或上呼吸道感染，以鼻咽部感染症状为主要表现。多数为鼻病毒引起，其次为副流感病毒、呼吸道合胞病毒、埃可病毒、柯萨奇病毒等。起病较急，初期有咽干、咽痒或烧灼感，发病同时或数小时后，可有喷嚏、鼻塞，流清水样鼻涕，2～3天后变稠。可伴咽痛，有时由于耳咽管炎使听力减退，也可出现流泪、味觉迟钝、呼吸不畅、声音嘶哑、少量咳嗽等。一般无发热及全身症状，或仅有低热、不适、轻度畏寒和头痛。检查可见鼻腔黏膜充血、水肿、有分泌物，咽部轻度充血。如无并发症，一般经5～7天痊愈。

（二）病毒性咽炎、喉炎和支气管炎

根据病毒对上、下呼吸道感染的不同解剖部位引起的炎性反应，临床可表现为咽炎、喉炎和支气管炎。

急性病毒性咽炎多由鼻病毒、腺病毒、流感病毒、副流感病毒、肠病毒以及呼吸道合胞病毒等引起。临床特征为咽部发痒和灼热感，疼痛不持久，也不突出。当有咽下疼痛时，常提示有链球菌感染，咳嗽少见。流感病毒和腺病毒感染时可有发热和乏力。体检咽部明显充血和水肿，颌下淋巴结肿大且触痛。腺病毒咽炎可伴有眼结膜炎。

急性病毒性喉炎多由鼻病毒、流感病毒甲型、副流感病毒及腺病毒等引起。临床特征为声音嘶哑、讲话困难、咳嗽时疼痛，常有发热、咽炎或咳嗽，体检可见喉部水肿、充血，局部淋巴结轻度肿大和触痛，可闻及喘息声。

急性病毒性支气管炎多由呼吸道合胞病毒、流感病毒、冠状病毒、副流感病毒、鼻病毒、腺病毒等引起。临床表现为咳嗽、无痰或痰呈黏液性，伴有发热和乏力。其他症状常有声音嘶哑、非胸膜性胸骨下疼痛，可闻及干性或湿性啰音。X线胸片显示血管阴影增多、增强，但无肺浸润阴影。流感病毒或冠状病毒急性支气管炎常发生于慢性支气管炎的急性发作期。

（三）疱疹性咽峡炎

由柯萨奇病毒A引起，表现为明显的咽痛、发热，检查可见咽部充血，软腭、咽及扁桃体面有灰白色疱疹，周围红晕。

（四）咽结膜热

临床表现为发热、咽痛、畏光、流泪、咽及眼结膜明显充血。

（五）细菌性咽、扁桃体炎

多由溶血性链球菌引起，起病急，表现为咽痛、畏寒、发热。检查可见咽部充血，扁桃体肿大、充血，颌下淋巴结肿大、压痛等。

（六）并发症

伴有上呼吸道感染，若不及时治疗，炎症可波及其他器官而发生相应症状，全身症状亦会加重。常见的并发症有鼻旁窦炎、中耳炎、眼结膜炎、颈淋巴结炎及咽后（或侧）壁脓肿。

四、辅助检查

（1）血常规　病毒性感染见白细胞计数正常或偏低，淋巴细胞比例升高。细菌感染有白细胞计数与中性粒细胞增多和核左移现象。

（2）病毒和病毒抗原的测定　视需要可用免疫荧光法、酶联免疫吸附检测法、血清学诊断法、病毒分离和鉴定，以判断病毒的类型，区别病毒和细菌感染。细菌培养以判断细菌类型和药敏试验。

（3）X线检查　胸部X线检查进行诊断。

五、治疗

上呼吸道感染目前尚无特殊抗病毒药物，以对症处理为主，即休息、忌烟、多饮水、保持室内空气流通、防治继发性细菌感染。

（1）对症治疗　选用解热镇痛药，如对乙酰氨基酚（扑热息痛）片、感冒复合剂、银翘解毒片等。

（2）抗菌药物应用　如为细菌感染，可根据病原菌选用敏感的抗菌药物。常选青霉素、第一代头孢菌素、大环内酯类等。

（3）中医治疗　采用中成药或辨证施治的原则，对上呼吸道感染有其独到之处。

六、观察要点

密切观察体温、咳嗽等，防止继发肺部感染。

七、护理要点

1. 一般护理

（1）饮食　给予高热量、低脂和维生素丰富易消化的食物，少量多餐。

（2）病室环境　保持病室安静和空气流通，室温 20 ～ 22℃，相对湿度在 60% 左右。

（3）病情较重及年老体弱者卧床休息、禁烟、多饮水。

（4）注意皮肤清洁　出汗多及时更换内衣，避免受凉；高热者物理降温。

2. 加强体育锻炼

增强体质、劳逸适度、生活规则、戒烟酒等是防止呼吸道感染的较好方法。注意与呼吸道感染患者的隔离，防止交叉感染。

第二节　慢性支气管炎

一、定义

老年人咳嗽、咳痰或伴喘息反复发作，每年患病至少持续 3 个月，连续 2 年以上并排除心肺其他疾病者，称为老年慢性支气管炎。该病是一种严重危害人们健康的常见病，患病率随年龄增长而增加，60 岁以上者患病率达 15% 左右。

二、病因及发病机制

1. 外因

（1）吸烟　长期吸烟与慢性支气管炎有密切关系。吸烟时间愈长，烟量愈大，患病率也愈高。戒烟后可使症状减轻或消失，病情缓解或痊愈。

（2）感染因素　感染为慢性支气管炎发生、发展的一个重要因素。致病的病原体有病毒、细菌，肺炎支原体也可致病。首次发病前有受凉、感冒史者达 60% ～ 80%。

（3）理化因素　刺激性烟雾、粉尘、空气污染等慢性刺激，常为慢性支气管炎诱因之一。

（4）气候　慢性支气管炎发病及急性加重多见于冬季或寒冷季节。患病率高山区多于平原，北方高于南方，可能与气候寒冷有关。

（5）过敏因素　喘息性慢性支气管炎患者，常有过敏史，对尘埃、尘螨、细菌、真菌、寄生虫、花粉及化学气体等过敏。

2. 内因

（1）呼吸道局部防御及免疫功能降低　其可能为慢性支气管炎提供发病的内在条件，老年人常因呼吸道的免疫功能减退、免疫球蛋白减少、组织退行性变、肾上腺皮质激素分泌减少、呼吸道防御功能退化、单核-巨噬细胞系统功能衰退，导致患病率增高。

（2）自主神经功能失调　呼吸道的副交感神经反应增高时，对正常人不起作用的微弱刺激，可引起支气管收缩痉挛、分泌物增多，而引起咳嗽、咳痰、气喘等症状。

（3）遗传因素　有研究证明患者的家庭患病率显著高于对照组。

总之，慢性气管炎的病因是多因素的。一般在机体抵抗力减弱，气道存在不同程度的敏感性的基础上，在一种或多种外因长期反复相互作用下发生发展而成。

三、临床表现

1. 症状

慢性支气管炎多缓慢发病，病程较长，反复急性发作逐渐加重，主要症状有慢性咳嗽、咳痰伴喘息。

（1）咳嗽　咳嗽严重程度与支气管黏膜炎症及痰量的多少有关。一般早晨起床后咳嗽较多，白天较少，临睡前有阵咳或排痰。

（2）咳痰　早晨痰量较多，痰液呈白色黏液性或浆液泡沫性，偶尔带血。当有细菌感染时则变为黏液脓性，咳嗽和痰量亦随之增多。

（3）喘息　喘息性慢性支气管痉挛或继发感染，常引起喘息样发作，出现哮鸣音，气急而不能平卧。

2. 体征

慢性支气管炎早期多无异常体征，急性发作期有散在的湿性啰音，多在背部及肺底部，于咳嗽后减少或消失。喘息型可听到哮鸣音及呼气延长。

四、辅助检查

1. 白细胞分类计数

缓解期，患者白细胞总数及区别计数多正常；急性发作期并发细菌感染时，白细胞总数和中性粒细胞可升高；合并哮喘的患者血嗜酸性粒细胞可增多。

2. 痰液检查

急性发作期，痰液外观多呈脓性，涂片检查可见大量中性粒细胞，合并哮喘者可见较多的嗜酸性粒细胞，痰培养可见肺炎链球菌、流感嗜血杆菌及卡他摩拉菌等生长。

3. X线检查

早期可无明显改变，反复急性发作者可见两肺纹理增粗紊乱，呈网状或条索状及斑点状阴影，是由于支气管管壁增厚、细支气管或肺泡间质炎症细胞浸润或纤维化所致。

4. 肺功能检查

一秒用力呼气量和一秒用力呼气量 / 用力肺活量比值早期多无明显变化，当出现气流受阻时第 1 秒用力呼气容积（FEV1）和 FEV1 与肺活量（VC）或用力肺活量（FVC）的比值则减少（<70%），当小气道阻塞时，最大呼气流速-容量曲线在 75% 和

50%肺容量时的流量可明显降低，闭合容积可增大。

五、治疗

1.抗感染治疗

急性发作期应用抗生素及时控制感染，防止病情发展和并发症的发生。

（1）全身用药　应针对致病菌和感染程度选用敏感的抗生素。如青霉素800万单位，加入液体中静脉滴注，每天1次，或用氨苄西林或头孢菌素类静脉给药。

（2）局部用药　可选用适当抗生素加入α糜蛋白酶，通过超声雾化，以提高呼吸道内药物浓度，有利于局部炎症消除及痰液排出。

2.对症治疗

解痉祛痰是治疗慢性支气管炎的重要环节。

（1）祛痰止咳　可口服氯化铵、乙酰半胱氨酸（痰易净）等化痰止咳药。

（2）解痉平喘　可用氨茶碱、氯丙那林（氯喘通）等药物。

六、观察要点

（1）严密观察生命体征变化，备好各种抢救物品及药品，随时与医生取得联系。

（2）观察呼吸困难、发绀的程度。

（3）观察止咳祛痰药物及抗感染药物的疗效及不良反应。

（4）观察有无发热，准确记录出入量。

七、护理要点

（1）室内保持空气流通、清新，冬季应设有保暖设备，避免患者受凉而加重病情。

（2）患者病情较轻，可下床活动，病情严重者应卧床休息。

（3）饮食，一般患者给高蛋白、高热量、高维生素、易消化的饮食，重病食欲欠佳者，给半流质饮食。

（4）喘息型及有明显呼吸困难者应吸氧。有二氧化碳潴留者，采用鼻导管低流量持续给氧，浓度25%～30%，流量1.5～2L/min。

（5）有吸烟嗜好者，劝其戒烟。

（6）呼吸运动锻炼。病情缓解期，鼓励患者进行呼吸运动锻炼。其方法为：取立位（体弱者可取坐位或仰卧位），一手放于腹部，一手放在胸前，吸气时尽力挺腹，胸部不动，呼气时腹部内陷，尽量将气呼出，吸与呼时间比为1∶2或1∶3。用鼻吸气，用口呼气，要求缓呼深吸，不可用力，呼吸速度保持在每分钟7～8次，可减少能量消耗。每天2次，每次10～20分钟。

第三节　老年支气管哮喘

一、定义

老年支气管哮喘是由于抗原性或非抗原性刺激引起的一种老年人气管、支气管反应性过度增高的疾病，简称老年性支气管哮喘。临床典型表现为发作性的呼气性呼吸困难，并伴广泛的哮鸣音，发作可持续数分钟至数小时或更长时间，经药物控制或自行缓解，本病为老年人常见的呼吸道疾病，无明显的性别差异，发病季节主要在春秋季节或冬季。此病长期反复发作，常并发慢性支气管炎和肺气肿，严重者可并发肺源性心脏病。

二、病因及发病机制

（1）过敏因素　外源性哮喘主要与过敏因素有关，多由Ⅰ型变态反应引起。

（2）神经因素　内源性哮喘主要与自主神经功能失调有关。支气管平滑肌受交感和副交感（迷走）神经支配，前者兴奋可使支气管扩张，后者兴奋可使支气管平滑肌收缩。

（3）遗传因素　遗传因素与哮喘密切相关，哮喘可能有不同的多基因遗传基础，一是通过免疫基因控制特异性IgE或肥大细胞的质和量；另一种是通过中枢或自主神经控制受体的反应性，使支气管黏膜敏感性增加。

（4）诱发因素

① 上呼吸道感染是较常见的诱因。

② 过敏原或理化因素刺激。

③ 精神因素，如情绪波动、条件反射等可诱发哮喘。

④ 其他因素，如气候改变，剧烈运动、吸烟、服用某些药物等可诱发哮喘。

三、临床表现

典型的临床表现为发作性呼气性呼吸困难，伴广泛的哮鸣音。根据哮喘主要发病因素的不同可分为外源性、内源性和混合性 3 种。

（1）外源性哮喘　多数患者有明显的过敏原接触史，春秋多见，发作前常有黏膜过敏现象，如鼻、眼、睑痒，流涕，干咳等先兆症状，随即出现有哮鸣音的呼气性呼吸困难，被迫坐位，严重时有发绀。历时数分钟或数小时，可自行缓解，或经治疗后缓解，发作终止时咳出较多稀薄痰，哮喘停止，恢复到发病前状态。

（2）内源性哮喘　患者可因许多非过敏原性因素刺激而发病，最常见于呼吸道感染后，故常先有咳嗽、咳痰，逐渐出现或加重哮喘。本型多见于冬季，起病缓慢，持续时间长，逐渐加重，并有呼吸道感染的症状和体征。

（3）混合性哮喘　混合性哮喘的发病既有过敏因素，又有感染因素，可先后发生或混合存在，症状表现复杂，并发症多。哮喘可长年发作，无明显的缓解季节。

（4）哮喘持续状态　严重哮喘发作，经治疗持续 24 小时不能缓解者称为哮喘持续状态。导致哮喘持续状态的常见原因有：感染未控制，出汗或利尿失水，使痰黏稠不易被咳出，甚至形成痰栓阻塞小支气管；过敏原未消除，严重缺氧，酸中毒，心肺功能不全，肾上腺皮质功能低下，用药不当或对常用平喘药耐药等。临床表现为极度呼吸困难，呈张口呼吸、发绀、大汗淋漓，患者端坐呼吸，严重者甚至出现呼吸循环衰竭。

四、辅助检查

（1）血液常规检查 发作时可有嗜酸性粒细胞增高，但多数不明显。如并发感染可有白细胞数增高，分类中性粒细胞比例增高。

（2）痰液检查 涂片在显微镜下可见较多嗜酸性粒细胞，及其退化形成的尖棱结晶（Charcort-Leyden 结晶体）、黏液栓（Curschmann 螺旋）和透明的哮喘珠（Laennec 珠）。如合并呼吸道细菌感染，痰涂片革兰染色，细胞培养及药物敏感试验有助于病原菌诊断及指导治疗。

（3）肺功能检查 缓解期肺通气功能多数在正常范围。在哮喘发作时，由于呼气流速受限，表现为第一秒用力呼气量（FEV_1）、一秒率（FEV_1/FVC%）、最大呼气中期流速（MMER）、呼出 50% 与 75% 肺活量时的最大呼气流量（MEF50% 与 MEF75%）以及呼气峰值流量（PEFR）均减少。可有用力肺活量减少、残气量增加、功能残气量和肺总量增加，残气占肺总量百分比增高。经过治疗后可逐渐恢复。

（4）血气分析 哮喘严重发作时可有缺氧，血液中 PaO_2 和 SaO_2 浓度降低。由于过度通气可使 $PaCO_2$ 浓度下降，pH 上升，表现呼吸性碱中毒。如重症哮喘，病情进一步发展，气道阻塞严重，可有缺氧及 CO_2 潴留，血液中 $PaCO_2$ 浓度上升，表现呼吸性酸中毒。如缺氧明显，可合并代谢性酸中毒。

（5）胸部 X 线检查 早期在哮喘发作时可见两肺透亮度增加，呈过度充气状态；在缓解期多无明显异常。如并发呼吸道感染，可见肺纹理增加及炎症性浸润阴影。同时要注意肺不张、气胸或纵隔气肿等并发症的存在。

（6）特异性过敏原的检测 可用放射性过敏原吸附试验（RAST）测定特异性 IgE，过敏性哮喘患者血清 IgE 可较正常人高 2 ～ 6 倍。在缓解期可做皮肤过敏试验判断相关的过敏原，但应防止发生过敏反应。

五、治疗

1. 平喘药物应用

常用的平喘药有拟肾上腺素类、茶碱类、肾上腺皮质激素类及抗胆碱能类药物，可单独或联合应用。

（1）拟肾上腺素类　肾上腺素 1∶1000 水溶液 0.2 ～ 0.3ml 皮下注射，必要时每隔 10 ～ 15 分钟重复使用，若 3 次无效，则可换药。异丙肾上腺素 0.25% ～ 0.5% 溶液吸入，每次 0.1 ～ 0.2ml。沙丁胺醇（舒喘灵）每次 2 ～ 4 mg，每天 3 次，或吸入每次 0.1 ～ 0.2mg。

（2）茶碱类　常用氨茶碱每次 0.1g，每天 3 ～ 4 次，或 0.25g 加入 50% 葡萄糖溶液 20 ～ 40ml 缓慢静推。或 0.25 ～ 0.5g 加入 5% ～ 10% 葡萄糖溶液 500ml 静脉滴注，一般日用量不超过 1.2 ～ 1.5g。二羟丙茶碱（喘定）0.2g 口服，每天 3 次，或 0.25g 肌内注射，或 0.25g 加入 50% 葡萄糖溶液 20 ～ 40ml 中静脉推注。

（3）肾上腺皮质激素类　氢化可的松 100 ～ 200mg 或地塞米松 5 ～ 10mg，加入 5% ～ 10% 葡萄糖溶液 500m1 中静脉滴注，亦可给泼尼松口服，每天 15 ～ 20mg。

（4）抗胆碱能类药物　目前常用异丙阿托品气雾剂吸入，不良反应较少。

2. 哮喘持续状态的治疗

（1）氧疗　一般用低流量给氧，吸气时注意呼吸道的湿化、保温和通畅。

（2）解除支气管痉挛　氨茶碱加用激素静脉滴注，并联合使用支气管舒张剂。

（3）控制感染　选用有效抗生素治疗。

（4）纠正失水　根据病情补液，一般每天进液 2000ml 左右，心功能不全者慎用。

（5）纠正酸碱失衡与电解质紊乱。

3.预防复发

色甘酸二钠吸入20mg，每天3次，或酮替芬（噻喘酮）1mg，每天2次，对外源性哮喘预防作用较好。亦可给予免疫增强剂，如哮喘菌苗等。

六、观察要点

（1）密切观察哮喘发作的先兆，以便及时给予治疗。

（2）哮喘常于夜间发作，夜班时加强巡视病房和观察患者。

（3）对有明显呼吸困难和缺氧者，应给予吸氧，一般低浓度给氧，并注意呼吸道湿化、保温及通畅。

（4）对痰液黏稠不易咳出者，积极采用排痰措施，如翻身、拍背、雾化湿化通气、吸痰等。

（5）严重哮喘发作者，应注意观察有无气胸、纵隔气肿、肺不张、心功能不全等并发症，以采取相应的处理。

七、护理要点

1.心理护理

哮喘发作时患者常有焦虑、恐惧，医护人员应关心体贴患者，给予心理安慰和精神支持，使患者增强与疾病斗争的信心。

2.一般护理

（1）晨间护理时防止尘土飞扬，以免患者吸入而诱发或加重哮喘。

（2）严重哮喘不能生活自理者，应做好基础护理和各种生活护理。

3.做好用药的护理

如应用氨茶碱期间，应严密观察患者血压、脉搏及心率的变化；对使用气雾剂治疗者，应教会患者正确使用并严格掌握剂量；用激素做雾化吸入时应注意口腔护理，预防真菌感染。

4.出院指导

对患者进行保健教育，普及哮喘防治知识，帮助患者寻找发病诱发因素并嘱其避免接触过敏原；对吸烟者劝其戒烟，平时应注意预防感冒，鼓励患者进行适当的体质锻炼，对过敏原明确者，可嘱患者在缓解期进行脱敏疗法。

第四节　支气管扩张症

一、定义

支气管扩张症是一种常见的慢性支气管化脓性疾病。由于支气管及其周围肺组织的慢性炎症损伤管壁，使支气管扩张和变形。老年人多是由于支气管感染致支气管炎而继发。

二、病因及发病机制

支气管扩张主要是由于支气管和肺组织感染以及支气管阻塞所致，当感染时分泌物增加，支气管黏膜充血、水肿、管腔狭窄，导致引流不畅，而引流受阻又加重感染，因而两者相互影响，进而促使支气管扩张的发生和发展。

（1）支气管炎症及阻塞　由于流行性感冒所致急性传染性疾病，常伴有细菌感染引起的支气管肺炎，以致支气管管壁遭受破坏，或因细支气管周围肺组织纤维化，牵拉管壁形成支气管扩张。同时由于支气管感染致黏膜充血、水肿、炎性分泌物增多且潴留，又加重支气管管壁损伤，管腔压力增高，导致支气管阻塞，引起支气管引流不畅，或造成肺不张，影响支气管的弹性回缩等，最终导致支气管变形扩张。

（2）支气管哮喘反复发作和感染等慢性肺部疾病　此多半是支气管慢性炎症的继续，使支气管管壁受损和分泌物增多阻塞管腔，同时由于肺组织纤维化牵拉管壁，最终造成支气管变形扩张。

三、临床表现

支气管扩张多由于支气管肺炎迁延不愈，且有反复呼吸道感染病史，临床表现如下。

（1）长期咳嗽和大量脓痰　约 50% 以上的患者有慢性咳嗽，

咳脓性痰，痰量与体位有一定关系，早起或夜晚卧床体位改变时痰量增多，合并急性呼吸道感染时，痰量明显增多，如有厌氧菌感染则呼气和痰均有臭味。每日痰量可达100ml左右，痰液呈黏液脓性。静置于无色玻璃瓶中，可分为3层，上层为泡沫，中层为混浊黏液，下层为脓性黏液和坏死组织沉淀物。

（2）反复咯血　多数患者反复咯血，咯血量差异很大，可痰中带血到大量咯血，部分患者由于局部病变支气管引流通畅，感染较轻，平时无明显咳嗽、咳痰，仅有反复咯血，临床称为“干性支气管扩张症”。

（3）肺部感染　在同一部位反复发生肺部感染常迁延不愈。

（4）慢性感染中毒症状　由于反复感染引起中毒症状，常有消瘦、乏力、食欲缺乏、贫血等，并发感染时可有畏寒、发热等。支气管扩张症早期无明显体征，在病变较重或继发感染时，病变部位可听到局限性、固定的小水泡音，病程较长者可出现杵状指（趾）。

（5）X线检查　可发现气管或支气管软骨及结缔组织的先天性异常，气管-支气管扩大，气管的宽度是正常的2倍以上，支气管远端软骨完全或部分缺如。支气管镜、CT检查可显示受累支气管吸气时呈气囊状，呼气时萎缩。

四、辅助检查

1.实验室检查

（1）血常规　无感染者，血白细胞计数多正常，继发感染则白细胞计数有增高。

（2）痰液细菌培养　对于咳脓痰的患者（所谓湿性支气管扩张症）应做痰培养以明确细菌类型；痰培养对判断抗感染的疗效也有一定价值。

2.特殊检查

（1）胸部X线平片　患侧肺纹理增多、紊乱或条状透明阴影。可有肺容积或片状、斑片状炎性渗出的阴影等。

（2）胸部高分辨率CT扫描　患侧可见细支气管扩张，并能明确显示支气管扩张的范围和程度，无损伤性，目前最常用。

（3）支气管碘油造影　可从不同角度显示病变的部位、范围、性质和程度。一般分为柱状、囊状、囊柱状混合型三类。

（4）纤维支气管镜检查　适用于咯血部位不明者。

（5）肺功能检查　多为阻塞性通气障碍，1s呼气量和最大呼气量减低，残气占肺总量百分比增高。病情后期，通气血流比例失调以及弥散功能障碍等，可有动脉血氧分压降低和动脉血氧饱和度下降。

五、治疗

（1）控制感染　青霉素80万U肌内注射，每天2次，或氨苄西林、头孢霉素加入液体中静脉滴注，或庆大霉素及α糜蛋白酶，于体位引流后超声雾化吸入治疗，每天2次。

（2）化痰止咳　氯化铵0.3～0.6g或沙丁胺醇16mg口服，每天3次。

（3）止血　垂体后叶素5～10ml加入50%葡萄糖注射液40ml中，缓慢静推，或垂体后叶素10U加入5%葡萄糖注射液500ml中静脉滴注，可有效控制咯血。

（4）体位引流　根据病变部位采取不同体位引流，使病变肺部处于高位，引流支气管开口向下，促使痰液顺体位引流排出体外，同时做深呼吸、咳嗽、轻拍背部，使分泌物在支气管内振荡，借助重力作用使痰液易于排出体外。

（5）手术　必要时行外科手术治疗。

六、观察要点

密切观察体温、呼吸、脉搏以及痰量，痰气味、颜色和分层，及时采取痰标本送验。

七、护理要点

1.心理护理

支气管扩张症是一种慢性呼吸道疾病，常有反复感染、咳脓痰和咯血，往往给患者带来焦虑、悲观和失望，因此对患者要做好耐心细致的思想工作，消除恐惧心理，使其积极配合治疗，争取早日康复。

2. 一般护理

（1）注意休息　病情较重，继发感染发热和咯血者，应卧床休息。病室内保持一定温度和湿度，禁止吸烟，并保持空气新鲜。

（2）口腔护理　保持口腔清洁，做好口腔护理，以减少呼吸道感染的发生，痰具应煮沸消毒。

（3）饮食　给予高热量、高蛋白、富有维生素和易消化食物，反复咯血者多进食含铁剂食物，高热者鼓励患者多饮水，必要时静脉输液补充液体，发热39℃以上者可行物理降温。

3. 体位引流护理

体位引流每次15～30分钟，每天2～4次。当引流痰量较多时，应注意使痰液逐渐排出，以免痰量过多涌出导致窒息。引流时要注意观察患者的呼吸、脉搏等变化，有呼吸困难、心慌、出冷汗等症状时，应立即停止引流，给予半卧位或卧位，并吸氧。引流完毕协助患者清理口腔内分泌物。

4. 碘造影护理

支气管碘造影可以确定病变性质和部位，为手术治疗提供可靠指征。造影前要向患者说明造影的目的、方法和注意事项，消除患者顾虑和紧张情绪，使患者配合检查。若痰液过多，造影前应做体位引流，术前4小时禁水禁食，做碘过敏试验，术后禁食禁水2小时，待咽喉反射恢复后再进食，以免引起呛咳，造成食物误吸，并指导患者做深呼吸、咳嗽以利造影剂咳出。

5. 出院指导

患者咯血停止后，若无任何症状，可以不需再用药。嘱患者出院应避免重体力劳动和剧烈活动，预防呼吸道感染，一旦咯血复发，应及时就医。若感染症状明显，经治疗后脓痰减少，出院时嘱患者如有脓痰量增多，伴有发冷、发热时，应及时使用抗生素，并自行体位引流排痰，明显肺气肿者，可做轻体力工作，如有肺源性心脏病者，需要休息并对症治疗，预防心肺功能不全的发生。

第五节　慢性阻塞性肺疾病

一、定义

慢性阻塞性肺疾病（COPD）是一组以呼气气流受限为特征的疾病，呈进行性发展，不完全可逆。多与肺部对有害颗粒物或有害气体的异常炎性反应有关。慢性呼吸道疾病尤以老年人多发。其治疗的目标是防止病情进展，缓解症状，防治合并症，降低病死率。

二、病因及发病机制

（1）个体因素　某些遗传因素增加 COPD 发病危险，已知有 α1- 抗胰蛋白酶缺乏、支气管哮喘和气道高反应性。

（2）环境因素　吸烟（包括被动吸烟）；职业性粉尘和化学物质；空气污染（如氯、氧化氮、二氧化硫等，烹调的油烟和燃烧的烟尘等）。

（3）呼吸道感染　是发病和加剧的重要因素。

（4）其他　如自主神经功能失调、营养不良、气温变化等，参与 COPD 发生、发展。

三、临床表现

（1）有长期较大量吸烟史　职业性或环境有害物质接触史；家族史；慢性支气管肺病病史等。

（2）早期无症状　后期出现气短或呼吸困难，并逐渐加重，重度者喘息、胸闷，影响日常生活。晚期有体重下降、食欲减退、肌肉萎缩、精神抑郁等。

（3）合并感染时可咳血痰或咯血。

（4）体征　早期不明显。典型有桶状胸、肺叩诊过清音、呼吸音减低、呼气延长；呼吸浅快。严重者前倾坐位、缩唇呼气、低氧血症等。

四、辅助检查

1. 实验室检查

（1）血常规：缓解期患者白细胞总数及分类多正常；急性发作期，尤其是并发细菌感染时白细胞总数和中性粒细胞可升高，伴核左移。

（2）血气分析：对于晚期 COPD 患者，动脉血气分析测定非常重要，可以确定患者是否并发有呼吸衰竭和酸碱失衡；在海平面及呼吸室内空气的条件下，PaO_2＜8.0kPa（60mmHg），伴或不伴 $PaCO_2$＞6.0kPa（45mmHg），诊断为呼吸衰竭。

（3）痰培养：可检出病原菌，常见的病原菌有肺炎链球菌、流感嗜血杆菌、卡他莫拉菌、肺炎克雷伯杆菌、白色念珠菌等。同时做药物敏感试验可指导临床合理应用抗生素治疗。

（4）α_1 抗胰蛋白酶（α_1-AT）：α_1-AT 是肝脏合成的急性期蛋白，其主要作用是抗蛋白水解酶特别是对中性粒细胞释放的弹力酶的抑制作用；目前有一种学说认为肺气肿的发生是由于蛋白酶和抗蛋白水解酶之间不平衡所致，α_1-AT 是人体最重要的抗蛋白水解酶，α_1-AT 缺乏的纯合子易患肺气肿，但我国极少有此型遗传缺陷。

2. 特殊检查

（1）肺功能检查：是判断气流受限的主要客观指标，对 COPD 诊断、严重程度评价、疾病进展、预后及治疗反应等有重要意义。检查可见第一秒用力呼气量（FEV1）或用力肺活量（FEV1/FVC）、最大通气量（MVV）下降，残气量（RV）/ 肺总量（TLC）加大。

（2）胸部 X 线检查：COPD 早期胸片可无变化，以后可出现肺纹理增粗、紊乱等非特异性改变，也可出现肺气肿改变。X 线胸片改变对 COPD 诊断特异性不高，主要作为确定肺部并发症及与其他肺疾病鉴别之用。

（3）胸部CT检查：CT检查不应作为COPD的常规检查。高分辨CT，对有疑问病例的鉴别诊断有一定意义。

五、治疗

（一）稳定期

缓解或阻止肺功能下降。

1.戒烟

避免或防止粉尘、烟雾及有害气体吸入。

2.解痉平喘药

减少急性加重频率和严重程度。一般在同水平维持长期规律治疗。

（1）β_2受体激动剂：用于缓解症状，按需使用。高血压、心脏病、甲亢患者慎用，不良反应有骨骼肌震颤、心动过速、心律失常、失眠、头痛等。

（2）抗胆碱药：不良反应少。

（3）茶碱类药：肝、心、肾功能障碍及甲状腺功能亢进者慎用。不良反应：胃肠道症状，心血管症状（心动过速、心律失常、血压下降）及尿多，严重者可至抽搐或死亡。不建议常规使用。

（4）糖皮质激素：长期规律的吸入糖皮质激素较适用于FEV1＜50%预计值（Ⅲ级和Ⅳ级）并且有临床症状以及反复加重的COPD患者。联合吸入糖皮质激素和β_2受体激动剂，比各自单用效果好。对COPD患者不推荐长期口服糖皮质激素治疗。吸入剂不良反应少。

3.对症治疗和中医辨证施治。

4.康复治疗

腹式呼吸锻炼，缩唇呼气，避免快速浅表呼吸；适当步行等活动，营养支持，达到理想体重。

5.家庭氧疗

Ⅳ级COPD患者可家庭长期应用。指征：①$PaO_2 \leq 55mmHg$

或动脉血氧饱和度（SaO_2）≤88%，有或无高碳酸血症；② PaO_2 55～60mmHg，或 SaO_2<89%，并有肺动脉高压、心力衰竭水肿或红细胞增多症（红细胞比积>55%）。家庭氧疗一般经鼻导管吸入氧气，流量 1.0～2.0L/min，吸氧持续时间>15h/d。

6. 外科治疗

（1）肺大疱切除术　有指征患者，术后可减轻患者呼吸困难程度，肺功能改善。术前胸部 CT 检查、动脉血气分析及全面评价呼吸功能对于决定是否手术是非常重要的。

（2）肺减容术　切除部分肺组织减少肺过度充气，但不延长患者寿命。用于上叶明显非均质肺气肿。属实验性、姑息性手术，不建议广泛应用。

（3）肺移植术　对合适的晚期患者可改善生活质量。但技术要求高、花费和风险大，不能推广应用。

（二）急性加重期治疗

（1）急性加重的病因治疗　如抗感染等。注意肺炎、充血性心力衰竭、心律失常、气胸、胸腔积液、肺血栓栓塞症等，可引起酷似 COPD 急性发作症状，需鉴别。抗生素应根据 COPD 严重程度及当地病原学情况尽早选择敏感抗生素。通常Ⅰ级（轻度）或Ⅱ级（中度）患者加重，致病菌多为肺炎链球菌、流感嗜血杆菌及卡他莫拉菌。Ⅲ级（重度）及Ⅳ级（极重度）急性加重时，除常见菌外，尚有肠杆菌、铜绿假单孢菌及耐甲氧西林金黄色葡萄球菌。长期应用广谱抗生素和糖皮质激素易继发深部真菌感染，应密切观察真菌感染临床征象并采用防治措施。

（2）控制性氧疗　吸入氧浓度不宜过高，注意避免 CO_2 潴留及呼吸性酸中毒。给氧途径包括鼻导管或面罩，其中 Venturi 面罩更能精确地调节吸入氧浓度。氧疗 30 分钟后，应复查动脉血气，以确认氧合满意，且未引起 CO_2 潴留和（或）呼吸性酸中毒。

（3）机械通气　根据病情需要，首选无创性机械通气。动脉血气监测。有创性机械通气在终末期 COPD 患者中是否应用，需考虑到病情好转可能性、患者及家属意愿以及强化治疗条件是否允许。

（4）对症支持治疗　排痰治疗（祛痰药、刺激咳嗽、体位引流等）；气管舒张剂、糖皮质激素等；监测水和电解质平衡、补充营养；卧床者防肺栓塞；治疗伴随疾病及并发症（休克、弥散性血管内凝血、上消化道出血、胃功能不全、心力衰竭等）。

六、观察要点

（1）观察患者的生命体征，特别是体温以及呼吸的变化，注意呼吸的频率、节律和幅度；观察患者咳嗽、咳痰的情况，特别是痰液的颜色、性状和量；定期对患者进行动脉血气分析的检测，以监测水、电解质及酸碱平衡的变化。

（2）遵医嘱应用肺脑合剂，观察药物疗效。注意保持气道通畅，如发现药物过量引起心悸、呕吐、震颤，甚至惊厥，应立即通知医生予对症治疗。

七、护理要点

1. 保持呼吸道通畅

（1）咳嗽　每 2 ～ 4 小时进行数次深呼吸后咳嗽。

（2）合理用氧　一般持续低流量、低浓度给氧，氧流量 1 ～ 2L/min，浓度在 25% ～ 29%。防止高浓度吸氧抑制呼吸，加重肺性脑病。

（3）雾化吸入　雾化吸入生理盐水、沐舒坦、异丙托溴铵气雾剂（爱全乐）、吸入用布地奈德混悬液（普米克令舒）等促进排痰。

（4）负压吸引　负压吸引排痰，动作轻柔，每次吸痰时间不超过 15s，观察痰的颜色、性质和量，咳嗽情况。

2. 一般护理

（1）睡眠

① Ⅱ型呼吸衰竭患者建议维持 SaO_2 90% ～ 93%。

② 纠正患者缺氧，改善呼吸困难。

③ 予睡眠卫生指导，养成良好的睡眠习惯。

④ 提供心理和经济支持，消除焦虑情绪。

⑤ 合理使用催眠药改善睡眠。

（2）饮食

① 适量碳水化合物饮食。

② 高纤维素、易消化饮食，防便秘、腹胀。

③ 少食多餐，减少用餐时的疲劳。

④ 进食前后漱口，保持口腔清洁，促进食欲。

⑤ 根据水肿程度，限制钠盐摄入。

⑥ 张口呼吸，痰液黏稠者补充足够水分。

（3）心理

① 陪伴患者身边，倾听患者的诉说。

② 安慰患者使患者保持情绪稳定。

③ 协助患者了解疾病过程，减轻心理焦虑。

④ 共同制订康复计划，增强战胜疾病的信心。

（4）皮肤

① 根据病情变化随时评估患者皮肤情况

② 使用预防压疮气垫床。

③ 定时变换体位。

④ 保持大小便失禁患者皮肤清洁干燥。

⑤ 加强营养。

（5）活动

① 评估老年患者生活自理能力、活动量。

② 以量力而行、循序渐进为原则。

③ 定时改变体位、拍背。

④ 鼓励有效咳嗽、咳痰，保持呼吸道畅通。

3. 安全用药的护理

（1）头孢菌素　观察有无出血不良反应。

（2）喹诺酮类　观察有无失眠、精神错乱、眩晕及焦虑。

（3）利尿药　监测血电解质浓度。

（4）氨茶碱　从小剂量开始用，避免静脉输液速度过快；避免静脉用药浓度太高。

（5）可待因　痰多时禁用，观察咳嗽、咳痰的情况。

（6）糖皮质激素　避免长期大量口服，定期监测血糖、血压，吸药后用清水反复漱口，用制霉菌素溶液漱口。

4. 无创正压通气（NIPPV）的护理

（1）无创正压通气的适应证　①疾病的诊断和病情有可逆性；②有辅助通气的指标：如中重度呼吸困难，患者呼吸急促，COPD 患者呼吸频率≥25 次 / 分，充血性心力衰竭患者则≥30 次 / 分；③患者需动用辅助呼吸肌或者胸腹矛盾运动；④血气异常，pH＜7.35，$PaC0_2$＞45mmHg；⑤排除有用 NIPPV 的禁忌证。因此，NIPPV 广泛应用于以下各类不同的疾病：COPD 急性加重期；稳定期 COPD；心源性水肿；NIPPV 辅助撤机；辅助支气管镜检查；手术后呼吸衰竭；肺炎；急性呼吸窘迫综合征；免疫功能受损合并呼吸衰竭；支气管哮喘急性发作；胸部创伤；睡眠呼吸暂停综合征等。

（2）无创正压通气的禁忌证　①心跳呼吸停止；②自主呼吸微弱或昏迷；③短期内行气道或食管手术；④判断患者误吸的可能性很高时；⑤面部有创伤、术后、畸形；⑥合并有其他脏器功能衰竭（消化道大出血或穿孔或严重的脑部疾病等）；⑦患者不合作。

（3）用前准备

① 解释无创通气治疗的方法、目的和作用。

② 争取老年患者的理解和配合。

③ 根据患者的病情和脸型选择合适的面罩。

④ 认真调试无创呼吸机。

（4）观察疗效

① 呼吸困难症状是否缓解。

② 氧饱和度及血气分析指标是否改善。

③ 呼吸频率和心率是否减慢。

④ 辅助呼吸肌功用减少或消失。

⑤ 行无创通气 2 小时通气无改善。

⑥ 不耐受面罩。

（5）胃肠胀气及护理

① 尽量使用鼻罩，通气时取半卧位。

② 适当降低 IPAP 参数。

③ 间歇使用呼吸机。

④ 避免摄入碳酸饮料。

⑤ 必要时行胃肠减压。

⑥ 给予促进胃肠蠕动的药物如多潘立酮等。

（6）面部皮肤破损及护理

① 选用材料柔软的面罩。

② 避免松紧带过紧。

③ 间歇使用呼吸机。

④ 鼻翼两侧加用小软垫。

（7）口腔、鼻腔干燥、保证湿化器正常工作，湿化温度调整到 32 ～ 35℃，及时添加湿化水。

5.氧疗的护理

根据 COPD 的病情选择正确的氧疗是缓解患者呼吸困难的有效措施。AECOPD 老年患者应予控制性氧疗，稳定期患者则予长期氧疗。由于老年 COPD 患者活动无耐力，生活自理能力降低和疾病相关知识缺乏，氧疗的依从性受到较大影响。为确保氧疗效果，要经常检查指导老年患者坚持进行正确氧疗。氧疗患者的湿化水应每天更换，湿化瓶和氧气管每周更换，要特别向患者及家属或陪护讲解安全用氧的注意事项。密切观察患者的 SaO_2 变化，Ⅱ型呼吸衰竭患者建议维持 SaO_2 90% ～ 93%，因为氧饱和度过高可能导致二氧化碳潴留而出现困倦甚至肺性脑病。

6.并发症的护理

（1）肺性脑病的护理　COPD 急性发作时，要密切观察呼吸困难及发绀程度，缺氧和 CO_2 潴留急剧变化时，可引起失眠、精神错乱、狂躁或表情淡漠、神志恍惚、嗜睡、昏迷等肺性脑病的表现，应及时报告医生并协助抢救。嘱患者绝对卧床休息，呼吸困难时取半卧位；协助医生定期检测患者动脉血气分析；予以持续低浓度、低流量吸氧（1～2L/min）；对表现狂躁不安的患者，给予床档保护或约束肢体，加强安全保护的措施，必要时专人护理。

（2）自发性气胸　如果患者出现胸痛、咳嗽或呼吸困难加重，提示自发性气胸的可能，应及时通知医生，积极准备胸腔穿刺术及胸腔闭式引流术相关的用物和药品，并配合医生进行处理；观察患者呼吸、脉搏、面色以及血压的变化，术后应观察患者伤口有无渗血、漏气或有无皮下气肿、胸痛发生。

7.稳定期COPD患者的出院宣教

老年AECOPD患者急性期控制后，为了避免发生院内感染，要及时动员患者出院。此时要对患者进行健康宣教，提高患者对COPD的认识和自身处理疾病的能力，积极配合治疗避免病情反复。

（1）健康宣教的内容

① 使患者了解COPD的相关知识。

② 督促患者戒烟。

③ 教会患者正确使用雾化吸入装置，及时补充药物。

④ 指导患者进行呼吸康复训练如缩唇式呼吸和腹式呼吸。

⑤ 坚持长程氧疗。

⑥ 营养支持。

⑦ 指导患者何时到医院就诊：发热、突发静息时呼吸困难、院外治疗无效、出现新发症状如发绀、水肿等应立即就诊。

（2）健康宣教的注意事项　因为老龄化和疾病原因，老年COPD患者听力下降、记忆力衰退、理解能力差，在为他们进行健康宣教时要做到个体化、人性化。所以要特别注意：

① 耐心、仔细、反复宣教；语言通俗易懂。

② 耐心示范吸入治疗方法直到患者掌握。

③ 服药的种类、时间及用药目的写在纸片上，避免遗忘。

④ 定期随访，不断强化。

第六节 慢性肺源性心脏病

一、定义

慢性肺源性心脏病简称慢性肺心病，是由肺组织、肺血管或胸廓的慢性病变引起肺组织结构和（或）功能异常，产生肺血管阻力增加，肺动脉压力增高，导致右心室扩张和（或）肥厚，伴或不伴有心功能衰竭，并排除先天性心脏病和左心病变引起的心脏病。肺心病在老年人群中，尤其北方农村和高原的老年人群中多见。

二、病因及发病机制

（一）病因

（1）慢性支气管、肺疾病　慢性阻塞性肺疾病最常见，其次为支气管哮喘、支气管扩张、重症肺结核、肺尘埃沉着症、结节病、间质性肺疾病等。

（2）胸廓运动障碍性疾病　较少见。严重的脊椎后凸及侧凸、脊椎结核、胸膜广泛粘连及胸廓成形术后造成的严重胸廓或脊椎畸形，以及神经肌肉疾病如脊髓灰质炎等。

（3）肺血管疾病　慢性血栓栓塞性肺动脉高压、肺小动脉炎、累及肺动脉的过敏性肉芽肿病、特发性肺动脉高压等。

（4）其他　原发性肺泡通气不足及先天性口咽畸形、睡眠呼吸暂停低通气综合征、久居高原等。

（二）发病机制

（1）肺动脉高压形成　慢性缺氧、高碳酸血症、反复感染等，最终导致肺血管阻力增加，血管结构重塑，产生肺动脉高压，早期功能性改变，晚期器质性改变不可逆。肺动脉高压（PH）指：在海平面、静息状态下，平均肺动脉压（mPAP）>25mmHg，或者运动状态下 mPAP＞30mmHg。其严重程度分为轻度（26～35mmHg）、中度（36～45mmHg）、重度（＞45mmHg）。

（2）心脏病变和心力衰竭　肺动脉高压使右心室负荷加重，引起右心室肥厚与扩大，病情进展右心失代偿，右心室功能衰竭。

（3）继发重要器官损害　脑、肝、肾、胃肠及内分泌、血液等多器官功能损害。

三、临床表现

发展缓慢，急性加重期与缓解期交替出现。除原有肺、胸疾病的症状和体征外，逐步出现肺、心功能衰竭以及其他器官损害征象。

1. 肺、心功能代偿期

咳嗽、咳痰、气促，活动后可有心悸、呼吸困难、乏力和劳动耐力下降。肺动脉高压和右心室肥厚扩大体征：P_2 亢进、分裂，三尖瓣区可出现收缩期杂音或剑突下心脏搏动增强。

2. 肺、心功能失代偿期

（1）呼吸衰竭：呼吸困难加重，夜间为甚，头痛、失眠、食欲下降及发绀，球结膜充血、水肿。高碳酸血症可皮肤潮红、多汗。

（2）有心力衰竭：气促更明显，心悸、食欲不振、恶心、腹胀等。颈静脉怒张，肝大压痛，肝颈静脉回流征阳性，身体下垂部位水肿，重者腹水。可三尖瓣关闭不全，听诊可闻及胸骨左下缘第三心音，三尖瓣区或剑突下收缩期吹风样杂音，甚至舒张期隆隆样杂音，可有颈静脉收缩期搏动及肝脏收缩期搏动。少数可出现肺水肿及全心衰竭体征。

四、辅助检查

（1）X 线肺动脉高压表现

① 右下肺动脉干扩张，其横径≥15mm；或其横径与气管横径比值≥1.07；或动态观察右下肺动脉干增宽 2mm 以上；

② 肺动脉段明显突出或其高度≥3mm；

③ 中央肺动脉扩张，外周血管分支纤细，形成“残根”征；

④ 圆锥部显著突出（右前斜位 45°）或其高度≥7mm；

⑤ 右心室增大征。

（2）心电图　肺性 P 波和（或）右心房肥大是特征性改变，如电轴右偏、重度顺钟向转位、V_1 导联呈 qR 型或 V_1R/S≥1、V_5R/S≤1、RV_1+SV_5≥1.05mV、肺型 P 波（Ⅱ、Ⅲ、aVF 导联 P 波高尖），也可见右束支传导阻滞及低电压图形。有时在 V_1 ～ V_3 呈 QS、Qr、qr，老年人需注意与心肌梗死鉴别。

（3）超声心动图　右心室流出道内径≥30mm、右心室内径≥20mm、左心室内径/右心室内径＜2、右心室前壁厚度≥5mm 或前壁搏动幅度增强、有肺动脉内径≥18mm 或肺动脉干≥20mm、右心房增大等。多普勒超声心动图显示三尖瓣反流及右心室收缩压增高。多平面经食管三维超声心动图可显示右心室功能射血分数（RVEF）下降。

（4）动脉血气分析　失代偿期可出现低氧血症或合并高碳酸血症。

（5）实验室检查　血常规红细胞及血红蛋白可升高。合并感染白细胞总数增高，中性粒细胞增加。血黏度增加。部分可出现肝肾功能及电解质改变。痰病原学检查可指导抗生素的选用。

（6）肺功能检查　对早期或缓解期患者有意义，心肺功能衰竭期不宜行此项检查。

五、治疗

（一）急性加重期

1. 控制感染

感染是急性加重主要诱因。根据痰菌培养及药敏试验选择有效抗生素。

2. 改善呼吸功能

清除气道分泌物，缓解支气管痉挛，通畅呼吸道，可使用支气管舒张药和祛痰药等。氧疗，纠正缺氧和二氧化碳潴留，防治呼吸衰竭。

3. 控制心力衰竭

控制感染、改善呼吸功能后轻度心力衰竭可改善，不需使用利尿药和强心剂。但对重症患者，可选用利尿药、正性肌力药或扩血管药物。

（1）利尿药　减轻右心负荷、消除水肿。原则选用作用轻的利尿药，小剂量使用，疗程宜短。可用排钾和保钾利尿药联合。警惕老年人使用利尿药可出现低钠、低钾、低氯性碱中毒、电解质紊乱、痰液黏稠不易排痰、血液黏滞性升高等，应加强预防和避免。

（2）强心剂　慢性肺心病老年患者对洋地黄类药物耐受性低，易致中毒，应慎重使用。应用指征：感染已控制、呼吸功能已改善、使用利尿药后仍有反复水肿的心力衰竭，右心衰竭为主要表现而无明显感染，合并急性左心衰竭；合并室上性快速心律失常。用药应小剂量（常规剂量 1/2 ～ 1/3）；选作用快、排泄快洋地黄类药；用药前应纠正缺氧和低钾血症。

（3）血管扩张药　扩张肺动脉同时也扩张体动脉；肺血管扩张可导致肺内通气 / 血流比例失调。应用需谨慎。一氧化氮、钙通道阻滞剂、川芎嗪等有一定降低肺动脉压效果。前列环素、内皮素受体拮抗剂、磷酸二酯酶抑制剂等，对特发性肺动脉高压等有一定临床疗效。

（4）抗凝治疗　普通肝素或低分子肝素可防止肺微小动脉原位血栓形成。

（5）肾上腺皮质激素　在有效控制感染下，短期大剂量应用，对抢救早期呼吸衰竭和心力衰竭有一定作用。

4. 预防和处理并发症

（1）肺性脑病　肺心病最危险并发症之一，表现为精神异常，如嗜睡、失眠、兴奋躁动、行为异常等。注意与脑动脉硬化、严重电解质紊乱、感染中毒性脑病等鉴别。发生肺性脑病时慎用镇静剂。

（2）心律失常　经过治疗，感染、缺氧、电解质紊乱和肺心病心律失常多可消失，若持续存在，可根据心律失常的类型选用药物。老年肺心病患者避免用β受体阻滞剂。

（二）缓解期

增强免疫功能；积极防治原发病；减少或避免急性加重期发作，使肺、心功能得到部分或全部恢复。

六、观察要点

密切观察记录生命体征、神志变化、发绀程度、消化道出血、肝肾功能、心律、心率变化。患者如出现记忆力及判断力下降、头痛、烦躁不安、恶心、呕吐等，多为肺性脑病的先兆，应积极配合医生抢救。禁用吗啡、哌替啶（度冷丁）、巴比妥等镇静催眠药，以免抑制呼吸。

七、护理要点

1. 一般护理

（1）休息　患者有呼吸困难、发绀、下肢水肿加重，心肺功能失代偿时，应绝对卧床休息，给予半卧位，并持续低流量吸氧。

（2）饮食　给予高蛋白、高热量、富含维生素易消化的饮食。有水肿和腹水、尿少的患者应限制钠盐摄入；多汗者给含钾多的食物；昏迷患者给予鼻饲饮食，一般每天摄入水量2500～3000ml，并记录24小时出入量，入量不能过量，以免加重心脏负担。

（3）皮肤护理　经常更换体位，定时给患者翻身并用温水擦浴，骨骼突出处用50%乙醇按摩并垫以软垫，搬动患者时，防止托拉推动作，以免擦伤皮肤，大小便失禁者，应保持皮肤干燥，及时更换衣被，防止压疮的发生。

（4）口腔护理　保持患者口腔清洁与湿润，每天用生理盐水或朵贝漱口液清洁口腔，餐前餐后漱口，有真菌感染者可用2%碳酸氢钠清洗口腔并涂以制霉菌素甘油。

2. 用药护理

在用药过程中，应注意给药方法及用药时间，24 小时均匀用药，保持血液药物浓度在一定水平。严密观察患者用药作用和不良反应，有异常者及时通知医师，并予以及时处理。

3. 对症护理

（1）清除气道内炎性分泌物　神志清醒的患者，应鼓励自动咳痰，痰液排出困难者，给雾化吸入，雾化吸入后痰液易于咳出，使支气管通畅，从而增加肺泡通气量。

（2）协助排痰　重症患者咳嗽反射迟钝无力时，应协助患者勤翻身，与呼气同步拍背，以松动气道内分泌物，诱发咳嗽反射，或按压上腹结合体位引流等措施促使痰液排出。

（3）氧疗　应采取低流量 1 ～ 2L/min，低浓度 24% ～ 28% 持续吸氧。氧疗开始不宜把 PaO_2 提高过快过高，一般开始吸氧 12 ～ 24 小时内缓慢地将 PaO_2 提高到 6.7 ～ 8kPa（50mmHg），这样既能纠正组织缺氧，也不会引起二氧化碳潴留。

4. 出院指导

肺心病急性发作缓解后可以出院，应告诉患者预防急性发作有关知识，如预防感冒，一旦出现呼吸道感染，应及早治疗，戒除吸烟习惯，注意身体锻炼，增强体质，提高机体免疫力。

第七节　慢性肺炎

一、定义

肺炎是指由各种致病原引起的肺实质炎症，是老年人的多发病。老年人（≥65 岁）占肺炎患者 2/3 以上，且病死率高。老年人肺炎临床表现轻重不一，极易误诊和错过抢救时机。

二、病因及发病机制

（1）感染是主要病因，如细菌、病毒、肺炎支原体、衣原体、真菌及寄生虫等。根据感染发生情况分类：

① 社区获得性肺炎（CAP） 主要病原体为肺炎链球菌，其次是流感嗜血杆菌、克雷伯肺炎杆菌、肺炎支原体、衣原体和病毒。

② 医院内获得性肺炎（HAP） 病原体以革兰阴性杆菌为主，其中铜绿假单胞菌、克雷伯肺炎杆菌、肠杆菌等最常见；其次为金黄色葡萄球菌、厌氧菌、真菌等；常是混合感染。近年认为L型菌是老年肺炎疗效差（耐药）、病程迁延和复发原因之一。

（2）非感染性，如放射线、毒气及化学药品。

三、临床表现

（1）老年人多感冒、受凉起病。畏冷低热；痰量增多、由白色变成脓痰；呼吸加快甚至喘息。高龄老人或原有慢性疾病老人常表现精神萎靡、反应迟钝、纳差等，或原慢性病症状掩盖而易被忽视。

（2）病情变化快、并发症多。常见呼吸衰竭、心力衰竭、严重心律失常、休克、心绞痛及急性心肌梗死，胸腔积液等。

（3）查体：呼吸可增快，肺部（病变区或肺底）可闻湿啰音。

四、辅助检查

1. 实验室检查

（1）白细胞总数及分类 总数可轻度升高或正常、少数患者（病毒感染）可降低。中性粒细胞多超过正常，重者有中毒性颗粒和明显核左移现象。

（2）病原学检查

① 病原体培养：在无菌操作下取痰、胸水或血做病原体培养加药敏试验可能提供病原体诊断和正确治疗的依据。但阳性率仅占半数左右。

② 病原体其他检查：如免疫扩散法、荧光免疫标记法、单克隆抗体法、酶联法、DNA探针检测、气象色谱等新技术。在有条件时可选择相应项目作为辅助检查，对病原体确定有帮助。

（3）血生化检测 老年人原则应查肝肾功能、血浆蛋白、血糖、电解质等，为合理治疗提供依据。

2. 影像检查

(1)X线检查　重要和简便的检查手段。危重者可床边拍片。了解病灶部位、范围。

(2) CT或MRI　肺炎疑有肿瘤或阻塞性肺炎、肺癌术后及放疗后肺炎等应做CT、MRI检查。疑难病患者必要时可做PET。

3. 其他

(1) 老年人应常规心电图检查，病情需要做心电图及血压24小时监测。

(2) 阻塞性肺炎或咯血，经2周治疗仍未止者，情况允许可行纤维支气管镜检查。

(3) 据病情和必要性亦可做相应其他检查，如必要时胸穿抽胸水检查或行胸腔镜检查。

五、治疗

及时有效控制感染；支持治疗和防治并发症。

(一) 老年人肺炎抗感染治疗

1. 临床多先经验性治疗，根据药敏结果及临床情况再调整。

(1) 老年人CAP　常见病原主要有肺炎链球菌，其次为革兰阴性肠杆菌、金黄色葡萄球菌、流感嗜血杆菌、需氧革兰阴性杆菌、卡他莫拉菌等，抗生素选择参考第二代头孢/β-内酰胺酶类(或酶抑制剂)、新喹诺酮。重症患者要覆盖军团菌；有吸入者要覆盖厌氧菌。

(2) 老年人HAP常见病原　轻中症第二、三代头孢菌素(头孢呋辛、头孢丙烯、头孢克洛等)单用或联用大环内酯类；β-内酰胺酶类/β-内酰胺酶抑制剂单用或联用大环内酯类；青霉素过敏者选用氟喹诺酮类，或克林霉素联合大环内酯类。抗假单胞菌β-内酰胺酶类。重症喹诺酮类联合下列药物之一：头孢他啶、头孢哌酮、哌拉西林、替卡西林等；广谱β-内酰胺酶类/β-内酰胺酶抑制剂（替卡西林/克拉维酸、头孢哌酮/舒巴坦钠、哌拉西林/他唑巴坦）；碳青霉烯类（如亚胺培南）。

2. 合理选择和应用抗菌药物可参考的因素

（1）尽可能了解正确病史　发病前的基础病、用抗菌药物状况和过敏史，这样可避免使用对患者无效或可能过敏的药物。

（2）评估病情程度　如肺炎有严重休克和心力衰竭或呼吸衰竭者应选择广谱、强效安全、足量的抗菌药物及早控制炎症。

（3）了解患者重要器官功能状况　若有肾衰者避免用对肾有损害的药物（氨基糖苷类）；若已有肝功能不良者应避免用对肝有害药物（如四环素及红霉素族药）。

（4）本地区细菌耐药监测结果情况　不同地区细菌耐药性不尽相同。根据当地细菌耐药状况选择抗菌药物更合理。

（5）患者肺炎的发病因素　如VAP及导管源性肺炎者病原体多为条件致病菌、耐药菌、医院内感染常见病原体，可选择相应抗菌药物。

（二）其他治疗

（1）老年人肺炎应重视综合治疗及防治并发症。

（2）调理基础病、维持重要器官正常功能；良好护理（包括精神护理）。

（三）预防

1. CAP预防

① 戒烟、避免酗酒有助于预防肺炎发生；

② 适时预防接种肺炎链球菌疫苗和（或）流感疫苗；

③ 控制原有老年慢性疾病；

④ 平衡饮食，生活规律，适当锻炼增强体质；

⑤ 清洁老年人居住环境、关心老年人生活起居。

2. HAP预防

① 半坐位或更换体位，以减少吸入危险性；

② 诊疗器械、呼吸机严格消毒灭菌，无菌操作，医护人员

认真洗手；

③ 尽可能缩短人工气道留置和机械通气、鼻胃插管的留置时间；

④ 尽量避免或减少使用 H_2 受体阻滞剂和抗酸剂。

六、观察要点

认真观察患者体温、脉搏、呼吸、血压、面色、神志、尿量等变化，气急发绀者给予吸氧，血压不升者应用升压药，咳嗽咳痰者给予拍背排痰，烦躁不安、体温骤降，少尿或无尿者，立即配合抢救。

七、护理要点

1. 心理护理

多数患者突然起病、寒战、高热，由于对疾病知识缺乏，表现焦虑不安，大脑皮质处于紧张状态，不能很好地休息，增加耗氧量，加重病情，所以要做好解释工作，使患者对疾病有正确的认识，消除紧张、焦虑、安心养病。

2. 一般护理

（1）卧床休息　重患者要卧床休息，协助做好生活护理，如洗漱、饮食、卫生护理。环境要清洁、安静、舒适。室内光线应充足，温度适宜，相对湿度为 50% ～ 60%。给患者一种良好的休息环境，有利于肺部疾病的恢复。

（2）注意保暖　寒战时可用暖水袋或电褥等保暖，高热时可行酒精擦浴及头部放置冰袋，予以降温。饮食选择高蛋白、高维生素、高热量易消化的流质或半流质饮食，鼓励患者多饮水，以补充发热、出汗和呼吸急促丢失的水分，并利于痰液排出。

（3）胸痛者可让患者卧于患侧，或在深呼气后用胶布固定患侧胸部以减低呼吸幅度，必要时给予止痛剂。

3. 药物治疗的护理

密切观察抗生素及其他应用药物的不良反应与毒性作用，一旦出现，应及时汇报医师，并予以处理。

4. 出院指导

加强身体锻炼，增强体质，根据季节增减衣服，避免受凉，预防感冒。

第八节　肺栓塞

一、定义

肺栓塞（PE）是指肺动脉或其分支被内源性或外源性栓子堵塞，导致肺循环障碍而引起的一系列病理生理改变和临床表现。栓子通常为血栓，主要来源于下肢或盆腔静脉及右心。由于老年人常存在基础心、肺疾病，有与肺栓塞类似的临床表现及实验室检查异常，使得诊断困难，误诊和漏诊率高。且原有心肺疾病的老年患者，肺栓塞引起的血流动力学变化更明显，溶栓抗凝治疗引起出血的危险性也较其他年龄组成人要高，因此其诊断和治疗有其特点且难度更高。

二、病因及发病机制

肺栓塞的病因是内源性或外源性栓子堵塞肺动脉或其分支，最常见的栓子是来自静脉系统的血栓，占 90% ～ 95%。其他还有脂肪、新生物细胞团、空气等。许多研究表明，栓子多来源于下肢近端深静脉。所以预防深静脉血栓（DVT）也是预防肺栓塞发生的有效方法。老年人常见的肺栓塞原因还有心脏病（尤其常见于心房纤颤合并心力衰竭者，右心房或右心室附壁血栓脱落可致肺栓塞）、肿瘤（癌性栓子致肺栓塞）等。

三、临床表现

1. 临床表现多种多样

缺乏特异性，只有不足 1/3 的患者同时具有呼吸困难、胸痛和咯血（肺梗死三联征）。老年人对症状的反应较迟钝，主要是由于年龄或伴有其他心肺疾病的症状，常造成老年 PE 的漏诊和误诊。

2. 常见症状

（1）呼吸困难　最常见的症状之一，约占 85%。呼吸浅促，活动后明显，其程度因栓塞的部位、范围而异。

（2）胸痛　包括胸膜炎性胸痛和心绞痛样疼痛。前者是栓塞累及胸膜所致：后者可能与冠状动脉痉挛、心肌缺血有关。胸痛约占 80%。

（3）晕厥　往往是大的肺栓塞的首发症状，因大面积栓塞引起心排血量降低、脑供血不足所致，约占 10%。

（4）烦躁、惊恐甚至濒死感　与胸痛和低氧血症有关。

（5）咯血　多为小量咯血，多在栓塞后 24 小时内发生，持续 2 ～ 3 天。慢性肺栓塞引起的肺动脉高压咯血多来自支气管黏膜下支气管动脉代偿性扩张破裂的出血。发生率约占 30%。

（6）咳嗽　多为干咳或伴少量黏痰或血痰。

（7）发热　多为低热，体温不超过 38.5℃，高于 38.5℃应考虑合并感染。

3. 体征

（1）呼吸系统体征　大面积肺栓塞并发肺不张时，可出现气管移向患侧，膈肌上抬，病变部位叩诊呈浊音。部分病例可闻及哮鸣音和湿啰音，也可闻及肺血管性杂音，于吸气时增强，为血流经部分阻塞的肺动脉时产生的杂音，多出现于栓子溶解时，还可闻及胸膜摩擦音或有胸腔积液体征。

（2）心血管系统体征　主要是急、慢性肺动脉高压和右心功能不全的体征。心率增快，可出现心律失常。部分患者有肺动脉第二心音亢进，可出现喷射音或收缩期喷射性杂音，也可出现舒张期反流性杂音。三尖瓣区可闻及反流性杂音，吸气时增强、还可出现右心性奔马律，出现右心衰竭时可有颈静脉怒张、肝脏肿大、肝颈静脉回流征阳性、下肢水肿等。急性肺栓塞或重症肺动脉高压时可出现少量或中等量心包积液。大面积肺栓塞时可有血压下降，少数重者出现心源性休克，约为 5%。

（3）其他体征　常有低热、呼吸频率增快、心动过速、发绀等，一般肺栓塞后 5 ～ 15 天可能出现类似心肌梗死后综合征，临床称肺梗死后综合征，当出现此类情况时应予鉴别。

四、辅助检查

1. 检验

常见白细胞数增多（很少超过 15×10^9/L）、红细胞沉降率增快、丙氨酸氨基转移酶正常或轻度增高、血清胆红素增高、乳酸脱氢酶和磷酸肌酸酶升高等。但均为非特异性，应结合临床分析，同时应做心肌酶谱及血清肌钙蛋白检查以助于与心肌梗死鉴别。

2. 动脉血气分析

PaO_2 下降、肺泡动脉血氧分压差 P（A-a）O_2 增加或呼吸性碱中毒。老年患者因有基础心肺疾病，较常出现血气异常，血气正常有利于排除老年 PE 的诊断。但由于随年龄的增加，会出现动脉血氧分压降低和肺泡-动脉氧分压差增加，所以常无特异性。

3. 心电图

常表现为急性肺动脉高压和右心室扩张的心电图征。心电图正常不能排除本病。最常见的改变是 T 波倒置和 ST 段下降。比较有意义的改变是 $S_{Ⅰ}Q_{Ⅲ}T_{Ⅲ}$型，即Ⅰ导联 S 波变深，Ⅲ导联出现深 Q 波和倒置的 T 波。其他可能出现的心电图改变有：肺型 P 波、完全性或不完全性右束支传导阻滞、电轴右偏、顺钟向转位等。在各年龄组 PE 引起的心电图改变均相似。

4. 胸部 X 线检查

典型改变为尖端指向肺门，底边朝向胸壁的楔形阴影，也可呈带状、球状、不规则形肺不张影。也可表现为区域性肺血管纹理变细，稀疏或消失，肺野透亮度增加；慢性的可为肺动脉膨隆以及右心室扩大征、右下肺动脉干增宽。患侧易出现膈肌抬高及少量胸水。

5. 超声心动图

在提示诊断和除外其他心血管疾病方面有重要价值。当发现有肺动脉高压、右心室高负荷和肺心病征象时，可提示或高度怀疑肺栓塞。

6. 通气血流灌注显像

具有重要的诊断或排除诊断意义。其特异性高，检测结果正常或基本正常时可基本排除 PE。典型征象是呈肺段分布的肺灌注缺损。如肺灌注扫描有充盈缺损，应加做肺通气扫描。肺通气/灌注扫描的常见结果及评价：

① 肺通气和灌注扫描均正常，可除外症状性肺栓塞。

② 肺通气扫描正常，灌注扫描缺损，可诊断肺栓塞。

③ 部分肺的通气及灌注扫描均有缺损，不能诊断为肺栓塞（不包括肺梗死），可见于任何肺实质疾病。

④ 肺通气扫描异常，灌注扫描无缺损，为肺实质疾病。

7. 肺动脉造影

是诊断肺栓塞的金标准，但其为有创检查，易发生致命性的并发症，目前较少使用。常见征象有：

① 肺动脉及其分支充盈缺损。

② 肺动脉截断征象，为栓子完全堵塞。

③ 肺动脉分支充盈延迟或排空延迟，为栓子不完全堵塞。

对老年人风险性较大，应掌握好适应证及禁忌证。适应证有：

① 肺通气/灌注扫描不能确诊，但临床又高度怀疑肺栓塞者。

② 考虑行外科手术治疗者。

禁忌证包括出血危险和肾功能不全。

常见并发症有心律失常、腹股沟血肿、过敏、支气管痉挛。

8. D-二聚体检测

D-二聚体是体内纤维蛋白降解的良好标记物，对肺栓塞有高度的敏感性，但特异性较低，肺炎、心肌梗死、心力衰竭、癌症或外科手术均可增高。其阴性对肺栓塞的排除诊断有较大价值。

9. CT检查

能够发现段以上肺动脉内的栓子，多层螺旋 CT 可作为肺栓塞的一线确诊手段；单层螺旋CT敏感性较低，故阴性者需行下肢静脉加压超声排除诊断。直接征象为肺动脉内的低密度充盈缺损，部分或完全包围在不透光的血流之间；或者呈完全充盈缺损，远端血管不显影。间接征象包括肺野楔形密度增高影，条带状的高密度区或盘状肺不张，中心肺动脉扩张及远端血管分支减少或消失。

10.磁共振成像（MRI）

对段以上肺动脉内栓子诊断的敏感性和特异性较高，避免了注射有肾毒性造影剂的缺点，更适合老年人群，与肺血管造影比较患者更易于接受。

11.深静脉血栓的检测方法

由于肺栓塞的栓子绝大多数来自下肢深静脉。因此，深静脉血栓（DVT）的检测可以间接诊断肺栓塞。包括：肢体静脉造影、肢体阻抗血流图、多普勒超声血管检查、放射性纤维蛋白原测定等。静脉加压超声（CUS）检查，对诊断DVT的敏感性达90%，特异性达95%，单层螺旋CT阴性或对造影剂过敏，或肾功能不全的可疑PE患者，建议行下肢CUS，进一步排除诊断。

五、治疗

肺栓塞后48小时内危险性极大，患者应立即进入ICU全面监测和急救处理。治疗措施包括一般处理、呼吸循环支持、溶栓治疗、抗凝治疗、外科手术治疗。

1.卧床、安静、保暖、镇痛，监测呼吸、心率、血压、静脉压、心电图、血气等变化。

2.呼吸循环支持

（1）改善通气、纠正缺氧　可选用鼻导管或面罩给氧，严重缺氧者可行人工通气；有支气管痉挛时给予支气管舒张剂，可选择β_2受体激动剂雾化吸入，也可使用氨茶碱静脉滴注。

（2）治疗右心功能不全　可用利尿剂和血管扩张剂。血压正常或增高者可用酚妥拉明或硝酸甘油稀释后缓慢静脉滴注，以减轻肺动脉高压和心脏负荷。

（3）抗休克　首先补充液体，但注意避免发生肺水肿；补液不奏效时，可静脉滴注多巴胺、阿拉明等，维持收缩压在90mmHg以上。

3. 溶栓治疗

（1）指征　广泛型急性肺栓塞，非广泛型合并右心功能不全者。

（2）绝对禁忌证　任何时间出血性或不明原因的脑卒中，6个月内缺血性脑卒中，中枢神经损伤或肿瘤，3周内大创伤、外科手术、头部损伤，近1个月内胃肠出血，已知的活动性出血。

（3）相对禁忌证　6个月内短暂性脑缺血发作，口服抗凝药，不能压迫的血管穿刺，创伤性心肺复苏，难治性高血压（收缩压大于180mmHg），晚期肝病，感染性心内膜炎，活动性消化性溃疡。

（4）溶栓时间窗　主要用于新鲜血栓或5天以内的血栓。新近认为在2周内者有适应证时仍可考虑应用。

（5）常用药物　尿激酶（UK）、链激酶（SK）及重组组织型纤溶酶原激活剂（rt-PA）。溶栓方案很多，1990年美国食品药品监督管理局（FDA）批准的溶栓方案：链激酶负荷量25万U，30分钟滴完，接着以10万U/h维持24小时。尿激酶负荷量4400U/kg（2000U/磅）在10分钟左右给予，接着按每小时4400U/kg（2000U/磅），维持12～24小时。rt-PA成人按100mg。在2小时左右滴注完。

4. 抗凝治疗

目的是预防血栓的发展和复发，抑制由血栓所致的神经体液分泌，阻止深静脉血栓的进展。目前临床上常用的抗凝药物有肝素、低分子肝素和华法林。肝素的推荐用法：2000～5000U或80U/kg静脉注射，继之以500～1000U/h持续静脉滴注维持。使APTT时间较对照延长1.5～2.5倍。为预防血栓的形成，肝素的使用时间为 7 ～ 10 天。低分子肝素用法：一般为 3000 ～ 6000U/12 小时皮下注射。华法林用法：因其起效时间较长，因而初期使用肝素或低分子肝素，以后华法林维持。一般在肝素或低分子肝素开始应用后的第 1 ～ 3 天加用口服华法林抗凝，初始剂量为 3.0 ～ 5.0mg/d，与肝素或低分子肝素至少要重叠应用 4 ～ 5 天，测定 PT 较对照延长 1.5 ～ 2.5 倍时，即可停用肝素或低分子肝素，长期服用者 INR 宜维持在 2.0 ～ 3.0，一般疗程为 3 ～ 6 个月。主要并发症为出血，可用维生素 K 对抗。

5. 介入治疗

（1）适应证　急性大面积肺栓塞；血流动力学不稳定；溶栓疗法失败或禁忌证；经皮心肺支持（PCPS）禁忌或不能实施者；具有训练有素的导管实施队伍。

（2）介入方法　经皮导管溶栓；经皮导管吸栓；经皮导管、导丝碎栓。

6. 外科治疗

（1）急性肺栓塞的外科治疗　肺动脉血栓摘除术，主要用于伴有休克的大面积 PE，中心静脉压增高、肾功能衰竭、内科治疗失败或有溶栓禁忌证不宜内科治疗者。病死率较高。

（2）慢性血栓栓塞性肺动脉高压外科治疗　肺动脉血栓内膜剥离术，通过减低右心后负荷，增加心排血量，改善通气血流比例失调等改善患者的症状。适应证：美国纽约心脏病学会（NYHA）心力衰竭分级的心功能Ⅲ或Ⅳ级者；肺血管阻力＞30kPa/(L・S)；肺动脉造影显示病变起始于肺叶动脉起始处或近端。

7. 预防

主要预防下肢深静脉血栓形成。血流淤滞、静脉壁异常、血液凝固性增强是静脉血栓形成的三个诱因。具体预防措施：

（1）为避免血流淤滞，术后提倡尽早离床。

（2）脑血管疾病等长期卧床患者，在他人帮助下做下肢按摩活动。

（3）小剂量肝素、低分子肝素或华法林。

（4）用抗凝治疗仍反复发生肺栓塞患者，建议安装下腔静脉滤器。

六、观察要点

（1）观察用药反应。

（2）监测重要生命体征，如呼吸、血压、心率、心律及体温等。

（3）定期复查动脉血气及心电图。

七、护理要点

（1）适宜的治疗，环境安静，房间应该舒适，空气新鲜。

（2）卧床休息，防止活动促使静脉血栓脱落，发生再次肺栓塞。

（3）注意保暖，吸氧。

（4）对胸痛较重、影响呼吸的患者，应给予止痛处理，以免剧烈胸痛影响患者的呼吸运动。

第九节　睡眠呼吸暂停综合征

一、定义

老年睡眠呼吸暂停综合征（SAS）又称老年人睡眠无呼吸综合征。睡眠呼吸暂停综合征是睡眠障碍疾病引起的严重低氧血症及睡眠紊乱，与高血压、心律失常、心脑血管疾病及呼吸衰竭等疾病的发生密切相关，少数患者可夜间猝死。此外，由于白天嗜睡，记忆力及反应能力受损，患者的工作能力下降，意外事故的发生率增加。正因如此，SAS 已成为一门新兴的边缘学科，日益受到国内外医学界的广泛重视。

睡眠呼吸暂停（SA）是指睡眠时间歇性发生的口鼻呼吸气流消失持续 10s 以上。SA 可分为阻塞型、中枢型及混合型 3 种。阻塞型睡眠呼吸暂停（OSA）是指上气道完全阻塞，呼吸气流消失但胸腹呼吸运动仍存在；中枢型睡眠呼吸暂停（CSA）时，呼吸气流及胸腹部的呼吸运动均消失；混合型睡眠呼吸暂停（MSA）兼有以上两者的特点，一般先出现CSA，接着为OSA。三者常出现在同一患者的睡眠过程中，但以其中一种为主。

二、病因及发病机制

1. 阻塞型睡眠呼吸暂停综合征

主要病因是睡眠时上呼吸道狭窄。引起上呼吸道狭窄的原因有以下几种：

（1）上呼吸道解剖性狭窄，睡眠时肌肉松弛，在吸气时胸腔负压增大，舌根后坠与咽壁紧贴使上呼吸道阻塞。

（2）上呼吸道舒张肌群因睡眠时兴奋性降低所致的气道闭塞。

（3）上呼吸道舒张肌群间的协作不协调。

（4）异常反射引起的主动性上呼吸道收缩性狭窄。此外，与阻塞型睡眠呼吸暂停有关的上气道病变还有鼻部结构的异常、咽壁肥厚、扁桃体肥大肢端肥大症、巨舌、先天性小颌畸形、咽部和喉的结构异常等。

2. 中枢型睡眠呼吸暂停综合征

本征主要由呼吸调节异常所致。下列疾病均可出现呼吸调节异常，如脑血管意外、神经系统病变、脊髓前侧切断术血管栓塞或变性病变引起的双侧脊髓病变、家族性自主神经异常、与胰岛素相关的糖尿病、脑炎。其他如肌肉疾病、枕骨大孔发育畸形、脊髓灰质炎、充血性心力衰竭等也可引起呼吸调节异常。

三、临床表现

SAS 患者的临床症状复杂多样，轻重不一，不少患者白天并无不适。除与 SA 本身直接有关者外，SA 引起的多系统损害也可引起相应的临床症状。

其中最主要的临床症状是睡眠打鼾、频繁发生的呼吸停止现象及白天嗜睡。打鼾是SAS最典型的症状之一，患者的鼾声响亮而不规律，时断时续，声音忽高忽低，称“复苏性”鼾声。频发的睡眠呼吸停止现象常由患者的配偶发现，此现象对中、重度患者的诊断准确率达90%以上。白天不分时间、地点，不可抑制地入睡是中、重度SAS的表现，也是患者就诊的主要原因之一。

睡眠呼吸暂停对心血管系统具有广泛的影响，SAS是一个独立于肥胖、年龄等因素以外的高血压危险因子，是继发性高血压的一个重要原因。心律失常在SAS患者中非常常见，也是此类患者易猝死的主要原因。最多见的是窦性心律失常（包括窦性心动过缓、过速、窦房阻滞及窦性停搏），其次为房、室性期前收缩，一度、二度房室传导阻滞及室性心动过速。SAS患者缺血性心脏病的患病率增高，且随着SAS病情加重常使已知或潜在的缺血性心脏病患者的心肌缺血加重，出现心绞痛、心肌梗死、恶性心律失常或心功能恶化等现象。10%～20%的SAS患者出现肺动脉高压，合并慢性阻塞性肺疾病时，表现更为明显，甚至出现右心功能衰竭。SA还是脑血管病的一个独立危险因素。

长期睡眠呼吸暂停者，白天活动时气短可能是肺泡通气不足的表现。性欲减退和阳痿在男性重症SAS患者中并不少见；重症SAS患者的近记忆力下降，注意力、集中能力、理解能力减退，性格及行为异常。这些都严重影响患者的生活、健康，还会因交通事故、工伤等对家庭及社会造成一定危害。

CSA也会引起反复缺氧及睡眠紊乱，打鼾日间嗜睡障碍轻，失眠易醒可有抑郁症状。

四、辅助检查

1. 实验室检查

明显通气不足或出现呼吸困难者可行血常规、血气分析及肺功能检查。

2. 头颅X线检查

可以定量地了解颌面部异常的程度，鼻咽镜检查有助于评价上气道解剖异常的程度，对决定是否进行手术治疗有帮助。

3. 动态心电图检查

发现睡眠心律失常或睡眠状态下心率波动幅度较大者，常提示 SAS 的可能。

4. 睡眠呼吸监测

进行睡眠呼吸监测，监测信号包括以下 3 个方面。

（1）睡眠情况　脑电图、眼动图及颏舌肌肌电图。

（2）呼吸情况　口鼻气流、胸部和腹部的呼吸运动及动态外周氧饱和度（SpO_2）监测。

（3）心电图　必要时可同步监测动态血压、食管内压、鼾声、腿动及体位变化。

五、治疗

（1）病因治疗　甲状腺功能减退是 SA 肯定的病因之一，甲状腺素替代治疗后 SA 常可减轻或消失。半数心力衰竭患者可出现 SA，以 CSA 为主，经药物治疗心功能改善后，CSA 可以好转。

（2）氧疗　对于绝大多数 SAS 患者，氧疗并无必要，有氧疗指征者也应与气道持续正压通气结合进行，以免单纯吸氧延长 SA 持续时间而引起 CO_2 潴留，加重睡眠紊乱。

（3）一般治疗　指导患者养成良好的睡眠习惯，获得足够的睡眠时间及最好的睡眠质量。减肥、戒烟、戒酒、慎用镇静催眠药物、侧卧位睡眠及应用鼻黏膜收缩剂滴鼻保持鼻道通畅，对轻症患者及单纯打鼾者可能有效。

（4）药物治疗　甲羟孕酮（安宫黄体酮）、乙酰唑胺具有呼吸兴奋作用。

（5）持续气道正压通气治疗　应用持续气道正压通气，治疗 OSA 的主要原理是通过增加咽腔内的正压来对抗吸气负压防止气道塌陷。

（6）手术治疗　建立第二呼吸通道，去除解剖狭窄、扩大气道。手术治疗主要有气管切开造口术、腭垂-咽软腭成形术、扁桃体、腺样体切除术等。

六、观察要点

严密观察睡眠时呼吸的节律、深浅度，警惕心脑血管意外的发生。

七、护理要点

（1）鼓励患者采用侧卧位睡眠，可减少舌根后坠。

（2）睡眠时给予吸氧 2L/min，可改善夜间氧合作用。

（3）禁吸烟及饮酒，以免诱发因素。

（4）鼓励患者进行深而慢的呼吸，以增加肺活量。

（5）肥胖患者应控制饮食、加强运动，并辅以中医中药治疗以减轻体重。

第十节　呼吸衰竭

一、定义

呼吸衰竭是由各种原因引起的肺脏功能严重损害，引起缺氧或合并 CO_2 潴留，进而导致机体一系列生理功能紊乱及代谢障碍的临床综合征。同时由于呼吸衰竭在早期无明显的临床特征，故一般需要通过实验室动脉血气分析做出明确的诊断。

二、病因及发病机制

（1）呼吸道病变　累及上、下呼吸道任何部位的疾病，只要引起阻塞，造成通气不足和气体分布不均，导致通气血流比例失调者都可以引起呼吸衰竭。如喉水肿、各种原因所致的支气管痉挛、呼吸道分泌物或异物阻塞等。

（2）肺组织的病变　引起弥漫性肺实质性病变的病因有很多种，最常见的如各种肺炎、重度肺结核、肺气肿、弥漫性肺纤维化、硅沉着病，以及各种原因所致的肺水肿、肺不张等，引起肺通气量、有效面积减少，通气与血流比例失调，肺内右至左分流增加，发生缺氧。

（3）肺血管病变　肺栓塞、脂肪栓塞、肺血管炎、多发性微血栓形成，使肺换气功能损害，导致缺氧。

（4）胸廓病变　包括胸壁及胸膜疾病、严重的胸廓畸形、胸廓的外伤、肺挫伤、手术创伤、大量气胸或胸腔积液等，胸膜增厚。自发性或外伤性气胸影响胸廓活动和肺扩张，导致通气减少及吸入气体分布不匀，影响换气功能。

（5）神经肌肉病变　此类患者肺部常完全正常，原发疾病主要累及脑、神经通路或呼吸肌，致使直接或间接抑制呼吸中枢；神经-肌肉接头阻滞影响传导功能；呼吸肌无力进行正常通气。常见于脑血管病变、脑炎、脑外伤、电击、药物中毒、脊髓灰质炎以及多发性神经炎、重症肌无力等。

（6）导致肺水肿的疾病　包括心源性和非心源性所致肺水肿。非心源性肺水肿常是毛细血管通透性增高所致，其代表性疾病为成人呼吸窘迫综合征（ARDS）。

（7）睡眠呼吸暂停　正常人熟睡时可有短暂的呼吸停止，但已证明极端肥胖、慢性高山病、扁桃体肥大和其他许多疾病患者的睡眠呼吸暂停时间显著延长，伴有严重缺氧。

三、临床表现

除导致呼吸衰竭的原发性疾病症状外，主要症状有以下 6 个方面。

（1）呼吸困难　这是临床最早出现的症状，随呼吸功能减退而加重（但呼吸困难并不一定有呼吸衰竭）。中枢性呼吸衰竭时，呼吸困难主要表现在节律和频率方面的改变，呼吸器官损害所致的周围性呼吸衰竭。由于辅助呼吸肌参与活动，因而出现点头、提肩或皱眉样呼吸。

（2）发绀　当血液中还原血红蛋白（Hb）绝对值超过 50g/L

时，一般发绀就比较明显。但当贫血时，Hb浓度明显下降，即使明显缺氧也不出现发绀。

（3）神经精神症状　其症状轻重与缺氧、CO_2潴留的程度、机体的适应和代偿均有密切关系。急性严重缺氧可立即出现精神错乱、狂躁、昏迷和抽搐等，而慢性缺氧有神志淡漠、肌肉震颤、嗜睡、昏睡、昏迷等症状。

（4）循环系统症状　缺氧和CO_2潴留时，心率增快、血压上升、心肌缺血、各种心律失常。严重缺氧可致心肌收缩力下降，血压下降，导致循环衰竭。长期肺动脉高压将诱发右心衰竭，出现体循环淤血症状。

（5）消化和泌尿系统症状　可出现纳差、血清丙氨酸氨基转移酶（ALT）升高、消化道出血、尿素氮升高、蛋白尿、尿中出现红细胞及管型等。

（6）弥散性血管内凝血（DIC）　病程中感染、缺氧、酸中毒、休克等均可为DIC的诱发因素，处理不当可导致DIC的发生。

四、辅助检查

1. 实验室检查

（1）血气分析　是诊断呼吸衰竭酸碱平衡失调及做出分型以决定治疗方式的必要依据，在单纯高碳酸型呼吸衰竭（通气功能不足）时，其PaO_2下降幅度一般约相当于$PaCO_2$的上升幅度，如PaO_2下降数值明显超过$PaCO_2$的上升数值时，则应考虑为并发低氧型呼吸衰竭。单纯PaO_2＜8.0kPa（60mmHg），为Ⅰ型呼吸衰竭；同时伴有$PaCO_2$＞6.65kPa（50mmHg）为Ⅱ型呼吸衰竭。pH值低于7.35提示失代偿性酸中毒，pH值高于7.5提示失代偿性碱中毒，根据原发病及$PaCO_2$和HCO_3^-的改变可判断是呼吸性或代谢性酸碱失衡。PaO_2、$PaCO_2$、P（A-a）O_2等指标是呼吸衰竭时决定行呼吸机治疗、呼吸机参数调整及撤机的必要指标与依据。

（2）血常规　血红蛋白过低（＜50g/L）时，缺氧严重也无发绀出现，而血红蛋白及红细胞增高则呼吸衰竭常为慢性或伴有急性加重情况。

（3）肾功能　主要是功能性肾衰竭，因肾血管反射性收缩，肾小球滤过率（GFR）减少所致，进一步影响代谢产物的清除，血浆尿素和肌酐水平升高。

（4）肝功能　肝细胞对缺氧尤其敏感，低氧血症和高碳酸血症均可引起肝功能损伤，主要表现为丙氨酸氨基转移酶升高。

（5）血生化　低氧和高碳酸血症可以刺激垂体后叶释放抗利尿激素（ADH），再加上进食少、出汗多，治疗中使用利尿剂，呼吸性酸中毒等原因，导致水潴留和稀释性低钠、低渗血症，低钾、低磷、低氯、低钙和低镁血症等。

2. 特殊检查

（1）X线胸片　可了解心肺、胸壁和胸廓等情况，并要发现气胸、胸水、肺不张等异常表现。

（2）心电图　有助于了解有无心律失常，多见有窦性心动过速和房性心律失常。

（3）头颅CT　若呼吸无规律，呼吸困难继发于中枢神经系统病变，可行此项检查，可发现中枢神经系统病变。

（4）肺功能检查　尽管在某些重症患者，肺功能检测受到限制，但肺功能检查有助于判断原发疾病的种类和严重程度。通常的肺功能检测是肺量测定，包括肺活量（VC）、用力肺活量判断气道阻塞的严重程度。呼吸肌功能测试能够提示呼吸肌无力的原因和严重程度。

五、治疗

1. 急性呼吸衰竭的治疗

尽快明确病因和诱因，并给予相应的处理。

（1）建立通畅的气道　在氧疗和改善通气之前，应保持呼吸道通畅，将呼吸道内的分泌物和胃内反流物吸出。有气道痉挛者应给予支气管解痉药；痰黏稠不易咳出可用雾化吸入，或用纤维支气管镜将分泌物吸出；必要时可采用通过口腔或鼻腔的气管内插管以及气管切开等方法。

（2）氧疗　给氧可采用数种不同方法，具体方法有鼻导管或鼻塞给氧，面罩给氧，气管内插管或气管切开插管连接的机械通气加压给氧。其中后者是最可靠的给氧方法。

（3）鉴别并治疗基础疾病　急性呼吸衰竭均有诱因。

（4）监测病情变化，预防并发症　纠正酸碱平衡失调与电解质紊乱也是呼吸衰竭抢救成功的重要保证。

2.慢性呼吸衰竭的治疗

（1）保持呼吸道通畅　对患者生命威胁最大的是大气道阻塞（上呼吸道、气管及主支气管）。对于无力咳嗽、意识不清的患者，首先应清理口腔、咽喉部的分泌物和胃内反流物等，分泌物或血块堵塞支气管发生肺不张者，可使用纤维支气管镜清除分泌物，应使用黏液溶解剂、解痉剂辅助治疗，改善气道阻塞，建立人工气道。

（2）给氧　对单纯缺氧患者，可进行供氧治疗；慢性阻塞性肺病出现缺氧伴 CO_2 潴留时，原则应为低浓度（$<35\%$ 或 1 ～ 2L/min）持续给氧；慢性呼吸衰竭缓解期可进行长期氧疗。

（3）支气管扩张剂的应用　对于合并有气道高反应性者，支气管解痉治疗是很必要的。常用 β_2 受体兴奋剂，如沙丁胺醇（舒喘灵）、特布他林（博利康尼）气雾剂，茶碱类药物也可试用。对部分患者可酌情应用糖皮质激素。

（4）促使分泌物排出　多数呼吸衰竭患者痰液黏稠，不易咳出，常是由于进水量不足和患者咳嗽无力所致。适当补充液体，对无力咳嗽而痰又较多的患者需要间断进行经鼻气管吸引，手工或机械拍击背部可使气道内痰液松动，促进其排出；亦可用黏液溶解剂 α- 糜蛋白酶雾化吸入。

（5）控制感染　有效地控制感染，特别是早期，可防止因感染导致机体功能失代偿而出现呼吸衰竭。

（6）心衰的治疗　防治呼吸衰竭和心力衰竭能够有效降低老

年肺心病的病死率。当仅有右心衰竭时，卧床休息，给予氧疗，对基础疾病进行治疗，并可配合小剂量利尿剂，可产生较好疗效。当合并有左心衰竭及肺水肿时，在应用利尿剂的基础上可加用小剂量的洋地黄类药物（以快速作用药物最好）及扩血管药物、营养心肌药物，效果更好。

（7）纠正酸碱失调和电解质紊乱　呼吸衰竭引起的酸碱平衡失调和电解质紊乱很常见。电解质紊乱往往与酸碱平衡失调相互影响，应根据情况变化及时调理。

（8）呼吸兴奋药的应用　除个别病例外，一般已不再用呼吸兴奋剂类药物，少数需用者如用后无效果即应停用。常用药物有尼可刹米、洛贝林等，常与氨茶碱联合应用。

（9）营养及支持治疗　慢性呼吸衰竭患者，因病程长、病情复杂、进食少、消耗多，存在一定程度的营养不良。因此需进行有效、合理的营养支持治疗。

（10）镇静药的应用　仅用于机械通气患者，以使其呼吸与通气机同步。

（11）并发症的治疗　合并消化道出血者可应用胃黏膜保护药如硫糖铝和制酸药如西咪替丁、雷尼替丁、奥美拉唑（洛赛克）等。出现休克时应查找引起休克的原因采取相应措施，必要时可予升压药如多巴胺、间羟胺等维持血压。

六、观察要点

严密观察血压、中心静脉压、心率、心输出量，并详细记录。对其他重要生命体征和临床特征应每小时观察记录 1 次。

七、护理要点

1. 保证呼吸道通畅，改善肺泡的气体交换

（1）正确使用各种通气给氧装置。对用鼻导管给氧者，要插入足够深度，并应固定好，防止脱落。

（2）防止下呼吸道细菌污染。对用鼻导管给氧者，应保持鼻腔清洁，每 12 小时置换消毒鼻导管，以防感染。

（3）建立人工气道，包括气管插管和气管切开套管者，应及时清除导管内分泌物。吸痰操作时应注意避免对呼吸道和通氧装置的污染。每天应更换湿化器中液体。呼吸套管应 1 人 1 套，1 ～ 3d 更换。

2. 加强血流动力学的监护，保证组织血液的有效灌注

（1）保障充足血容量，为机械通气提供安全条件。对血容量不足者应加快输液速度，以保证肺泡通气量与肺血流量的比例协调。

（2）在保证患者血容量的同时，严格注意因快速大量输液可能发生的超负荷输液，认真记录每 24 小时液体和电解质出入量，以防止肺水肿或全身水肿的形成。

3. 加强一般护理

定时翻身拍背，改换体位，防止痰液淤积、肺不张、感染及压疮。

第十二章　老年人常见血液系统疾病

第一节　贫血

一、定义

贫血是指单位容积的外周血中血红蛋白浓度、红细胞计数及血细胞比容低于同龄同性别正常人的最低值。一般认为在平原地区，成年男性 Hb＜120g/L、RBC＜4.5×10^{12}/L 及 Hct＜0.42，成年女性 Hb＜110g/L、RBC＜4.0×10^{12}/L 及 Hct＜0.37 可诊断为贫血。从目前情况看，对是否建立老年人贫血的诊断标准，存在不同看法。部分学者并不同意将老年人另立贫血诊断标准，其理由是若将老年人不按成年人的标准诊断贫血，有可能漏掉重要的疾病。

二、病因及发病机制

1. 失血过多

如消化道肿瘤、消化性溃疡、上消化道出血、痔疮出血等。

2. 红细胞生成减少

（1）骨髓造血功能不良　如感染、内分泌障碍、慢性肾功能不全、结缔组织病、骨髓病性贫血、作为障碍性贫血等使骨髓造血功能受损，导致血红蛋白浓度下降。

（2）造血物质缺乏　人体内造血所需的原料主要是铁、铜、维生素 B_1、维生素 B_6、维生素 C、叶酸、蛋白质等，上述任何一种物质缺乏都可导致贫血。

3. 红细胞破坏过多

（1）红细胞内在缺陷所致的贫血　如遗传性球形细胞增多症、红细胞葡萄糖、磷酸脱氢酶（G6PD）缺乏、地中海贫血等，上述情况在老年人中少见。

（2）红细胞外因素所致的溶血　感染，如疟原虫、溶血链球菌等；免疫性溶血性贫血，常继发于淋巴瘤、白血病等；药物，长期服用降糖药、利尿剂、抗癫痫药等；其他如脾功能亢进、血型不合的输血后溶血等。

三、临床表现

（1）老年性贫血以继发性贫血多见，约占 87.1%；此与老年人相伴随的某些疾病，如肿瘤、感染、肾功能不全，慢性失血，某些代谢性疾病以及应用药物有关。如发生原因不明的进行性贫血，则一定要考虑恶性肿瘤的可能性，即使是轻度贫血也要仔细寻找原因。

（2）老年人由于各器官有不同程度衰老，且常有心、肺、肝、肾及脑等其他脏器疾病，造血组织应激能力差，因而对贫血的耐受能力低，即使轻度或中度贫血，也可以出现明显的症状，特别是在迅速发生的贫血。

（3）多表现为心脑血管病的症状，因而易忽略贫血的检诊。

（4）老年人贫血易出现中枢神经系统症状而导致误诊。一些老年患者往往以神经、精神首发症状而就诊，如淡漠、忧郁、易激动、幻想、幻觉等甚至出现精神错乱。

（5）老年人由于皮肤色素沉着，眼睑结合膜充血，使皮肤黏膜的表现与贫血程度不呈平行关系。

（6）老年人贫血多为综合因素所致，如有的患者既有胃肠道疾病，对叶酸、维生素 B_{12} 吸收障碍导致的营养不良性巨幼细胞性贫血，又有慢性失血所致的缺铁性小细胞性贫血，因而在临床表现和实验室检查方面均表现不典型，给诊断治疗带来困难。

（7）老年人免疫器官及其活性都趋向衰退，血清 IgM 水平下降，自身免疫活性细胞对机体正常组织失去自我识别能力，故易发生自身免疫性溶血性贫血。

四、辅助检查

（1）血常规　血常规检查可确定有无贫血和贫血的程度，以及是否伴有白细胞或血小板数量的变化，可判断是否存在全血细胞减少。

（2）骨髓检查　骨髓检查是对造血组织进行直接观察。为了明确贫血的病因，骨髓检查被列为实验室检查的必要程序之中。除了病因相当明确的贫血和进展不迅速的轻度贫血可依据临床经验先给予药物治疗外，其他不明原因的贫血均有做骨髓检查的指征。

五、治疗

1. 病因治疗

尽快纠正出血的原因，才能根治出血性贫血。某些药物所致的溶血性贫血，应立即停止并绝对避免再次用药。

2. 补充造血原料

营养性贫血除病因治疗外，还要有针对性地补充造血原料，如铁剂、维生素 B_{12} 或叶酸。

3. 刺激红细胞生成的药物

已经广泛用于临床的有司坦唑醇（康力龙）、安雄、达那唑、丙酸睾丸酮及红细胞生成素（EPO）等。康力龙和睾酮对部分慢性再生障碍性贫血有治疗作用；rHuEPO 系人类重组促红细胞生成素，临床上除应用于慢性肾性贫血、某些结缔组织病所致的贫血外，近些年也广泛用于各种恶性肿瘤贫血的治疗，收到一定效果。部分老年人的贫血一时查不出原因，有学者认为可能是由于红细胞生成素分泌减少所致，因此建议对不明原因的老年人试用小剂量的基因重组 EPO 治疗。

4. 免疫抑制药

此类药物有肾上腺皮质激素、环孢素 A（CsA）、抗胸腺球蛋白（ATG）和抗淋巴细胞球蛋白（ALG），常用于治疗急性再生障碍性贫血，使半数患者获效，预后大为改善；皮质激素和达那唑或环磷酰胺或硫唑嘌呤用于治疗自身免疫性溶血性贫血，近期疗效满意。

5. 脾切除术

脾切除术可作为遗传性球形细胞增多症的首选治疗，这对于脾功能亢进所致的贫血也同样适应。自身免疫性溶血性贫血、部分血红蛋白病和红细胞酶缺陷所致的溶血性贫血酌情考虑脾切除治疗。

6. 输血治疗

重度贫血患者、老年或合并心肺功能不全的贫血患者应输红细胞，纠正贫血以改善体内缺氧状态；急性大量失血者应及时输血或输入红细胞和血浆，以期恢复血容量并纠正贫血。老年人输血均应注意输血的速度，并且每次的输注量不宜过多，以避免诱发急性左心功能不全。

虽然异基因骨髓移植可用于治疗重型再生障碍性贫血、珠蛋白生成障碍性贫血和阵发性睡眠性血红蛋白尿，但老年人由于生理原因，上述贫血均不适宜进行骨髓移植。

六、护理要点

贫血患者多表现为面色苍白、身体乏力、活动后心慌气紧，抵抗力低下，易被病毒细菌感染。贫血患者日常生活、饮食起居应注意以下事项。

（1）饮食要高营养、易消化，不可过于油腻、辛辣。主食要粗细合理搭配。

（2）感染发热患者，应少吃发性食物，如羊肉、猪肉、鸡肉，饮食应少油腻多清淡。尽量不用安乃近、布洛芬、对乙酰氨基酚（扑热息痛）、炎痛喜康或含有这些成分的药物，可使用纯中药制剂，如双黄连口服液、清热解毒口服液，也可加用抗病毒西药（利巴韦林等）；如果发热38℃以上，应在医师指导下应用抗生素治疗。

（3）心悸、头晕时应少活动，及时输血，不可硬撑，间断输血的患者，应注意自己的输血间隔，勿随意延长。出血不止、皮肤瘀斑增多者应及时到医院治疗。

（4）日常起居要有规律，适当活动勿劳累。公共场合、人群密集的地方应少去。

（5）保持乐观情绪，遇事不急、不恼。

（6）保持室内空气新鲜，常通风换气。

（7）烟酒均有抑制造血的作用，贫血患者不应吸烟饮酒。另外贫血患者不要喝浓茶、咖啡。

（8）服用中西药物出现不良反应（如食欲缺乏、恶心、腹泻、皮疹等），应及时向主管医师、护士反映。

（9）遵从医嘱服用药物，勿随意服用偏方，以防用药偏差，加重病情。

第二节　急性白血病

一、定义

老年人急性白血病以急性髓细胞白血病（AML）多见。急性淋巴细胞白血病（ALL）的年发病率约为1/10万，约占成人急性白血病的1/3。AML的发病率则随年龄增长而升高，发病年龄为 60 ～ 65 岁。丹麦癌症登记处报告＜20 岁和 20 ～ 60 岁人群 AML 的年发病率分别为 0.8/10 万和 4.1/10 万，60 ～ 80 岁人群为 14.9/10 万。由于人口老龄化导致老年人急性白血病患者日益增多，中位发病年龄为 63 岁。老年人是一个特殊群体，其生理特点及白血病生物学、预后等均与年轻患者有着明显不同。

二、病因及发病机制

为了预防和根治白血病，最关键的问题是阐明白血病的发病原因。目前，关于白血病的病因研究虽有不少进展，但还不完全清楚。病毒是主要的致病因子，但还有许多因素如放射、化学毒物或药物、遗传素质等可能是致病的辅助因子。染色体内基因结构的改变直接引起细胞发生恶变。免疫功能的降低有利于发病。

三、临床表现

1. 骨髓正常造血功能受抑的表现

（1）贫血 头昏、乏力、心悸、面色苍白等，与出血程度不成比例，老年患者贫血更常见。贫血的主要原因是幼红细胞的代谢被白血病细胞干扰，红细胞生成减少；无效红细胞生成；合并隐性溶血。

（2）发热 可有不同程度的发热，虽然白血病本身可以发热，高热常提示继发感染，常有发热而找不到明确病灶。感染以口腔炎、牙龈炎、咽峡炎最多见，肺部感染、肛周感染也很多见，严重时可发生败血症。最常见的致病菌为革兰阴性杆菌，近年来革兰阳性菌感染的发病率有所上升。长期使用抗生素可继发真菌感染，免疫缺陷者可发生病毒感染。

（3）出血 可发生在全身各部位，以皮肤瘀点、瘀斑和牙龈出血、月经过多常见，眼底出血导致视力障碍，有时发生致命性出血，如颅内出血、消化道或呼吸道大出血。急性早幼粒细胞白血病易并发弥散性血管内凝血而出现全身广泛性出血。血小板减少是出血的最重要原因，血小板＜20×10^9/L 时存在高危出血倾向；凝血功能障碍和化疗药物、细菌毒素、白血病细胞浸润损伤血管内皮细胞亦为引起出血的因素。

2. 白血病细胞增殖浸润的表现

（1）淋巴结肿大和肝、脾大　淋巴结肿大 ALL 多见，肝、脾轻到中度大，对于肝、脾明显大者应注意与 CML 急变鉴别。

（2）骨关节痛　白血病细胞大量增生，骨髓腔内压力增高，浸润破坏骨质和骨膜，引起疼痛。常有胸骨压痛，对诊断有意义。发生骨髓坏死可引起剧痛。

（3）皮肤浸润　以急性粒单细胞白血病（AML M4）和急性单核细胞白血病（AML M5）多见，可见斑丘疹、结节、肿块、剥脱性皮炎等。

（4）牙龈改变　以 AML M4 和 AML M5 多见，白血病细胞浸润导致牙龈增生肿胀，溃烂出血。

（5）粒细胞肉瘤　常累及骨膜、软组织和皮肤，好发在眼眶、鼻旁窦、胸壁、乳房等处，是由原粒或原单细胞引起的髓外肿瘤，因瘤细胞内含大量髓过氧化物酶（MPO）使瘤体切面呈绿色，又名绿色瘤。

（6）中枢神经系统白血病（CNSL）　可发生在疾病各个时期，但常发生在缓解期。患者可无症状，也可出现颅高压和颅神经麻痹等症状。ALL 多见，AML 中外周血白细胞和原始细胞数高，显著肝、脾大，M4 或 M5 亚型，以及伴染色体单体 7 或 inv（16）（p13，q22）是发生 CNSL 的高危因素。

（7）睾丸　睾丸无痛性肿大，多为单侧，另一侧虽无肿大，但活检时也往往发现白血病细胞浸润。多见于 ALL 化疗后缓解的幼儿和青年。是仅次于 CNSL 的白血病髓外复发根源。

（8）其他　白血病细胞还可浸润心脏、心包、肺、胸膜、胃肠道、肾等器官，但一般很少出现临床症状。

四、辅助检查

（1）血常规　实验室检查大多数患者白细胞增多，（10 ～ 100）$\times 10^9$/L，分类可见原始或（和）幼稚细胞，部分患者白细胞正常，少数患者（M3 型或老年患者）白细胞<4×10^9/L。患者常有不同程度的贫血和血小板减少。

（2）骨髓象　骨髓象是诊断急性白血病的主要依据。多数病例骨髓中有核细胞显著增生，原始细胞和幼稚细胞显著增多。FAB 协作组提出原始细胞占全部骨髓有核细胞（ANC）≥30% 为急性白血病诊断标准，少数骨髓增生低下但原始细胞仍在 30% 以上者，称为低增生性白血病，老年患者较多见。

（3）细胞化学　细胞化学主要用于协助形态学鉴别各类白血病。

（4）免疫学检查　白血病细胞分化障碍，停滞在细胞分化的某一抗原表达阶段，因此可利用单克隆抗体检测相应白细胞表面抗原或胞浆内分化抗原进行白血病类型鉴别，从而指导治疗，判断预后。

（5）染色体和基因改变　白血病常伴特异的染色体和基因改变，该检测有助于急性白血病的诊断、鉴别诊断，选择治疗方案、监测病情和判断预后。

五、治疗

（一）AML

1. 诱导缓解治疗

对于一般情况良好，重要脏器功能正常的老年 AML 患者，可采用标准 DA3+7 方案，柔红霉素（DNR）45mg/(m^2·d)×3 天，阿糖胞苷（Ara-C）100mg/(m^2 · d)×7 天，采用标准 DA3+7 方案完全缓解（CR）率达 50% 左右。亦有用米托蒽醌（MIT）10mg/(m^2 · d）连用 3 天或去甲氧柔红霉素（IDA）8 ～ 10mg/(m^2 · d)×3 天代替 DNR 与 Ara-o 联用，多数临床研究表明应用 MIT 或 IDA 与 DNR 的 CR 率相近或稍高，无病生存期（DFS）和总生存率（OS）无明显延长。老年人采用强化疗后骨髓抑制期病死率较高，因此多主张减少化疗剂量。

2. 缓解后治疗

年轻患者经治疗缓解后接受中等剂量及大剂量 Ara-c、蒽环类药物、VP16 等进行强化巩固治疗可延长 DFS，长期维持治疗不提高疗效，但老年人 AML 则相反，大剂量 Ara-c 强化巩固治疗对老年患者无益，毒性反应大，尤其是对小脑的毒性。维持治疗可能有益于老年人 AML 延长生存。BGM84 方案对已达缓解的老年 AML 口服，6-MP、甲氨蝶呤（MTX）和雄激素维持，每 2 ～ 3 个月行减量的诱导方案巩固，2 年 DFS 33%±22%，明显优于多药强烈序贯化疗组（16%±13%）。口服 IDA（IDAol）亦为一较理想的维持用药。标准诱导有效的老年人 AML 接受 IDAol 5mg/d，连用 14 天，间歇 2 周，至少维持 6 个月，观察中性粒细胞不少于 1×10^9/L，血小板不少于 50×10^9/L，无感染发生，耐受性良好。目前尽管有一些老年 AML 患者维持治疗方案，但 DFS 和 OS 无明显延长，如何延长老年患者 DFS 和 OS 是亟待解决的问题。

3. 逆转耐药治疗

多药耐药（MDR）是老年人 AML 化疗缓解率低的重要原因。CsA 可逆转 MDR，但由于其不良反应较大，已渐被其类似物 PSC833 取代。PSC833 逆转耐药功能较 CsA 强 10 倍，且无肾毒性和免疫抑制作用，更适于临床试用。由于 PSC833 改变了化疗药药代动力学，与之联用的化疗药需减少剂量以降低毒性，MIT 6mg/(m^2·d)，VP16 60mg/(m^2·d)，DNR 30 ～ 35mg/(m^2·d) 较合适，诱导缓解率 40% ～ 50%。

4. 免疫治疗

大剂量化疗使急性髓细胞白血病预后得以明显改善，但还是有相当一部分患者死于化疗毒性或疾病复发，尤其是老年患者。免疫治疗则为治疗急性白血病提供了新方向。

5. 造血干细胞移植

异基因造血干细胞移植由于多采用超大剂量放、化疗预处理，易引起严重脏器毒性和严重感染，老年急性白血病患者难以耐受。移植物抗宿主病等移植相关死亡（TRM）发生率随年龄增大而增高。近年国外许多研究组在老年患者自体造血干细胞移植（ASCT）方面进行了尝试，研究表明，ASCT 对 50 岁以上的 AML 患者仍可获得较好疗效。

由于维甲酸的应用，急性早幼粒细胞白血病（APL）的疗效明显提高，被认为是可能治愈的急性白血病。有 15% ～ 20% 的 APL 患者为老年人，全反式维甲酸（ATRA）用法为 45mg/(m^2·d)，经 ATRA 诱导治疗后 CR 率在 80% 以上，3 年无病存活率 57%。老年人 APL 患者对维甲酸的敏感性同年轻患者无异，尚无资料表明老年人与年轻人 ATRA 综合征发生率有差异。APL93 试验中老年人 APL 的 CR 率为 86%，缓解后采用 ATRA 和（或）低剂量化疗维持治疗，18.6% 的老年人 APL 在巩固治疗期间死于败血症，年轻患者仅 5.7%，4 年 OS 率分别为 57.8% 和 78%，因此老年人 APL 缓解后寻找低毒性的药物维持治疗是十分必要的。

（二）ALL

老年人 ALL 较少见，占成人 ALL 的 16% ～ 31%，与年轻人 ALL 相比有以下特点：①急性白血病的分型诊断标准（FAB 分型）上，L2 型多见，但 L3 型发生率明显高于年轻患者。②其免疫表型与年轻患者明显不同，B 淋巴细胞型和普通型 ALL 发生率高于年轻患者，预后较好的 T 淋巴细胞型 ALL 仅 9%，年轻患者则达 20% ～ 25%。③ Ph 染色体阳性率可高达 40%，这些均导致老年 ALL 预后差。

六、观察要点

多数药物可产生骨髓抑制和胃肠道反应，使用过程中观察恶心呕吐，口腔黏膜感染出血等表现，柔红霉素和三尖杉酯碱尚可引起心肌损害，应注意心率、心律变化，为减轻化疗药物的不良反应应注意以下几点：①控制静脉滴速，不可过快，每分钟 20 ～ 40 滴为宜；②有胃肠道反应时，饮食易清淡，必要时给予多潘立酮口服；③用长春新碱可出现末梢神经炎，可补充维生素 B；④白血病细胞破坏很多，应多饮水，使每天尿量在 1500mL 并服碳酸氢钠以碱化尿液，防止尿酸性肾病；⑤用环磷酰胺时，为防止出血性膀胱炎，应补充足够的水分，每天摄入量在 4000ml 以上；⑥鞘内注射药物后应去枕平卧 6 小时，以免头痛。

七、护理要点

1. 心理护理

针对患者的性格、社会文化背景及心理需要，有针对性地进行心理疏导。对患者有同情心，使患者从沉重的精神压力下解脱。患者需经常抽血及做骨髓穿刺检查，应热情、耐心地进行解释，事先说明目的、必要性以及操作过程，操作时体贴关怀患者，尽量减轻不适。介绍经过化疗和缓解的典型病例，鼓励患者正视疾病，以积极态度坚完成化疗并介绍药物可能出现的不良反应。鼓励患者家属参与护理过程，使患者感到自己处于被关心、同情且舒适、安全的医疗环境中，从而增强战胜疾病的信心。

2. 充分休息

协助患者洗漱、进餐、大小便、翻身等，减轻患者体力消耗，是支持疗法的重要内容。有颅内出血倾向者绝对卧床休息。

3. 饮食护理

因消耗增加故应给高热量、高蛋白、高维生素、易消化的食物。患者常有食欲不振，因感染和化疗发生口腔溃疡，应给少量软质清淡食物，避免刺激口腔黏膜。烹调以适合患者口味及爱好，避免在化疗前后 1 小时进食，以免呕吐，并加强口腔护理。

4. 出血的护理

严密观察出血的先兆，口腔黏膜血疱常意味着血小板明显减少，是严重出血的先兆；如有头晕、头痛、呕吐、黑便，提示消化道出血；如有突然视物模糊、头晕、呼吸急促，喷射性呕吐、甚至昏迷，提示颅内出血。应宽慰患者，减少紧张情绪。护理操作时动作应轻柔，尽量减少或避免肌内注射；有牙龈、鼻腔出血时给肾上腺素棉片或棉球局部压迫，局部冷敷，减少刺激。颅内出血患者应头部置冰袋或冰帽，高流量吸氧，保持呼吸道通畅，按医嘱及时给药，消化道出血的患者按上消化道出血进行护理。

5.感染的护理

急性白血病患者应安排在特殊病房内，如洁净单人房间，带塑料罩的密闭式隔离床或层流室内。限制探视防止交叉感染，对患者实行保护性隔离措施。严密观察患者有无感染征象，并警惕败血症的发生。除让患者注意卫生外，应按医嘱让患者服用抗生素如环丙沙星常规口服，一般用量每 12 小时 500mg。如急性白血病患者体温升高达 38.5℃以上时，排除输血、输液反应，则应考虑已有感染，立即给予广谱抗生素如头孢他啶等高效抗生素静脉滴注，观察 48 ～ 72 小时，如患者体温已降，仍应用药数天。

6.缓解疼痛不适

白血病患者最惧怕的疼痛，可通过调整体位使其较为舒适，可与患者聊天等使其不专注于疼痛或鼓励患者做气功等缓解疼痛。必要时按医嘱给予止痛剂。

7.化疗的护理

化疗常用的药物有甲氨蝶呤、6- 巯嘌呤、阿糖胞苷、环磷酰胺、长春新碱、三尖杉酯碱、柔红霉素、阿霉素、泼尼松、依托泊甙等。患者需反复静脉给药，而且药物刺激性强，必须保护静脉，有计划地选择应用血管，从四肢远端，左右交替使用，不宜用最细静脉以防静脉外漏、外渗。如有药物外渗、外漏时，应立即小心地回抽血液 2 ～ 3ml 或外漏的药液，拔出针头更换部位，局部冷敷或以 0.5% 普鲁卡因局部封闭，如局部苍白或紫红，应立即用 0.25% 芬妥拉明皮下浸润封闭，并抬高患肢。

8.骨髓移植的护理

（1）移植前准备

① 心理护理，向患者解释说明目的、操作方法和应配合事项，消除其顾虑及心理排斥情绪；

② 患者做组织配型、细胞遗传及基因型检查，并做血液学、细菌学、免疫学、肝肾功能及心电图检查；

③ 用免疫抑制剂及钴 60 全身照射做预处理 2 ～ 4 天，以抑制患者的免疫系统和消灭体内白血病细胞，注意全身毒性反应及

消毒隔离，防治出血和感染；

④ 严密消毒隔离：a. 患者进层流室前做好清洁工作，包括理发（要求剃光头）、洗浴、修剪指甲等；b. 进层流室前 3 天开始，口腔用消毒液漱口，服肠道抗生素，饮食用蒸汽消毒后食用，水果清洗后浸泡 1∶5000 高锰酸钾溶液 30 分钟，用无菌刀削皮后食用；c. 进层流室当天用 1∶2000 氯己定溶液进行药浴 20 分钟换消毒衣服；d. 患者用物均需消毒后使用（用紫外线照射 30 分钟）。

（2）移植时观察　移植前准备就绪，休息 1 天后，用输液器经静脉快速滴注做骨髓移植，滴注过程中注意有无输血反应和栓塞现象。

（3）移植后的护理

① 输髓后患者精神负担较重，必须关心体谅患者痛苦，尽力帮助患者；

② 注意有无皮疹、黄疸、腹泻等抗宿主反应现象，并及时与医生联系做必要处理。

9. 健康指导

向患者及家属介绍病情，安排适宜的生活方式，注意个人卫生。教会患者和家属如何坚持巩固治疗；如何防止感染和出血；学会对颅内出血、脑膜白血病及化疗药物的不良反应的观察。对长期接触放射性或化学物质的工作者，必须调换工作。劝导家庭给予患者安慰、物质等多方面支持。定期门诊随访。

第三节　多发性骨髓瘤

一、定义

多发性骨髓瘤（MM）是单克隆浆细胞异常增生的恶性疾病，以分泌大量单克隆免疫球蛋白（M 蛋白）为主要特征。临床特点：瘤细胞骨髓浸润和破坏骨组织，出现骨痛、病理性骨折、贫血、出血，以及瘤细胞产生大量单克隆免疫球蛋白而出现感染、高钙血症、肾脏病变、高黏滞血症及淀粉样变等系列表现。老年多发性骨髓瘤由于瘤细胞倍增时间长，患者可较长期无症状、有时甚至可达数年，此期称为骨髓瘤前期。

二、病因及发病机制

至今尚未完全阐明，有以下学说。

（1）遗传因素　本病患者可发现有染色体异常如非整体倍体、多倍体及染色体缺失、移位、断裂等，但尚未证实染色体的畸变是原发性的。

（2）淋巴–网状细胞系统慢性刺激　本病可发生于慢性骨髓炎、肾盂肾炎、结核病、慢性肝炎，自身免疫性疾病等，或病毒感染。考虑可能与炎症刺激有关。

（3）癌基因激活学说　癌基因 C-myc、H-ras 的激活可能与本病有关。最近研究结果显示，癌基因可被基因重组、染色体异位以及病毒感染电离辐射等多种机制激活。被激活的癌基因的蛋白产物，可促使单株浆细胞无节制地增殖并有分化成熟异常而导致本病。

三、临床表现

1. 骨髓瘤细胞浸润和破坏骨组织所致的临床表现

（1）骨痛和病理性骨折　骨痛为最常见的症状，约 70% 的患者初发症状为骨痛。部位以腰骶部、下背部及肋骨多见，运动时疼痛加剧，颅骨虽然病变多见，但罕有感到骨痛。由于骨髓瘤细胞浸润与破坏，骨骼可发生病理性骨折，如脊柱压缩性骨折、肋骨骨折及骨盆骨折等，主要表现为突然的局部剧烈疼痛，大多发生于突然用力举重，俯身弯腰或受到撞击挤压时。

（2）贫血　60% ～ 80% 患者在就诊时有此症状，造成贫血常见的原因是瘤细胞骨髓浸润排挤了正常骨髓，影响造血功能。此外肾衰竭、失血、营养因素的缺乏、慢性贫血等亦是参与因素。贫血程度与病程有关，早期多为轻度贫血，晚期则较重。

2. 由瘤细胞分泌异常免疫球蛋白引起的临床表现

（1）反复感染　由于瘤细胞分泌大量的异常免疫球蛋白，正常免疫球蛋白的分泌合成受抑制，故患者易发生感染。骨髓受损可致粒细胞减少，以及化疗药物及激素的使用也增加诱发感染的机会，如肺部感染、泌尿系感染、病毒感染（带状疱疹等）严重者可并发败血症。

（2）高黏滞综合征　血中大量异常免疫球蛋白增多使血浆黏滞性增加、血流缓慢，患者可有头晕、视力障碍、手足麻木、肾功能损害。甚至因大脑功能障碍出现昏迷。IgM 增多最易发生，其次为 IgG，当 IgG 超过总蛋白的 80% 时易发生高黏滞综合征。IgA 可发生聚合，故 IgA 型骨髓瘤其 IgA 浓度虽较 IgG 稍低，但亦可发生。如单株免疫球蛋白是冷球蛋白时，患者受冷可出现雷诺现象。

（3）高钙血症　发生率报道不一，为 10% ～ 30%，高钙血症易发生在有广泛性骨质破坏与肾功能不全的晚期患者，主要症状有食欲不振、恶心、呕吐、脱水等，严重者可出现头痛、嗜睡、心律失常，甚至昏迷。

（4）肾脏损害　约半数患者发生肾脏损害，多有高血压、蛋白尿或尿沉渣的特殊异常。本病异常免疫球蛋白的重链、轻链合成不平衡，使过多的轻链从肾小球滤出，轻链被肾小管细胞吸收，造成肾小管损害。若合并高钙血症，钙离子可沉积在肾脏亦造成肾脏损害。高尿酸血症、肾淀粉样变、反复的肾盂肾炎均是导致肾脏损害的参与因素。

（5）出血倾向　部分患者皮肤黏膜可有紫癜或出血。其原因是异常免疫球蛋白被覆血小板表面，影响血小板功能；异常免疫球蛋白与凝血因子相互作用，可造成凝血障碍。异常免疫球蛋白增多可致高黏滞综合征，损伤毛细血管壁，引起不同部位出血。

（6）淀粉样变　约 10% 患者发生淀粉样变。它表现为蛋白质（主要是轻链）和多糖的复合物，沉积于各组织器官，常见于腮腺、舌、皮肤、胃肠道、心脏和肝、脾、肾等，往往造成受累器官结构和功能改变。

3.少见的临床表现

（1）孤立性骨髓瘤　非常少见。发病年龄较一般多发性骨髓瘤患者年轻。全身骨检查时发现由浆细胞构成的孤立性骨损害，如肋骨或股骨。骨髓涂片和（或）骨髓活检均正常。孤立性骨髓瘤可在数年后发展成多发性骨髓瘤。

（2）髓外浆细胞瘤　本病男性多见。多见于鼻咽或鼻旁窦等处的黏膜，症状与肿块部位有关，如鼻道梗阻以及易碎组织出血等。

（3）神经系统症状　西方病例中发生神经系统症状为25%～30%，我国患者少见。多表现为脊髓或神经根受压。肿瘤常起源于椎骨与肋骨，侵入椎管内可导致脊髓压迫。早期症状为该神经分布区的放射性疼痛，肢体软弱无力，以后知觉减退，大小便失禁，甚至出现单瘫或截瘫。

（4）浆细胞白血病　较少见，男性多见。症状可有乏力，消瘦及出血、贫血等。浆细胞白血病可为多发性骨髓瘤始发表现，也可以为多发性骨髓瘤晚期表现，临床上贫血严重常伴氮质血症，诊断依据为外周血中浆细胞＞20%，或绝对值＞2.0×10^9/L。骨髓象浆细胞明显增多，主要为原始与幼稚浆细胞明显增多，伴形态异常。

四、辅助检查

1.血常规检查

（1）红细胞及血红蛋白　有不同程度贫血，多为正常细胞、正常色素性贫血，也可为小细胞低色素性贫血；血红蛋白多在70～100g/L之间，随着病情的进展贫血程度可逐渐加重，外周血涂片可见成熟红细胞重叠排列呈缗钱状，由于异常免疫球蛋白增高，使红细胞粘连所致。

（2）白细胞　多数外周血白细胞计数正常，但也可增高或减低，分类常见淋巴细胞比例增多，亦可见少量异常浆细胞。

（3）血小板　血小板计数早期可增高，病情进展时减少。

2.红细胞沉降率检查

红细胞沉降率（血沉）常明显加快，有时可达 100mm/ 小时，红细胞沉降率增快与红细胞间排斥力减弱及血中异常免疫球蛋白增高有关，且与病情的严重程度有关。

3.骨髓检查

（1）骨髓涂片检查　对多发性骨髓瘤诊断具有决定性意义，多发性骨髓瘤患者的原幼浆细胞（骨髓瘤细胞）明显增多，多在 10% 以上，骨髓瘤细胞可呈分化良好型，形态近似于正常浆细胞；亦可呈幼浆细胞、原浆细胞形态，瘤细胞中核内可有 1 ～ 2 个核仁，并可见双核或多核浆细胞，胞浆多呈蓝色。

（2）骨髓活检　切片较涂片更早期、更准确地显示骨髓内细胞的分布及细胞类型，为主要的多发性骨髓瘤诊断检测手段。

4.异常免疫球蛋白检查

多数 MM 患者具有高球蛋白血症，白蛋白与球蛋白的比例倒置，白蛋白可正常或减少，球蛋白明显增高。

（1）血清蛋白电泳检测　血清蛋白电泳可见一窄底单高峰，可位于 α2 区或 β 区，或 α2 区，此即单克隆免疫球蛋白。M 蛋白再根据免疫电泳，又可分为 IgG、IgA、IgM、IgD、IgE 及轻链型。其中 IgG、IgA 及轻链型较多见，IgD 少见，IgE 极为罕见。此外尚有少数患者约 1% 血清中不能查出单克隆免疫球蛋白，称为非分泌型多发性骨髓瘤。少数患者血清中可分泌两种成分，最常见的为 IgM+IgG 或 IgM+IgA，通过免疫荧光法证实此型患者体内有两种产生单克隆免疫球蛋白的瘤细胞。

（2）尿轻链的检测　尿本-周蛋白即为尿中游离的免疫球蛋白轻链，60% ～ 80% 的骨髓瘤患者由于瘤细胞能合成较多的轻链，能从尿中测出，采用加热至 50 ～ 60℃时出现沉淀，继续加热至 90℃后又重新溶解，根据其理化性质又称为凝溶蛋白。阳性率一般为 40% ～ 50%，还可采用免疫电泳法检测血、尿轻链含量及 κ 与 λ 的比率有助于骨髓瘤诊断。

5.影像学检查

（1）X线检查　大多数多发性骨髓瘤患者X线检查均可发现异常，如典型的凿孔状溶骨性病变及弥漫性骨质疏松，好发于含红骨髓的部位，如扁骨中以颅骨、脊柱、肋骨、骨盆和胸骨多见，长骨中好发于股骨和肱骨近端可伴有病理性骨折。

（2）CT检查　CT具有较高的分辨力，且为横断成像，能发现病变的灵敏度较X线高，可作为X线平片检查的补充手段，CT检查病灶常与骨痛的部位相符合，X线检查对髓内病变难以检测出，而CT检查能发现病变。

（3）MRI检查　MRI对多发性骨髓瘤的诊断有一定特异性，特别是对脊髓病变优于X线平片和CT。且能早期发现脊髓水肿，从而早期治疗，避免截瘫的发生。

五、治疗

多发性骨髓瘤目前仍是一种不能治愈的疾病。现有的治疗方法仅能延长患者的生存期和改善生活质量，考虑患者年老体弱又有免疫缺陷，患病时常为多种疾病存在，如高血压、冠心病、糖尿病等，因此化疗的剂量和疗程必须适当控制，同时必须加强支持治疗及处理并发症。

（一）化疗

化疗仍是目前对多发性骨髓瘤治疗的主要方法，联合化疗显然比单用一种药物效果好，主要有以下方案：

1. MP方案

目前对初治患者的治疗常用马法兰（M）联合泼尼松（P）。用法：M 6～8mg/d口服，连用4～5天，P 45～60mg/d，连用7天，每4～6周重复。因为MM病情进展较慢，对治疗起反应比较慢，一般要数个疗程才能判断疗效，据报道有效率为50%～60%。

2. M2方案

在MP方案基础上加用长春新碱（VCR）、环磷酰胺（CTX）、卡氮芥（BC-NU），效果较 MP 好。据报道有效率达 75%。用法：VCR 1.2mg/（m^2·d）静脉注射，用药 1 次，CTX 400mg/（m^2·d）静脉注射，用药 1 次，卡氮芥（BCNU）20mg/（m^2·d）静脉注射，用药 1 次，M 8mg/（m^2·d）口服，连用 4 天，P 60mg/（m^2·d）口服，连用 14 天，间歇 5 周，可重复使用。

3. VAD 方案

由 VCR，阿霉素（ADM）和地塞米松（Dex）组成，近年来采用此方案对烷化剂抗药的 MM 均有一定疗效。用法：VCR 0.4mg/d 持续静脉滴注，连用 4 天；ADM 9mg/（m^2·d）持续静脉滴注，连用 4 天，Dex 20mg/（m^2·d）口服，连用 4 天，第 9 ～ 12 天、第 17 ～ 20 天，每 28 ～ 35 天重复。

该方案的优点：①采用 VCR、ADM 持续静脉滴注，可以增加骨髓瘤细胞在 S 期的杀伤，迅速降低瘤负荷；②不损伤干细胞；③药物均由肾外排泄，肾功能不全者不必进行剂量调整；④对骨髓抑制程度较轻，恢复较快。这些特点适合于有肾功能不全，全血细胞减少，需迅速降低肿瘤负荷如高钙血症、神经受压患者的应用。

对于准备做自体造血干细胞移植的患者，由于担心应用包括马法兰在内的烷化剂药物会影响采集造血干细胞的质量，VAD 方案常可作为首选治疗方案。

可应用其他蒽环类药物替代阿霉素，如表阿霉素（EPI）、吡喃阿毒素（THP）、阿克拉毒素（ACR）及去甲氧柔红霉素（IDA）。

4. VAMP 方案

VCR、ADM 剂量和给药方法同 VAD 方案，仅用甲基强的松龙（MP）替代地塞米松，用法：VCR0.4mg/d 持续静脉滴注，连用 4 天，ADM 9mg/（m^2·d）持续静脉滴注，连用 4 天，甲基强的松龙 1g/（m^2·d）静脉注射，连用 4 天，每 28 天可重复。

5. 维持治疗

Ⅰ期患者化疗后 M 蛋白完全消失达 12 ～ 24 个月以上者，可以不给维持治疗。对Ⅱ、Ⅲ期 MM 患者已处于稳定期，是否进行维持治疗，尚有争议。根据临床试验总结，长期应用化疗维持未显示可推迟复发，也未显示可延长无进展生存期，因此较多的研究者不主张以化疗进行维持治疗，而可采用α-干扰素及小剂量沙利度胺维持。

（二）对难治复发MM患者的治疗

1.加大CTX和Dex用药剂量

CTX 0.5～1.2g/m^2，第1、第3天；Dex 20～40mg/d，连用4天，每4周1个疗程

2.在VAD方案基础上加BCNU。

3.含VP16方案

Dex 40mg/d，连用4天；CTX 1g/m^2，d5；IDA 5mg/(m^2·d)，第8、9、10天；VP16 100mg/(m^2·d)，第8、9、10天，每4周重复1次。

4.新的化疗药物应用

（1）氟达拉滨　为阿糖腺苷的核苷酸衍生物，为氟化嘌呤的类似物。25～30mg/(m^2·d)静脉滴注，完全缓解率为50%～90%。

（2）拓扑替康　为半合成喜树碱类药物，是拓扑异构酶I抑制药，用法：1.25mg/m^{2}静脉滴注，连用5天。

（3）吉西他滨：为嘧啶核苷酸类药物。用法：1250mg/m^2，第1、8、15天给药为1个疗程，连用3个疗程。

（4）沙利度胺与化疗联合治疗并可加用逆转耐药剂，如环孢菌素A及钙通道阻滞药等。

（三）放射治疗

（1）对于骨的孤立性浆细胞瘤和髓外浆细胞瘤，放疗是首选的治疗方法。放疗剂量40～45Gy，分20次给予，1个疗程4周以上。

（2）对MM患者局部放疗可以缓解疼痛，减轻骨折和脊柱压迫症状，放疗后可发生骨质再生，骨折愈合和压迫解除，椎体受侵者的截瘫可能恢复。地塞米松可预防和治疗放射所致的水肿。

（四）靶位治疗

靶位治疗是治疗 MM 的新方法。通过药物治疗改变骨髓的微环境，使骨髓瘤细胞无法在骨髓微环境中生存而达到治疗目的。

1. 沙利度胺

剂量采用逐渐增加，开始量 100mg/d，1 ～ 2 周逐渐增加至 200mg/d 至 400 ～ 600mg/d，但治疗最佳剂量尚未确定，据临床报道＞400mg/d 的剂量大部分患者尚能耐受。但也有部分患者不能耐受。据有人报道采用小剂量沙利度胺治疗，亦可取得较好疗效。也有报道 30% ～ 45% 的难治或复发的 MM 患者应用沙利度胺治疗获得部分缓解。沙利度胺可与地塞米松联合或与化疗药物联合应用。

2. 蛋白酶体抑制物——PS-341

Ps-341 是一种合成的高选择性硼酸盐蛋白酶抑制药，研究证实，它可以直接抑制骨髓瘤细胞，又可以抑制骨髓微环境中通过旁分泌促进骨髓瘤生长的机制，可直接作用于骨髓瘤细胞诱导瘤细胞的凋亡，克服 IL-6 对骨髓瘤细胞的保护，并可增强地塞米松的抗肿瘤作用，现国外已进入临床试验阶段。

3. 三氧化二砷（AS_2O_3）

三氧化二砷治疗初治、复发和难治性急性早幼粒细胞白血病（APL）取得惊人的效果。近年通过研究发现砷剂不仅能诱导细胞凋亡、细胞分化，而且对细胞周期和肿瘤血管新生有作用。通过直接抑制骨髓微循环中骨髓肿瘤的生长和生存因子的产生来介导抗骨髓瘤细胞的作用。

（五）免疫治疗

1. α－干扰素（IFN－α）

α- 干扰素为多功能的细胞因子，具有抗病毒和抗肿瘤细胞增殖活性及调节免疫功能的作用。研究已证实，α- 干扰素烷化剂和泼尼松在抑制骨髓瘤细胞生长增殖方面有协同作用。近年来，α- 干扰素已用于骨髓瘤患者的治疗，特别是 IFN-α 与化疗药物联合应用能提高疗效，有效率达75%～82%，患者应用化疗缓解后，可单独应用干扰素剂量300万～500万U/m²，每周3次，肌内注射或皮下注射。

2. 白介素－2（IL－2）

T淋巴细胞是IL-2的主要来源，IL-2的作用：①刺激T淋巴细胞增殖分化。②诱导产生细胞毒性T淋巴细胞。③促使NK细胞数目增加及活性增强。④激活产生LAK细胞。⑤刺激B淋巴细胞增殖分化、分泌抗体。⑥诱导T淋巴细胞分泌IFN-γ和TNF-α。⑦产生移植物抗肿瘤效应。IL-2的其他应用范围：①移植后免疫治疗。②放、化疗后治疗。IL-2与褪黑素（MLT）可增强抗肿瘤效应，晚期MM患者采用IL-2，300万U/d皮下注射，每周6天，连用4周，MLT 20mg/d口服，可取得疗效。IL-2的不良反应：低热、低血压、心动过速、皮疹、血小板减少、恶心、呕吐等，一般停药后可自行消退。

3. CD20单克隆抗体

CD20表面抗原仅在前B淋巴细胞和成熟B淋巴细胞表达，CD20抗原与抗体结合不会发生修饰、脱落或中和，因此被认为CD20单抗是诊断和治疗的理想靶子。多发性骨髓瘤是B淋巴细胞来源的浆细胞恶性肿瘤。利妥昔单抗注射液是采用基因重组技术研制的人鼠杂交抗白细胞分化群CD20单抗。研究证实，利妥昔单抗注射液联合化疗可取得很好的疗效。CD20单克隆抗体用法：美罗华375mg/m²，每周1次，连用4周，共用4次为1个周期，给予利妥昔单抗注射液后第35天并给予马法兰0.25mg/kg口服，连用4天，泼尼松100mg/d口服，连用4天，每4～6周重复，美罗华毒性低，仅有轻度恶心、肌痛等。

（六）造血干细胞移植

当前对MM患者治疗的主要手段仍是化疗，但对于＜60岁的患者，可考虑使用高剂量的治疗（HDT），如环磷酰胺3g/m²或马法兰140mg/m²，加自体造血干细胞移植（ASCT），可作为治疗的策略组成部分，而对＞60岁的患者，一般情况较好，也可以考虑，但对于＞70 岁患者则不考虑。对于＜50 岁患者可以考虑行异基因造血干细胞移植，这是唯一有希望彻底治愈的方法。

（七）支持疗法及并发症的处理

1. 贫血

贫血严重者可输红细胞，并可加用雄激素刺激造血干细胞改善贫血，司坦唑醇（康力龙）2mg/ 次，每天 3 次；十一酸睾酮 40mg/ 次，每天 2 ～ 3 次。也可采用促红细胞生成素（EPO）治疗，EPO 是一种安全、有效的药物，能够提高患者的生存质量，有效率 50% ～ 60%。初次剂量 3000U 皮下注射或隔日皮下注射 10000U（每周 300 ～ 450U/kg）渐增至每周 900U/kg，4 ～ 6 周可出现治疗效果，EPO 的不良反应轻微，少数患者用药后血压轻度增高。

2. 感染

一旦感染，应积极进行抗感染治疗，选择适宜的抗菌药物，同时做咽拭子、痰、尿及血培养，根据药敏试验选择抗生素。若合并真菌感染可选用氟康唑、伊曲康唑等药物。如发生严重感染或白细胞总数＜1.0×10^9/L，可采用免疫球蛋白 0.4g/(kg · d) 静脉注射，连用 5 天，同时应用粒细胞集落刺激因子（G-CSF）。

3. 高钙血症

据统计欧美 MM 患者中合并高钙血症可达 30% ～ 60%，我国的统计约 16%。其产生机制可能是由于破骨细胞过度活化引起骨质破坏导致 Ca^{2+} 从骨骼释放，另外骨髓瘤患者肾功能损害导致肾小球滤过率减低，减少了 Ca^{2+} 的清除。高钙血症的处理：

（1）保证钠和水摄入量，每天尿量应保持在 2000ml 以上，如体液已补足，可采用利尿药，如呋塞米（速尿）、利尿酸，有助于钙的排泄。

（2）激素可迅速降低高钙血症，其机制为减少肠道钙吸收，抑制破骨细胞活性和直接作用于骨髓瘤细胞。泼尼松 40 ～ 60mg/(m^2 · d）口服或地塞米松静脉注射。

（3）双膦酸盐类药物，如依屈膦酸钠、氯屈膦酸钠、帕米膦酸钠等，其中以帕米膦酸钠降钙效果最好，用药剂量为 30 ～ 90mg 加入 0.9% 氯化钠注射液静脉滴注 3 小时以上，70% ～ 100% 的患者血钙可恢复正常。同时双膦酸盐能诱导破骨细胞和骨髓瘤细胞凋亡，对骨髓瘤细胞有抗肿瘤的作用，并通过抑制骨质破坏和肿瘤生长，减轻骨骼疼痛。

4. 肾衰竭

可采用血液透析治疗，化疗药物采用 VAD 方案，因其显效快，并且对肾功能影响很小，紧急情况下可单用地塞米松作为初始治疗。可给予别嘌呤醇 0.1g 口服，每天 3 次，可降低血尿酸，亦可保护肾功能。

5. 高黏滞综合征

高黏滞综合征是 MM 的并发症之一，在骨髓瘤患者中发生率为 10%，由于大量的 M 蛋白使血液黏滞性增加，从而导致血液循环发生障碍，因此患者可出现一系列血黏滞增高的有关临床症状，如视力下降，眼底出血和渗出，突发性意识障碍或其他中枢神经系统紊乱的症状。此时采用血浆置换疗法对 M 蛋白所致的高黏滞综合征是一种有效的治疗手段。每次需置换 2500 ～ 3000ml 血浆，2 ～ 3 小时完成，血清单克隆免疫球蛋白平均下降 35.5%，若置换量达 5000ml 时，可清除血清中 80% 的免疫球蛋白。由于血浆置换疗效是短暂的，应根据置换后 M 蛋白的减少和高黏滞综合征改善的情况决定是否在 1 周后再行置换术。

在行血浆置换的同时，尽快行 MP 或 VAD 化疗方案，以抑制和减少肿瘤细胞产生 M 蛋白。

六、观察要点

① 密切观察病情变化，注意有无骨折及发生的部位。如出现截瘫按截瘫患者护理；有肋间神经及坐骨神经疼痛者按医嘱理疗及局部封闭；并发肾功能不全者应注意尿量并详细记录。

② 预防及控制感染，保持居室清洁，空气清新，避免受凉，注意口腔、皮肤、外阴清洁。

七、护理要点

1. 常规护理

（1）心理护理　耐心、细致做好解释工作，使患者心情愉快，积极配合治疗。

（2）活动指导　为防止骨折，本病患者均应睡硬板床。保持患者舒适的卧位，定时协助翻身，动作要轻柔，以免造成骨折。

（3）饮食护理　高热量、高蛋白、高维生素、易消化饮食。

2. 骨痛的护理

卧床休息，减少活动，遵医嘱给予止痛药。

3. 健康指导

① 适当活动，动作不宜剧烈，防止磕碰、滑倒受伤，做好自我保护。

② 遵医嘱按时服药，定期门诊复诊。

③ 预防感染，避免去公共场所。

④ 保持个人卫生和饮食卫生。

⑤ 出现发热、出血等情况及时就诊。

第十三章　老年人常见内分泌和代谢系统疾病

第一节　糖尿病

一、定义

糖尿病是临床常见病、多发病，分为 1 型和 2 型。老年人糖尿病患病率较一般人群高，中老年发病的糖尿病均为 2 型糖尿病，其确切病因不明，胰岛素分泌缺陷或胰岛素作用缺陷（如胰岛素抵抗，老年糖尿病多半兼有两种因素）是目前公认的发病机制。代谢特点中除碳水化合物外尚有脂肪、蛋白质代谢紊乱。

二、病因及发病机制

糖尿病的病因和发病机制是个复杂问题，至今尚未完全阐明。胰岛病变致胰岛素分泌缺乏或延迟，分泌变异胰岛素，循环血液中存在抗胰岛素抗体或抗胰岛素受体抗体，胰岛素受体或受体后缺陷致使靶组织细胞对胰岛素的敏感性降低应是发生糖尿病的基本环节。至于胰岛素分泌不足的原因有下列因素：①遗传因素；②病毒感染；③自身免疫；④化学毒物；⑤胰岛素拮抗激素；⑥神经因素；⑦胰岛 B 细胞功能和释放胰岛素异常；⑧胰岛素受体异常、受体抗体和胰岛素抵抗问题。

三、临床表现

1.代谢紊乱症状

血糖升高后，因渗透性利尿而出现多尿，继而口渴多饮水，还因外周组织对葡萄糖利用障碍，脂肪分解增多，蛋白质负平衡而日见消瘦，且易饿多食。即出现多饮、多尿、多食和体重下降的“三多一少”症状。但老年发病的糖尿病患者表现典型“三多一少”症状者很少，患者多是在健康体检，患其他病住院或手术前化验时发现血糖增高，平时并无感觉异常。

2.反应性低血糖

2 型糖尿病患者进食后胰岛素分泌高峰延迟到餐后 3 ～ 5 小时血浆胰岛素水平不适当地升高，引起反应性低血糖，反应性低血糖往往是某些老年患者首先出现的症状。

四、辅助检查

1.血糖检查

1999 年国际糖尿病联盟亚太区委员会提出的糖尿病诊断标准为：空腹（指 8 ～ 10 小时内无任何热量摄入）血糖（FPG）3.9 ～ 6.0mmol/L（70 ～ 108mg/dl）为正常。6.1 ～ 6.9mmol/L

（110 ～ 125mg/dl）为空腹血糖调节受损（IFG），现普遍视其为糖尿病前期，≥7.0mmol/L（126mg/dl）应考虑糖尿病。2003 年美国糖尿病学会提出空腹血糖≥5.6mmol/L（100.8mg/dl）即为空腹血糖调节受损。

葡萄糖耐量试验（OGTT）。空腹口服 75g 无水葡萄糖，2 小时后血糖＜7.7mmol/L（139mg/dl）为正常糖耐量，7.8 ～ 11.0mmol/L（140 ～ 199mg/dl）为糖耐量减低，≥11.1mmol/L（200mg/dl）应考虑糖尿病。

2. 糖化血红蛋白（HbA1c）

由于红细胞在血循环中的寿命为 120 天，因此 HbA1c 测定可反映取血前 8 ～ 12 周血糖总水平，成为糖尿病控制情况监测的指标之一。但一般认为 HbA1c 测定不能作为糖尿病诊断的依据。

3. 尿糖测定

正常情况下尿中只含微量葡萄糖，尿糖定性试验阴性。当血糖水平增高≥8.9mmol/L 时，肾小管不能将尿中葡萄糖全部回收，尿糖增高，尿糖定性试验呈阳性。临床报告用“+”表示。一般情况下尿糖可反映血糖情况。但有时尿糖与血糖不完全一致。糖尿病并发肾小球硬化时，肾小球滤过率降低，肾糖阈升高。此时血糖升高，而尿糖仍可阴性。反之，如肾糖阈降低，虽然血糖正常，尿糖可呈阳性。每天 4 次尿糖检查（3 餐前和 21:00 ～ 22:00），或分段检查和 24 小时尿糖定量，可作为判断疗效指标。

五、治疗

肥胖超重患者选双胍类、α 葡萄糖苷酶抑制剂或胰岛素增敏剂，不胖或消瘦者可选促胰岛素分泌剂。餐后血糖高为主者选 α 葡萄糖苷酶抑制剂及格列奈类。空腹血糖＞15mmol/L 者先选用胰岛素，待血糖控制后再改用口服降糖药。肝功能不全者禁用胰岛素增敏剂（格列酮类），其他口服降糖药也慎用。肾功能不全者选格列喹酮和格列奈类。肝肾功能都受损选用胰岛素。联用口服降糖药和胰岛素时。22:00 注射中效胰岛素。初量 0.5U/kg。以后根据血糖调整用量。新的治疗理念提倡早用胰岛素增敏剂（保护胰岛 β 细胞）或作为首选用药。早期使用胰岛素是治疗糖尿病的关键，使用胰岛素指征：

（1）非药物治疗加口服降糖药不能达标（HbA1c＞6.5%），均可联用胰岛素。

（2）不能耐受口服药不良反应者。

（3）消瘦患者及早使用胰岛素。

（4）新发生的糖尿病或长期口服降糖药血糖仍波动者，可用胰岛素 2 周后改口服药。

（5）老年患者 FPG＜7.0mmol/L，餐后血糖＜10.0mmol/L 者，避免使用作用强而持久的降糖药如消渴丸、格列本脲。

（6）注意肝肾功能。长期口服降糖药疗效不理想者，尽早改用或联用胰岛素。

六、观察要点

（1）注意观察血糖的变化，告知患者低血糖的诱因。

（2）注意观察皮肤，特别是双足皮肤。告知患者，如有疖、痈或皮肤损伤一定要通知医生。

（3）了解患者有无皮肤瘙痒、感觉异常、感染及破损，特别注意检查足部。有无咳嗽、咳痰，有无腹痛及排尿异常。评估患者的营养状况，卫生状况。密切观察血糖、尿糖变化。

七、护理要点

1. 常规护理

（1）心理护理　耐心向患者解释病情，指导患者摆脱焦虑的方法，如音乐疗法，增加有益运动。

（2）知识宣教　向患者家属讲解糖尿病的概念、症状、治疗、愈后。

2. 专科护理

（1）饮食护理　向患者讲解饮食治疗是本病基本治疗措施，

终身要坚持此疗法，具体测算：每天热量的计算，按患者的性别、年龄、身高或计算理想体重［理想体重（kg）= 身高（cm）−105］，然后参照理想体重和每天体力活动量计算每天所需的热量。成人休息时每天每公斤体重给予热量 105 ～ 125kJ（25 ～ 30kcal）；轻体力劳动者 125 ～ 146kJ（30 ～ 35kcal）；中度体力劳动者 146 ～ 167kJ（35 ～ 40kcal）；重体力劳动者 167kJ（40kcal）以上。儿童、孕妇、哺乳母、营养不良及消耗性疾病者酌情增加，肥胖者酌减。蛋白质、脂肪、碳水化合物分配：饮食中蛋白质含量成人按每天每公斤体重 0.8 ～ 1.2g 计算，脂肪每天每公斤体重 0.6 ～ 1.0g，其余为碳水化合物。按上述计算蛋白质量占总热量的 12% ～ 15%，脂肪约占 30%，碳水化合物占 50% ～ 60%。三餐分配：按食物成分表将上述热量折算为食谱，三餐分配一般为 1/5，2/5，2/5 或 1/3，1/3，1/3。三餐饮食内容要搭配均匀，每餐有碳水化合物、脂肪和蛋白质，且要固定，这样有利于减缓葡萄糖的吸收，增加胰岛素的释放。

（2）口服降糖药物的护理　定时定量进餐，按时按剂量服药。磺脲类药物服药时间应在餐前 0.5 小时，如服药后进食量不足或进食时间延迟，可致低血糖反应。药物剂量不可随意增减。观察药物不良反应。监测血糖、尿糖。

（3）胰岛素治疗的护理　让患者学会预防和处理胰岛素不良反应。包括①低血糖：观察低血糖反应的症状，对已发生低血糖反应者，应及时测血糖，可进食含糖食物如糖果、饼干、含糖饮料等或静脉推注 50% 葡萄糖 20 ～ 30ml。预防低血糖的措施包括：必须使用胰岛素注射的专用注射器并保证剂量准确；合理安排每天的运动量，按规定的时间和量进餐并注意胰岛素注射时间与进餐时间的配合；②胰岛素过敏：观察注射局部有无瘙痒和荨麻疹，发生者必须去医院就诊，按医嘱更换制剂类型，使用抗组胺药物或糖皮质激素，以及脱敏疗法；③脂肪营养不良：多部位皮下轮流注射可有效防止注射局部脂肪营养不良。避免 2 周内在同一注射点注射 2 次。

（4）自我检测的护理　护理人员可帮助患者选择购买一种售后服务好的血糖仪，并教会患者使用，测试时间主要为早晨空腹，三餐前、三餐后2小时，告诉其血糖正常值。另可教会患者自测尿糖，测试时间同血糖。测试血糖、尿糖可协助药物、饮食的调节。

（5）保持身体清洁、避免损伤　嘱患者经常用温水擦洗身体，特别注意保持口腔、会阴、足部的清洁；勤剪指甲，但要避免剪的过短，伤及皮肤。并嘱其在皮肤瘙痒时尽量少抓，以免抓破；穿宽松柔软、透气性能良好的棉质内衣，穿干净、合脚、舒适的鞋袜。注意不要过紧，并嘱其注意足部运动；使用热水袋时水温不要超过50℃，避免直接接触皮肤，以防烫伤。

（6）体育锻炼　根据年龄、体力、病情及有无并发症，指导患者进行长期有规律的体育锻炼。体育锻炼方式包括步行、慢跑、骑自行车、健身操、太极拳、游泳及家务劳动等需氧活动。合适的活动强度为活动时患者应达到的心率：（200－年龄）×（60%～75%），活动时间为20～40分钟，可逐步延长或更久，每天1次，运动时间最好在饭后1小时以后，用胰岛素或口服降糖药物者最好每天定时活动，肥胖患者可适当增加活动次数。

（7）防止呼吸道感染　保持室内通风、温湿度适宜，定期用紫外线灯照射；注意保暖；嘱患者避免接触上呼吸道感染人员；劝患者戒烟。

（8）积极处理皮肤损伤及感染　一旦发现损伤往往累及感染，应积极清创、消毒、包扎，应用抗感染药物，必要时请专科处理，不得大意。

3.健康指导

糖尿病教育是老年糖尿病防治中的一个重要方面。药物是武器，教育是核心，达标是关键。由于老年人可能身患多种疾病，衰弱且合并认知功能障碍，因此，与其他年龄组患者教育不同的是，老年糖尿病患者的教育充分强调对患者家属和生活照护者的教育。其内容包括：

（1）详细向患者与照护者讲述糖尿病教育的重要性及自我监测血糖的方法。自我血糖监测适用于所有糖尿病患者，特别是注射胰岛素的患者。指导患者与照护者学习和掌握监测血糖、血压、体重指数的方法，如微量血糖仪的使用、血压的测量方法、体重指数的计算等。了解糖尿病的控制目标。

（2）向患者及照护者讲解获得糖尿病教育的途径。医护人员对患者进行一对一的讲解，参加正规的糖尿病教育培训班，社区医生及糖尿病专科护士提供的饮食、运动、用药等教育，订阅糖尿病书籍、报纸及杂志，浏览专业的糖尿病网站等。

（3）定期评估患者血糖自我监测的效果和能力，并加以指导。

（4）应当告诉患者、家属及生活照护者关于高血糖和低血糖发生的诱因、预防措施、症状、如何监测、治疗方法以及应当什么时候去糖尿病门诊等。

（5）在给予新的药物时，应告知患者所用药物的目的、服用方法、常见不良反应并定期检查。

（6）教育患者及其生活照护者足部溃疡发生的危险因素及预防措施等。

（7）预防意外发生：指导患者外出时随身携带识别卡，以便发生紧急情况时及时处理。

第二节　甲状腺功能亢进症

一、定义

甲状腺功能亢进症简称甲亢，是由多种原因引起的甲状腺激素分泌过多所致的一组常见内分泌疾病。主要临床表现为多食、消瘦、畏热、多汗、心悸、激动等高代谢综合征，神经和血管兴奋增强，以及不同程度的甲状腺肿大、眼突、手颤、颈部血管杂音等为特征，严重者可出现甲亢危象、昏迷甚至危及生命。

甲亢是一种常见病、多发病，按病因分为原发性甲亢（突眼性甲状腺肿），继发性甲亢，高功能腺瘤。原发性甲亢最为常见，是一种自体免疫性疾病，继发性甲亢较少见。甲状腺功能亢进症是一种较难治愈的疑难病。

目前我国老年女性人群患病率达2%，且有逐年增高的趋势。由于人们对甲亢的预防认识不足，往往忽视医治。

二、病因及发病机制

甲亢与自身免疫、遗传和环境等因素有密切关系，其中以自身免疫因素最为重要。遗憾的是，甲状腺自身免疫的发生、发展过程迄今尚不清楚，因而很难找到预防方法。遗传因素也很重要，但遗传的背景和遗传的方式也未被阐明，故也很难从遗传方面进行预防。环境因素主要包括各种诱发甲亢的因素。遇到诱发因素就发病，避免诱发因素就不发病。由此可见，部分甲亢患者的发病有可能在避免诱发因素的条件下得到预防，常见诱发因素如下。

（1）感染：如感冒、扁桃腺炎、肺炎等。

（2）外伤：如车祸、创伤等。

（3）精神刺激：如精神紧张、忧虑等。

（4）过度疲劳：如过度劳累等。

（5）妊娠：妊娠早期可能诱发或加重甲亢。

（6）碘摄入过多：如大量吃海带等海产品。

（7）某些药物：如乙胺碘呋酮等。

三、临床表现

（1）神经系统　患者易激动、精神过敏、舌和双手平举向前伸出时有细震颤、多言多动、失眠紧张、思想不集中、焦虑烦躁、多猜疑等，有时出现幻觉，甚至出现狂躁症，但也有寡言、抑郁者，患者腱反射活跃，反射时间缩短。

（2）高代谢综合征　患者怕热多汗，常有低热，危象时可有高热，多有心悸脉速，胃纳明显亢进，但体重下降，疲乏无力。

（3）甲状腺肿　多呈弥漫性对称性肿大，少数不对称，或肿大明显。同时甲状腺血流增多，可在上下叶外侧闻及血管杂音和扪及震颤，尤以腺体上部明显。此体征具特征性，在诊断上有重要意义。

（4）眼征　分浸润性突眼和非浸润性突眼。后者又称良性突眼，患者眼球突出，眼凝视或呈现惊恐眼神；前者称恶性突眼，可以由良性突眼转变而成，恶性突眼患者常有怕光、流泪、复视、视力减退、眼部肿痛、刺痛、有异物感等，由于眼球高度突出，使眼不能闭合，结膜、角膜外露而引起充血、水肿、角膜溃烂等，甚至失明。也有的甲亢患者无眼部症状或症状不明显。

（5）心血管系统　诉心悸、气促，稍活动即明显加剧。常有心动过速（多系窦性）、心律失常、心脏肥大、扩大和充血性心力衰竭，重者有心律不齐、心脏扩大、心力衰竭等严重表现，也有发生突发心室颤动的报道。

（6）消化系统　食欲亢进，体重却明显下降，两者伴随常提示本病或糖尿病的可能。过多甲状腺激素可兴奋肠蠕动以致大便次数增多，有时因脂肪吸收不良而致脂肪痢。甲状腺激素对肝脏也有直接毒性作用，致肝肿大和磺溴酞钠（BSP）潴留、丙氨酸氨基转移酶（ALT）增高等。

（7）血液和造血系统　本病周围血肿白细胞总数偏低，淋巴细胞百分比和绝对值及单核细胞增多，血小板寿命也较短，有时可出现紫癜症，由于消耗增加，营养不良和铁的利用障碍可致贫血。

（8）运动系统　主要表现为肌肉软弱无力，少数可见甲亢性肌病。

（9）皮肤及指端　小部分患者呈典型对称性黏液性水肿，但并非甲减，多见于小腿胫前下段，有时亦可见于足背和膝部，面部、上肢及头部。初起暗红色皮损，皮肤粗厚，以后呈片状或结节状叠起，最后呈树枝状，可伴继发感染和色素沉着。在少数患者中可见到指端软组织肿胀呈杵状形，掌指骨骨膜下新骨形成，以及指或趾甲的邻近游离边缘部分和甲床分离现象，称为指端粗厚。

（10）内分泌系统　最常见的是性腺功能受累，女性闭经和月经不调，男性阳痿，但女性妊娠不受影响。

四、辅助检查

典型甲亢患者，凭临床症状和病征即可明确诊断。对于不典型或病情比较复杂的患者，则需通过实验室检查方可做出明确诊断。

（1）基础代谢率（BMR）测定，即血胆固醇、三酰甘油（TG）及尿肌酸测定。

（2）血清总 T_3（TT_3）测定，血清总 T_4（TT_4）测定，血清游离 T_3（FT_3）测定，血清游离 T_4（FT_4）测定，血清反 T_3（rT_3）测定。

（3）甲状腺吸 ^{131}I 率及甲状腺抑制试验（包括 T_3 抑制试验和甲状腺片抑制试验），血清超敏促甲状腺激素测定（S-TSH），促甲状腺激素释放激素兴奋试验（TRH 兴奋试验）。

（4）甲状腺 B 型超声检查，甲状腺放射性核素显影检查等。

（5）甲状腺免疫学检查，即促甲状腺受体抗体的测定，如甲状腺刺激性免疫球蛋白测定（TRAb）等；甲状腺球蛋白抗体测定（TGAb）；甲状腺微粒体抗体（TMAb）或抗甲状腺过氧化物抗体（TPOAb）测定。

五、治疗

（一）内科治疗

内科治疗包括抗甲状腺药物治疗、辅助治疗和加强营养提高生活质量等。抗甲状腺药物以硫脲类化合物为主，此方法是内科治疗中的主要方法。辅助治疗主要是采用普萘洛尔（心得安）、利血平等对症治疗。生活治疗是适当休息，饮食给予足够的营养和热量，包括糖、蛋白质、脂肪及 B 族维生素等，并注意避免精神刺激和过度疲劳。

药物治疗，利用硫脲药物抑制甲状腺内的碘有机化，减少甲状腺激素的合成，但该类药不抑制甲状腺摄碘和已合成激素的释放，则治疗初期应加用β受体阻滞剂，如普萘洛尔、美托洛尔（倍他乐克）等。

（二）手术治疗

1. 治疗方法

甲状腺次全切除术后复发率低，但手术为破坏性不可逆治疗，且可引起一系列并发症，应慎重选择。适应证为：

① 中、重度甲亢，长期服药无效，停药复发，或不能及不愿长期服药者。

② 甲状腺巨大或有压迫症状者。

③ 胸骨后甲状腺肿伴甲亢。

④ 结节性甲状腺肿伴甲亢。

2. 外科治疗

甲状腺大部切除术仍然是目前治疗甲亢的一种常用而有效的方法。抗甲状腺药物不能根治甲亢，因此，如果应用抗甲状腺药物治疗4～5个月后疗效不能巩固者，应考虑手术治疗。

（三）同位素治疗

用放射性碘破坏甲状腺组织而达到治疗目的，有“内科甲状腺手术”之称。利用甲状腺有浓集碘的能力和^{131}I能放出β射线生物学效应，使甲状腺滤泡上皮细胞破坏、萎缩，分泌减少，达到治疗目的。通常患者只需服用1次，若效果不佳则可在3个月或半年后再追加1次。治疗后甲状腺的体积会逐渐缩小，有的患者会因甲状腺破坏过多而导致功能低下。

六、观察要点

每天测体温、脉搏、呼吸、心率、血压各2次，注意观察患者的生命体征、体重变化、精神及神志状态、出汗及皮肤状况、食欲、腹泻量及次数并记录出入量、甲状腺肿大及突眼症状。若体温增高，脉搏明显加快、焦虑不安、大汗淋漓、厌食、恶心、呕吐、腹泻时，应考虑可能发生甲亢危象，立即与医生联系。备好急救药品和物品，积极配合治疗工作。

七、护理要点

1.一般护理

（1）适当休息与活动　临床症状显著时应及时卧床休息，尤其是餐后 1 ～ 2 小时应限制活动；临床症状明显改善时在注意休息的同时适当活动或进行体育锻炼，切忌过度劳累；无临床症状，各项实验室检查均正常后可以不限制活动。

（2）情志护理　中医认为人的精神状态与机体的脏腑气血密切相关，人的情志活动与心藏神的功能密切相关，凡是精神饱满、心胸开朗的患者，疗效一般较好，相反则较差。因此，在护理上要关心体贴患者，多与患者交谈，了解患者的思想状态，引导患者放下思想包袱。

（3）饮食护理　饮食应以高热量、高蛋白、高维生素、适量脂肪和钠盐摄入为原则，少用辛辣刺激性佐料食物，食物应软，易于消化，富含营养；不要多食高碘食物，比如，海带、紫菜、海蜇、海苔以及藻类食物等，防止甲亢控制不良。不吸烟，不喝酒、浓茶和咖啡。

① 给予充足的碳水化合物和脂肪。碳水化合物和脂肪有节约蛋白质的作用，若供应充足，可使蛋白质发挥其特有的生理功能。给予充足的维生素和无机盐，从而能够调节生理功能，改善机体代谢，尤其是 B 族维生素和维生素 C。应给予充足的钙和铁，以防缺乏。

② 适当增加动物内脏，新鲜绿叶蔬菜，或补充维生素制剂。

③ 适当控制纤维素多的食物。甲亢患者常有腹泻现象，如过多供给富含纤维素的食品会加重腹泻。

④ 忌用刺激性较强的浓茶、咖啡、烟酒等。

（4）病情护理　主要是观察全身有无高代谢综合征的表现，甲状腺是否肿大，眼球是否突出，神经系统、心血管系统、消化系统、血液系统、生殖系统、运动系统有无异常，皮肤及肢端有无水肿、潮红、潮湿、杵状指等异样表现。特别注意观察体温及心血管系统的变化，防止甲亢危象及甲亢性心脏病的发生。

（5）对症护理　使用西药治疗时，要注意参考性别、年龄、病情选择甲状腺药物，治疗中应注意观察病情的变化，有无对甲状腺药物过敏，有无药疹、肝损害、白细胞减少，应定期复查肝功能和血常规。使用中药治疗时要注意煎药、服药的方法，服药过程中的禁忌。

2.并发症的护理

（1）甲亢危象的护理　出现甲亢危象的患者，除了在休息、饮食、心理护理之外更应注意病情的观察，随时观察患者的体温、心率、血压及神态。

（2）甲亢型心脏病的护理　要注意心理护理，积极良好的心态对甲亢性心脏病的治疗是很有帮助的；同时应注意休息，在饮食习惯上要少食多餐、营养丰富，积极预防心力衰竭。

第三节　甲状腺功能减退症

一、定义

甲状腺功能减退症简称甲减，是由于甲状腺激素缺乏或不足或机体对其不反应致机体代谢活动下降而引起的一种内分泌疾病。表现为畏寒、怕冷、乏力、便秘、动作缓慢、水肿、声音嘶哑等甲状腺功能减退的症状。

二、病因及发病机制

（1）原发性（甲状腺性）甲减多见，约占甲减症的96%。是由甲状腺本身的病变引起的。根据临床所见，有因服用抗甲状腺药物引起的，可见于慢性淋巴细胞性甲状腺炎、甲亢或甲状腺癌的甲状腺大部切除术后、放射性碘治疗后、先天性甲状腺缺如或克汀病、舌甲状腺、侵袭性纤维性甲状腺炎、致甲状腺肿物质引起、先天性甲状腺激素生成障碍、甲状腺的转移瘤以及慢性地方性碘缺乏引起等。

（2）继发性（垂体性）甲减较少见，是由垂体疾病使 TSH 分泌减少引起的，如垂体肿瘤、席汉综合征、非肿瘤性选择性 TSH 缺乏、脑卒中、垂体手术或脑垂体部位放射治疗以后引起。

（3）下丘脑性甲减罕见，由于下丘脑产生促甲状腺激素释放激素（TRH）的减少，使得垂体的 TSH 的分泌减少而引起的，如鞍上肿瘤及先天性 TRH 缺乏等。

（4）末梢对甲状腺激素作用抵抗、核受体缺乏、T_3 或 T_4 受体的结合障碍，以及受体后缺陷等。

三、临床表现

（1）皮肤　甲减患者皮肤的特征性表现是黏液性水肿，表现为面部、胫前、手、足的非凹陷性水肿。有些患者的水肿呈凹陷性。皮肤增厚、粗糙、干燥。由于真皮及表皮增厚、血流减少及有些患者存在贫血，皮肤苍白、发凉，皮脂腺和汗腺分泌减少，加重皮肤干燥。头发干、粗、易脆、生长缓慢或停止，头发、眉毛及四肢毛发脱落，指（趾）甲生长缓慢、增厚、易脆。

（2）心血管系统　甲状腺激素减少使心肌收缩力减弱、心率减慢、心输出量下降、休息时外周阻力增加、血容量减少。这些血流动力学变化使脉压变小、循环时间延长、组织血供减少。皮肤血供减少使得皮肤发凉、苍白及畏冷。严重原发性甲减患者心脏扩大，心音弱，这主要是由于富含蛋白质和氨基葡聚糖的液体渗漏到心包腔所引起的，同时心肌也是扩张的。心包积液很少达到引起心包填塞的程度。垂体性甲减患者心脏通常变小。心绞痛少见，但在用甲状腺激素治疗甲减的过程中可能会出现心绞痛或原有心绞痛加重。甲减伴随的高胆固醇血症可能会加重冠状动脉粥样硬化。心电图变化包括窦性心动过缓，P-R 间期延长，P 波和 QRS 波群低平，T 波低平或倒置，偶见房室传导阻滞。超声心动图检查提示房室间隔不对称性肥厚和左室流出道梗阻的发生率高。黏液性水肿经过适当治疗后上述异常可以消失。血肌酸激酶、乳酸脱氢酶水平升高，同工酶谱分析提示肌酸激酶、乳酸脱氢酶来源于心脏。如不合并其他器质性心脏病，用甲状腺激素可以纠正血流动力学，心电图和血清酶异常，并使心脏大小恢复正常。

（3）呼吸系统　声带增厚引起声嘶较常见。部分患者X线检查发现胸腔积液，但很少达到引起呼吸困难的程度。严重甲减患者，由于呼吸肌发生黏液性水肿，以及低氧血症和高碳酸血症刺激换气的作用受抑制，导致肺泡换气作用减弱和二氧化碳潴留，加重黏液性水肿的发生，是极危重的一种表现。阻塞性睡眠呼吸暂停较常见，随甲状腺功能异常的纠正，睡眠呼吸暂停现象消失。

（4）消化系统　舌常肥大。食欲通常缺乏，但大多数患者体重增加，体重增加是由于组织中水潴留所致。胃排空延缓，肠蠕动减弱导致恶心、呕吐、腹胀、便秘。甲减患者很少出现腹水，但可伴随胸腔积液、心包积液而发生腹水。甲减对肠吸收的影响很复杂，虽然对多种营养物质的吸收速率减慢，但由于肠蠕动减慢，吸收时间更长，总的吸收量可能正常或增加。偶见明显吸收不良。肝脏功能正常，但转氨酶水平可以升高，可能是由于清除速度减慢所致。胆囊扩大，收缩迟缓。

（5）神经系统　甲状腺激素对中枢神经系统的发育有重要作用，胎儿期缺乏甲状腺激素导致大脑皮质细胞发育不良，髓鞘形成延迟。如果甲状腺激素缺乏未能在出生后早期得到纠正，大脑的损害将不可逆转。成年人的甲状腺激素缺乏对神经系统的损害不太严重，临床上表现为疲乏无力、缺乏活力、焦虑、抑郁、思维欠活跃、反应迟钝、语速减慢、记忆力下降、动作迟缓，淡漠、嗜睡常见，腱反射迟钝。

四、辅助检查

① 血清甲状腺素（T_4）水平＜52nmol/L（4μg/dL）。

② T_3 摄取试验降低。

③ FT_4 减低。

④ 血清三碘甲状腺原氨酸（T_3）及 rT_3 均减少。

⑤ 血 TSH＞5.0U/L。

⑥ 甲状腺摄 ^{131}I 率减低。应当注意的是，正常老年人的血 T_4、T_3 及 FT_4 水平均较成年人低，而 T_3 及 FSH 较成年人的数值高，分析结果时应予以考虑。

⑦ 血脂改变血中总胆固醇、三酰甘油（TG）及低密度脂蛋白胆固醇（LDL-C）及载脂蛋白均可升高，高密度脂蛋白胆固醇（HDL-C）的含量改变不明显。

⑧ 口服葡萄糖耐量试验示低平曲线。

⑨ 由慢性淋巴细胞性甲状腺炎引起者，血中的抗甲状腺抗体滴度可以明显升高。

⑩ 心电图示心动过缓，及肢体导联低电压。

⑪ 超声心动图检查可查出有心包积液。

⑫ 跟腱反射时间延长。

⑬ CT、MRI 可发现下丘脑、垂体、甲状腺病灶。

⑭ 甲状腺发射型计算机断层摄影（ECT）。不同病因的甲减，甲状腺 ECT 可有相应表现。

五、治疗

一经确诊即需终身依赖甲状腺激素替代治疗，疗效较好，大多数患者经过治疗能生活自理坚持工作。因此，在治疗中不能自行停药或减量并积极预防应激（寒冷、感染、手术、外伤）状态发生。少数患者因黏液性水肿低体温昏迷、垂体危象而死亡。一旦发生危象必须急送医院进行抢救治疗。

六、观察要点

（1）监测体温、脉搏、呼吸、血压、意识的变化，如发现异常及时通知医生。备抢救器械药品，保暖品。

（2）应用甲状腺激素时，严格执行医嘱，正确给药，严密观察疗效和不良反应。

七、护理要点

1.常规护理

(1)心理护理　讲解疾病相关知识。鼓励患者参加娱乐活动，调动其参加活动的积极性。关心患者，多与患者交流，谈患者感兴趣的话题，或听活泼欢快的曲子，使其心情愉快。

(2)活动指导　鼓励患者进行活动，以刺激胃肠蠕动，促进排便。如严重黏液水肿患者应绝对卧床休息。昏迷者加床档，以防意外。

(3)饮食指导　加强饮食护理，给营养丰富的低热量、高蛋白饮食。提高饮食中纤维素的含量，多吃含纤维素的食物，如玉米、荞麦面、豆类、芹菜、蒜苗、萝卜、香蕉等。

2.感知改变的护理

(1)体温　保持室内温度20～28℃，如患者体温偏低，应给予热水袋保温及加盖棉被。

(2)吸氧　持续低流量吸氧。氧流量为2～4L/min。

(3)口腔护理　清醒患者每天用冷开水、生理盐水、3%过氧化氢溶液或复方硼酸溶液清洗口腔2次，昏迷患者常张口呼吸，可用两层湿纱布盖于口鼻部，以便吸入的空气得到湿润，避免呼吸道干燥。

(4)泌尿系统的护理　昏迷患者留置导尿管，每4小时开放1次，每天要进行外阴部护理。

(5)皮肤护理及预防压疮　昏迷患者每2～3小时翻身1次，并用热湿毛巾擦洗患者骨隆突处及用50%红花乙醇做局部按摩。如有排泄物污染床褥应及时更换，并保持床单的清洁、干净、平整，搬动患者时不要拖拉，应用手托起，有条件者睡气垫床。及时准确用药，尽快改善控制症状。

3.健康指导

(1)环境　室温保持在21～23℃之间，如体温低于35℃后应采取保温的措施，加盖毛毯、热水袋。

（2）饮食指导

① 给予营养丰富的低热量、高蛋白饮食。

② 提高饮食中纤维素的含量，多吃含纤维素高的食物，如：玉米、荞麦面、豆类、芹菜、蒜苗、萝卜、香蕉等。

③ 采用食疗方法，可控制便秘。如用蜂蜜 60g，麻油 30ml，加糖或盐少许，开水冲服，早晚各 1 次，或晨起空腹服用白开水 500ml。

（3）日常活动

① 轻症时，可鼓励患者进行活动，加快肠蠕动，促进排便。

② 重度黏液水肿患者，应绝对卧床休息。

（4）心理指导

① 了解疾病的转归、并发症。

② 关心患者，多与患者交谈，鼓励患者参加娱乐活动，调动其参加活动的积极性。嘱咐亲友多来探视使其感到温暖和关怀，以增强信心。

（5）医疗护理措施

① 坚持定时定量服药。

② 定期复查。

③ 预防感染。

第四节　痛风

一、定义

痛风是人体内嘌呤核苷酸代谢紊乱和（或）尿酸排泄障碍引起的疾病，多发病于 40 岁以上，男多于女，其临床特征是反复发作急性关节炎，合并痛风结石，血尿酸水平增高，特征性慢性关节炎和关节畸形以及肾脏病变（慢性间质性肾炎和肾尿酸结石）。

二、病因及发病机制

（一）尿酸排泄减少

包括肾小球尿酸滤过减少，肾小管重吸收增多，肾小管尿酸分泌减少以及尿酸盐在泌尿系统沉积。痛风患者中80%～90%有尿酸排泄障碍，其中以肾小管尿酸分泌减少为最重要因素。尿酸生成大多数患者属于正常。大多数原发性痛风患者有阳性家族史，属多基因遗传缺陷。但确切发病机制尚不清楚。父母一方患痛风子女患痛风占40%～50%，父母双方患痛风子女患病达75%。

（二）尿酸生成增多

若限制嘌呤饮食5天后，如每天尿酸排泄超过3.57mmol（600mg），可认为是尿酸生成增多。痛风患者中尿酸生成增多者不足10%。主要是由于参与嘌呤代谢酶的缺陷引起。高尿酸血症者常伴有肥胖、糖尿病、动脉粥样硬化、冠心病、高血压等，可能这些疾病都具有共同的发病基础。

继发性痛风是由肾脏疾病所致尿酸排泄减少，骨髓增生性疾病（骨髓瘤）致尿酸生成增多，某些药物（如青霉素、头孢霉素、烟酸、阿司匹林、乙胺丁醇、氢氯噻嗪及乙醇等）抑制尿酸排泄所引起。另外还有一种原因不明的高尿酸血症，称为特发性高尿酸血症，可终身不出现痛风症状。

三、临床表现

原发性痛风多见于中老年人，男性占95%以上，女性多于更年期后发病，常有家族遗传史。发病率有逐年增加的趋势。

1. 无症状期

仅有血尿酸持续性或波动性增高。男性和绝经期后女性血尿酸＞420μmol/L（7.0mg/dl），绝经前女性＞350μmol/L（5.8mg/dl），称为高尿酸血症。从尿酸增高至症状出现可长达数年至数十年。有人可终身不出现症状。但随着年龄的增长，其症状出现率也随之增加。血尿酸水平越高，高尿酸血症持续时间越长越容易出现痛风。

2.急性痛风性关节炎期

急性关节炎是痛风的首发症状。常见诱因是受凉、劳累、饮酒、高嘌呤饮食、感染和创伤等。

(1)常在午夜起病，突然发作。初发单关节炎以拇趾及第1跖趾关节最多见，其余依次为踝、膝、腕、指、肘关节。表现红肿热痛急性炎症。

(2)患者发热，血白细胞增高，红细胞沉降率增快，给予秋水仙碱后，关节炎可迅速缓解。受累关节局部皮肤出现脱屑和瘙痒，为本病特有的症状，但不常出现。

(3)初次发作有自限性，一般经1～2天或多至几周后自行缓解。关节功能恢复。

(4)关节液白细胞内有尿酸盐结晶，是确诊本病的依据(或痛风石针吸活检有尿酸盐结晶)。有的患者急性期症状轻微未被注意，待出现关节畸形后，始被发现。

(5)急性期缓解之后患者全无症状，称为间歇期。此期可持续数月或数年。少数患者仅有一次单关节炎，以后不再发作。大多数患者在一年内复发。

3.痛风石及慢性关节炎期

痛风石是痛风的一种特征性损害，可存在于任何关节、肌腱和关节周围软组织。通常是多关节受累，且多见于关节远端。由于关节炎频繁发作，尿酸盐在关节沉着增多，受累关节可表现以骨质缺损为中心的关节肿胀、僵硬及畸形，关节活动受限。无一定形状且不对称。严重时痛风石所在处皮肤菲薄发亮，触摸有明显压痛可向皮肤表面破溃，流出白色豆腐渣样尿酸盐结晶。瘘管周围组织呈慢性肉芽肿不易愈合。痛风石一般多在耳轮、跖趾、指间和掌指等处。如能早期防治高尿酸血症，可不出现本期的症状。

4.肾病变

(1)痛风肾病　绝大多数痛风患者可有肾损害，尸检证实痛风肾病在90%以上。早期可出现间歇性蛋白尿，缓慢进展。随着病情发展可呈现为持续性蛋白尿。可出现夜尿多和等渗尿，表示肾浓缩功能减退。晚期可出现水肿、高血压、血尿素氮和肌酐增高等肾功能不全症状。

（2）尿路结石　痛风患者尿路尿酸结石发生率为10%～25%。常无症状，结石较大者可有肾绞痛和血尿。结石反复引起梗阻和局部损伤易继发感染，如肾盂肾炎、肾积脓或肾周围炎。尿酸结石可透过X线，X线检查可为阴性，需要肾盂造影证实。若血尿酸≥780μmol/L（13mg/dl）则尿路尿酸结石发生率可高达50%。

四、辅助检查

（1）血尿酸测定（血清标本，尿酸酶法）　正常男性为150～380μmol/L，女性为100～300μmol/L。男性＞420μmol/L，女性＞350μmol/L可确定为高尿酸血症。由于存在波动，应多次监测。

（2）尿尿酸测定　限制嘌呤饮食5天后，每天尿酸排出量仍超过3.57mmol/L可认为是尿酸生成增多。

（3）滑囊液或痛风石内容物检查　行关节腔穿刺及穿刺结节内容物（或自动破溃排出物）在旋光显微镜下可见白细胞内有双折光现象的针状尿酸盐结晶。

（4）X线检查　X线摄片，受累关节急性关节炎期可见软组织肿胀。慢性期或反复发作后可见软骨缘破坏，关节面不规则，在尿酸盐沉积的骨骺部出现圆形或不规整的骨质透亮缺损，而周围骨密度正常，是痛风的X线特征。在关节附近的软组织内还可出现痛风石的钙化灶。也可进行CT或MRI检查。

五、治疗

（一）一般治疗

1. 饮食治疗

痛风多发生于老年人、肥胖及脑力劳动者。常并发肥胖、糖尿病、高血压和高血脂。高蛋白高脂肪饮食易引发痛风，酒精亦能诱发高尿酸血症。饮食治疗措施如下。

（1）保持理想体重　肥胖者应减肥，减肥应循序渐进，体重减轻不能过快，每月减重 1kg 为好，减肥过快过多脂肪分解易导致酮症和痛风急性发作。

（2）碳水化合物可促进尿酸排泄，可选精白米、白面、玉米面等，严禁高蛋白、高脂肪、高碳水化合物类食物。碳水化合物应占总热量的 50% ～ 70%。

（3）进食蛋白质以牛奶、鸡蛋为主，瘦肉煮沸后去汤食用。忌辛辣和刺激性食物。牛奶、鸡蛋不含嘌呤。蛋白质按 0.8 ～ 1.0g/（kg · d）供给。

（4）适当限制脂肪，脂肪可减少尿酸排泄，并发高脂血症者要将脂肪摄入量控制在总热量的 20% ～ 25% 以内（每天不超过 30g）。

（5）多饮水　每天饮水 2000 ～ 3000ml，促进尿酸排泄。

（6）限盐　每天食盐少于 6g。

（7）禁酒　严禁饮酒（包括含有大量嘌呤的啤酒）。乙醇易使体内乳酸堆积，可抑制尿酸排泄，诱发痛风。

（8）限制高嘌呤食物　勿食用动物内脏如心、肝、肾、脑、胃。少吃鱼、虾、海蟹等海味（包括大多数海鱼及龙虾、贝壳等）及咸肉、煎炸食品和熏烤食物。

少吃豆制品（有学者提出豆腐经过多次水泡，嘌呤含量大减，可食）、带皮谷物、菠菜、龙须菜、香菇、芦笋，少吃发酵食物等。

（9）多吃含钾高的食物，如香蕉、西兰花、西芹等。多吃鲜菜可促进尿酸排泄。

（10）不饮浓茶，不喝咖啡。

2. 不使用抑制尿酸排泄的药物

① 维生素 B_1、维生素 B_{12}、维生素 C、呋塞米、氢氯噻嗪、氨苯蝶啶、吲哚帕胺、青霉素、乙胺丁醇、吡嗪酰胺、左旋多

巴、水杨酸盐（阿司匹林等）、维生素E、烟酸等有抑制尿酸排泄作用。

② 抗高血压药物如钙拮抗剂，β受体阻滞剂中的多数药有降低肾血流量从而减少尿酸排泄的作用。ACEI能增加尿酸排泄，氨氯地平、尼群地平对血尿酸无大影响。

③ 降糖药如格列苯脲、格列齐特、双胍类能影响尿酸排泄。格列奎酮对尿酸影响不大。胰岛素可促进尿酸合成增加，使血尿酸增高，如需长期使用胰岛素，痛风伴糖尿病者应合用降尿酸药以防止痛风加重。

④ 痛风伴血脂异常者应首选苯氧芳酸类（贝特类），这类药除调脂外还有降低血尿酸的作用。常用的有力平脂、必降脂和诺衡等。

（二）急性痛风关节炎发作期治疗

卧床休息，将患肢抬高，勿使受累关节负重。尽早使用秋水仙碱，如延迟用药可降低疗效。

1.秋水仙碱

是治疗急性痛风性关节炎的有效药，能迅速缓解炎症反应，口服后一般十多小时疼痛缓解，24～48小时得到控制。初始口服量为1mg，随后每1小时0.5mg或每2小时1mg，直到症状缓解或出现恶心、呕吐、水样腹泻等胃肠反应。第1天最大剂量6～8mg。若用到最大剂量症状仍无明显改善，应及时停药。如口服秋水仙碱出现严重胃肠道反应可考虑静脉给药。将静脉注射用秋水仙碱1～2mg溶于生理盐水20ml中5～10分钟缓慢静脉注射。如需要可在4～5小时后重复静脉注射1mg，24小时总量不超过4mg。静脉注射注意不能药液外漏，否则可引起剧痛和局部组织坏死。静脉注射秋水仙碱可产生严重不良反应，如骨髓抑制、肾衰竭、弥散性血管内凝血（DIC）、肝坏死、癫痫样发作，甚至死亡。必须慎重，国内极少使用。目前以口服法使用最广泛。秋水仙碱口服后90%患者48小时疼痛缓解。然后继续给予0.5mg/次，2～3次/日，维持数天后停药，口服秋水仙碱不良反应以恶心、呕吐、厌食、腹胀、水样腹泻多见，发生率高达40%～75%。还可引起白细胞减少、血小板减少及脱发等。

由于秋水仙碱不良反应大，也可选用非甾体抗炎药，同样可达到止痛消炎目的。

2.非甾体抗炎药（NSAID）

NSAID共同的作用机制为抑制花生四烯酸代谢中的环氧化酶活性而抑制前列腺素的合成，达到消炎镇痛的作用，一般用药后3～5天症状才能缓解。

（1）最广泛应用的药物是吲哚美辛（消炎痛），初始剂量75～100mg，随后每次50mg，6～8小时1次。双氯芬酸钠（双氯灭痛，扶他林），50mg/次，每天2～3次。布洛芬（异丁苯丙酸），0.3～0.6g/次，每天2次。罗非昔布25mg/次，每天1次。可选择其中的一种，禁止同时用两种或更多种的NSAID，因为疗效不增加，而不良反应加大。一旦症状缓解，逐渐减量，5～7天后停服。不可长期服用。

（2）不用保泰松等不良反应大的药物。

（3）活动性消化道溃疡，消化道出血禁用NSAID。

（4）高血压患者NSAID用量应减少，因此类药常引起水钠潴留，导致血容量增加，血压增高。

（5）75岁以上的老人服用NSAID潜在危险大，因NSAID引发的消化道溃疡的溃疡面积大、出血量多、误诊多、病死率高（10%），故老年人服用宜谨慎。

3.糖皮质激素

因严重不良反应不能使用秋水仙碱和NSAID时，可考虑使用糖皮质激素或ACTH短程治疗。其特点是起效快、缓解率高，但容易出现症状反跳。泼尼松，10～20mg/次，3次/日。3～7天后迅速减量或停用。或用ACTH 50U溶于5%葡萄糖溶液中缓慢静脉滴注。可同时口服秋水仙碱1～2mg/日，以防症状反跳。

4.碱化尿液

碱性体液环境有利于尿酸盐结晶的溶解和排出。所以痛风性关节炎患者要多食碱性食物（包括蔬菜水果），当尿液 pH 为 7.0 时，尿酸的溶解度是尿液 pH 为 5.0 的 6.6 ～ 9.0 倍。碱化尿液常用口服碳酸氢钠 0.5g/ 次，3 次 / 日。使尿液 pH 维持在 6.5 左右，不可高于 7.0，否则易引起草酸钙或其他结石的形成。

5. 急性关节炎期间禁用降尿酸药

急性关节炎发作期主要用秋水仙碱或 NSAID 消炎止痛，降尿酸药无止痛效果。应用降尿酸药后，使关节内释放出不溶性尿酸盐结晶，结晶被白细胞吞噬后，释放出炎性因子，诱发和加重关节炎症。另外结晶还刺激巨噬细胞和成纤维细胞产生前列腺素，前列腺素能诱发关节炎，尤其在肾功能不全时。在急性关节炎期，用丙磺舒或苯溴马隆可增加尿酸在体内积蓄。

（三）痛风关节炎发作缓解期和慢性期治疗

此期主要用降尿酸药，使血尿酸长期保持正常水平，防止急性发作。

最好将血尿酸水平降至 357μmol/L 以下，此时仅有极少数患者会发生关节炎、肾结石等，也不会对肾脏造成损害。血尿酸水平升高，关节炎、肾结石和痛风石的发生率也随之增高。血尿酸水平越高，这些病症发生率也越高。血尿酸水平高达 477μmol/L 以上时，关节炎、肾结石等发生率常明显增多，应采取积极措施，迅速降低血尿酸。因此可将血尿酸 357μmol/L 视为安全下限，477μmol/L 视为危险上限。

1. 降血尿酸治疗注意事项

（1）用药前后要测定患者 24 小时尿中尿酸排量，正常情况下每人每天合成和排出尿酸均为 700mg。从肾脏排出 500mg 左右。如果 24 小时尿中尿酸排出多于 500mg，说明体内合成增加，宜用尿酸合成抑制剂别嘌呤醇，如 24 小时尿酸排量少于 500mg，说明肾脏排泄尿酸障碍，宜选用促尿酸排泄药苯溴马隆。

（2）控制降血尿酸速度。降血尿酸不宜过快，患者痛风关节炎发作后，血尿酸浓度很高，如血尿酸短时间内大幅度下降，关节液中尿酸来不及同步向血中转移，造成关节液与血液浓度差过大，关节炎恢复反而延迟。所以在血尿酸水平很高时，应选用一种降尿酸药，从小剂量开始，不要同时用 2 种以上的药物。

2. 降尿酸药的应用

（1）排尿酸药　适合肾功能尚好的患者，主要是抑制近端肾小管对尿酸的重吸收，增加尿酸的排泄，已有尿酸盐结石形成或每天从尿中排出的尿酸大于 600mg 时，不宜使用。用药期间应多喝水，服用碳酸氢钠每天 3 ～ 6g，剂量应从小剂量开始逐步递增。当内生肌酐清除率＜30ml/min 时无效。

① 苯溴马隆（痛风利仙）：常用量 25 ～ 100mg/ 次，1 次 / 日。该药不良反应轻，一般不影响肾功能，少数患者有胃肠道反应，过敏性皮炎。发热少见。

② 丙磺舒（羧苯磺胺）：初始剂量为 0.25g/ 次，2 次 / 日。两周后可逐渐加量，每天最大剂量不超过 2g。约 5% 患者可出现皮疹、发热、胃肠道刺激等不良反应。

③ 磺吡酮（苯磺唑酮）：为保泰松衍生物，排尿酸作用较丙磺舒强，初始剂量 50mg/ 次，2 次 / 日，口服，渐增至 100mg/ 次，3 次 / 日。最大剂量每天 600mg，该药对胃黏膜有刺激作用，溃疡病患者慎用。

（2）抑制尿酸生成药物　主要有别嘌呤醇，其作用机制是通过抑制黄嘌呤氧化酶，使尿酸合成减少。适用于尿酸生成过多或不适合使用排尿酸药者。合并较严重肾功能不全的人以及 60 岁以上的老人，每次口服 100mg，每天 2 ～ 4 次，待血尿酸减至 360μmol/L 以下，则可减量至能维持此水平的最适宜剂量。与排尿酸药合用效果更好，不良反应有胃肠道刺激、皮疹、发热、肝损害、骨髓抑制等，多发生在肾功能不全的患者，如果患者有肾功能不全则别嘌呤醇剂量应减半。

（四）其他治疗

（1）关节活动障碍者可进行理疗和体疗　痛风石大者可经皮质溃破，可用手术刀将痛风石剔除。

（2）处理并发症　痛风常与代谢综合征伴发，应积极降血压，调节血脂，减肥，提高胰岛素敏感性，处理肾功能衰竭。

（3）治疗效果不理想　尤其是合并肾脏损害时，可考虑中西医结合治疗。中药辅助治疗，对肾脏损害的恢复有益。

（五）无症状高尿酸血症

血尿酸增高超过正常水平（男＞417μmol/L，女＞357μmol/L）而患者无关节炎、痛风石和尿酸盐结石任何一种表现时，称为无症状高尿酸血症，可终身不出现痛风症状。对这类患者多不主张进行药物降尿酸治疗。

（六）预后

痛风是一种很难根治的疾病，可伴随终生。若无肾功能损害和关节畸形，经有效治疗可维持正常生活和工作。有关节畸形则活动会受影响。有肾功能损害者预后差。

六、观察要点

观察疼痛的部位、性质、程度、监测尿 pH 值。

七、护理要点

（1）急性发作时绝对卧床休息，抬高患侧肢体，避免负重。

（2）鼓励患者生活自理，指导患者使用减轻负重的方法。

（3）向患者讲解疾病的诱发因素、发生、发展。

（4）遵医嘱应用秋水仙碱时，严防药物外漏。

（5）健康指导

① 环境　安静、舒适，温湿度适宜，空气新鲜。

② 饮食指导

a. 避免食用高嘌呤食物，如动物内脏、贝壳类、鱼子、虾子、浓肉汤等。

b. 限制总热量的摄入，低盐饮食，防治肥胖。

c. 戒酒，尤其是啤酒。

d. 多饮水，每天 2000 ～ 3000ml。

e. 多食水果、蔬菜、奶类制品。

③ 日常活动　急性期绝对卧床休息，间歇运动可改善血液循环，减少急性发作，外出时禁止步行。

④ 生活指导　向患者宣教痛风的有关知识，讲解饮食与疾病的关系。

第十四章　老年人常见神经系统疾病

第一节　阿尔茨海默病

一、定义

阿尔茨海默病（AD）由 Alois Alzheimer 于 1907 年首先报道。国际疾病分类诊断标准第 9 次修订（ICD-9）将本病 65 岁前起病者称为早老性痴呆，65 岁以后发病则称为（Alzheimer 型）老年性痴呆，但两组的病理和临床过程相同，故而 ICD-10 中将其通称为阿尔茨海默病。国内统计 65 岁以上人口中 2% ～ 3% 患有 AD，且发病率随年龄增加而增高，女性略多于男性。

二、病因及发病机制

病因及发病机制尚未确定，可能与以下多种因素有关。

（1）遗传　研究证实，人体第 1、14、19、21 号染色体上都存在与 AD 相关基因位点，约 15%AD 为常染色体显性遗传。

（2）外伤　反复头部外伤可能是产生 AD 的危险因素，如从事拳击运动可产生痴呆，患者脑部可观察到 AD 特征性病理改变如神经原纤维缠结等。

（3）中毒　在 AD 患者神经元胞核中常有铝沉积，实验发现铝可导致神经原纤维缠结；兴奋性毒素如谷氨酸盐可能诱导神经细胞死亡。

（4）感染　AD 与由慢病毒感染所致的亚急性海绵状脑病（CJD）、库鲁病（Kuru）在临床和病理上有相似之处。

（5）神经递质改变　海马和皮质的胆碱能神经元递质功能紊乱被认为是记忆障碍等认知功能减退的重要原因。5-羟色胺、γ-氨基丁酸等非胆碱能递质也有不同程度下降。

（6）其他　病理检查发现 AD 患者脑内老年斑周围有小胶质细胞增生，为炎性免疫反应的改变，“慢性炎症学说”可能与炎症因子、免疫调节异常有关。实验研究显示钙失调、胆固醇水平升高可能是 AD 形成诱因。长期暴露于低频电磁场人群 AD 患病率较高，提示发病与环境因素关系密切。

三、临床表现

1. 症状

（1）本病起病隐匿、缓慢进行性发展。

（2）首发症状常为记忆力障碍，尤其以近事遗忘明显，继而出现远期记忆障碍、视空间功能受损、命名障碍等，早期人格尚完整，简单工作和社会活动仍能胜任。

（3）继续进展可出现精神症状和广泛认知功能障碍，如失语、失用、失认等，部分日常生活需照顾；至疾病晚期，智能严重衰退，大小便失去控制，生活完全不能自理。

（4）死亡原因多为全身衰竭和继发性感染。

2. 体征

（1）疾病早期神经系统检查无异常发现，

（2）疾病进展到一定时期，易引出抓握反射和吸吮反射，活动明显减少或缄默，步履不稳与步幅减小，可查及强直（肌张力增高）、运动减少等锥体外系受累的征象，偶见肌阵挛和舞蹈样多动。

（3）晚期患者立行不能，四肢蜷曲，卧床不起。

四、辅助检查

（1）血液、脑脊液　无明显异常。

（2）脑电图　正常或呈弥漫性慢波，但无特异性。

（3）诱发电位　部分患者听觉诱发电位潜伏期延长，事件相关电位（P300）可区分皮质型和皮质下型痴呆。

（4）CT　呈脑萎缩改变，以额颞区明显。可用于排除脑梗死、脑积水及硬脑膜下血肿等可引起痴呆的疾病。

（5）MRI　除了应用于鉴别诊断外，还可用来测量海马体积，患者海马多明显萎缩。

（6）PET　FDG-PET 或 15O-PET 显像表现为额叶、顶叶、颞叶葡萄糖代谢减少，脑氧利用（CMRO2）降低，而该区域的脑血流无明显下降，呈代谢 / 血流分离现象。目前 FDA 已批准 Florbetapir F18 注射液用于评估阿尔茨海默病和其他原因发生的认知障碍。该药为 β- 淀粉样蛋白显像剂，它能与阿尔茨海默病标志性的淀粉样蛋白斑块结合，通过正电子发射断层扫描，平均敏感度为 95%，为该病的诊断和研究提供有力支持。

五、治疗

迄今无特效治疗，通过药物治疗可能延缓部分患者病情进展及改善认知功能。

（1）乙酰胆碱酯酶抑制剂　该类药物通过减少突触间隙处胆碱酯酶对突触前神经元释放的乙酰胆碱的水解，增加了此处乙酰胆碱的含量，从而改善症状。常用的有多奈哌齐每天 5 ～ 10mg。利伐斯的明是双重胆碱酯酶抑制剂，开始可用每天 1.5 ～ 3mg，以后加至每天 6 ～ 12mg 分次口服。加兰他敏也被 FDA 批准用于治疗轻中度 AD，常用剂量为每天 16mg 或 24mg。还有哈伯因 100μg，每天 3 次。

（2）NMDA 受体拮抗剂　近年来兴奋性氨基酸尤其是谷氨酸在 AD 中的神经毒性作用越来越受到重视。NMDA 受体为谷氨酸盐受体亚型，美金刚是一种具有中度亲和力的 NMDA 受体拮抗剂，能通过拮抗 NMDA 受体而阻断过多谷氨酸盐的释放而改善 AD 患者的临床症状。由于其具有良好的耐受性和安全性而被 FDA 批准用于中重度 AD 的治疗，是第一个在 AD 和 VD 方面有显著疗效的 NMDA 受体拮抗剂。

（3）营养和保护神经药物　抗氧化剂、吡拉西坦、麦角类药物、银杏制剂等。

（4）其他药物　如降胆固醇药物、罗格列酮、非类固醇类抗炎药和皮质醇类抗炎药、B 族维生素等，因这些药物可能降低相关疾病的血管损害，也在临床研究中。

（5）免疫治疗　①主动免疫，Aβ 多肽疫苗刺激产生抗 Aβ 抗体，促进 Aβ 清除。②被动免疫，是将体外产生的抗 Aβ 单克隆抗体应用于患者体内，促进大脑内 Aβ 转移或清除。

（6）基因治疗　将治疗基因（如神经生长因子）转染给靶细胞，再将其移植入脑内，通过其分泌基因产物而达到治疗的目的，此类方法目前尚处于实验阶段。

（7）对症及营养支持治疗　根据病情应用抗精神病或抗抑郁药物，如 5- 羟色胺再摄取抑制剂（SSRI）、氟哌啶醇、劳拉西泮等；进行认知治疗、体育锻炼；加强营养和护理，预防并发症等。

六、观察要点

（1）及时与老人沟通，询问他们的主观感受，评价是否出现药物不良反应及其程度。

（2）了解老人对口服给药的接受程度和满意程度。

（3）有精神症状的痴呆患者在应用抗精神病药，如氯丙嗪、奋乃静、三氟拉唑等药物时应注意观察有无锥体外系反应，定期复查心电图和肝功能。对应用氯氮平者服药期间要注意观察血常规变化。

七、护理要点

1. 日常生活的照顾

（1）常规护理

① 有些痴呆患者对环境适应性较差，生活不能自理，不易

合作。在病态支配下，可有不适当的言语和异常行为。护理人员理解并同情，不与患者争辩。

② 尊重患者，给予亲切、温暖的关怀，待患者如亲人。要有敏锐的观察能力，预见患者的需求，在护理工作中使患者满意，以建立良好的护患关系。

③ 根据不同的病情要主动与患者交往，了解情况。即使患者缺乏交往与反应能力，也要主动与患者交往，因为言语交往可以促进患者的思维能力，强化记忆和认知能力。

④ 对于生活不能自理者，护理人员应协助照顾生活。对卧床患者，大小便失禁者，应保持床铺整洁干燥，做好晨晚间护理，保护皮肤和个人卫生。尤应注意维持患者的穿着、仪表的整洁，以增强患者的自尊与自重。

（2）饮食护理　合理的膳食，保证营养入量，对老年患者的康复极为重要。对不知饥饱、进食不主动、喂食不合作的患者，更要耐心设法劝喂，保证每餐入量。并应留心患者的饮食习惯与爱好，尽量满足其要求，以增进食欲。

（3）睡眠护理　保持病员睡眠环境的安静、安全、温度合适；提供促进睡眠措施，如睡前排尿、温水泡脚、背部按摩等；白天睡眠应控制在 1 小时左右，每天保证有 6 ～ 8 小时的睡眠，夜间不让患者单独居住，以免发生意外；多为患者安排一些日间活动，注意睡觉前，勿让老人过多活动，培养睡前规律活动；监控饮食，晚饭要食用易消化的食物，不宜过饱腹，睡前不要饮入大量水分；对严重失眠者给予医生开具的镇静药物辅助入睡；老人烦躁时应给予床档保护，并轻声安慰。

（4）排泄的护理　老年患者发生便秘和尿潴留，常因排泄困难，引起躯体不适，可加剧焦虑感和躁动不安。应注意观察护理，及时给予处理，解除患者痛苦，对大小便失禁者，应定时给盆，训练排便的习惯。

2. 用药护理

① 患者的口服药应送药到口，每天的口服药按次数分次包

好，写清时间。

② 选择恰当的服药方法，口服药应用温开水吞服，服药前先饮水湿润口腔，服药后再多饮几口水，粉剂类药物可装入胶囊获加水混成糊状在服用。

③ 合理安排用药时间，协助并督促患者服药，检查并确定患者是否将药全部服下。

④ 服药姿势要正确，应采取站立位、坐位、半坐位服用，卧床老人可将床头摇高后再给药。

⑤ 无论采取何种方式服药后不得马上躺下，帮助患者掌握正确的服药方式。

3.康复训练

（1）语言训练

① 老年痴呆患者均有不同程度语言功能障碍，说话啰嗦、杂乱无章，甚至不能交谈，要有足够的耐心和恒心，主动与患者交流。

② 交谈始终要保持目光亲切，态度温和。

③ 说话语言简单易懂，讲话缓慢、清晰、语调适中、吐词清晰，一次只说一件事，必要时用手势来帮助表达，直到患者听懂。

④ 也可提问让老人回答，或者让其解释一些词语的含义，鼓励患者多说话、多读书、听广播、看电视，接受来自外界的各种刺激。

⑤ 可用卡片、图片来帮助老人记忆恢复，对容易忘记的事情或者经常出错的程序，应设立提醒标志。

（2）记忆训练

① 为老人念一串不按顺序数字，从三位数起，每次增加一位，例如 123、1236、54398……念完后立即让老人复述，直至不能复述为止，以此训练老人瞬时记忆。

② 让老人看几件熟悉物品，如手机、苹果、笔……然后收起来，让老人回忆刚才看见的物品，物品数量可由少到多，看的时间可由长到短，以此训练老人短时记忆。

③ 让老人回忆家里亲戚朋友或者前几天看的电视内容以及家中发生的事情等，以训练长时记忆。

4.安全照顾措施

（1）防跌倒

① 确保室内有充足照明，无刺眼的反光。

② 移走可能将人绊倒的小块地毯和室内障碍物，妥善整理可能会将老人绊到的物品。

③ 小心玻璃家具，在大块透明玻璃窗上张贴纸或者图片，以免患者撞到。

④ 房间内、浴池及厕所的地面保持干燥、没有积水，洗手间和冲凉房应铺防滑垫，厕所或厅室墙壁上安装扶手，楼梯和台阶的踏面前缘可加设色带，卫生间贴上标志，门和墙壁的颜色要有阴显区分，易于老人及时找到卫生间等。

⑤ 将日常物品放于患者易取处。

⑥ 耐心劝说老人勿做难以承担的劳作。

⑦ 注意上、下床及翻身时动作要缓慢，床边应设置保护栏杆。

⑧ 活动时，有人陪同，选择安全的地方，外出活动选择在白天，避免单独出行。

⑨ 外出行走勿穿拖鞋，要穿鞋底有较多纹路的防滑鞋。

（2）防烫伤　患者洗澡、喝水的水温不能太高，洗澡时需先调节好水温热水瓶放在不易碰撞之处，以防止烫伤。

（3）防走失

① 减少外界刺激，满足其合理要求，宣泄缓解恶劣情绪。

② 主动关心患者，请家属配合，及时给予心理安慰。

③ 引导和帮助患者诉说引起焦虑、抑郁、愤怒的原因和内心感受。

④ 为患者提供较为稳定的生活环境，尽可能避免常常搬家，如果患者到一个新环境，最好能有全程陪同，直至患者熟悉新环境。

⑤ 避免老人单独外出，以防迷路走丢，需在患者衣服包内

放置卡片，卡上写清患者的姓名、疾病、家庭住址、联系电话等。

⑥ 对走失危险明显的患者应加强防范，消除不安全因素。

（4）防自伤 / 伤人

① 在耐心护理的同时，要严密观察，发现可疑动向及时处理。

② 及时排除患者可能自伤的危险因素，保管好尖锐的器具、药物等。

③ 当患者出现暴力行为时，应保持镇定并安慰老人，必要时与医生商量，给予药物控制。

5.心理护理

（1）要尊重和理解患者，并使老人感到受尊重、重视、消除忧虑恐惧心理。

（2）帮助老人调整情绪，讲述和示范各种情绪调节法。

（3）帮助老人保持与社会的接触，安排他们适应新的生活，从生活中寻找生活动力，摆脱孤独，消除失落感和不必要的担心。

（4）帮助老人保持家庭关系和谐。

（5）通过和老人握手、互相拥抱、一起散步及互相帮助，主动地去关心照顾老年人，耐心做好解释、安慰工作，温暖老年人的心灵。

（6）要注意与老年人交流时要轻言细语，不与病员发生争吵，不强迫老人接收现实的导向，采取温和的方法引导患者。

（7）尽量花时间与患者一起沟通并倾听他们的倾诉，及时地了解患者的想法，使用简单、直接、形象的语言，多给予患者鼓励、肯定和赞赏。

6.健康指导

（1）指导家属与痴呆老人进行有效沟通，指导家属或照顾者学会自我放松，合理休息，或者寻求社会支持。

（2）指导照顾者和（或）家属详细了解患者情况，为老人提供正确的日常生活照护，满足老人的基本生活需求，在照顾过程中也要尽可能地支持老人的自立性。

（3）给照顾者和（或）家属介绍疾病有关知识，让他们熟知痴呆综合征对老人所产生的影响，病程的发展和主要特征。

（4）指导家属需要从老人的角度设身处地理解他们的痛苦，给他们提供情感和心理支持。

（5）指导家属记录老人的行为及精神变化，为就医时提供信息。

痴呆患者和照顾者的生活质量，需要全社会的服务的支持，需要大家广泛宣传有关痴呆的知识，早期发现痴呆，做到真正意义上的早期发现和治疗，彻底抛弃以往对痴呆的误解，仍然像对待具有健全心智的正常人一样对待他们，使他们受到完全的尊重。

第二节　脑出血

一、定义

脑出血是指非外伤性脑实质出血，或出血进入脑组织或脑膜腔中所引起的脑血管病变。脑出血是脑血管病中发病急、进展快、病死率和致残率均很高的疾病。

二、病因及发病机制

高血压和动脉硬化同时并存，是脑出血最常见和最主要的病因。其他病因还有继发于脑梗死出血、先天性脑血管畸形或动脉瘤、血液病等所致血管壁破裂出血。

发病机制是由于长期的高血压使脑内小动脉硬化，发生脂肪玻璃样变，可形成微动脉瘤。脑内动脉外膜不发达，肌细胞减少，故管壁较薄。当用力、激动等外因使血压骤然升高时，易因压力的突变而致分支动脉破裂出血。

三、临床表现

好发年龄为 55 ～ 75 岁，寒冷季节发病较多，多在活动时突然发病，由于体力活动、情绪激动、饮酒、用力排便等因素诱发。起病急有剧烈头痛、头晕、恶心、呕吐、意识不清、肢体无力或失语。重者迅速昏迷，呕吐咖啡样物，面色潮红或苍白、呼吸深沉、大小便失禁或尿潴留。多数有高血压病史。患者脑膜刺激征阳性，眼底可见动脉硬化、出血。不同的出血部位其症状亦不同。

（1）壳核出血　最多见。血肿局限者，意识轻度障碍或清醒。出血对侧肢偏瘫并伴对侧偏感觉障碍或偏盲，双眼球向出血侧凝视。严重者出现颞叶钩回疝，表现为出血侧瞳孔扩大，对侧肢体偏瘫加重，意识障碍加深，生命体征不稳。

（2）丘脑出血　丘脑出血多数较早出现意识障碍及颞叶钩回疝。出血对侧肢体感觉障碍、偏瘫，两侧瞳孔缩小或大小不等，一般为出血侧瞳孔扩大，双眼球向上或向下凝视或向鼻侧凝视，后者是丘脑出血的特征。

（3）脑叶出血　脑叶出血又称皮质下出血。额叶出血为对侧一个肢体瘫或偏瘫。颞叶出血为对侧偏盲和失语。顶叶出血为对侧偏身感觉障碍。枕叶出血为对侧偏盲。

（4）桥脑出血　重者昏迷，四肢瘫痪，双侧瞳孔“针尖样”缩小，呼吸困难，眼球固定于正中，可呈去大脑强直，多数在24～48小时内死亡。轻者为出血侧周围性面瘫，对侧偏瘫，头和双眼向偏瘫侧凝视。

（5）小脑出血　多数表现为突感旋转性眩晕，后枕部剧痛，共济失调，可有眼球震颤，出血侧瞳孔缩小及面瘫。重者大量出血呈进行性颅内压增高，很快进入昏迷，多在24～48小时内死亡。

（6）脑室出血　大多为脑实质出血破入脑室内的继发性脑室出血，表现为突然昏迷加深，脑膜刺激征阳性，四肢抽搐或瘫痪，可见强直性痉挛或去大脑强直，呼吸异常，血压不稳，体温升高，瞳孔缩小。

四、辅助检查

（1）腰穿检查　脑脊液压力增高，多为血性。

（2）CT检查　血肿直径大于1cm，100%阳性。

（3）脑血管造影检查　可确诊血肿部位及大小。

五、治疗

（1）降低颅内压和控制脑水肿　降低颅内压和控制脑水肿是防止脑疝形成的一个重要环节。常用药物：20% 甘露醇 250ml，快速静脉滴注，每 6 ～ 8 小时 1 次，也可用呋塞米 20 ～ 40mg 加入 50% 葡萄糖注射液 40 ～ 60ml 中静脉注射，6 ～ 8 小时 1 次。

（2）降血压　收缩压超过 26.6kPa 时，可适当给予降压药，常用利血平 0.5 ～ 1mg 肌内注射。

（3）防治消化道出血　可用雷米替丁 200mg 静脉滴注，每天 1 次，或奥美拉唑（洛赛克）20mg 口服，每天 2 次。

（4）防治并发症　给予相应抗生素治疗，防治并发症发生。

（5）手术治疗　凡一般情况尚好，生命体征平稳，心肾功能无明显障碍，年龄不太大者，应选用手术治疗。

六、观察要点

（1）观察瞳孔大小，意识障碍有无加重，及脑疝的发生征象。

（2）观察生命体征的变化，注意血压的变化。

（3）保持呼吸道通畅，有痰应吸出，必要时行气管切开。

七、护理要点

1. 常规护理

（1）活动　为避免出血，加重或再出血，忌行走或头部剧烈运动，应卧床 2 ～ 4 周。有躁动现象，给予加床档，必要时使用约束带或给予镇静药，使其安静。

（2）基础护理　保持床铺平整、干燥、清洁，去除对皮肤刺激的有害因素。每 2 小时翻身 1 次，并将发红部位的皮肤给予按摩，在骨隆凸处放棉垫或铺气垫床，避免使用易损伤皮肤的便器，防止压疮发生。意识障碍者做好口腔护理，有义齿应取下，防止窒息。

（3）饮食　低盐低脂的食物。急性脑出血重症患者发病 48 小时内一般禁食，以静脉输液来维持营养、补充足量的热能。每日液体量为 1500 ～ 2000ml，48 小时后不能进食者给予鼻饲，以混合奶或匀浆为主。鼻饲过程中注意温度和量。有消化道出血者应禁食，待无咖啡色物质排出后再进食。

（4）心理护理　对意识清楚、好转的患者讲解疾病的转归、治疗，消除其紧张心理，使情绪稳定利于患者康复。

（5）大、小便护理

① 对有尿潴留者，禁止膀胱区加压按压，防止血压升高，应给予留置尿管，做好尿道口护理，预防泌尿系感染。

② 尿失禁者，注意更换尿布、床单，防止尿液对皮肤刺激，发生压疮。

③ 由于疾病影响、卧床时间过久、活动减少、饮食摄入减少、肠蠕动减慢，易发生粪便潴留。3 天以上未大便应保留灌肠。

2. 颅高压护理

（1）体位　颅内压增高者，床头抬高 15° ～ 30°，伴昏迷者采取平卧位，头偏向一侧，或侧卧位，以利口腔内分泌物引流。

（2）降温　每 4 小时测量体温 1 次，若体温高，给予头置冰袋、冰帽、冰毯等物理降温措施。体温在 38.5℃以下尽量采用物理降温。

（3）保护脑细胞　及时、准确、清楚地给予脱水剂，降低颅内压，常用 20% 甘露醇，同时观察药液有无渗出到皮下，避免发生组织坏死。为减少脑细胞损坏，及时吸氧，氧流量 2 ～ 3L/min。

3. 瘫痪的护理

注重肢体摆放及功能锻炼。

（1）急性期　应将肢体摆放于正常功能位，避免因关节位置的错误而影响肢体的活动甚至出现并发症（如肩手综合征）。

（2）恢复期或稳定期　积极进行肢体及全身的功能锻炼，促进肢体的功能恢复和预防关节变形及肌肉挛缩。

4. 急危重症的观察和处理

（1）脑疝的观察

① 注意瞳孔的变化，如有一侧瞳孔突然散大，或两侧瞳孔

对光反射迟钝或消失，提示脑疝发生。

② 观察生命体征的变化，血压急骤上升，呼吸、脉搏变慢，剧烈头痛、昏迷都是颅压升高的表现，每 15 ～ 30 分钟测 1 次并记录。

（2）脑疝的处理

① 立即建立静脉通路，快速给脱水剂 20% 甘露醇 250 ～ 500ml。

② 抬高床头 15° ～ 30°，呼吸不好者给予呼吸兴奋剂或气管插管。

5. 健康指导

（1）环境　创造安静、舒适、光线柔和的环境，便于情绪稳定、休息。减少探视，陪侍人员，避免声光刺激，保证休息。病情好转应尽量避免情绪激动。

（2）饮食　以清淡、易消化、低盐、低脂饮食为主。血糖增高的，应控制食物的量、种类。多吃蔬菜、水果，戒烟、酒，多喝白开水，确保大便通畅。

（3）日常活动　急性期绝对卧床休息 2 ～ 4 周，并摆放好肢体功能位，2 周后在床上进行被动活动，并在康复医生指导下进行肢体功能锻炼。

（4）心理护理　保持平静的心情，避免情绪激动及过度紧张、焦虑。对疾病要有认识，不要独处，尽量和他人多相处，有事可以向他人倾诉，保证血压稳定。

（5）医疗护理措施的配合　高血压患者要知道降压药物使用原则、使用方法及注意事项。血压不可降的过快、过低，以免引起心、脑、肾灌注不足，应使高血压患者的血压维持在 160/95mmHg 左右。

第三节　脑梗死

一、定义

脑梗死是指脑动脉的主干局限于皮层支动脉硬化及各类动脉炎等血管病变，导致血管的管腔狭窄或闭塞，发生血栓，造成脑局部供血中断，发生脑组织缺血缺氧、软化坏死，出现相应的神经系统症状和体征。老年血栓形成者，先前常有短暂性脑缺血发作，如头晕、眩晕、一侧肢体无力等，起病缓慢，常在睡眠或安静时发生；而由栓子所致者，多无前驱症状、发病急骤，在数分钟内发展至高峰。较少有严重的意识障碍和颅内高压等全脑症状，如颈内动脉闭塞的同侧单眼失明及（或）Horner 综合征，对侧偏瘫；大脑中动脉闭塞时对侧完全性偏瘫、感觉障碍、同侧偏盲等；小脑后下动脉的闭塞出现眩晕、恶心呕吐、声音嘶哑、吞咽困难、同侧 Horner 综合征，共济失调，同侧面部浅感觉减退和对侧肢体的浅感觉减退或轻度偏瘫。如系栓子所致，除脑部征象外，尚可见到皮肤、黏膜、视网膜、脾、肾、心脏等栓塞征象。

二、病因及发病机制

（1）动脉粥样硬化严重　动脉粥样硬化（AS）是脑血栓形成和腔隙性脑梗死的首发病因。病理研究表明，脑动脉硬化随增龄而加重，60 ～ 69 岁组重度大脑中动脉硬化占 55%，重度基底动脉硬化占 44%，而穿动脉（穿入深部脑组织的小动脉）粥样硬化是引起脑梗死的最主要病因。最近的研究表明，主动脉弓及其分支（颈总动脉、颈内动脉、椎动脉等）大动脉的粥样硬化斑块及其血栓脱落也是脑梗死的常见病因。

（2）短暂性脑缺血发作　常见短暂性脑缺血发作（TIA）是指颈动脉、椎动脉与脑内大动脉病变引起的一过性＜24 小时局部脑血循环障碍。当这些较大动脉狭窄或闭塞时，如果有丰富的侧支循环代偿，往往只引起可逆性的 TIA 发作，侧支循环失代偿即出现一次完全性脑卒中。TIA 是脑梗死的重要危险因素。短暂性完全遗忘发作和跌倒发作多见于老年人，这两种病症均是椎动脉系 TIA 的特殊形式。

（3）老年人房颤　老年人房颤发生率明显高于青年人，且常见于无瓣膜病变心脏病。60 岁以上人群中，无瓣膜病变房颤发生率为 3% ～ 5%，其中 60.3% 有发生脑缺血症状，其中 9% ～ 25%

发生脑梗死。

（4）高危因素多　年龄是老年脑梗死独立的无法干预的危险因素。病理学提示，人类30岁以后开始出现动脉硬化，并随年龄的增长动脉硬化随之加重。许多研究表明，即使无加速动脉硬化的因素，人类在50岁以后，每增加10岁脑血管病的患病率可增加1倍。高血压是缺血性脑卒中最主要的直接病因。据文献报道，高血压在腔隙性脑梗死患者中的发生率为45%～90%。糖尿病也是缺血性脑梗死的危险因素，其原因可能是异常的糖代谢促进大小血管硬化，引起脑梗死，常引起微小的、深在部位脑梗死。除此之外，脑梗死均与高脂血症、高黏血症、吸烟、冠心病、精神状态异常有关。老年脑梗死往往多种危险因素并存。

三、临床表现

急性起病，不同部位脑梗死的临床表现，常见的有如下几种：

（1）颈内动脉闭塞　临床主要表现病灶侧单眼失明，对侧肢体运动或感觉障碍及对侧同向偏盲，主侧半球受累可有运动性失语。

（2）大脑中动脉闭塞　①主干闭塞：对侧偏瘫、偏身感觉障碍和偏盲，主侧半球主干闭塞可有失语、失写、失读；②大脑中动脉深支或豆纹动脉闭塞：可引起对侧偏瘫，一般无感觉障碍或同向偏盲；③大脑中动脉各皮质支闭塞：可分别引起运动性失语、感觉性失语、失读、失写、失明，偏瘫以面部及上肢为重。

（3）大脑前动脉闭塞　①皮质支闭塞：对侧下肢的感觉及运动障碍，伴有尿潴留；②深支闭塞：可致对侧中枢性面瘫、舌肌瘫及上肢瘫痪，亦可发生情感淡漠、欣快等精神障碍及强握反射。

（4）大脑后动脉闭塞　①皮层支闭塞：主要为视觉通路缺血引起的视觉障碍，对侧同向偏听、偏盲或上象限盲；②深穿支闭塞：出现典型的丘脑综合征，对侧半身感觉减退伴丘脑性疼痛。对侧肢体舞蹈样徐动症等。

（5）基底动脉闭塞　常见症状为眩晕、眼球震颤、复视、交叉性瘫痪或交叉性感觉障碍，肢体共济失调，若主干闭塞则出现四肢瘫痪、眼肌麻痹、瞳孔缩小，常伴有面神经、外展神经、三叉神经、迷走神经及舌下神经的麻痹及小脑症状等，严重者可迅速昏迷，发热达 41 ～ 42℃，以至死亡。

（6）椎-基底动脉系统血栓形成　小脑后下动脉血栓形成是最常见的，表现为眩晕、恶心、呕吐、眼震、同侧面部感觉缺失、同侧霍纳（Horner）综合征、吞咽困难、声音嘶哑、同侧肢体共济失调、对侧面部以下痛、温觉缺失。

（7）小脑后下动脉的变异　小脑后动脉闭塞所引起的临床症状较为复杂和多变，但必须具备两条基本症状即一侧后组颅神经麻痹，对侧痛、温觉消失或减退，才可诊断。

四、辅助检查

（1）一般检查　包括血压、血糖、血脂、血流变、血浆凝血酶原时间、心电图等。

（2）CT 及 MRI 检查　可显示脑梗死灶的形态、范围、部位、数目。有无出血、水肿、脑移位、脑萎缩等改变，最为适用。

五、治疗

1. 支持治疗

（1）呼吸道管理　为防止低氧血症，脑梗死急性期必须维持足够的脑组织供氧。急性脑梗死患者应监测脉搏血氧饱和度，并保证饱和度≥95%。对重症脑卒中及肺功能不好的患者应进行血气分析，轻至中度低氧血症者用鼻导管供氧可改善低氧状态，但严重低氧血症，高碳酸血症及较大误吸危险的昏迷患者应及早行气管插管或切开，必要时应进行辅助呼吸。

（2）心脏监护和血管管理　脑卒中时心电图改变包括 ST 段低平、QT 间期延长，T 波倒置及 U 波增高。脑卒中后应尽快行心电图检查，严重病例或血流动力学不稳定者应进行心电监护。监控和治疗高血压病是脑卒中治疗的一个重要组成部分。脑卒中急性期由于紧张、膀胱充盈、疼痛、原有高血压病、低氧血症、颅内压增高以及局灶性脑血流量自动调节功能紊乱可引起血压升高或进一步升高。降低血压可减少患者梗死后出血危险性，防止脑血管进一步损害，并预防脑血管进一步损害。但血压低会降低脑灌注压。脑卒中后脑血流自动调节功能受损，缺血半暗带的脑血流量与平均动脉压呈正相关，血压升高是脑卒中机体的一种代偿反应，目的是维持脑灌注压。血压降低会减少半暗带的脑血流量，扩大脑梗死灶体积，因此在高血压病的处理上，要维持适度的脑灌注压，又要防止高血压对患者的损害。

（3）发热的处理　发热影响缺血性脑梗死的预后。急性缺血性脑梗死体温升高加重神经系统损害，可能与代谢需要增加，神经递质释放和自由基生成增加有关。应先确定发热的病因，并给予退热处理、抗生素或低温治疗，尽快把体温降至37.5℃以下。降低体温能改善疾病预后，实验研究表明，全脑或局部缺氧性脑损害后降温具有神经保护作用。

2.*溶栓治疗*

（1）溶栓对象　CT检查排除脑出血的急性缺血性脑梗死患者应该评价是否适合重组组织型纤溶酶原活化剂（rt-PA）治疗。因为只有溶解血栓，才能恢复或增加缺血区的血流灌注。虽然梗死区的中心部分不可能存活，但在一定的时间内恢复缺血区的血液循环能挽救半暗带区的功能，尽快恢复缺血区的脑血流是治疗成功的关键，至今仅证实静脉rt-PA有效。

（2）溶栓的最佳时间　rt-PA应该在发病的3～12小时内给药，最佳时间是3小时内给药。治疗越早，预后越好。

（3）禁忌证　rt-PA的主要危险是症状性脑出血，有单纯感觉障碍或共济失调、活动性内出血或出血性疾病、脑出血史、血压＞200/120mmHg、颅内动脉瘤或静脉畸形等为溶栓治疗的禁忌证。

（4）rt-PA使用方法　即rt-PA 0.9mg（最大90mg），静脉溶栓，其中10%静脉推注，其余60分钟用完，用药过程中每15分钟进行 1 次神经功能评价，其后每 60 分钟进行 1 次。用药后 2 小时内每 15 分钟测 1 次血压，其后每 30 分钟测 1 次血压。给予 rt-PA 后 24 小时内不能使用抗凝药或抗血小板聚集药。

3. 抗凝治疗

（1）抗凝治疗　急性缺血性脑梗死抗凝治疗的有效性尚存在争议。主要适用于进展型脑梗死、心源性脑梗死、有症状颅内和颅外动脉夹层瘤或动脉狭窄而不宜行溶栓治疗者。常用药物有肝素、低分子肝素、华法林等，一般用 2 ～ 3 周，使凝血酶原时间控制在正常对照的 1.5 倍左右。目前资料显示抗凝药不能降低急性脑梗死近期复发率，早期给予抗凝药不能减轻神经系统损害。胃肠外给予抗凝药可增加缺血性脑梗死转化为出血的概率，因此不主张常规抗凝治疗。

（2）抗血小板聚集治疗　主要应用于预防脑梗死复发和治疗轻度脑血管狭窄＜70%，常用药物有阿司匹林和噻氯匹定。总之，大多数缺血性脑梗死患者应在脑梗死后 24 ～ 48 小时给予阿司匹林，但在急性期和溶栓治疗 24 小时内不应使用抗血小板聚集药。

4. 预防脑水肿

急性缺血性脑梗死后 24 ～ 48 小时内可发生脑水肿，3 ～ 5d 脑水肿达高峰，特别是较大面积脑梗死者更易发生脑水肿而导致脑疝及死亡。

（1）降低颅压　床头抬高 20° ～ 30° ，以利头部静脉回流。有颅内高压表现或病情迅速恶化者，可予地塞米松或甘露醇，每天 2 ～ 4 次，连用 7 ～ 10d。临床试验已证明甘油能降低大面积脑梗死的病死率，但静脉给药有可能引起溶血。大剂量皮质激素治疗脑水肿的临床试验证明不能改善预后，同时感染率明显升高，因此不主张用地塞米松或其他皮质类固醇治疗脑水肿。

（2）低温疗法　低温对局灶性脑缺血损伤具有保护作用，近期研究发现脑内温度降至 32 ～ 33℃时可无任何不良反应，且可降低病死率。

5.神经细胞保护剂

降低脑组织耗氧及营养的需求能更好地挽救梗死灶周围的脑组织，延长缺血脑组织的存活时间。动物实验表明，预防性神经保护治疗可减轻神经细胞损伤，改善神经功能缺损和预后，但临床试验未能重复动物实验的结果。常用药物有钙拮抗剂（尼莫地平）、抗氧化剂（维生素E等）、多肽神经生长因子、脑活素等。

六、观察要点

严密观察意识、瞳孔、生命体征变化，根据病情每1～2小时监测T、P、R、BP，如有意识障碍加重、头痛剧烈、频繁呕吐、躁动不安、颈项强直、瞳孔大小不等、血压升高、呼吸、脉搏慢，即有梗死面积增大、出血或者脑疝的可能，如突然失语、肢体偏瘫程度加重、意识障碍加深等。可能有新血栓形成，应及时通知医师。

七、护理要点

护理人员必须熟悉脑梗死的病因、分类、病理生理、发病机制、临床表现，这样才能按照病程的不同时期采取各种预防和护理措施，将所致的后期损害降到最低。

（1）药物护理　使用甘露醇快速滴入，一般250ml，20～30分钟内滴完，防止外渗。

（2）气道管理　保持良好的氧合是脑卒中治疗的基础，如有低氧存在，应立即以2～4L/min吸氧，并加强呼吸道管理，如保持头侧位、清除口腔分泌物、定期拍背、吸痰等，尽快纠正低氧。

（3）做好基础护理　预防并发症，不能自主翻身患者，协助每1～2小时翻身扣背1次。刺激咳嗽，及时排痰。使用便器时避免擦伤皮肤。床铺保持平整、干燥。予口腔护理、会阴护理。做好导尿管护理，并保持大便通畅。

（4）心理护理　脑梗死发病急，患者往往对突如其来的生理功能障碍引起的日常生活困难难以接受，往往陷入绝望和担忧的状态中。心理护理的目的是给患者对疾病有一个正确认识以及应抱有的态度，同时使之引起情绪改变和积极自我治疗的意志行动。做现身说法的宣教，要激发患者进行康复的兴趣，激励患者配合治疗。

（5）肢体功能障碍的护理　偏瘫侧肢体处于良肢位，抬高患肢，促进血液回流，防止肿胀。双下肢尽量避免输液，以免增加下肢深静脉血栓形成的风险性。

（6）做好出院健康教育　指导患者出院时大多存在肢体功能障碍、生活不能自理、言语障碍、悲观失望等问题，予心理卫生指导尤为重要，树立信心，家人支持，康复训练是脑梗死康复的主要办法，要持之以恒；指导患者避免复发危险因素，保持良好的情绪，定期门诊随访，出现任何不适随时去院诊治。

第四节　帕金森病

一、定义

帕金森病（PD）又称震颤麻痹，是老年人中较常见的神经系统变性疾病，临床上以震颤、肌强直、运动迟缓为主要特征，病情可分为原发性和继发性两类，原发性好发于中老年人。

二、病因及发病机制

1.原发性PD

多因素参与，遗传因素使易感性增加，环境因素及年龄老化共同作用。

（1）年龄老化　黑质多巴胺能神经元减少，60岁以后更明显。

（2）环境因素与毒性暴露　外在环境中某些化学物质可选择性地破坏神经元而诱发PD，如杀虫剂、除草剂等，重金属铁、锰、铅等有关工业环境暴露为危险因素。

（3）遗传因素　约10%PD有家族史，呈不完全外显常染色体显性遗传，其遗传易感基因有CYP2D6B；细胞色素P4502 D6L型E基因突变；谷胱甘肽转移酶U基因突变。

目前普遍认为，通过氧化应激、线粒体功能缺陷、钙超载、兴奋性氨基酸毒性、免疫异常、细胞凋亡等机制才导致黑质DA能神经元大量变性。

2.继发性帕金森综合征病因

（1）感染性　如脑炎后、朊蛋白病等。

（2）外伤性　颅脑外伤、拳击性脑病等。

（3）血管性　多发性脑梗死、低血压性休克等。

（4）药物性　如吩噻嗪类药物利血平、抗抑郁药等。

（5）中毒性　如汞、一氧化碳、锰、二硫化碳、甲醇、乙醇、毒品等。

（6）其他　如甲状腺功能减退、脑瘤等。

3.临床有PD症状的疾病

①遗传变性性帕金森综合征（包括弥散性路易体病、脊髓小脑变性、Wilson病、Huntington病等）；②帕金森叠加综合征（包括多系统萎缩、进行性核上性麻痹、皮质基底节变性等）。

三、临床表现

1.症状

（1）缓慢出现的一侧或两侧肢体震颤、发紧、僵硬感。

（2）动作缓慢、笨拙，行走时下肢沉重，不能很快转弯，运动时易疲劳，持久性差，易跌倒，最终卧床不起。

（3）强直肌群疼痛，尤以肩周、小腿肌肉、腰肌为甚。

（4）其他：语音低钝、情绪低落，主动活动减少，记忆力减退，便秘，小便控制能力差等。

2.体征

（1）震颤　常从一侧手部开始，逐渐扩展至同侧下肢及对侧上、下肢，下颌、口唇、舌及头部亦可受累，在静止时出现（静止性震颤），随意运动时减少或消失，紧张时加剧，睡眠时消失。手部震颤以拇指、示指、中指为主，呈搓丸样动作，下肢震颤以踝关节为主。

（2）肌强直　多一侧上肢近端开始，以后扩展至全身，强直为伸肌和屈肌肌张力均增高所致，被动运动时因增高的肌张力始终保持一致，所谓阻力均匀，故称为“铅管样强直”，若伴有震颤，则如同转动齿轮感，称为“齿轮样强直。”

（3）运动障碍　由肌强直及姿势反射障碍所致，表现为随意运动缓慢，动作减少，幅度变小，上肢不能做精细动作，字越写越小，称“写字过小症”。姿势和步态异常，站立时头、躯干向前俯屈，四肢微屈，行走时上肢的前后摆动消失，起步困难，步伐小，但迈步后由于身体前倾、重心前移而越走越快，不能立即停步，称“慌张步态”。面部表情活动减少，常双眼凝视，瞬目动作减少，呈“面具脸”。语音单调、低沉、含糊不清。

（4）自主神经紊乱　可有皮脂腺分泌亢进，多汗，唾液分泌过多，便秘，直立性低血压等。

（5）眼征　可瞳孔对光反射及眼辐辏反射减弱、眼球会聚功能麻痹，上视受限。个别有动眼危象，表现为发作性眼球固定，上视或向下、并向一侧，瞳孔散大，全身不能活动，持续约数分钟至数小时。

（6）精神及智能障碍　可有不同程度的抑郁、焦虑、认知功能障碍、幻视等。

四、辅助检查

1. 实验室检查

（1）脑脊液　CSF 压力、常规、生化多为正常，DA 代谢产物 HVA 含量降低。

（2）尿　DA 及 HVA 含量降低。

（3）基因检测 DNA 印迹技术　PCR、DNA 序列分析等在少数家庭性 PD 患者中可能会发现基因突变。

2. 影像检查

（1）颅脑 CT 及 MRI　不同程度脑萎缩改变，但无特异性，可与其他疾病相鉴别。

（2）功能显像检测　PET或SPECT与特定放射性核素检测，见PD者脑内DAT功能降低、DA递质合成减少，D2型DA受体活性在疾病早期超敏，后期低敏。

五、治疗

（一）药物治疗

目前仍以药物治疗为主，恢复纹状体DA和ACh的平衡以减轻症状。

1.抗胆碱能药物

（1）苯海索　每天3～6mg，分3次口服。不良反应：不安、妄想、幻觉、精神错乱、记忆力减退、口干、便秘、小便排出困难、视物模糊等。禁忌证：青光眼及前列腺肥大等。

（2）丙环定　开始为每天7.5mg，分3次口服。以后可逐渐至每天10～30mg。不良反应与苯海索相同。

2.多巴胺释放促进剂

金刚烷胺每天200mg，分2次服用。可促进DA在神经末梢释放，一般与苯海索合用。不良反应：不宁腿、神志模糊、下肢网状青斑、踝部水肿等。

3.补充DA制剂

通过血脑屏障，多巴胺前体左旋多巴在脑内转变为多巴胺。

（1）美多巴　第1周62.5～125mg口服，每天1次，以后每周增加125mg/d，一般不超过1000mg/d，分3～4次口服。

（2）息宁（心宁美）1号片每天1片，第1周用，以后每周每天增加1片，达最适宜剂量时维持用。1号片含卡比多巴10mg，左旋多巴100mg；2号片含卡比多巴25mg，左旋多巴250mg，2号片不超过每天4片。

4.DA受体激动剂

多巴胺受体激动剂有两种类型，一是麦角类，药物包括溴隐亭、培高利特、α-二氢麦角隐亭、卡麦角林和麦角乙脲；二是非麦角类，药物有普拉克索、罗匹尼岁、吡贝地尔、罗替戈汀和阿朴吗啡。麦角类多巴胺受体激动剂会导致心脏瓣膜病变和肺胸膜纤维化，现多不主张使用，其中培高利特已停用。应从小剂量开始，逐渐增加剂量至获得满意疗效而不出现不良反应为止。其不良反应与复方左旋多巴相似，症状波动和异动症发生率低，体位性低血压和精神症状发生率较高。

5.抑制多巴胺分解代谢药

（1）单胺氧化酶B（MAO-B）抑制剂　司来吉兰为选择性MA0-B抑制剂，阻止DA降解或增加脑内DA含量，与复方左旋多巴合用有协同作用。用量2.5～5mg，每天2次。不良反应有口干、胃纳减退、体位性低血压，有消化道溃疡者慎用。

（2）儿茶酚-氧位-甲基转移酶（COMT）抑制剂　托卡朋通过抑制左旋多巴在外周的代谢，增加左旋多巴进脑量，阻止脑内DA降解，常用量50～150mg，口服，每天3次，一般每天不超过200mg，需与复方左旋多巴合用。不良反应有腹泻、头痛、口干、多汗、转氨酶升高等，用药期应监测肝功能。

6.增强DA传导药

脯-亮-甘酰胺（PLG）可加强DA的传导，拮抗神经毒物MPTP对黑质细胞的损害作用，与复方L-Dopa合用有协同作用，每天用量400mg，静脉滴注。10天为1个疗程。

7.增加内源性DA合成药

烟酰胺腺嘌呤二核苷酸（NADH），间接提高TH的活性，增加DA的合成。

8.兴奋性氨基酸释放抑制剂

拉莫三嗪能抑制谷氨酸释放而消除其兴奋性神经毒性作用。

（二）外科治疗

1.脑立体定向手术

通过对丘脑外侧核或苍白球的立体定向手术，阻断来自苍白球、红核、前庭神经核和小脑的纤维投向大脑运动区及运动前区发出的冲动，减轻对侧肢体的肌强直和震颤。应用MRI、CT影像学技术及电生理技术（微电制图技术）进行重点定位。

2. 细胞移植

将自身肾上腺髓质细胞，尤其是异体胚胎中脑黑质细胞移植到患者的纹状体，以期移植细胞产生 DA，纠正 DA 递质缺乏，改善 PD 症状。

3. 深部脑刺激术（DBS）

利用低电压高频刺激丘脑腹中间核（Vim）、丘脑底核（STN）和苍白球（GB），抑制其神经元的活动。

（三）康复治疗

对于改善症状有一定作用，包括语言的锻炼，面部肌肉、手部、四肢及躯干的锻炼，步态及平衡的锻炼，以及各种日常生活的训练等。

六、观察要点

（1）观察患者的活动情况。

（2）根据医嘱给予患者有关药物进行治疗，指导患者正确服药。注意服药剂量，按时服药，注意观察有否不良反应发生，尤其对老年体弱或伴躯体疾病患者更须注意。一旦发生不良反应，即刻减量，安置在安静环境中，尽量避免外界刺激。若并发痴呆症状，应在生活上全面护理。

（3）观察患者有无吞咽困难。

七、护理要点

（一）常规护理

1. 心理护理

多关心患者，使其不要烦躁，鼓励患者表达自己的感受，使其减轻恐惧配合治疗。

2. 活动指导

（1）鼓励患者自理，当患者不能自理时给予帮助，根据症状的轻重，不同程度地帮助患者进食，卫生清洁，将物品放在患者易取的地方，以减少患者寻找东西时的体力消耗。

（2）对下床活动的患者要有人搀扶，保持周围环境无障碍物，防止跌倒和创伤带来的危险。

3.饮食

给予低盐、低脂、高蛋白，制作精细的食物。

（二）专科护理

（1）定时翻身，床铺保持平整，避免机械性刺激，预防压疮的发生。

（2）对强直的关节进行康复训练，防止肌肉萎缩，关节变形。

（3）患者进食时，要严密观察患者有无吞咽困难、饮水反呛，嘱患者缓慢进食，避免引起吸入性肺炎，必要时给予留置胃管。

（三）急危重症的观察及处理

1.吸入性肺炎的观察

密切观察患者的吞咽功能、咀嚼功能及进食情况。

2.吸入性肺炎的处理

（1）卧床患者进食时，头偏向一侧。

（2）对流涎的患者可使用吸管或让患者细嚼慢咽，如有吞咽困难可给予留置胃管。

（3）定时翻身、拍背、吸痰，保持呼吸道通畅。

（四）健康指导

1.饮食指导

给予软、易消化的食物，少量多餐，进食时嘱患者细嚼慢咽，防止误吸，多饮水，预防泌尿系感染。

2.日常活动

（1）早期能生活自理者，因行动不方便，不宜独自外出，以防跌倒、摔伤。在医生指导下服药。使用左旋多巴时定时测量血压，定时做肾功能检查。经常活动躯体各关节，防止强直和僵硬。晚期不能活动者，终日卧床者要防止压疮发生，注意营养，保持床铺清洁干燥，2～3小时翻身1次，被动肢体运动。

（2）鼓励患者按康复计划进行活动，防止患侧肢体功能继续退化。

（3）活动时要有人守护，防止创伤。

（4）此病为老年人多见，应积极预防并发症，防止感冒。

3.心理护理

给予安慰、解释、鼓励，有抑郁症状时防止自杀。有冲动伤人倾向者防激惹，必要时，隔离观察治疗，加服镇静药物。使患者保持良好的心理状态，避免情绪激动和焦虑，鼓励患者积极配合治疗。

4.医护合作的措施

（1）正确引导服用药物，掌握用药的不良反应，努力发现早期症状。服用苯海索的患者会出现口干、唾液和汗液分泌减少、排尿困难等，青光眼和前列腺肥大者禁用，服用左旋多巴从小剂量开始逐渐加量，避免引起恶心、呕吐、兴奋。

（2）遵守医嘱的服药时间，不得擅自增减和改变用药时间而影响治疗。

第十五章　老年人常见泌尿系统疾病

第一节　泌尿系统感染

一、定义

泌尿系统感染（UTI）是老年人的常见病，在老年人感染性疾病中仅次于呼吸道感染而居第 2 位。老年人泌尿系统感染发生率随年龄而明显增加，尤其以女性及住院患者最为多见。据国外文献报道，65 岁以上老年女性泌尿系统感染患病率为 25% ～ 50%，而 65 ～ 70 岁老年男性泌尿系统感染患病率为 3% ～ 4%，70 岁以后其患病率也可达 20% 以上。国内的报道结果与国外相似。此外，尚有学者观察到老年人尿路感染约有 2/3 病例是发生在住院过程中，属于医院内感染。

二、病因及发病机制

（一）病因

老年人泌尿系统感染的主要致病菌株是大肠杆菌和变形杆菌，其次为铜绿假单胞菌和变形杆菌、克雷伯杆菌、产碱杆菌等其他革兰阴性菌。近年来，人们注意到革兰阳性球菌（如葡萄球菌、肠球菌等）导致的老年人泌尿系统感染也较常见。

老年人易感的确切机制尚不完全清楚，已知可能有关的因素有以下几方面。

（1）老年人泌尿道上皮细胞对细菌的粘附敏感性增加　尤以女性最为明显。其原因尚不明确，有研究推测可能与雌激素水平的变化有关，雌激素刺激可能增加了细胞表面细菌受体的密度并增加了细胞粘附的活性。

（2）老年人尿路梗阻及尿流不畅的因素明显增加，使细菌易于生存繁殖　老年人常可因前列腺增生或膀胱颈梗阻以及尿路结石、肿瘤等原因发生尿路不全或完全梗阻，同时其发生神经源性膀胱或无力性膀胱的概率也明显增多，这些因素均可导致尿流不畅、膀胱内残余尿增多、尿路上皮细胞局部抗菌力减退，从而易发感染。

（3）老年人全身及局部的免疫反应能力下降　由于老化，老年人的体液免疫和细胞免疫功能均明显减退，使其对感染及其他应激因素的反应能力下降。同时，老年肾脏及膀胱均处于相对缺血的状态，骨盆肌肉松弛、习惯性便秘等可进一步加剧局部黏膜的血液循环不良，老年男性前列腺分泌减少，这些都使其局部抵抗力减退。此外，老年人肾的退行性变化，也是尿路黏膜防御机制下降的原因之一。

（4）其他　老年人生理性渴感减退，饮水减少以及肾小管尿浓缩、稀释功能的改变均对其易感有一定影响。同时，老年人常伴有高血压、糖尿病等全身性疾病，营养不良及长期卧床的概率增高，又常因病滥用止痛药、非类固醇消炎药等，因而易导致慢性间质性肾炎或慢性肾盂肾炎。

三、临床表现

老年人衰老使器官反应性、敏感性减退，尿路感染常缺乏特异性表现，或被合并疾病症状所掩盖，应提高警惕，特别注意无症状菌尿。

（1）膀胱炎　尿频、尿急、尿痛，甚至尿失禁，下腹痛，偶有肉眼血尿，一般不发热。但不少老年人急性膀胱炎仅尿急和排尿困难。慢性膀胱炎仅有菌尿。在糖尿病、神经性膀胱功能障碍及留置尿管的患者中特别常见。

（2）肾盂肾炎　急性肾盂肾炎起病急，有尿频、尿急、尿痛，腰痛和（或）下腹痛、肋脊角及输尿管压痛、肾区压痛或叩痛。多有寒战、发热等全身症状。血白细胞计数及中性粒细胞分类升高、红细胞沉降率增快。

慢性肾盂肾炎病程隐蔽，少数患者间歇发生症状性肾盂肾炎，更常见间歇性无症状性细胞尿和（或）间歇性尿频尿急、间歇性低热。出现尿浓缩功能损害如多尿、夜尿，肾小管重吸收钠能力下降所致低钠，甚至发生肾小管性酸中毒。典型X线静脉肾盂造影为局灶的、粗糙的皮质瘢痕，伴有附属的肾乳头收缩或肾盏的扩张和变钝。

四、辅助检查

（1）尿常规　尿沉渣内白细胞≥5个/HP，偶有白细胞管型。

（2）尿细菌培养　中段尿细菌定量培养，致病菌落计数≥10^5/ml为有意义菌尿。无症状者两次中段尿培养≥10^5/ml，且为同一菌种也可诊断。

（3）亚硝酸盐还原试验　大肠杆菌等革兰阴性细菌使尿内的硝酸盐还原为亚硝酸盐。

（4）尿白细胞排泄率　3小时全部尿液做白细胞计数，正常白细胞＜20万/小时：白细胞＞30万/小时为阳性，20万～30万/小时为可疑，应结合临床判断。

（5）其他　血常规、红细胞沉降率、血肌酐及尿素氮等。

（6）影像学检查　超声、X 线腹部平片、静脉肾盂造影、逆行肾盂造影、CT 等，根据病情需要选择。

五、治疗

1. 治疗原发病、去除易感因素

尿路梗阻者须解除梗阻，恢复尿路通畅。治疗全身性疾病，提高患者营养状况和免疫功能；多饮水、多排尿，症状重者应休息。

2. 抗生素应用

（1）老年人应避免肾毒性药物（如氨基糖苷类）：根据药敏选药；不宜长期用抗生素。

（2）无尿细菌培养药敏结果时选用针对革兰阴性杆菌药物，如复方新诺明、诺氟沙星、氟嗪酸、氨苄西林、头孢菌素等。症状轻者、无并发症可口服上述抗生素，症状重者或有高龄、尿路梗阻、糖尿病、长期用免疫抑制剂等潜在不利因素者应静脉给药，第 2 或 3 代头孢菌素，喹诺酮类。用药物 48 ～ 72 小时仍无明显好转，应根据尿培养药敏试验结果，更换敏感抗生素。

（3）急性膀胱炎一般用药 3 ～ 7 天短程治疗。肾盂肾炎用药不少于 2 周。症状消失后 3 ～ 7 天即可停药观察。治疗无效者再更换有效药物。慢性尿路感染较顽固，常有耐药，需长时间治疗。常选用 2 ～ 3 种敏感药物联合治疗。

（4）每周查尿常规及细菌 1 次，2 ～ 3 周均为阴性即临床治愈。

六、护理要点

老年人尿路感染症状不典型，容易忽略造成误诊和漏诊至病情迁延，使其发病率较高，故在临床护理工作中，应针对病情特点采取相应的护理措施，并反复进行健康教育，使患者熟知各种诱发因素，以便更好地配合治疗和预防。对老年人泌尿系统感染的护理包括以下几个方面。

（1）心理护理　认真做好老年人的心理护理，使老年人保持良好的心理状态。针对病情，对患者进行充分的宣教，解除患者心理恐惧和失望感，树立战胜疾病的信心，积极配合治疗。

（2）对前列腺增生患者护理　对前列腺增生患者要早期治疗，以减少此类感染的发生。随着年龄的增长，前列腺增生的发病率随之增长，65 岁以上的男性，75% 有前列腺增生引起梗阻和膀胱排不净，这时容易引起细菌感染，同时还严重影响患者的生活质量，产生尿潴留等症状。只有早期诊断，积极治疗，才能更好地改善症状。工作中，应向患者解释前列腺增生的治疗过程、注意事项及可能发生尿路感染、尿潴留等并发症，使患者认识到及早治疗的重要性。

（3）对尿路结石患者的护理　尿路结石是发生尿路感染的重要因素之一。因为尿路结石可引起不同程度的尿路梗阻，有利于细菌的繁殖生长，引起尿路感染，严重者引起肾积水、肾衰竭。有泌尿系统结石症状者，除及早治疗外，平时要多饮水，可根据身体状况做一些弹跳运动，有利于小的结石排出体外。

（4）对留置尿管患者护理　应严格执行无菌操作，认真做好护理，做好膀胱冲洗和集尿袋更换工作。

（5）对长期卧床患者护理　除做好生活护理，保持床单位清洁，防止床单位不洁引起上行感染外，还要做好解释工作，同时加强皮肤会阴部护理，定期检查尿常规，及早诊断和治疗。

（6）对手术后患者护理　要密切观察病情变化，严格执行无菌操作，加强健康宣教，指导患者适当锻炼，加强营养摄入，增强抗病能力，杜绝尿路感染的发生。

第二节　急性肾功能衰竭

一、定义

急性肾功能衰竭（ARF）简称急性肾衰，是多种原因引起急性肾实质损害，短时间内（数小时至数周内）肾功能急剧下降，迅速出现氮质血症和尿量减少综合征（少尿：每天尿量少于

400ml；无尿：每天尿量少于100ml)。老年人容易发生急性肾衰竭，可原有慢性肾脏疾病，也可原无明显肾脏疾病。老年人急性肾衰竭功能恢复慢，治愈率低、病死率高。

二、病因及发病机制

（一）病因

1. 肾前性

较常见因素为大量失血、外科手术、严重烧伤、败血症及剧烈呕吐、腹泻、大量利尿等造成的严重脱水和电解质紊乱。充血性心力衰竭、心肌梗死如心包积液或心包填塞、严重的心律失常所引起的血液循环不良。各种原因引起的血压急剧下降至80mmHg（10.6kPa）以下，以及过敏性休克等。

2. 肾后性

肾盂、输尿管梗阻如尿路结石、盆腔肿瘤、膀胱肿瘤、药物结晶、血块等堵塞或压迫输尿管，以及手术误扎输尿管等。

3. 肾性

肾脏疾病或肾毒性物质损害肾实质的基础上发生的急性肾衰。

（1）肾小球肾炎、过敏性紫癜性肾炎、急性坏死性小动脉炎、溶血性尿毒症综合征、恶性高血压、急性肾间质肾炎、错输异型血及严重挤压伤、肾动脉栓塞及同种肾移植急性排斥等。

（2）肾毒性物质汞、砷、铬、铅等重金属、磺胺类、氨基糖苷类、头孢类等抗生素，以及四氯化碳、甲醇、酒石酸、DDT、蛇毒等。

（二）发病机制

急性肾衰的发病机制仍未十分明了。肾缺血和肾中毒互相作用，其引起的病变特点是肾小管损伤和肾间质水肿。肾小管损伤导致了肾小管上皮细胞坏死，基底膜断裂，使肾小管内液反漏入间质造成间质水肿，最后使肾小球的有效滤过压降低引起少尿。

三、临床表现

老年人急性肾衰表现包括原发病和急性肾衰，病程进展较快。

1. 少尿期

一般为 5 ～ 14 天，最长可达 4 ～ 6 周。

（1）24 小时尿量少于 400ml，或每小时尿量少于 17ml，少数患者可无尿（24 小时尿量少于 100ml）。

（2）水钠潴留　临床表现为全身水肿、肺水肿、脑水肿、高血压和充血性心力衰竭。患者可有头痛、恶心、呕吐、抽搐、嗜睡，甚至昏迷，常危及生命。

（3）高钾血症　临床表现烦躁、反应迟钝、软弱无力、四肢麻痹、心率缓慢、心律不齐，心电图检查可出现高而尖的 T 波，P 波消失。这是急性肾衰最严重的并发病，也是主要死因之一。

（4）氮质血症和酸中毒　急性肾功能衰竭时，血尿素氮、肌酐与日俱增，二氧化碳结合力则逐日下降，其进展速度与分解代谢速度一致，进展越快，病情越重。主要表现为呼吸深大、疲倦、嗜睡、食欲不振、恶心、呕吐、昏迷等。

（5）出血倾向　常有皮下、口腔黏膜、牙龈及胃肠道出血。

2. 多尿期

当尿量超过 400ml/d 时，即进入多尿期，每天尿量可达 2500 ～ 3000ml 或以上。此期持续约 2 周，有的长达数月。多尿期开始肾小球滤过率仍很低，因此尿毒症的症状仍在高峰。随肾功能的不断改善，尿量增多，临床症状逐渐好转。由于肾浓缩功能不佳，大量水和电解质丢失，如处理不当，即可出现脱水、低钠、低钾血症，表现为乏力、腹胀、心律紊乱以及血压下降，甚至心跳骤停。多尿期患者多经过长期消耗，机体抵抗力低下，因此常并发严重感染，这是多尿期患者的主要死因。

3. 恢复期

多尿期与恢复期之间无明显的界限。尿量逐渐恢复正常，常需 3 ～ 6 个月。老年人肾功能恢复差，有的发展成为慢性肾衰。

非少尿型急性肾衰，临床并不太少见，占 20% ～ 40%。虽可由各种原因引起，但较常见的是肾毒性物质。其造成的肾实质损害较轻，仍保存部分肾小管功能，肾小球滤过率也较高，每天尿量一般在600ml以上，约80%的患者超过1000ml。血尿素氮和肌酐逐渐增加，并出现尿毒症症状，其程度多数较轻，持续时间较短。严重并发症较少，预后也较好。本症往往没有明显的多尿期。当血尿素氮和肌酐不再继续上升时，即表示已经开始恢复。

四、辅助检查

（1）血液检查　有轻、中度贫血；血肌酐和尿素氮进行性上升，血肌酐每天平均增加≥44.2μmol/L，高分解代谢者上升速度更快，每天平均增加≥176.8μmol/L。血清钾浓度升高，常大于5.5mmol/L。血pH值常低于7.35。碳酸氢根离子浓度多低于20mmol/L。血清钠浓度正常或偏低。血钙降低，血磷升高。

（2）尿液检查　尿常规检查尿蛋白多为＋～＋＋，常以中、小分子蛋白为主。尿沉渣检查可见肾小管上皮细胞、上皮细胞管型和颗粒管型及少许红、白细胞等；尿比重降低且较固定，多在1.015以下，因肾小管重吸收功能损害，尿液不能浓缩所致；尿渗透浓度低于350mmol/L，尿与血渗透浓度之比低于1.1；尿钠含量增高，多在20～60mmol/L；肾衰指数常大于1；滤过钠排泄分数常大于1。应注意尿液指标检查须在使用利尿药、高渗药物和输液前进行，否则会影响检查结果。

（3）影像学检查　尿路超声显像对排除尿路梗阻和慢性肾功能不全很有帮助。必要时CT等检查显示是否存在着与压力相关的扩张，如有足够的理由怀疑由梗阻所致，可做逆行性或下行性肾盂造影。X线或放射性核素检查对检查血管有无阻塞有帮助，但要明确诊断仍需行肾血管造影。

（4）肾活检　是重要的诊断手段。在排除了肾前性及肾后性原因后，没有明确致病原因（肾缺血或肾毒素）的肾性急性肾衰竭都有肾活检指征。这些包括了肾小球肾炎、系统性血管炎、急进性肾炎及急性过敏性间质性肾炎。

五、治疗

原则：治疗原发病；纠正内环境紊乱；处理并发症；预防

感染。

1. 治疗原发病

如创伤、感染、心肌梗死、心功能衰竭、肾脏疾病等。

2. 少尿期的治疗

（1）严格控制输入液体量：每天给予的液体量以前一天的显性失水量加 400ml 计算。因老年人常患有器质性心脏病，输液速度应特别注意，防止过快。

（2）控制高钾血症：严禁摄入含钾药物和含钾饮食。血清钾达 6.4mmol/L 以上时，立即给 10% 葡萄糖酸钙 20 ～ 30ml 或 5% 碳酸氢钠 100ml 静脉注入，有条件进行透析效果最好。

（3）摄入高热能低蛋白饮食，并适当补充必要的氨基酸。

（4）纠正酸中毒：CO_2CP 降至 15mmol/L 以下可用 5% 碳酸氢钠或 11.2% 乳酸钠静脉输入。

（5）防治感染：感染，尤其肺炎和败血症，是老年人急性肾衰主要死亡原因之一，应采取积极预防措施选择抗生素要考虑肾衰程度，药物肾毒性，药物代谢和排泄途径，药物的半衰期及药物能否经透析除去等因素。

（6）透析治疗：早期透析可大大增加疗效，减少致命并发症，降低病死率。透析适应证：①少尿或无尿 2 天以上；②血钾在 6.5mmol/L 以上；③ BUN 在 25 ～ 30mmol/L，或每天升高 8 ～ 9mmol/L；④有明显水钠潴留、脑水肿、肺水肿、急性左心功能衰竭；⑤ CO_2CP＜13mmol/L。

3. 多尿期治疗

严密观察，注意水和电解质平衡，防止出现脱水、低钾、低钠血症。

4. 恢复期

鼓励患者进食，适当增加蛋白质摄入量。

非少尿型急性肾衰，预后相对较好，其治疗可根据情况参照少尿型急性肾衰的方法采取治疗措施。

六、观察要点

（1）严密观察病情变化，经常巡视病房，监测血压、脉搏、呼吸，有条件者可行床旁心电监护。发现呼吸急促、咳泡沫痰等临床表现，应立即通知医生，同时做好紧急处理。备齐急救药品及物品。

（2）遵医嘱使用利尿剂，并观察治疗效果及不良反应。严格控制输液量和速度，有条件者监测中心静脉压。

七、护理要点

1. 一般护理

（1）绝对卧床休息，可减少代谢产物生成。提供低钾食物。鼓励患者增加摄入量，以补充大量水分、钠、钙盐。口服困难者，遵医嘱静脉输液。

（2）指导患者正确留取尿标本。准确记录 24 小时尿量，并观察尿色，监测尿比重。

2. 健康指导

（1）环境　室内空气新鲜，清洁、舒适，温湿度适宜，积极预防各种感染。

（2）饮食指导　少尿期应严格控制水、钠摄入量，保证机体代谢需要；恢复期要注意患者的营养，供给高热量、高维生素、低蛋白饮食，并应注意适当锻炼。

（3）日常活动　平素起居，饮食有节，讲究卫生，做好口腔护理，保持皮肤清洁，避免外邪侵袭。

（4）心理卫生　保持精神愉快，加强体育锻炼，提高机体防御能力。

（5）医疗护理措施的配合　遵医嘱连续用药，定期复查。发现疲倦、嗜睡、呼吸异常等，及时就诊。

第三节 慢性肾功能衰竭

一、定义

慢性肾功能衰竭简称慢性肾衰，是多种原因所致的在慢性肾脏疾病基础上逐渐发生的，表现为肾小球滤过率（GFR）下降及相关的临床症状、代谢紊乱综合征。老年人慢性肾衰因肾单位损害严重，逆转可能性很小。尤其在某些诱因下，常显著加重，甚至危及生命，需高度警惕和积极治疗。

二、病因及发病机制

糖尿病肾病、肾动脉硬化、痛风性肾病、慢性肾盂肾炎、前列腺增生和尿石症，是较常见的病因。其次是肾小球肾炎、糖尿病肾病、多囊肾、尿道狭窄和肿瘤等。

药物（如造影剂、某些抗生素等）、感染、心力衰竭、休克、创伤等常导致老年人慢性肾功能不全发生急性加重。

三、临床表现

老年人慢性肾衰临床表现复杂而不典型，易被忽视。除原发病症状外，早期可夜尿增多，食欲不振、恶心、呕吐、腹胀、大便稀薄、贫血、高血压、头痛、乏力、失眠、嗜睡等。随着病情进展，可出现鼻出血、口腔黏膜及胃肠道出血、充血性心力衰竭、尿毒症性间质性肺炎等。还会出现表情淡漠、精神错乱、惊厥、昏迷。

四、辅助检查

尿比重低而固定，血尿素氮和肌酐升高，二氧化碳结合力降低，血钾和血钠降低。肾衰后期出现少尿或无尿时血钾可升高。

五、治疗

老年人慢性肾衰竭多属肾病变晚期，如处理适当仍能减轻症状，延长生命，改善生活质量，尤其是尿路梗阻引起的慢性肾衰，解除梗阻后，肾功能可有所好转。即使终末期肾病，经过积极治疗，一般情况好转后，部分患者有可能接受肾移植治疗，获得再生。

（1）治疗基础病　有尿路梗阻者，首先解除梗阻。如下尿路梗阻，可留置尿管或膀胱造瘘，如输尿管梗阻，可做穿刺肾造瘘。病情好转后再考虑梗阻原因的治疗。

（2）饮食治疗　是治疗老年慢性肾衰的重要措施之一。根据患者情况确定每天蛋白质和热能摄入量，一般采用低蛋白、高热量饮食，并补充必要的氨基酸。摄入富含必需氨基酸的高生理价值蛋白质类，如鸡蛋、牛奶等。

（3）纠正水与电解质平衡失调

① 根据患者有无失水、水过多及每天失水量，确定每天给予水电解质量。

② 参考患者有无严重高血压、心脏扩大、心力衰竭，斟酌治疗方法。

③ 每天尿量少于 1000ml 者，可用呋塞米 40 ～ 80mg 使尿量增加。

④ CO_2CP 低于 15mmol/L 且有酸中毒症状时，可用 5% 碳酸氢钠 200 ～ 400ml 静脉滴注，或口服碳酸氢钠 1 ～ 2g，每天 3 ～ 4 次。

（4）并发感染　及时应用抗生素。但尽量避免使用肾毒性抗生素，并根据肾功能减退的程度决定抗生素的用量。

（5）贫血治疗　重组人红细胞生成素的应用能够纠正绝大多数慢性肾衰患者的贫血。

（6）对症治疗　对高血压、恶心、呕吐、出血及精神症状等，给予对症治疗。

（7）透析治疗　能改善尿毒症。但老年人对体液急剧变化适应能力低，尤其高血压和心功能不全者，血液透析过程中易出现心血管并发症，需特别注意。

（8）肾移植　应严格掌握老年人终末期肾衰肾移植治疗的适

应证。对心、脑、肺等存在不能纠正的严重病变，或病变恢复可能很有限者，不宜进行肾移植。

六、观察要点

严密观察呼吸深度、血压、心率、心律以及神志变化，遇有不适反应（血 Na^+、K^+ 过低或过高），及时通知医生处理。

七、护理要点

1.增进身心舒适

护士应理解和同情、关心患者，耐心向家属及患者解释疾病的有关知识，指导病情轻者可起床活动，重者卧床休息，避免劳累、受凉，加强与患者沟通，减轻患者思想苦闷和躯体不适，提高治疗信心。

2.合理营养

少量多餐，应摄取高热量、高维生素、高钙、低磷和优质低蛋白食物，适当限制钠盐和钾盐，蛋白质量不可过多，以减轻肾脏负担，对长期热量不足的患者，需经胃肠外补充热量。

3.调整水、电解质、酸碱平衡

（1）应准确记录24小时出入量，行动方便时，按时测体重，保证静脉液体的有序进入，有严重高血压、心功能不全及少尿或无尿者，应严格控制饮水量。

（2）长期应用利尿剂、呕吐、腹泻致脱水时，饮食中不必严格限制钠盐摄入，水过多时应限制钠盐4～6g/d。

4.对症护理

（1）消化系统对症护理　①口腔护理，早晚及餐后协助患者漱口，防止细菌或真菌感染，必要时口腔护理，每天2次；②减少恶心、呕吐，宜少量多餐，晚间、睡前饮水1～2次；③观察呕吐物及粪便颜色，如发现有上消化道出血，应给予相应的处理。

（2）神经系统对症护理　如有头痛、失眠、多梦、躁动，应安置患者于光线暗的病室，注意安全。使用镇静剂须防止蓄积中毒。

（3）心血管系统对症护理　严密观察血压、心律和神志变化及降压药物不良反应，发现有颅压增高及心功能不全表现时，应及时告知医生处理。

（4）呼吸系统对症护理　观察患者有无咳嗽、胸闷等表现，其可提示上呼吸道感染或严重氮质血症；若出现深大呼吸伴嗜睡，提示代谢性酸中毒，应及时与医生联系做必要处理。

（5）造血系统的对症护理　贫血严重者起坐、下床动作宜缓慢，并给予必要的协助，有出血倾向者应避免使用抑制凝血药物及纤溶药物，并注意防止皮肤黏膜受损。

（6）加强皮肤护理　因尿素氮刺激皮肤，患者瘙痒不适，影响睡眠，且抓破皮肤后极易感染，故应勤用温水擦洗，忌用肥皂和乙醇。勤换衣裤被单。对有严重水肿患者，经常按摩受压部位，更换卧姿，预防压疮。

5. 降低血尿素氮的治疗和护理

（1）肾必需氨基酸疗法　常用量为250ml缓慢静脉滴注，隔天1次，滴速过快可引起恶心、呕吐、头晕和发热等不良反应，严重酸中毒者不能使用。也可口服α-酮酸制剂（肾灵）以代替必需氨基酸静脉滴注，可有同样疗效。

（2）胃肠吸附疗法　氧化淀粉可从肠腔吸附氨和氮质，常用包醛氧化淀粉5～10g口服，每天2～3次，对轻症患者有一定疗效。注意不与碱性药物合用，以免降低药效，服药后可有头晕、恶心、腹泻等不良反应，应观察患者能否耐受。

（3）蛋白合成激素疗法　常用苯丙酸诺龙或丙酸睾酮25～50mg肌内注射，每周2～3次，可促进蛋白合成，减轻氮质血症。

（4）透析疗法　部分替代失去的肾脏功能，以缓解病情，维持生命的治疗方法。用于终末期尿毒症以及已有明显尿毒症症状，高血容量心力衰竭、高钾血症、酸中毒不易纠正等患者。

6. 肾移植

是将同种异体的健康肾脏移植给尿毒症患者的方法。主要适用于终末期尿毒症，年龄在50岁以下，主要器官无重要病变，亦无使用激素和免疫抑制剂的禁忌证者。

7.健康指导

（1）环境　保持病室空气新鲜，流通。

（2）饮食指导　指导饮食治疗原则，制定及选用优质低蛋白、低磷脂，并补充多种维生素、高热量食谱的方法，高血压、水肿及尿量少者应限盐，如行透析治疗，适当增加蛋白质的摄入。每天尿量少于 500ml 时，应避免高钾食物及饮料。

（3）日常活动

① 注意个人卫生，口腔清洁，皮肤护理，预防感染，避免受凉、受湿和过劳。卧床休息为主，当病情允许时，鼓励起床活动，卧床者起坐或被动运动。

② 指导患者正确对待疾病，树立战胜疾病的信心，积极配合治疗，延缓疾病的进展。

（4）医疗护理措施的配合

① 定期门诊随访。

② 患者出院后，遇有不适，及时去医院复查。

第四节　前列腺增生

一、定义

老年男性最常见良性前列腺增生（BPH）。发病率随年龄增长而增加，61 ～ 70 岁占 50%，81 岁以上占 83.3%。临床表现为前列腺引起的排尿障碍相关症状，严重影响老年人生活质量。真正病因尚未阐明，但年龄增长和有功能睾丸是 BPH 发生条件。多种学说以双氢睾酮的作用最受重视，临床应用的 5α- 还原酶抑制剂即以此理论为基础。

二、病因及发病机制

前列腺的正常发育有赖于男性激素，青少年时期切除睾丸者，前列腺即不发育。良性前列腺增生的病因尚不完全清楚，但目前公认的是老龄和有功能的睾丸是发病的基础，两者缺一不可。上皮和基质的相互影响，各种生长因子的作用，随着年龄增长睾酮、双氢睾酮以及雌激素的改变仍然是前列腺增生的重要原因，雌雄激素间平衡失调的证据主要来自动物实验，对人类良性前列腺增生有何影响，尚待证明。

三、临床表现

BPH 引起下尿路症状可先后或在整个病程中进行性发展，前列腺大小与症状严重程度无平行相关。

（1）尿频、尿急、急迫性尿失禁，尤其尿频出现最早，夜尿次数增多，随之白天也尿频。

（2）排尿困难　是前列腺增生最主要症状，排尿起始缓慢，尿线无力，射程短，尿终末滴沥，继而发展为需借助腹压帮助排尿，间歇性排尿。后期尿流不成线，点滴状，不能完全排空或完全不能排尿，尿后滴沥及尿不尽感。

（3）并发症

① 充盈性尿失禁　尿液不能排尽，慢性尿潴留。膀胱过度充盈，膀胱内压高尿失禁。

② 继发尿路感染和结石　药物、受凉、饮酒、憋尿、房事及辛辣刺激食物，可导致尿潴留急性加重。长期尿潴留导致感染、结石。

③ 肾功能损害　晚期尿潴留及膀胱内压增高，可致双输尿管扩张及肾积水，甚至肾功损害。若尿毒症表现为食欲不振、恶心、贫血、血压升高、嗜睡、反应迟钝及氮质血症等。

④ 肉眼血尿　见于增生腺体表面血管破裂，有血块堵塞的急性尿潴留需紧急处理。

四、辅助检查

（1）直肠指诊　触及增大前列腺，中央沟变浅或消失，如鸽蛋大为Ⅰ度，鸡蛋大为Ⅱ度，鸭蛋大为Ⅲ度，更大为Ⅳ度。如单纯中叶增大突入膀胱，直肠指诊前列腺增大可不明显。

（2）B超 检查前列腺形态改变，了解膀胱改变和残余尿量，有无上尿路扩张和结石等。经直肠超声（TRUS）可精确测定前列腺体积（计算公式：0.52× 前后径 × 左右径 × 上下径）。

（3）尿流率测定 可为诊断及鉴别诊断提供客观依据。

（4）血清PSA 鉴别前列腺癌。

（5）膀胱镜检查 观察有无前列腺增生表现、膀胱颈挛缩及膀胱病变。

（6）CT、MRI检查或穿刺活检 疑前列腺癌时可做CT、MRI检查或穿刺活检进行鉴别。尿动力学检查、排尿日记及尿道造影可选择作为进一步评估手段。对引起膀胱出口梗阻原因有疑问或需要对膀胱功能进行评估时建议行尿动力学检查。

五、治疗

（1）随访 无症状时无需治疗。症状轻微、ISPP≤7分者；症状中度、ISPP≥8分、同时生活质量未受明显影响者，需定期随访。

（2）药物治疗 适应于中、轻度症状，有少量残余尿，无强烈手术指征及因全身情况不宜手术或暂不愿意接受手术者。

（3）手术治疗 适应于反复尿潴留；反复尿路感染；反复肉眼血尿；大量残余尿；合并膀胱结石；因BPH致肾功能不全；症状严重；充盈性尿失禁者。

① 开放手术 包括耻骨上经膀胱前列腺切除术、耻骨后前列腺切除术、经会阴前列腺切除术、保留尿道的前列腺切除术，目前在临床已少应用。

② 经尿道前列腺切除术（TURP） 损伤小，痛苦少，恢复快。缺点是术中出血多，需大量液体冲洗，易发生TURP综合征，主要适于前列腺体积80ml以下BPH患者。

③ 经尿道前列腺汽化术（TUVP） 术中使前列腺组织汽化，出血少，手术视野清楚，冲洗液用量少，不发生TURP综合征，适于凝血功能较差和前列腺体积较小BPH患者。

④ 激光治疗　方式有经尿道钬激光前列腺剜除术、经尿道前列腺激光汽化术、经尿道前列腺激光凝固术等。

（4）急性尿潴留处理　先行插导尿管保留导尿，如失败改行耻骨上膀胱穿刺造瘘引流尿液，一般情况好转后做前列腺切除术。如患者情况不允许手术，可置记忆合金网状支架解决尿潴留。

（5）其他　如前列腺注射疗法、微波疗法、射频疗法、冷冻疗法、气囊扩张疗法、高能聚焦超声疗法及经尿道前列腺组织内消融治疗等。

六、观察要点

（1）观察出血情况　术后给予持续膀胱冲洗。护士应密切观察尿管引流液的颜色，冲洗速度依尿管引流液的颜色而调节，颜色变浅红，冲洗速度可调慢；变为尿色，可遵医嘱停止冲洗。如为鲜红色，并混有泡沫提示有手术创面大量渗血的可能，立即通知医生，重新固定尿管，拉直尿管紧贴于股根侧，用宽胶布粘牢，患者该侧下肢尽量平伸，达到牵拉止血作用，同时调快冲洗速度，保持尿管通畅，避免血块堵塞。当创面大量渗血，血压下降，脉搏增快，应给予止血和输血治疗，必要时手术止血。

（2）观察冲洗液有无外渗现象　术后除观察尿液颜色外，还要密切观察有无腹部膨隆。如患者出现腹部张力增加、烦躁不安、叩诊为浊音，提示有前列腺包膜受损的可能，及时通知医生，停止冲洗或手术放置耻骨后引流管，防止大量冲洗液被机体吸收，造成水中毒。

七、护理要点

（一）常规护理

1.心理护理

前列腺增生均为老年人，患病后的心理特征多表现为孤独、抑郁悲观、焦虑、不安和恐惧。

（1）护士应与家属沟通，鼓励家属多陪伴患者，主动与患者沟通，了解患者心理活动情况，鼓励老人参加社会活动。

（2）与讲解疾病相关知识，让患者认识到前列腺增生只是生理老化现象，是可治可预防的。

（3）夜间病房环境保持安静，照明柔和，适宜患者入睡，有睡眠障碍患者，可以根据医嘱给予相应药物辅助睡眠。

2. 饮食指导

（1）适宜饮食

① 多进食易消化营养丰富，富含优质蛋白质低脂肪的食物，如牛肉、鸡肉、鱼、贝类、鸡蛋、虾皮等。

② 多吃蔬菜和水果；蔬菜水果含维生素和纤维素多，每天至少食用 300 ～ 500g，如葡萄、香蕉、梨、西瓜、芹菜、青菜、丝瓜、洋葱等。

③ 多食含钙食物及坚果种子类，如花生、葵瓜子、南瓜子、腰果等。

（2）禁忌饮食

① 少饮酒，饮酒容易引起前列腺充血水肿，使血压升高。

② 少进食辛辣食物，辛辣食物加重前列腺充血，加重便秘，加重排尿困难。

③ 限量摄入动物性脂肪和高胆固醇食物。

④ 少食盐，每天食盐量不超过 6g。

3. 治疗护理

（1）药物指导

① 服用肾上腺素 α 受体药物的患者，要注意观察血压变化，防止直立性低血压的发生，常发生在服药 2 ～ 6 小时内。

② 起床动作要缓慢，先半卧位休息 10 ～ 30 分钟再起床。

③ 定期进行血清 PSA 检查。

④ 注意有无性功能障碍。

⑤ 服用含激素类药物患者，注意观察有无乳腺长大，定期查血了解肝肾功能情况。

（2）尿管指导

① 保持尿管引流通畅，多饮水，每天饮水量 2000 ～ 2500ml。

② 防止尿管脱落、折叠，禁止强行自行拔管。

③ 膀胱造瘘者，每天伤口消毒更换敷料。

④ 尿道口用艾力克消毒，每天 2 次，大便污染时，及时清洗消毒。

⑤ 引流袋定期更换，防止尿液反流。

（二）手术治疗

1. 术前护理

（1）预防泌尿系感染。鼓励患者多饮水，注意个人卫生，勤换衣裤。多数患者因尿频、排尿困难而害怕喝水，向患者讲明饮水的意义，并注意记录患者排尿情况。若出现排尿困难、膀胱区憋胀、有尿不能完全排出，应通知医生给予留置尿管或膀胱造口术，同时口服抗生素。

（2）了解患者心肺功能。患者多为老年人，防止心脏意外。

（3）了解患者排便情况，习惯性便秘的患者可口服缓泻药物，保持排便通畅。

（4）配合手术治疗，口服雌激素，使前列腺腺体缩小变硬，减轻充血，有利于手术。

（5）带 Folley 三腔导尿管去手术室，术中留置。

（6）同外科术前护理。

2. 术后护理

（1）饮食　术后第 1 天，进半流食，以易消化食物为宜，多吃水果、蔬菜，并嘱患者大量饮水，饮水量 3000ml/d 左右，使尿液排出增加，起到自然冲洗的目的，也可防止便秘。

（2）防止静脉血栓的形成　鼓励患者适当活动，防止下肢静脉血栓及肺栓塞的发生。卧床期间，指导患者侧身活动，下肢屈腿运动。停止膀胱冲洗后，协助患者离床活动，注意观察患者有无呼吸困难等肺栓塞症状。

（3）膀胱痉挛的护理　部分患者手术后可出现膀胱痉挛，表现为膀胱区明显压痛，冲洗可自行停止或速度减慢，尿管暂无液体引出或出血加重。此时，遵医嘱给予盐酸奥昔布宁 5mg 或盐酸黄酮哌酯 200mg 口服，也可放出导尿管气囊内的部分液体，均能减轻患者症状。并注意尿道口有无溢血、溢液，如污染床单位，应重新更换。

（4）防止继发出血　腹压增高是导致继发出血的主要原因。手术后粪便干燥、咳嗽等均可导致腹压增高，应积极防治。除饮食指导外，还要倾听患者主诉，必要时可用缓泻剂或提前服用缓泻药，保持排便通畅。患者咳嗽应及时对症处理，如口服棕胺合剂 10ml，每天 4 次，嘱患者服药后半小时内不饮水。

（5）尿失禁患者的护理　拔除尿管后，患者发生一过性尿失禁，一般几天到 1 个月可自行恢复，向患者及家属解释清楚，减轻思想顾虑。个别患者尿失禁时间较长，可指导患者进行缩肛训练，并配合药物治疗，一般在 0.5 ～ 1 年多可恢复正常。

（6）健康指导　术后 1 个月内不能骑自行车，3 个月内禁止提重物，保持排便通畅。

第十六章　老年精神疾病

第一节　精神分裂症

一、定义

精神分裂症是一组病因未明的精神病，常有感知、思维、情感、行为等多方面的障碍和精神活动的不协调。一般无意识障碍和智力缺损，病程多迁延。

精神分裂症状是重性精神病。我国 1982 ～ 1985 年进行的全国 12 个地区精神疾病流行病学调查结果表明，精神分裂症的总患病率为 5.69‰，其中城市患病率 6.06‰，明显高于农村的 3.42‰。精神分裂症的终身患病率为 7.0% ～ 9.0‰。

二、病因及发病机制

（一）生物学因素

（1）增龄引起生物体功能改变　增龄引起中枢多巴胺神经递质代谢异常，相应受体功能及神经内分泌功能失调，约 1/3 患者于 60 岁以后发病。说明发病年龄与临床类型有关，偏执型发病较晚。

（2）遗传因素　遗传因素是精神分裂症最可能的一种素质因素。有资料表明，精神分裂症患者亲属中的患病率比一般居民高 6.2 倍，血缘关系愈近，患病率也愈高。双生子研究表明，遗传信息几乎相同的单卵双生子的同病率远较遗传信息不完全相同的双卵双生子为高，说明遗传因素在本病发生中具有重要作用。

（3）性格特征　约 40% 患者的病前性格具有孤僻、冷淡、敏感、多疑、富于幻想等特征，即内向性性格。

（二）心理社会因素

1. 心理因素

一般认为生活事件可诱发精神分裂症，诸如家庭纠纷、夫妻不和、丧偶、意外事故等均对发病有一定影响，但这些事件的性质均无特殊性。因此，心理因素也仅属诱发因素。

2. 社会因素

家庭成员间的关系，如与子女分住或子女不孝、生活不安定、居住拥挤、职业不固定、人际关系不良、噪声干扰、环境污染等均对发病有一定作用。农村精神分裂症发病率明显低于城市。

三、临床表现

本症可发病于任何年龄，老年人发病者约占 1/3。男女发病率大致相近。一般起病缓慢，起病日期难以确定，也有急性或亚急性起病者。

1. 早期症状

初期可出现神经衰弱综合征或有强迫症状，但不主动要求治疗；有的逐渐表现为孤僻、冷淡、缺乏主动性；有的变得敏感多疑、过多思虑、恐惧等；也有的突然出现令人费解的奇异行为，如无目的开关电门、下雨时无故在室外站立不动或突然冲动、毁物等。随着这些症状的发展，逐渐显露出精神分裂症状和病型的特点。

2.发展期症状

发展期症状多而明显，几乎涉及症状学中大部分内容，各人随类型不同虽有区别，但有共同特征。

（1）思维障碍　是精神分裂症在整个病程中的不可或缺的症状。在初期往往不引人注目，至发展期变得突出。思维障碍中有联想障碍及思维内容障碍。联想障碍开始多为联想松弛，谈话内容不紧凑，应答往往不切题，进而出现联想散漫，重则出现思维破裂、联想中断。或有象征性思维、造新字或新词等。思维内容障碍多为各种妄想，其逻辑推理荒谬离奇，无系统，脱离现实，且常有泛化，涉及众人。妄想内容以被害、嫉妒等多见，也可有夸大、罪恶等妄想。还可有被控制感、思维播散、思维插入或思维被夺。

（2）感知障碍　以幻听最多见，常有言语性幻听，如评论性、争议性或命令性幻听，或思维化声。其他幻觉次之。

（3）情感障碍　是精神分裂症最易引人注意的症状。情感表现与思维活动和意志行为互不协调，与周围环境脱离，是本症特征。情感障碍以迟钝、淡漠多见，对人对事多不关心。随着病情发展，情感障碍日益加重，终日茫然：其他可有无明显诱因的激怒、急躁、情感暴发、情感矛盾等。情感的变化令人感到与以前判若两人。

（4）意志行为障碍　多呈精神运动性抑制表现，终日呆坐少动、沉默寡言、孤独退缩、独居一处、与关系密切的好友也不交往，甚至呈木僵状态。相反的则出现不协调性兴奋，如躁动不安、冲动毁物、自伤、殴人或出现紧张综合征。有的表现幼稚、傻气等。

（5）智力障碍　随着病情发展，于后期可有智力减退和人格改变，自知力不完全，但意识清晰。

3.后期

发展期症状如不缓解，或病情多次复发，迁延多年后，可呈所谓慢性期或衰退期精神分裂症。此时，可出现人格幼稚化及精神活动减退，如思维贫乏、低声低语、情感淡漠或出现空笑，意志和行为缺乏自发性，孤独退缩，生活需人照顾，其记忆力、计算力、病前的技能和某些知识虽尚能保持良好，但总遗留某种程度缺陷，主要为主动性不足。

四、治疗

由于精神分裂症的病因未明，目前尚无病因治疗方法，以缓解急性精神症状和改善病情为主要目标。通常采用抗精神分裂症药物、电抽搐等躯体治疗，辅以心理治疗的综合治疗方法。在症状明显阶段，以躯体治疗为主，尽快控制精神症状。当症状开始缓解时，在坚持药物治疗的同时，适时地加入心理学治疗，解除患者的精神负担，鼓励其参加集体活动和工娱治疗，促进精神活动的社会康复。对慢性期患者仍应持积极治疗的态度，同时加强患者与社会的联系，活跃患者生活，防止衰退。

（1）抗精神病药物　即能有效地控制急性和慢性精神症状，提高精神分裂症的临床缓解率。缓解期内坚持维持治疗者多可避免复发，在防止精神衰退治疗中常发挥出积极作用。目前常用药物有氯丙嗪、氯氮平、舒必利、奋乃静、氟哌啶醇等，并且氯丙嗪为首选药物。氯丙嗪、氯氮平均有较显著的疗效。氟哌啶醇具不明显的抗幻觉和妄想作用，并能减轻或消除孤独退缩症状，适用于急性和慢性精神分裂症。过去较常用的三氟拉嗪、氟奋乃静、利血平等也可使用。口服长效药物主要有五氟利多，一次口服 30 ～ 60mg 的治疗作用可持续 1 周。目前国内应用较广泛的注射长效制剂有氟奋乃静癸酸酯和安度利可（癸氟哌啶醇），一次注射的持续作用时间各为 3 周和 4 周。

（2）电抽搐治疗　即对紧张性兴奋和木僵、兴奋躁动、伤人、自伤和消极情绪严重者的疗效显著。症状控制后应配合精神药物治疗。

（3）心理治疗　精神分析疗法和行为治疗适用于本症。精神分析疗法作为一种辅助治疗有利于提高和巩固疗效，适用于妄想型和精神因素明显的恢复期患者；行为治疗有利于慢性期患者的管理与康复。

（4）精神外科治疗　它是一种破坏性治疗措施，适应证应从严掌握，仅作为应用其他方法久治无效，危及社会和周围人安全的慢性精神分裂症患者的最后的治疗手段。

五、护理要点

1.基础护理

（1）做好入院评估　重视精神检查，了解患者兴趣爱好、生活习惯。

（2）提供安全和安静的环境　有轻生危险的患者安置于离护士站近的大房间，防止意外发生。

（3）维持正常的营养代谢　针对不同症状制订饮食计划，每天入水量 2500 ～ 3000ml。暴饮暴食的患者要严格限制入量；拒食的患者要尽量劝说，必要时给予鼻饲维持营养。

（4）创造良好的睡眠环境　合理安排作息时间，患者入睡前不喝浓茶、咖啡等饮料，减少交谈，减少各种不良刺激，保证环境的安静。

（5）做好排泄护理　每天观察患者大小便情况，12 小时无尿者采取诱导方法刺激排尿，必要时请示医师给予导尿。对于便秘者，应鼓励患者平时多饮水、多活动。3 天无大便者给予缓泻剂或灌肠。

2.症状护理

（1）偏执型　偏执型患者主要以听幻觉、关系和被害妄想为临床症状。与患者建立良好的治疗性护患关系，并运用沟通技巧了解患者幻听和妄想的种类及内容，同时观察患者的语言、表情、动作及非语言行为是否受幻听妄想的支配，及时处理异常情况，防止发生意外。

（2）紧张型　紧张性患者多以紧张性木僵为主要临床表现。做好基础护理，防止躯体并发症的发生。注意保护性医疗制度，不在患者面前谈论病情及无关的事情，对患者态度和蔼，注意“四轻”，减少不良刺激。

3.安全护理

（1）掌握病情　做到重点患者心中有数，了解病情变化特点，严密观察患者幻觉妄想的内容及相应的情感表现，防止意外发生。

（2）加强巡视　定时清点患者数目，确保患者安全。

（3）安全管理　加强病区环境检查，发现设施损坏应及时维修，加强患者物品管理，入院、返院、探视后，认真做好安全检查，严防危险物品带进病房。

4.药物治疗护理

（1）口服用药　为防止患者藏药，服药后检查患者口腔，观察用药后不良反应，出现椎体外系症状、心血管反应、皮肤过敏、精神方面的症状等应与医师及时取得联系，给予对症处理。

（2）注射用药　长效注射针剂应按医嘱准确执行，遇有不合作的患者需耐心解释劝说，尽量争取患者的配合。在劝说无效情况下，可采取强制性治疗方法，保证疾病期患者的有效治疗。

5.心理护理

（1）入院阶段　加强与患者的心理沟通，建立良好的护患关系，使患者体会到医院的温暖，安心住院。

（2）治疗阶段　掌握病情动态变化规律，多方面了解患者的需要，帮助患者建立社会能接受的行为模式。

（3）康复阶段　做好心理上的疏导，指导患者制订近期、远期的康复目标，教会患者正确处理与自己有关的社会矛盾和生活事件。

第二节　老年期抑郁症

一、定义

老年期抑郁症是以显著而持久的情绪低落为基本特征的心境障碍，并伴有相应的思维迟缓及动作减少的行为改变。病程有反复发作倾向，间歇期精神活动基本正常，预后一般尚好。

二、病因及发病机制

老年期抑郁症的病因是多方面的，但可能主要与机体老化，特别是大脑的老年性退行性改变有关，也与老年期频繁遭受精神挫折有关。

（1）增龄引起中枢神经系统生物化学改变　随着年龄增长中枢神经系统可产生各种生物化学改变，中枢神经递质和神经内分泌改变，如去甲肾上腺素系统、5-羟色胺系统、促肾上腺皮质激素系统等变化，对老年期抑郁症的发病起重要作用。

（2）精神因素　老年期一方面是对躯体疾病及精神挫折的耐受能力日趋减退，另一方面遭遇各种精神刺激越来越多，如丧偶、经济困难、疾病缠身等，均可导致或加重老年人的孤独、无助、无用之感，成为心境沮丧抑郁的根源。

（3）适应障碍　老年人在生理老化的同时，心理功能也随之老化，心理防卫及心理适应能力减弱，一旦遭受生活事件，如地位改变、与子女分居等，便不易重建内环境的稳定，加之又缺乏社会支持，心理活动难以平衡，有可能促发心境抑郁。

（4）遗传因素　有家系调查发现本病有明显的家族遗传倾向。患者亲属中本病的患病率较一般人群高 10 ～ 30 倍，而且血缘关系越近，患病率越高。

三、临床表现

（1）情绪低落，苦闷忧伤，兴趣索然，缺乏信心，常回忆过去而谴责自己。1/3 的患者有自卑感，常伴有焦虑、心烦、易激惹等，病程＞2 年。

（2）常感精神不振、疲乏、睡眠障碍、反应迟钝、思维缓慢。

（3）常伴躯体不适感，如头痛、四肢酸痛、胃部不适、腹泻或便秘、胸闷、心悸，但相应的体格检查及实验室检查无阳性发现。

（4）部分患者有疑病倾向，大约 1/3 的老年患者以疑病为抑郁症的首发症状。疑病内容常涉及消化系统，有轻生念头。但运动性抑郁不明显，无早醒、昼夜节律改变、体重下降等表现。

四、辅助检查

抑郁量表检测：老年抑郁量表；汉密顿抑郁量表；简易智力检测量表等。

五、治疗

1. 心理治疗

解释消除患者焦虑，鼓励患者正确对待心理社会因素与危机。

2. 药物治疗

（1）三环类药物　如多塞平。

（2）四环类药物　马普替林、米安舍林等。对各种抑郁有效，不良反应少，显效较快，有轻度镇静作用，较为适用于老年人，日剂量为 75 ～ 150mg，病情好转后可逐渐减量，不良反应有口干、嗜睡、血压升高。已较少应用。

（3）5- 羟色胺再摄取抑制剂（SSRI）　具有对 5-HT 高度选择性，增加 5-HT 能神经传递，对其他受体无拮抗作用；SSRI 口服吸收良好，生物利用度较高，耐受性好，不良反应较少，依从性佳。氟西汀（百优解）、帕罗西汀（赛乐特）、佐乐复、西酞普兰等，每天 1 次 20mg，2 ～ 4 周起效，疗效好，不良反应小，较为适用于老年人，是目前应用最广泛的抗抑郁药。

（4）非典型抗抑郁药　5-HT 受体拮抗剂和 5-HT 重吸收抑制剂（SARI）曲唑酮；去甲肾上腺素和多巴胺再摄取抑制剂（NDRI），安非他酮是目前唯一应用广泛的 NDRI，而且接受性好，安全性好，对心血管系统影响小，是临床治疗单相抑郁症及双向抑郁症的首选药物。

（5）5-羟色胺受体增强剂　噻奈普汀（达体朗）12.5mg 口服，每天 3 次。效同 SSRI，不良反应较少。

（6）α_2 受体阻滞剂　米氮平（瑞美隆）15 ～ 30mg/d，不良反应为体重增加、镇静。

（7）非三环类去甲肾上腺素　文拉法辛 25 ～ 50mg 口服，常见的不良反应为恶心、嗜睡等。

六、观察要点

（1）观察患者的神志及生命体征变化。

（2）观察患者的表情、言语及日常活动情况。

（3）观察患者用药效果及不良反应。

（4）观察患者的饮食、运动、睡眠及心理状况。

（5）观察患者电休克治疗后的效果。

七、护理要点

1.安全护理

疾病发展期与好转期，患者易出现轻生观念与行为，因此护理人员应加强责任心，严防患者消极轻生。

（1）首先与患者建立良好的医患关系。高度同情和理解患者，多与患者接触，陪伴患者参加各种团体活动，给予心理支持，使他们振作起来，避免意外发生。

（2）安置患者于易观察的大房间内，设施安全简单，光线明亮、空气流通、整洁舒适有利于患者休养治疗。室内适当放些鲜花，或有色彩鲜艳的壁画，以调节患者积极情绪，唤起对生活的热爱。

（3）加强巡视病房。对有消极意念的患者，要做到心中有数，重点巡视，尤其在夜间、午睡、厕所、交接班及节假日等，加强巡视，防患于未然。

（4）病房门窗应经常检查维修，严格保管好危险物品，发药时仔细检查口腔，严防患者藏药蓄积后一次性吞服。

2. 生活护理

维持患者适当营养、排泄、睡眠、休息，加强对患者的生活照顾。对拒绝进食的患者，耐心劝导、喂食，必要时鼻饲或静脉输液，以维持营养和水分。便秘者给予灌肠或缓泻剂。对睡眠障碍的患者，应鼓励白天参加文娱活动，晚间入睡前用热水泡脚，以利于患者睡眠。对生活不能自理的患者，应多加督促及鼓励，必须帮助料理个人卫生。

3. 心理护理

（1）鼓励患者抒发自己的想法　严重抑郁症患者思维缓慢，在接触患者时应耐心，用非语言方式表达对患者的关心和支持。通过这些活动引导患者注意外界，同时利用治疗性沟通技巧，协助患者去表述自己的看法。

（2）调动患者情绪，阻断负向思考　抑郁症患者常对自己或事情保持负向看法，应帮助患者回顾自己的优点、成就，增加正向看法，减少患者负向评价，以提供正向加强自尊的机会。

（3）学习新的应对技巧　多为患者创造各种个人及团体接触交往的机会，以协助患者改善处理问题，人际互动方式，增强社交技巧，提高患者应对能力，以便更好地适应社会。

第三节　老年性躁狂症

一、定义

老年性躁狂症又称为老年期情感性精神障碍，是以显著而持久的心境改变为基本特征的一种精神障碍，并伴有相应的思维及行为异常。病情可反复发作，间歇期正常。

二、病因及发病机制

本病病因仍不完全清楚，大量资料提示生物、心理、社会及遗传因素与该病的发生关系密切。

（1）增龄引起生物体功能改变　增龄引起中枢神经递质代谢

异常，相应受体功能及神经内分泌功能失调。

（2）心理社会因素　重大负性生活事件，如亲人亡故、重大经济损失、意外灾害、长期不良人际纠纷、家庭破裂、失业、慢性躯体病等，均可诱发本病。

（3）遗传因素　专家调查发现，孪生子调查发现单卵孪生子的同病率为33.3%～92.6%，而双卵孪生子仅为5.0%～23.6%。

三、临床表现

躁狂发作典型表现为情感高涨、思维奔逸、意志活动增多。

（1）情感高涨　患者自我感觉良好，觉得周围的一切都异常美好，自己感到无比的幸福和愉快，患者表现整日喜气洋洋、兴高采烈。还可表现为情绪不稳定，易激惹，患者可因生活琐事或要求未满足而生气、激动、甚至暴跳如雷。但这种情绪持续时间短暂，患者又转怒为喜。

（2）思维障碍　主要表现为思维奔逸、夸大观念或妄想。患者自觉“脑子聪明了”，讲话声音高亢、滔滔不绝、思维联想快速、内容丰富，新概念不断涌现，患者有音联、意联、思维活动常受周围环境影响而转移话题。

（3）意志活动增多　躁狂发作时患者精力异常充沛，且兴趣广泛，活动明显增多，但做事缺乏计划性，终日忙碌不停，常常是虎头蛇尾。患者好管闲事，好提意见，好打抱不平，有时花钱挥霍，举止轻浮，喜欢异性，病情严重时可出现攻击或毁物行为。

（4）躯体症状　患者自感睡眠减少，甚至整夜不眠，而次日精力仍异常旺盛。食欲和性欲增强，因体力过度消耗，体重常有减轻。心率加快、便秘等交感神经兴奋症状。

（5）其他症状　患者自知力在疾病初期即有不同程度的损害，症状较轻的患者社会功能不受影响，自认为自己处于最佳精神状态，不愿接受治疗，严重者有意识障碍，思维不连贯，行为紊乱无目的，并可出现冲动、攻击行为。

四、治疗

1. 药物治疗

（1）锂盐是首选药　常用碳酸锂，从小剂量开始，治疗剂量600～2000mg口服，每天2次。急性期治疗血锂浓度应维持在0.6～1.2mmol/L为宜，有效血锂浓度上限为1.4mmol/L，若超过此值易出现锂盐中毒，一般7～10天显效。

（2）抗精神病药物　如氯丙嗪、氯氮平均为200～600mg口服，每天3次，或氟哌啶醇10～30mg口服，每天3次。

（3）抗癫痫药物　碳酸锂治疗无效时，可使用卡马西平400～1200mg口服，每天2次，一些药可与碳酸锂合并使用，剂量应适当减少，丙戊酸钠400～800mg口服，每天2次。

2. 电休克治疗

对严重兴奋躁狂治疗效果明显，6～12次为1个疗程，患者需在严密监护措施下实施电休克治疗。若合并药物治疗，应减少给药剂量。

五、观察要点

密切观察患者所用药物的不良反应，一旦发现药物不良反应严重或有中毒现象，及时报告医师，予以处理。

六、护理要点

（1）提供安全和安静的环境　为患者提供一个较宽大的空间，室内物品要求简化，以避免患者兴奋毁物。室内的物品色彩淡雅、整洁，有利患者安定情绪。

（2）维持适当营养、休息和个人卫生　提供高营养的食物，维持所需的营养与水分，同时合理安排患者活动、有规律的休息和睡眠，帮助患者维持个人卫生。

（3）协助患者参与建设性活动，以发泄过剩的精力　如文娱活动、打水、打饭、打扫卫生等活动并加以鼓励和肯定，以转移患者注意力；避免破坏性行为，对于极度兴奋并伴有攻击性行为者，给予适当的保护或隔离，帮助患者控制冲动行为。

（4）做好心理护理　①护理人员应具备强烈的责任感和同情心，启发和帮助患者以正确态度对待疾病。②应掌握多学科知识，通过自己的语言、表情和姿势去影响或改变患者的心理状态和行为。③满足患者的合理要求，对不合理的要求，一定要耐心解释和劝说，力求达到预期效果。④给患者进行治疗护理时，应先耐心做好说服解释工作，以争取患者合作。⑤当患者发生攻击性行为时，应沉着冷静、少语、避免增强患者的冲动性。

（5）健康教育　加强卫生宣教，使患者了解自己所患疾病的相关知识，指导用药注意事项，定期门诊复查。预防疾病复发。

第四节　老年期神经症

一、定义

神经症又称神经官能症或精神神经症，它并非单一的某个疾病，而是一组精神障碍的总称，主要包括恐怖性神经症、焦虑性神经症、强迫性神经症、抑郁性神经症、癔症、疑病性神经症、神经衰弱。老年期神经官能症是指进入老年期（60 岁以上）所患有的神经症，它包括两方面：一是青中年时期患有的神经症，延续至老年；另一是进入老年期以后初发的神经症。

各种神经症的临床表现虽然各不相同，但它们都有着一些有别于其他精神障碍的共同特点。

（1）起病及病情的波动与应激性生活事件　无法解决的心理冲突多在一定心理刺激下发病，常面临一定的精神压力和现实挫折，如人际矛盾、丧偶、经济问题、独居一室等，由于老年人的应变与适应能力逐渐下降，容易造成老年期神经症。

（2）病前多有一定的人格障碍　人格障碍包括保守、顽固、缺乏人情味、孤独、不主动参加社交活动、易发牢骚、自我为中心、嫉妒、疑病、易激惹等神经症的易感素质。

（3）伴发脑部和躯体疾病的机会较多　老年人中出现脑动脉硬化症和老年脑部疾病的机会较多，造成脑活动能力下降，容易出现焦虑、抑郁、记忆障碍、疑心、精神症状。另外，躯体方面存在的疾病，如心、肝、肾、骨和关节等病变，往往增加神经症的症状和疑病症状，也可伴有大量的自主神经病变症状。

（4）对自己的不适反应迟钝　老年期神经症患者，往往对自己躯体不适反应迟钝，或漠不关心，常常忽略自己的症状，不主动或不愿求治。

（5）预后较差　老年期神经症患者所面临的社会心理问题往往较大，如退休、丧偶等。随着增龄的心身退行性变，心理防御机制不够完善，对外界环境刺激的应变能力较差，易产生抑郁，不主动叙说身体不适，造成疾病迁延难治，预后效果也差。

二、病因及发病机制

（一）社会心理因素

（1）生活事件　应激性生活事件是神经症产生的直接诱因。在老年人中，所遇到的生活事件较多，如患有严重疾病、丧偶、退休、收入减少等这些因素都会对老年人造成较大的打击，可以直接诱发出负性情绪。

（2）人格因素　人格因素是神经症产生的基础。神经症患者在病前通常有一定的人格特点，如强迫性神经症、焦虑性神经症、抑郁性神经症、恐怖性神经症的患者常具有不同程度的强迫、焦虑、忧郁、恐惧等人格特点，癔症患者常有以自我为中心、接受暗示人格特点，疑病性神经症及神经衰弱患者，常有敏感多疑、内向等人格特点。

（二）生物因素

近年来，人们对神经症生物学方面的研究报道逐渐增多，发现神经症患者也存在着不同程度的生物学变化，主要受遗传因素和神经生化因素的影响。

（三）躯体和脑部的老化

进入老年期以后，躯体各方面都发生老化。有专家曾报道：老年人的脑部觉醒度明显下降，同时易产生焦虑，焦虑情绪所致脑功能抑制相对加强。此外，因血管神经细胞的老化，全身脏器和脑功能都有改变，表现为学习能力及记忆能力明显下降，甚至在心理上可发生对周围人的宽容量变小，更易引起适应障碍。

三、临床表现

（1）老年期疑病症 其表现为过分关注自己身体的变化，尤其是对消化系统的变化非常敏感，常认为自己的肠胃患了不治之症反复要求医生检查。

（2）老年焦虑性神经症 其主要表现是不安全感和不幸事件即将发生的预感，因而总是惶惶不可终日。在躯体症状方面表现为各种自主神经系统症状，如心悸、口干、吞咽困难。

（3）老年强迫性神经症 主要表现为强迫观念和强迫行为。

（4）老年癔症 一般认为是患者的癔症性变态人格的继续，主要表现为麻木、感觉缺失等感觉障碍以及失语、运动麻痹、不能站立等运动系统的障碍。

四、治疗

1.心理治疗

心理治疗是神经症的主要治疗手段之一，神经症也是各种心理治疗的适应证，许多心理治疗的方法都是在对神经症患者的治疗实践中发展起来的。一般讲，心理治疗理论适应于各种神经症，但有一定的侧重，如合理情绪疗法适用于抑郁性神经症，行为疗法适用于恐怖症和强迫症，暗示疗法适用于癔症等。

2.药物治疗

（1）苯二氮䓬类 抗焦虑作用，常用药物有地西泮、阿普唑仑（佳乐定）、劳拉西泮（罗拉）、奥沙西泮（舒宁）等，适用于广泛性焦虑症、惊恐发作、强迫症、疑病症、神经衰弱等，还可用于控制癔症的激情发作。

（2）抗抑郁药 常用丙咪嗪、阿米替林、多基平、氯米帕明（氯丙咪嗪）、氯西汀（百忧解）等药物，对于焦虑、抑郁症状效果好，氯丙咪嗪、氟西汀也有抗强迫作用。

（3）抗精神药物　常用氯丙嗪、奋乃静、硫利达嗪（甲硫达嗪）等，对于癔症、强迫行为、疑病症及激情发作的患者均有较好的效果。

五、护理要点

（1）对各类神经症患者的主要症状及躯体情况，应认真评估，制订出具体可行的护理计划。

（2）掌握并熟练地应用“森田疗法”和行为矫正疗法，配合医师做好心理治疗，帮助患者体验生活乐趣，指导患者改变消极的生活态度，积极地投入到有建设性生活中去。

（3）做好心理支持和心理疏导：帮助患者了解疾病，认识疾病的性质，正确对待疾病，建立战胜疾病的信心，减轻焦虑、紧张、恐惧、抑郁等症状。

（4）熟练掌握沟通技巧：对患者采取关心、尊重、接纳的态度，与患者建立良好的护患关系，取得患者的信任与配合，以期达到较好的护理效果。

（5）做好对症护理：对于神经症患者常出现的焦虑、强迫、抑郁、感觉障碍及行为异常等症状，应做好相应的对症护理，特别对强迫症、焦虑症、抑郁症及癔症的患者应加强护理。

第十七章　老年骨关节疾病

第一节　老年骨质疏松症

一、定义

老年骨质疏松症是一种系统性骨病，其特征是骨量下降和骨的微细结构破坏，表现为骨的脆性增加，因而骨折的危险性大为增加，即使是轻微的创伤或无外伤的情况下也容易发生骨折。骨质疏松症是一种多因素所致的慢性疾病，在骨折发生之前，通常无特殊临床表现，该病女性多于男性。随着我国老年人口的增加骨质疏松症发病率处于上升趋势，在中国乃至全球都是一个值得关注的健康问题。

二、病因及发病机制

老年骨质疏松是一种复杂的、由多种因素产生的慢性病变过程。引起老年性骨丢失的因素十分复杂，近年来多认为与以下因素密切相关。

1. 内分泌因素

（1）老年人性激素分泌减少是导致骨质疏松的重要原因之一。性激素在骨生成和骨量维持方面起着重要的作用，它可间接合成蛋白质，促使骨内胶原形成，以使钙、磷等矿物质更好地沉积在骨内。睾酮可以在骨内转化为二氢睾酮，实验证明其对成骨细胞有增殖作用。随着年龄增长，性激素机能减退，女性 45 岁、男性 50 岁以后，其分泌开始减少，故激素水平下降。绝经开始的女性，雌激素水平急剧下降，影响骨的形成，加快骨的吸收，因而骨量下降。

（2）随着年龄的增长，钙调节激素及甲状旁腺素的分泌失调致使骨代谢紊乱。多数学者认为，雌激素缺乏通过影响钙、磷代谢有关的激素如降钙素、甲状旁腺素，使骨代谢活跃，促进骨的吸收。随年龄增长，该钙素分泌减少，甲状旁腺素增多，引起骨形成减少，骨吸收增加。

2. 营养因素

老年人由于牙齿脱落及消化功能降低，食欲缺乏、进食少，致使蛋白质、钙、磷、维生素及微量元素摄入不足，导致营养不良，特别是维生素 D 缺乏。维生素 D 有促进骨细胞的活性作用，从外界摄取和皮肤合成的维生素 D 需要在肾脏作用下转化为有活性的维生素 D_3，由于年龄的增长，肾功能减退而转化酶也随之减少，使得维生素 D 不能有效转化，从而导致胃肠道的吸收下降造成骨形成不足。此外，钙、磷及蛋白质的摄入不足使钙、磷比例失调，都使骨的形成减少。

3.运动量减少

随着年龄的增长，户外运动减少也是老年人易患老年骨质疏松症的重要原因。

4.遗传因素

分子生物学研究表明，骨质疏松症与维生素D受体基因变异有密切联系。

三、临床表现

（1）骨痛　骨痛早期无症状，后期表现为白天疼痛轻，夜晚和清晨醒来时疼痛明显，较重时表现为腰背疼痛或全身疼痛。骨痛为弥漫性，无固定部位，劳累或活动后加重，负重能力下降或不能负重。

（2）身长缩短、驼背　因脊柱椎体压缩变形，使身长缩短，严重者驼背。

（3）脆性骨折　患者常因轻微活动或创伤诱发骨折，如咳嗽、喷嚏、弯腰、负重、摔倒或挤压等，称为脆性骨折，是骨质疏松症最严重的和最常见的并发症。常见部位有脊柱、桡骨远端及股骨远端。

（4）呼吸系统功能下降　脊柱压缩性骨折导致胸廓畸形，使呼吸功能下降，心血管功能障碍，出现胸闷、气促、呼吸困难等症状。

四、辅助检查

① 生化检查；② X线平片检查；③骨密度检查，其中DXA（中轴双能X线吸附法）被WHO作为骨质疏松诊断的标准；④ CT或ECT检查；⑤ MRI检查。

五、治疗

（1）补钙　加强钙营养，科学补钙。食物补钙最为安全，易被接受，中老年人每天摄入1000mg，应首选奶及其制品，其他含钙丰富的食物有虾皮、芝麻酱、海带、紫菜、黑木耳、干酪、绿叶菜、核桃等，也可采用钙强化食品补钙，但防止过量。饮食不足或吸收不良者，可在医师指导下进行。

（2）补充维生素D　老年人补钙同时，应适当晒太阳并补充相应剂量维生素D。

（3）补充维生素K　可服用维生素K3，尤其对骨折者。老年人血清维生素K水平低，适量补充有一定意义。

（4）增加蛋白质　适量蛋白质可增加钙吸收与储存，有利于骨骼再生和延缓骨质疏松发生。

（5）其他　注意磷、锌、铜、氟、锰和维生素C的补充。

六、观察要点

注意观察患者疼痛发作的部位、程度及持续时间和疼痛时的行为表现。应用止痛药时注意观察药物的不良反应，观察患者是否产生依赖性等。观察是否有病理性骨折的发生。

七、护理要点

1.心理护理

（1）医护人员应该和老年人倾心交谈，并鼓励其表达内心感受。

（2）指导老年人穿着，从衣着方面改变形象，增强老年人的自信心。

（3）强调老年人资历、学识方面的优势，增强自信心，鼓励老年人适应改变。

2.疼痛的护理

（1）卧床休息时，使用加薄垫的木板或硬棕床，取仰卧位或侧卧位，使腰部和脊柱的肌肉松弛，从而缓解疼痛。

（2）使用背架、紧身衣等限制肌肉的活动度，减轻疼痛。

（3）热水浴、按摩、擦背以促进肌肉放松，从而达到缓解疼痛的目的。

（4）光疗、电疗、中药熏蒸、磁疗等，以促进血液循环，减轻水肿，减轻疼痛。

（5）音乐治疗、暗示疏导，转移老年人的注意力，缓解疼痛感。

（6）剧烈疼痛的老年人使用止痛剂、肌肉松弛剂等。

3.睡眠护理

创造有利于老年人睡眠和休息的环境，积极寻找老年人睡眠紊乱的原因，有计划地安排好治疗和护理时间，指导老年人放松术，必要时辅以帮助睡眠的药物治疗。

4.并发骨折的护理

（1）已发生骨折者，定时协助翻身，使用减压工具，预防压疮的发生。

（2）脊柱骨折者，睡硬板床，在受伤椎体后凸畸形处垫枕头，不允许坐起，翻身时要轴线翻身，即肩、腰、髋部呈直线的整体翻身，避免因脊椎的屈曲扭转而发生后凸畸形或进一步损伤；股骨颈骨折者置患肢于外展中立位，避免过度转动和牵拉，应尽早指导进行患肢功能锻炼。

5.健康教育

（1）环境　环境要整洁，湿度、温度适宜，阳光充足。

（2）饮食指导　高维生素 D，高钙，高蛋白饮食。

（3）日常活动　急性期卧床休息，不要勉强活动。好转时要注意活动的强度，劳逸结合，循序渐进，多晒太阳，如病情允许，家人陪伴多进行户外活动。

（4）心理指导　多关心患者，了解其生活饮食习惯，多和患者沟通，使患者能够正确对待疾病。

（5）医疗护理配合　指导患者坚持饮食运动计划。应用药物止痛者，嘱咐患者注意药物的不良反应及可能发生的依赖性。

第二节　老年骨折

一、定义

骨或软骨失去完整性或连续性称为骨折。骨折一般多见于老年人。由于老年人肌力严重衰退，下肢无力，走路不稳，反应迟钝，加上骨质疏松，外力直接作用于疏松的骨质上，极易发生骨折。如老年人晚上起床小便，不能承受自身重量就容易发生骨折。骨折的主要表现为局部肿胀、疼痛、畸形、功能障碍等。

二、病因及发病机制

1.外伤性骨折

暴力造成骨质的完整性破坏称为外伤性骨折。此为最常见的骨折原因。按暴力作用的方式不同可分为3种。

（1）直接暴力　暴力直接作用于骨折部位。

（2）间接暴力　暴力作用于远离骨折的部位，通过骨、关节、肌肉或韧带等传导，造成一定部位的骨折。

（3）重复暴力　反复的暴力作用于同一部位，可逐渐发生骨折，也称为疲劳骨折。如长途行军或反复运动后发生的第二、三跖骨、胫骨、股骨、腓骨或股骨颈骨折等。

2.病理性骨折

由于全身或骨本身局部的病损引起的骨折，称为病理性骨折。

三、临床表现

一旦发生骨折，在骨折部位可产生疼痛、肿胀、瘀斑和功能障碍，检查时还可听到骨断端相互摩擦的声音（即骨擦音），同时可能伴有血管和神经的损伤，使肢体远端产生缺血或感觉麻木、运动障碍的现象，或引起内脏损伤。骨折后因剧烈疼痛、出血过多或并发头、胸、腹部脏器损伤而产生休克。

四、辅助检查

X线检查可确定诊断。

五、骨折急救

骨折的急救是在骨折发生后的即刻处理，包括检查诊断和必要的临时措施。骨折的急救很重要，处理不当能加重损伤，增加患者的痛苦，甚至形成残疾影响生活。因而，及时进行合理有效的急救是十分重要的。急救应在现场进行，首先扼要地了解伤情，先查生命体征后查局部伤情，以确定损伤性质、部位和范围。观察有无呼吸道阻塞、呼吸困难、发绀、异常呼吸等现象；注意患者有无休克；有无伤口出血及内出血；注意患者的精神状态，有无瞳孔、眼、耳、鼻出血，及颅脑损伤体征；有无胸、腹、盆腔内脏损伤；有无脊髓、周围神经损伤及肢体瘫痪；注意肢体有无肿胀、疼痛、畸形及功能丧失表现，确定是否有骨折及脱位。

急救处理应包括：①保持呼吸道通畅。②防止休克，严重或多发骨折及合并有其他创伤患者更易休克，要注意预防，更要早发现，早处理。防止休克包括：止痛，固定患肢有止痛、止血、减轻组织损害和防止休克的作用；止血，内或外出血为损伤性休克主要原因，不加以控制会加重休克，一般伤口局部加压包扎，即可止血。对于四肢大出血不能控制者，可上止血带，但绑扎的部位要正确，松紧要合适，否则会加重出血，上止血带时间最长不能超过 2 小时，应每隔 1 小时左右放松 1 次，但不可冒再次大出血危险轻易将止血带放松。在可能条件下，应立即输液、输血和给氧。③骨折肢体临时固定。上肢骨折主要用夹板固定，用三角巾悬吊，并将伤肢用绷带固定在胸壁上；下肢骨折主要用半环托马斯架固定或绑在健腿上，膝以下骨折固定在小夹板上；疑有脊柱及骨盆骨折损伤时，应尽量避免骨折处有移动，以免引起或加重损伤。不论患者是仰卧或俯卧，尽量不变动原来位置将四肢理直，准备好硬板担架后，由两人轻轻将患者滚翻到木板上仰卧，用宽布带捆在担架上。如骨折位于颈部，则一人必须把住下颏和枕部略加牵引，滚翻时脊柱应保持中立位，腰或颈下垫一小布卷则更好。

六、护理要点

（1）术后注意休息，每天测量体温 1 次。

（2）给予高热量、营养丰富的流质灌注。

（3）卧室要注意通风，保持室内空气新鲜，勿让带有刺激性的气味窜入房中，以免引起咳嗽。

（4）牵引 保持平卧体位，抬高患者脚尖朝上，足跟悬空，由骨科医师负责牵引，以保证牵引合理、到位。

（5）预防压疮 长期卧床使局部组织受压，血液循环障碍，容易发生压疮。牵引期间，要每2小时帮助更换体位1次，夜间亦要每3～4小时更换体位1次。同时用50%乙醇对受压部位进行按摩，改善局部血液循环，以预防压疮发生。

（6）预防坠积性肺炎 长期卧床肺活量减小，容易使支气管分泌物坠积于肺底，若合并感染则将引起坠积性肺炎。因此，在帮助老人翻身时，同时还要帮助捶背，并鼓励老人做深呼吸增加肺活量，便于痰液排出，保持呼吸道通畅，防止肺炎发生。

（7）预防便秘 患者一定要注意饮食调节，多吃新鲜蔬菜及含纤维素多的食物，保持每1～2天排便1次，如果3～4天未解大便，可给予缓泻药如润肠丸等，如果有便秘习惯者，要进行日常生活调治，每天清晨空腹喝1小杯淡盐水，每天睡前喝1杯蜂蜜麻油水，坚持下去可使便秘逐渐消失，保持大便通畅。

（8）预防泌尿道感染 老年骨折患者因担心卧床大小便需要别人照顾而不敢多喝水，很容易引起泌尿系感染，特别是女性患者感染率高。所以，家人要鼓励患者多喝水，每天应摄入2000ml以上水分，增加排尿量，清洁尿道，预防感染。

（9）预防关节挛缩 卧床期间要保持适当的床上运动锻炼，预防肢体失用性萎缩及关节挛缩。此外，要注意保持各关节功能位置，特别是患肢应始终处在功能状态下。

（10）预防抑郁症 骨折后老人生活不能完全自理，需要人照顾，容易因长期卧床而情绪低落，产生抑郁。因此，家人要关怀和照顾好患者尤其是子女要体贴老人，如果老人能保持较好的心理状态，精神上愉快与平稳，通过心理-生理反应，将可以极大地促进骨折愈合，缩短卧床时间，早日康复。

第十八章　老年人常见口腔疾病

第一节　龋病

一、定义

卫生部《第三次全国口腔健康流行病学调查报告》显示，我国中老年人龋病患病率呈上升趋势，35～44岁年龄段人群中，患龋率为88.1%，根龋患病率为32.7%；65～74岁的人群中，患龋率高达98.4%，根龋患病率几乎是中年人的1倍，达到了63.6%，这个年龄段人群的平均留牙数为20.97颗（正常人有28～32颗牙齿）。

二、病因及发病机制

（1）口腔卫生不良，口内易存留食物。

（2）牙体的磨损较重。

（3）食物嵌塞。

（4）增龄性变化引起的牙根外露，极易形成根面龋。

（5）糖与甜食摄取多。

（6）戴义齿修复体（假牙）。

三、临床表现

（1）浅龋　窝沟龋的龋损部位色泽变黑，用探针检查时有粗糙感或能钩住探针尖端。平滑面龋一般呈白垩色、黄褐色或褐色斑点。患者一般无主观症状，对冷、热、酸、甜刺激亦无明显反应。X线片检查有利于发现隐蔽部位的龋损。

（2）中龋　龋洞已形成，洞内牙本质软化呈黄褐或深褐色。

患者对酸甜饮食敏感，过冷过热饮食也能产生酸痛感觉，冷刺激尤为显著，但刺激去除后症状立即消失。颈部牙本质龋的症状较为明显。

（3）深龋　龋洞深大，位于邻面的深龋洞，外观略有色泽改变，洞口较小而病损破坏很深。如食物嵌入洞中，可出现疼痛症状。遇冷、热和化学刺激时，产生的疼痛较为剧烈。

四、辅助检查

牙片有利于龋病的早期诊断。

五、治疗

1. 化学疗法

（1）75% 氟化钠甘油糊剂、8% 氟化亚锡溶液、酸性磷酸氟化钠（APF）溶液、含氟凝胶（如 1.5%APF 凝胶）及含氟涂料等。前后牙均可使用。

（2）可使用 10% 硝酸银和氨硝酸银。硝酸银应用于龋损区，生成的还原银或碘化银可渗入釉质和牙本质中，有凝固有机质、杀灭细菌、堵塞釉质孔隙和牙本质小管的作用，从而封闭病变区，终止龋病过程。主要用于后牙，不可用于牙颈部龋。

2. 再矿化疗法

再矿化液含有不同比例的钙、磷和氟。将浸有药液的棉球置于患处，每次放置数分钟，反复 3 ～ 4 次。亦可配制成漱口液，每天含漱。

3. 修复性治疗

用手术的方法去除龋坏组织，制成一定洞形，然后选用适宜的修复材料修复缺损部分，恢复牙的形态和功能。根据患牙部位和龋损类型，可选择不同的修复材料和方法。

六、护理要点

口腔门诊对于老年患者特别是初诊患者，护理是极为重要的环节，首先应充分考虑老年人的特点。

（1）首先应以良好的态度对待，对治疗过程进行必要解释，减轻患者的精神压力，建立良好的医患关系，降低患者恐惧心理。

（2）老年人行动迟缓，可帮助搀扶其至牙椅上。治疗时可使用吸液器或将牙椅调至坐位，以便于吐唾液或漱口。

（3）治疗中应控制张口度，可将牙椅调成与地面成 30°～50°，注意防止吸入或吞入异物。

（4）老年人身体耐受性差，容易疲劳。治疗中可适当让患者休息片刻，以减轻长时间张口所致的疲劳，同时术中可适当转移患者的注意力，可有效地减低患者的紧张心理。

（5）协助医师调拌各种充填材料。

（6）预先讲解术后可能出现的一些常见现象及注意事项，治疗完毕后及时告之患者以解除其紧张心情。

（7）口腔保健指导。建议老年口腔患者多吃富含纤维素食物，多行咀嚼以产生较多唾液便于清除食物残渣。

第二节　牙缺损

一、定义

牙列缺失是临床的一种常见多发病，多见于老年人。据 WHO 资料显示，老年人有咀嚼困难的比例为 20%～60%。戴义齿者随年龄增大而增多，其中女性 45%～87%，男性 32%～87%。牙列缺失对患者的面容改变、咀嚼功能产生重大影响，是一种潜在的病理状态。随着时间的推移，可继而引起牙槽嵴、口腔黏膜、颞下颌关节、咀嚼肌和神经系统的有害改变。牙列缺失影响患者社交，对患者心理造成巨大影响。故牙列缺失者应适时地进行义齿修复，以恢复面容和咀嚼功能，保护颌面部的软、硬组织和颞颌关节健康。缺牙后长期戴义齿，如果不注意口腔卫生，有发生义齿性口炎的可能。

二、病因及发病机制

（1）龋齿　因龋病导致的拔牙是造成牙列缺损的最主要原因。据报道，因龋病导致的牙列缺损占56.6%。

（2）牙周病　患者由于牙周支持组织的渐行性破坏，牙槽骨吸收，致牙齿松动、脱落或被拔除，也是造成牙列缺损的主要原因之一。

（3）老年人生理退行性改变，导致牙龈萎缩、牙根暴露、牙槽骨吸收形成的牙松动脱落。

（4）颌骨疾病如颌骨骨髓炎、肿瘤等可造成牙列缺损。

（5）可由外伤、不良修复体引起。

（6）内分泌障碍、全身疾病、遗传、营养不良等全身因素都可因影响颅面部、颌骨及牙齿的发育而形成牙列缺损。

三、临床表现

（1）牙齿缺失后，相邻的牙齿向缺隙处倾斜移位，对颌牙过长，造成咬合关系紊乱，导致食物嵌塞、产生牙周病。

（2）缺失牙过多时，少数牙要承担全部的咀嚼功能，负担过重，对余留牙齿、牙周组织、神经肌肉系统以及颞下颌关节都会造成创伤性损害。

（3）影响发音，产生不同程度的发音障碍。

（4）牙槽骨萎缩，唇颊部软组织因失去支持而内陷，面部垂直距离变短，鼻唇沟加深，面部皱纹增加，影响美观。

四、辅助检查

可摄X线牙片了解髓腔关系。

五、治疗

（1）要综合考虑全身情况来决定是否修复　如患者的全身健康状况无法耐受治疗操作或患有严重口腔黏膜病或未经治愈的恶性肿瘤时，不宜修复。除此之外，所有牙列缺失均应及时修复。

（2）义齿修复　牙齿修复主要分为下面3种类型。

① 固定修复 缺牙数目少，遗留牙条件好的老人适合做固定修复。

② 局部活动义齿修复 缺牙数目多，遗留牙条件差的老人适合做活动修复。

③ 全口义齿修复 口中已经无遗留牙，或者遗留牙需要拔除的老人适合装全口义齿。

（3）对旧义齿的检查 如患者戴用过全口义齿，应询问其要求重做的原因和要求，了解戴用义齿的时间和使用情况。

（4）种植义齿 种植牙则是在缺失牙区用手术方式将人工材料的牙根（种植体）植入牙槽骨内，3～6个月后再在上面装上与真牙相似质料的烤瓷冠，避免了镶装义齿的缺点。

六、护理要点

（1）积极治疗全身系统疾病。

（2）去除不良修复体，重新制作。

（3）对不易去除的食物碎屑、软垢、菌斑，用牙线、牙签、牙刷清洁。

（4）定期检查，龈上洁治半年1次。

（5）养成良好的生活及饮食习惯。

第三节 牙周病

一、定义

牙周病是牙齿支持组织，包括牙龈、牙骨质、牙周韧带和牙槽骨，因炎症所致的一种疾病，是老年人最常见的口腔疾病之一，也是导致牙齿丧失的一个主要原因。但患者并非所有这些组织都同时患病，视局部炎症的轻重及范围，牙周病可分为龈炎和牙周炎两大类。牙周炎是常见的口腔疾病，我国老年人中发病率可达50%以上。常表现为牙龈出血、口臭、溢脓，严重者牙齿松动，咬合无力和持续性钝痛。

二、病因及发病机制

（1）牙菌斑　牙周病的主要原因是牙菌斑。牙菌斑的主要成分是细菌，并交杂着一些口内已脱落细胞及一些有机物，但不是一般大块的食物残渣。牙菌斑通常肉眼难见，必须使用牙菌斑染色剂才能显示。如果任凭牙菌斑滋长，则会看到牙齿表面堆积着一层黄白色略呈颗粒状的东西，这就是一层很厚的牙菌斑。

（2）牙石　牙石是沉积在牙面或修复体上的已钙化或正在钙化的菌斑及沉积物，由唾液或龈沟液中的矿物盐逐渐沉积而成。牙石形成后不能用刷牙的方法去除，其表面覆盖大量菌斑，是牙龈出血、牙周袋加深、牙槽骨吸收和牙周病发展的一个重要致病因素。

（3）创伤　不正常的咬合接触关系或过大的咬合力，造成咀嚼系统各部位的病理性损害或适应性变化，是牙周炎发展的局部促进因素。

（4）食物嵌塞　食物嵌塞是导致局部牙周组织炎症和破坏的常见原因之一，可引起牙龈炎和牙周炎，也可以加重牙周组织原已存在的病理变化。

（5）不良修复体　不适当的牙体治疗和修复体可引起牙周炎症和牙周组织的破坏。

（6）解剖因素　某些牙体和牙周组织发育异常或解剖缺陷，常成为牙周疾病发生的有利条件，或加重牙周病的进程。

（7）增龄性变化的影响　随着年龄的增长，牙周组织发生增龄性萎缩性病变，其主要特征是牙龈结缔组织萎缩，使全口牙龈缘和牙槽骨同时退缩而暴露牙根。

（8）内科系统疾病　如糖尿病、免疫功能紊乱、骨质疏松症等均可增加牙周组织的患病率。

（9）患者抵抗力下降　如精神压力、肿瘤晚期降低了机体的抵抗力，致使菌斑堆积过多而加重牙周炎。

三、临床表现

（1）牙龈炎的基本病变　包括牙龈红肿、牙龈出血、牙龈溢脓、脓肿形成、点彩消失、龈裂。

（2）牙龈增生性病变　包括牙龈肥大、牙龈增生、龈缘突等。

（3）牙周萎缩、牙根暴露、牙齿松动。

（4）牙周袋形成。

四、辅助检查

X线片显示牙槽骨有吸收。

五、治疗

（1）去除局部不良刺激因素，清除牙结石及菌斑。

（2）局部用药，如过氧化氢、盐水冲洗，涂碘制剂。

（3）含漱剂使用，认真控制菌斑。

（4）较严重的牙周炎可行龈翻瓣术，龈增生过度者可行增生龈切除术。

（5）全身用药，如用抗生素治疗，维生素C、能量等支持治疗。

六、护理要点

（1）首先对治疗过程进行必要解释，减轻患者的精神压力，建立良好的医患关系，降低患者恐惧心理。

（2）生活不能自理者，应由护理人员进行口腔清洁，可用消毒棉球蘸生理盐水仔细擦拭口腔的各个部位，清理食物残渣。

（3）老年人在手术前应进行全面体检，了解有无心脑血管病、高血压、糖尿病、肝肾疾病、贫血等手术禁忌证。

（4）手术时协助医师做好心电监护。

（5）治疗完毕后及时告之患者以解除其紧张心情。预先讲解术后可能出现的一些常见现象及注意事项。

（6）指导患者建立良好的口腔卫生和保健，按时复查。

第四节　牙髓炎

一、定义

牙髓炎是指细菌或毒素侵入位于牙齿中心的牙髓引起的炎症。以自发性、阵发性疼痛为主症。临床常分为可复性牙髓炎、不可复性牙髓炎、牙髓变性和牙髓坏死，多采用除去牙髓的方法治疗。绝大多数根尖周的病变，特别是炎症，都是继发于牙髓病的。根尖周病变时，也可影响牙髓。急性牙髓炎是指急性牙髓组织的炎症，其感染源主要来自深髓，牙髓的感染可通过根尖孔引起根尖感染，临床主要特征是剧烈疼痛，一般止痛药物效果不明显，后期可发展为牙髓坏疽，治疗主要有开髓及药物止痛。

二、病因及发病机制

（一）病因

牙髓炎的病因是多方面，大至分为以下几种。

（1）细菌因素　从生物角度来看，牙髓病可以说是一种感染性疾病，细菌是牙髓病的最重要致病因素。

（2）物理因素　有机械性创伤，如急性牙创伤、慢性咬合伤、温度和电流刺激。

（3）化学因素　主要来自窝洞的消毒药物、垫底物和充填物，特发性因素可能来自牙内吸收或牙外吸收。

（4）免疫因素　如免疫性疾病。

（二）发病机制

感染可继发于深龋和其他严重的牙体缺损，也可因牙周组织发生疾病，感染通过根尖或副根管口逆行进入牙髓，使牙髓发生炎症，同时，血源性感染也可引起。治疗深龋时，消毒窝洞所用药物都会刺激牙髓，引起急性牙髓炎。钻磨牙齿时用高速风动电转，当局部温度超过牙髓组织所能耐受的限度（20 ～ 50℃），可使牙髓组织充血发炎，所以用牙钻时一定要使用降温措施。当牙齿受到外伤时，可引起急性牙髓炎。

三、临床表现

牙髓炎俗称牙神经痛，表现为剧烈的难以忍受的疼痛。疼痛的性质有以下特点：

（1）自发性疼痛，阵发性加剧，呈间歇性发作，在无外界任何刺激的情况下，患牙发生剧烈疼痛，早期疼痛发作时间短，缓解时间较长，随着病情发展，晚期则疼痛发作时间长，缓解时间较短，乃至最后无缓解期。

（2）夜间疼痛比白天重，特别是平卧时更显著。

（3）早期冷、热刺激均可引起疼痛加重，晚期冷刺激不但不激发疼痛，反而使疼痛暂时缓解，故临床常见患者口含冷水或吸冷气以减轻疼痛。

四、辅助检查

X 线摄片或口腔体腔摄影以了解有无急性牙髓炎表现。

五、治疗

治疗原则是保存活髓或保存患牙，应急处理可以开髓减压，温盐水冲洗后放置止痛药物（如樟脑酚、丁香油酚或牙痛水等小棉球）于龋洞内，可以暂时止痛，同时服用消炎、镇痛药，疼痛缓解后 1 ～ 2 天，视患牙具体情况选用以下 3 种方式：活髓切断术、平髓术、牙髓塑代或根管治疗。无保留价值患牙，可拔除患牙，以解除患者痛苦和阻止病变继续扩散。

六、护理

（1）心理护理　术前患者如有焦虑不安，应进行心理护理，以解决患者不安的情绪，如轻握患者的手给予鼓励，放轻音乐缓解患者紧张情绪，消除恐惧感。

（2）开髓拔髓　安装合适的拔髓针，应用 3%H_2O_2 冲洗根管，及时吸唾。

（3）充填窝洞　协助暴露术区，再次清理干燥窝洞。遵医嘱递调拌基底材料充填，充填完毕后递合适的抛光钻进行调和抛光。

（4）术后护理　取下护目镜，解开胸巾，协助患者整理面容，嘱患者漱口。

（5）整理用物　及时清理玻板、调拌刀和用过的器械，撤防护套，弃去一次性用物，桌椅归位。

（6）交代术后注意事项　多加休息，遵医嘱口服抗生素，禁咬过硬食物，冠保护等。保持口腔卫生，如有不适及时就诊。

第五节　口腔溃疡

一、定义

人的一生中，发生口腔溃疡的概率几乎为100%。由于老年患者口腔内余留残根、残冠、义齿修复体及大多数有系统性疾病的存在，有不利于口腔保健的习惯，如喜食滚烫辛辣之品或偏食、嗜酒、吸烟等，这些长期的慢性机械刺激和不良习惯致使老年人有较高的口腔溃疡的发病率。此外，由于老年人口腔黏膜与血管弹性差，腺体分泌功能低下，口腔的抗病能力降低，致使口腔溃疡难以愈合而较易形成长期的口腔溃疡，进而形成经久不愈的慢性溃疡，如超过3个月不愈合，应注意是否癌前病变。因此，口腔溃疡及时治疗尤其重要。

二、病因及发病机制

（1）免疫因素　现代医学认为，复发性口腔溃疡首先与免疫有着很密切的关系。有的患者表现为免疫缺陷，有的患者则表现为自身免疫反应，也就是由于各种因素使人体正常的免疫系统对自身组织抗原产生免疫反应，而引起组织的破坏而发病。

（2）遗传因素　临床上，复发性口腔溃疡的发病有明显的家族遗传倾向，父母一方或多方若患有复发性口腔溃疡，子女就比一般人更容易患病。

（3）系统性疾病因素　复发性口腔溃疡的发作常与一些疾病

或症状有关，比如消化系统疾病胃溃疡、十二指肠溃疡、慢性或迁延性肝炎、结肠炎及内分泌系统疾病、糖尿病等。

（4）环境因素　心理、生活、社会因素等。

（5）局部因素　口内余留残根、残冠及不良修复体。

（6）其他因素　如月经紊乱，缺微量元素如锌、铁、铜、维生素 B_1、维生素 B_2、维生素 B_6、叶酸等。

三、临床表现

（1）本病周期性复发，为孤立的、圆形或椭圆形的浅表性溃疡。

（2）溃疡中央凹陷，基底软，外周有约 1 mm 的充血红晕带，表面覆有浅黄色假膜，灼痛感明显。

（3）一般持续 1 ～ 2 周，具有不治而愈的自限性。

（4）严重者可持续长达月余甚至数月，有自限性，愈后可留瘢痕。可波及咽旁、软腭、腭垂等处，甚至造成腭垂缺损。

（5）唾液分泌增加，可伴头痛、低热、全身不适、局部淋巴结肿大等症状。

四、辅助检查

（1）对大而深且长期不愈的溃疡，需做活检明确诊断，以排除癌肿。

（2）做 T 细胞亚群检测，可有免疫功能紊乱。

五、治疗

1.局部治疗

主要目的是消炎、止痛，促进溃疡愈合。

（1）消炎类药物　①药膜，如金霉素药膜等。②软膏，如素高捷疗软膏。③含漱液，如氯已定（洗必泰）等。④含片，如华素片、银黄含化片等。⑤散剂，如冰硼散、锡类散等。⑥超声雾化剂。

（2）止痛类药物　0.5% 达克罗宁液、丁卡因。

（3）腐蚀类药物　10% $AgNO_3$、FC、50% 三氯醋酸。

（4）局部封闭　持久不愈或疼痛明显的溃疡，做黏膜下封闭。确炎舒松 5mg（2ml）+2% 利多卡因 2ml，封闭。

（5）理疗、激光、微波治疗。

2. 全身治疗

因病因尚不清楚，故治疗效果不够理想。

（1）肾上腺皮质激素及其免疫抑制剂　①肾上腺皮质类激素，泼尼松（强的松）5mg 口服，每天 3 次；地塞米松 0.75mg 口服，每天 3 次。②细胞毒类药物，如环磷酰胺、甲氨蝶呤。

（2）免疫增强剂　①主动免疫制剂，转移因子 1 支皮下注射；左旋咪唑片 50mg 口服，每天 3 次。②被动免疫剂，丙种球蛋白注射。

3. 中医药

昆明山海棠 0.5g 口服，每天 3 次，但应注意复查血常规。

4. 其他

（1）治疗消化道疾病、糖尿病等内科系统疾病。

（2）补充 Zn、Fe、Cu、维生素类药物。

（3）用谷维素、安神补心丸稳定情绪，减少失眠。

六、护理

（1）避免和去除一切局部刺激因素。

（2）强调戒烟、戒酒，忌用辛辣刺激饮食。

（3）生活起居规律，心情舒畅，加强身体锻炼，提高机体抗病力。

（4）合理调配饮食，饮食宜清淡易消化，并富含高热量、高蛋白，多吃新鲜蔬菜及水果；如患者饮食不便，可用鼻饲法。

（5）做好心理护理工作，因长期反复损害，患者往往失去治愈的信心，甚至对生活、工作、前途忧虑重重，应鼓励患者树立战胜疾病的决心和信心。

（6）定期复查，一旦发现有癌变倾向，应及时积极治疗。

（7）对于一般性溃疡，也可自行局部涂敷锡类散、青梅散、溃疡糊剂等药物。

第六节　舌癌

一、定义

口腔颌面部的恶性肿瘤以癌最常见，在癌瘤中鳞状细胞癌为最多见。老年人常见的口腔肿瘤主要是鳞状上皮细胞癌，如舌癌、龈癌、唇癌及发生在上颌窦、颊、腭的肿瘤等。舌癌是口腔颌面部常见的恶性肿瘤，男性多于女性，特别是在舌前2/3部位。

二、病因及发病机制

（1）慢性感染　舌体部炎症或溃疡长期不愈有癌变倾向。

（2）口腔卫生不良。

（3）机械刺激　牙的残冠残根、锐利的牙龈边缘、不良义齿修复，特别是金属义齿长期刺激舌黏膜产生溃疡，最后导致癌变。

（4）化学因素　烟草中芳香烃类物质有致癌作用，尤其是吸雪茄或使用烟斗吸烟者易患癌，长期饮烈性酒者发生口腔癌的机会比一般老年人多15倍，烟酒刺激是舌癌的致病因素之一。

（5）增龄性变化　机体衰老、年龄超过40岁后舌上皮层逐渐萎缩，对外界的有害刺激的抵抗力减弱，易患癌瘤。

（6）营养不良　维生素A及B族维生素缺乏，易患癌瘤。

（7）舌黏膜其他良性疾病恶变，如舌黏膜白斑、红斑突起，有溃烂或硬结，则有恶变的可能。白斑、红斑称为癌前期病变，红斑与白斑常与口腔癌相伴随，特别是红斑有更大的恶变倾向。

（8）内在因素　如神经精神因素、内分泌因素、机体的免疫状态以及遗传因素等都被发现与口腔癌的发生有关。

三、临床表现

（1）舌体局部有溃疡或浸润块，经久不愈。

（2）舌感觉麻木和程度不同的舌运动障碍。

（3）肿瘤相应部位常有慢性刺激因素存在。

（4）舌癌的淋巴结转移率较高，转移部位以颈深上淋巴结群最多。

四、辅助检查

为了明确肿瘤病理性质应进行活检。

五、治疗

1.原发灶的处理

早期高分化的舌癌可考虑放疗、单纯手术切除或冷冻治疗。晚期舌癌应采用综合治疗，根据不同条件采用放疗加手术，或三联（化疗、手术、放疗），或四联（三联加中医中药或免疫治疗）疗法。

（1）放射治疗　可以用作对晚期舌癌病例术前、术后的辅助治疗。

（2）手术治疗　是治疗舌癌的主要手段。T_1 期的病例可做距病灶外 1cm 以上的楔状切除，直接缝合；T_2 ～ T_4 期病例应行半舌切除直至全舌切除。舌为咀嚼和语言的重要器官，舌缺损 1/2 以上时应行同期再造术。

（3）化学治疗　对晚期病例可做术前诱导化疗，化疗对舌癌的疗效较好，可望提高患者的生存率。

（4）冷冻治疗　对 T_1、T_2 期的舌癌可以考虑采用冷冻治疗。

2.转移灶的处理

由于舌癌的转移率较高，故除 T_1 期病例外，其他均应考虑同期行选择性颈淋巴清扫术；对临床淋巴结阳性的患者，应同期行治疗性颈淋巴清扫术。

六、观察要点

（1）严密观察生命体征的变化，尤其是呼吸，要保持呼吸道通畅，如有气管切开，注意及时吸痰，防止阻塞致窒息。

（2）观察引流管是否通畅，防止引流管脱落、扭曲、漏气。记录引流液的颜色、质、量，如有异常及时报告医生。

（3）术后观察皮瓣存活，可用皮温计测量温度。如术后72小时发现皮瓣苍白，皮温过低，应报告医师，给予低分子右旋糖酐500ml静滴或复方丹参液静滴，改善皮瓣供血。

七、护理要点

去枕平卧位、头偏向健侧、颈部制动，防止牵拉胸大肌血管蒂。术后24小时后可予半坐卧位、拍背、勤翻身，防止坠积性肺炎和压疮的发生，保持室温22～25℃。

第七节　牙龈癌

一、定义

牙龈癌在口腔癌中仅次于舌癌而居第2位，主要为鳞状细胞癌，下牙龈癌较上牙龈癌多见。好发于50～70岁，常发生于后牙区。男性多于女性。

二、病因及发病机制

（1）口腔卫生不良。

（2）癌前病损存在。

（3）饮食习惯，如喜欢吃过热或辛辣食物，大量吸烟、饮酒。

（4）长期慢性刺激是一个重要因素。残留在口腔内的残根、残冠，不良牙体或义齿修复体的慢性刺激等。

（5）义齿修复时选择修复方案不当。

三、临床表现

（1）肿瘤起始多位于牙龈区，以溃疡型为多见。

（2）较易早期出现牙松动、移位。

（3）可有白斑或不良修复体存在。

（4）X线片可出现恶性肿瘤的破坏特征——虫蚀状不规则吸收。

（5）牙龈癌常出现下颌下淋巴结转移，后期则颈深上群淋巴结受累。

四、辅助检查

为了明确肿瘤病理性质应进行活检。

五、治疗

（1）原发灶的处理 即使是早期的牙龈癌，原则上均应行牙槽突切除，而不仅仅是牙龈切除术。较晚期的应做下颌骨或上颌骨次全切除术。牙龈癌已侵入上颌窦者，应行全上颌骨切除术。

（2）临床上早期的上颌牙龈癌 淋巴结属N0者可以严密观察，一旦发生转移，即应行治疗性颈淋巴清扫术。

（3）未分化癌 可考虑配合放射治疗。

六、护理要点

1. 术前护理

（1）心理护理 牙龈癌根治术破坏性大，手术范围广，往往造成面部畸形，影响美观。因此患者的心理很复杂，应根据具体情况进行不同的心理护理。

（2）口腔护理 术前用口泰或呋喃西林含漱液漱口，每次进食后含漱3分钟，每天4～6次，保持口腔清洁，以预防术后切口感染，促进伤口愈合。

（3）术前的准备工作 术前1周训练患者头部正中制动平卧位的入睡姿势；训练患者深呼吸及有效咳嗽；术前1天做好各种皮试，交叉配血试验，术区备皮；术前8小时禁食水；必要时手术前当晚适当应用镇静剂。

2. 术后护理

（1）一般护理 全麻患者术后取去枕平卧头侧位，清醒后改平卧位，头部抬高15°～30°，给予心电监护，观察并记录生命体征、氧饱和度及出入量，认真填写护理记录单，保持呼吸道通畅，给予低流量氧气吸入，及时清除呼吸道及口鼻分泌物，观察口腔内术区出血情况和病情变化等；严密观察呼吸情况，防止舌后坠备好气管切开包。胃管鼻饲流质饮食。

（2）口腔护理　给予 2% 过氧化氢 + 生理盐水或呋喃西林液交替冲洗，每天 2 次，冲洗管放于健侧，防止伤口裂开。口唇干裂涂液状石蜡，盐水纱布覆盖口唇上，保持纱布湿润，及时更换。及早做赝复体，恢复外形和功能。

（3）心理护理　患者术区疼痛，情绪会有所改变，要及时巡视，耐心解释患者提出的问题，必要时书写，给予必要的康复知识，建立一个良好的心态。

3. 指导患者定期复查

强调复查的意义，以便及早实施下一步放疗和化疗，提高生命质量。

第四篇
常用药物

第十九章　心脑血管疾病用药

第一节　抗心力衰竭药物

地高辛

【药理作用】

本品显效迅速、安全有效，已成为广泛首选的洋地黄制剂。可口服、静脉注射。口服 1 小时即可达到血药高峰浓度。肌内注射虽有效，但可引起局部疼痛甚至坏死，故不用。因其 50% 由肾排出，故肾衰竭患者易蓄积中毒。老年患者药物清除率减慢，应用时宜减量。

【适应证】

① 用于高血压、瓣膜性心脏病、先天性心脏病等引起的急慢性心力衰竭，尤其适用于伴有快速心室率的心房颤动者；对于肺源性心脏病、心肌严重缺血、活动性心肌炎及心外因素（如严重贫血、甲状腺功能低下及维生素 B_1 缺乏症）所致者疗效差。

② 用于控制快速性心房颤动、心房扑动患者的心室率及室上性心动过速。

【用法与用量】

（1）口服　快速洋地黄化，每 6 ～ 8 小时给药 1 次，每次 0.25mg，总量 0.75 ～ 1.25mg；缓慢洋地黄化，每次 0.125 ～ 0.5mg，每天 1 次，共 7 天；以后维持量，每天 1 次，每次 0.125 ～ 0.5mg。

（2）静脉注射　洋地黄化，每次 0.25 ～ 0.5mg，用 5% 葡萄糖注射液稀释后缓慢注射，以后每隔 4 ～ 6 小时 1 次，但每天总量不超过 1mg；维持量 0.125 ～ 0.5mg/d。

【不良反应】

常见的有心律失常、胃纳不佳、恶心呕吐、腹痛及无力软弱；少见的有视物模糊、腹泻、精神抑郁或错乱；罕见的有嗜睡、头痛、皮疹等。

【禁忌证】

（1）禁用　室性心动过速、心室颤动、梗阻性肥厚型心肌病。

（2）慎用　低钾血症、不完全性房室传导阻滞、高钙血症、甲状腺功能低下、缺血性心脏病、心肌炎、急性心肌梗死、肾功能损害。

【注意事项】

用药期间应注意随时检查心电图、血压、心率及心律、心功能监测、血电解质尤其是钾、钙和镁及肾功能。

洋地黄毒苷

【药理作用】

本品主要用于充血性心力衰竭，由于其作用慢而持久，适用于慢性心功能不全者长期服用。口服，也可制成栓剂使用；口服3小时起作用，10小时达最大效能；年龄对药物动力学无影响。

【适应证】

主要用于充血性心力衰竭，由于其作用慢而持久，适用于维持治疗慢性心功能不全，也适用于伴有肾功能损害的充血性心力衰竭患者。

【用法与用量】

口服洋地黄化的总量为0.7～1.2mg，每6～8小时给0.05～0.1mg，维持量0.05～0.1mg。此疗法约需多日方可达到理想的洋地黄化浓度，显效远不如地高辛迅速，故不常用。

【不良反应】

肝功能不良患者用药时应减量，其他参见地高辛。

【禁忌证】

参见地高辛。

【注意事项】

肝功能不良患者用药时应减量，其他参见地高辛。

毒毛花苷K

【药理作用】

本品为一种高效、速效、短效的强心苷类药物，蓄积性小，口服吸收极微，主要供静脉注射。静脉注射后，20分钟内即可显效。由于本品对心率及传导系统影响小，一般不用于减慢室上性心动过速的心室率。

【适应证】

用于急性充血性心力衰竭，特别适用于洋地黄无效的患者。亦可用于心率正常或心率缓慢的急性心力衰竭合并心房颤动者。冠状动脉粥样硬化性心脏病患者发生心力衰竭（心率不快）时，也可使用。

【用法与用量】

静脉注射首剂剂量为0.125～0.25mg，必要时2小时后可重复给药0.125～0.25mg，第1天不超过0.5mg，其后每天给0.25mg，2～3天后改为每天0.125～0.25mg维持。对慢性或轻型充血性心力衰竭，可每天0.125～0.25mg维持治疗。

【不良反应】

参阅地高辛。

【禁忌证】

① 强心苷制剂中毒者。

② 室性心动过速、心室颤动者。

③ 梗阻型肥厚性心肌病患者（若伴收缩功能不全或心房颤动仍可考虑）。

④ 预激综合征伴心房颤动或扑动者。

⑤ Ⅱ度以上房室传导阻滞者。

⑥ 急性心肌炎患者。

⑦ 感染性心内膜炎患者。

⑧ 晚期心肌硬化者。

⑨ 已用全效量洋地黄者。

⑩ 近 1 ～ 2 周内使用过洋地黄制剂者不宜应用本品。

【注意事项】

本品不宜与碱性药液配伍。其他参见地高辛。

去乙酰毛花苷

【药理作用】

本品与地高辛相似。

【适应证】

主要用于充血性心力衰竭。由于本品起效作用快，适用于急性心功能不全或慢性心功能不全的急性发作。亦可用于控制伴快速心室率的心房颤动、心房扑动患者的心室率。

【用法与用量】

洋地黄化，用 5% 葡萄糖注射液稀释后，缓慢静脉注射，总剂量为 1 ～ 1.6mg，首剂为 0.4 ～ 0.6mg，以后每 2 ～ 4 小时再给 0.2 ～ 0.4mg。

【不良反应】

参阅地高辛。

【禁忌证】

① 对本品过敏者禁用。

② 强心苷制剂中毒者禁用。

③ 室性心动过速、心室颤动者禁用。

④ 梗阻型肥厚性心肌病患者禁用。

⑤ 预激综合征伴心房颤动或扑动者禁用。

⑥ 二度至三度房室传导阻滞者禁用。

【注意事项】

出现与药物高敏性或过量有关的室性兴奋性过高（期前收缩）时应强制性停药。

多巴胺

【药理作用】

本品具有 α 及 β 受体兴奋剂的作用。其机制为正性肌力作用；

对心率及心肌氧耗影响较小；较大剂量有轻、中度升压作用，系正性肌力作用所致。一般剂量不影响外周阻力；扩张内脏血管，增加肾血流量。由于这些作用，适宜于单独或联合治疗心源性休克。

【适应证】

适用于心肌梗死、创伤、内毒素败血症、心脏手术、肾功能衰竭、充血性心力衰竭等引起的休克；补充血容量后休克仍不能纠正者，尤其有少尿及周围血管阻力正常或较低的休克。由于本品可增加心排血量，也用于洋地黄和利尿剂无效的心功能不全。

【用法与用量】

静脉滴注本品 200 ～ 400mg 加入 5% ～ 10% 葡萄糖注射液内缓慢静脉滴注（用量与多巴酚丁胺相似，根据血压调整），自 1μg/(kg·min) 开始，根据血压每 5 ～ 10 分钟调整 1 次给药剂量，每分钟可达 75 ～ 100μg 以后，根据血压情况可适当调快滴数或加大浓度维持。严格限制液体入量的心力衰竭患者，可适当提高浓度。静脉滴注时注意观察血压、心率、尿量。

【不良反应】

常见的有胸痛、呼吸困难、心悸、心律失常（尤其用大剂量）、全身软弱无力感；心跳缓慢、头痛、恶心呕吐者少见。长期应用大剂量或小剂量用于外周血管病患者，出现的反应有手足疼痛或手足发凉；外周血管长时期收缩，可能导致局部坏死或坏疽；过量时可出现血压升高，此时应停药，必要时给予 α 受体阻滞剂。

【禁忌证】

① 对本品过敏者。

② 环丙烷麻醉者。

③ 嗜铬细胞瘤患者不宜使用。

④ 快速型心律失常者（如心室颤动）禁用。

【注意事项】

对其他拟交感胺类药高度敏感的患者，可能对本品也异常敏感。

多巴酚丁胺

【药理作用】

本品为一种选择性 β_1 受体兴奋剂，可显著增加心肌收缩力，减轻前、后负荷、增加心排出量，纵使大剂量也不会引起血管收缩，故在急性心肌梗死并发心力衰竭时，用药后能使冠状动脉灌注增加，心肌氧耗减少。不良反应类似多巴胺，但较轻微。给药适宜时，心率增加不明显，很少引起心律失常。治疗不致引起心肌梗死区扩大。因显效快，半衰期仅 2 ～ 3 分钟，故不适用于急性心力衰竭或严重心力衰竭静脉滴注。

【适应证】

用于器质性心脏病心肌收缩力下降时引起的心力衰竭，如急性心肌梗死伴心力衰竭、陈旧性心肌梗死伴心力衰竭、扩张性心肌病及风湿性瓣膜病引起的心力衰竭、难治性心力衰竭。也包括心脏外科手术后所致的低排血量综合征，作为短期支持治疗。

【用法与用量】

静脉滴注　2.5 ～ 10μg/(kg · min)。

【不良反应】

不良反应有心悸、头痛、恶心、胸痛、气短。大剂量可引起室性心律失常。

【禁忌证】

① 对本品过敏者。

② 梗阻型肥厚性心肌病患者不宜使用（以免加重梗阻）。

【注意事项】

剂量低于 15μg/(kg · min) 时，心率和周围血管阻力基本无变化；剂量偶可高于 15μg/(kg · min)，但需注意，剂量过大可能增快心率，并引起心律失常。

异丙肾上腺素

【药理作用】

本品应用时可同时兴奋 β_1 及 β_2 受体，增强心肌收缩力，加快心率及传导速度。因其可加快心率，致心律失常，故不适用于一般充血性心力衰竭。但在心力衰竭伴心源性休克，心动过缓，二度～三度房室传导阻滞，窦房传导阻滞或心搏骤停时，可发挥良好的作用。

【适应证】

临床适用于感染中毒所致的低心输出量、高外周阻力型休克。也可用于心源性休克及房室传导阻滞等。

【用法与用量】

（1）静脉滴注　常用量为2.5mg加入5%葡萄糖注射液内，以1～10μg/min速度静脉滴注。

（2）口服　每次10mg，每4小时1次。

（3）心腔内注射　心搏骤停以每次0.2～1mg，心腔内注射。

【不良反应】

① 常见的不良反应有：口咽发干、心悸不安；少见的不良反应有：头晕、目眩、面潮红、恶心、心率增速、震颤、多汗、乏力等。有心律失常，心肌损害，心悸，诱发心绞痛，头痛，震颤，头晕，虚脱，个别病例支气管收缩（痉挛），舌下给药可引起口腔溃疡，牙齿损坏，反复使气雾剂过多产生耐受性，使支气管痉挛加重，疗效降低，甚至增加病死率。

② 本品用于治疗呼吸系统疾病时，其不良反应有心动过速、心律失常、心悸、潮红及诱发心绞痛。应用本品有需要逐渐增加剂量的情况，从而增加了对心脏的毒性作用。本品可致心电图出现心肌梗死波形，或如静脉输入本品不小心，可导致心室颤动或甚至心肌坏死。

③ 松弛支气管平滑肌使气道阻力减低，但使通气灌注比例失常并加重低氧血症，患者感到好转而病情在恶化。此外，有时可诱发奇怪的支气管痉挛。

④ 常见有头痛、震颤、忧虑、头晕及虚脱。

⑤ 舌下含化本品时也可引起周身反应，同时常有口腔溃疡。

【禁忌证】

① 对其他肾上腺素类药物过敏者对本品也有交叉过敏。

② 冠心病、心肌炎及甲亢患者禁用。

【注意事项】

与其他拟肾上腺素药物合用可增效，但不良反应也增多。

米力农

【药理作用】

本品为双吡啶化合物，与氨力农为同类药，作用比氨力农强10～30倍，长期应用未见明显不良反应。无发热、血小板减少及胃肠道不适。缺点为半衰期较氨力农短，需频繁给药，净效益并不超过氨力农。

【适应证】

本品可用于各种原因引起的急性心力衰竭及慢性难治性心力衰竭的短期治疗。

【用法与用量】

静脉注射 25～75μg/kg，以后以0.25～1.0μg/kg维持。每天最大剂量不超过1.13mg/kg，疗程不超过2周。

【不良反应】

本品不良反应较氨力农少见。

（1）心血管系统 在Ⅱ期和Ⅲ期临床试验中，室性心律失常的发生率为12.1%，室性异位搏动发生率为8.5%，非持续性室性心动过速发生率为2.8%，持续性室性心动过速发生率为1%，心室颤动发生率为0.2%。致命性心律失常的发生与某些潜在因素，如原有的心律失常、代谢异常（低血钾症）、地高辛血药浓度异常及插管有关。有3.8%的患者发生室上性心律失常。室性心律失常和室上性心律失常的发生率与本品血药浓度无关。其他心血管系统不良反应还包括低血压（2.9%）、心绞痛/胸痛（1.2%）。

（2）中枢神经系统 有2.9%的患者发生头痛，通常为轻至中度。

（3）其他 尚可引起发热、恶心、呕吐、震颤（0.4%）、低血钾症（0.6%）、血小板减少（0.4%）、肝功能异常、肾功能异常。曾有支气管痉挛的个案报道。

【禁忌证】

① 对本品或氨力农过敏者。

② 心肌梗死急性期。

③ 严重低血压。

④ 严重室性心律失常。

⑤ 严重梗阻性主动脉瓣或肺动脉瓣疾病（如肥厚型主动脉瓣狭窄，使用本品可加重左室流出道梗阻）。

⑥ 梗阻型肥厚性心肌病（可加重流出道梗阻）。

【注意事项】

老年人无需采用特殊剂量。在临床研究中，本品不良反应的发生与年龄无关。

第二节　抗心绞痛常用药物

硝酸甘油

【药理作用】

本品主要药理作用是松弛各种平滑肌。松弛血管平滑肌是防治心绞痛的药理基础。其抗心绞痛与改变体循环和改善冠脉循环有关。

【适应证】

用于治疗或预防心绞痛；也可用于降低血压或治疗充血性心力衰竭；注射剂可用于治疗高血压急症。

【用法与用量】

（1）片剂　舌下含服（不可吞服），起效很快，常在心绞痛发作时应用。每次含 0.3 ～ 0.6mg，2 ～ 3 分钟见效。如 2 ～ 3 分钟症状不能缓解可重复应用。如无不良反应可连续应用 5 ～ 6 次。每天不可超过 2mg。

硝酸甘油控释口颊片，是一种兼有速效和长效作用的制剂。由口腔给药，每次 1 片。将药片贴于上唇和牙龈之间的黏膜上。本品具有起效迅速，作用持续时间长的特点，优于舌下含片。用于治疗及预防心绞痛，特别适用于半夜易发作和需要长时间服用的心绞痛患者。

（2）硝酸甘油注射剂　静脉滴注，可将硝酸甘油注射液5～10ml加入5%～10%葡萄糖注射液250～500ml中静脉滴注，开始5μg/min，逐渐增加剂量，直至疗效满意为止，滴速可达140μg/min左右。停药后疗效约10分钟消失。可用于不稳定心绞痛。

（3）硝酸甘油喷雾剂　口腔中喷药，最好喷在舌下，喷时必须屏住呼吸，用1～2喷（每喷含硝酸甘油0.4mg），能快速终止心绞痛发作。

（4）硝酸甘油缓释胶囊　本品用于长期治疗及预防心绞痛，口服每次2.5～5mg，每天2次。作用持续8～10小时。

（5）硝酸甘油贴膜　现有一系列产品，将硝酸甘油制成膜状的新剂型，贴敷后控制膜可均匀恒速释放药物，有效持续时间可达24小时。用于预防和治疗心绞痛，适用于夜间心绞痛发作和无症状心肌缺血患者。连续使用应更换贴用部位，根据个体差异选择适宜规格和剂量。

【不良反应】

不良反应常见的有由直立性低血压所致的眩晕、昏厥、面颊和颈部潮红。较少见的有：严重时可出现持续性的恶心呕吐、头痛、心动过速、烦躁、口干、皮疹和视物模糊；过量时则有口唇发绀、眩晕欲倒、头胀、气短、高度乏力、心跳快而弱、发热、抽搐。

【禁忌证】

① 禁用于对本品或其他硝酸盐类过敏者、严重低血压、青光眼、梗阻性心肌病患者。

② 慎用于脑出血或颅脑外伤（本品可使颅内压升高）、严重贫血患者（本品可能加重心脏负担）、心肌梗死伴有低血压及心动过速者、严重肾功能不全、严重肝功能损害（增加变性血红蛋白危险）。

【注意事项】

① 对其他硝酸酯类或亚硝酸酯类过敏者，对本品也过敏。

② 用药期间从卧床或坐位突然站起时，需小心，以防直立性低血压。

③ 如因用药过量而发生低血压时，应抬高双腿，以利静脉血回流，如仍不能纠正，可用去氧肾上腺素或甲氧明，但不能用肾上腺素。

④ 舌下含服，用于缓解心绞痛的急性发作，如 15 分钟内用过 3 片还未缓解，应立即就医。

⑤ 长期应用本品，可引起耐药性，而使用量加大，停药 1 周左右，疗效才能恢复。

⑥ 长期大量使用本品，停药前应逐渐递减用量，以防撤药时心绞痛反跳。

⑦ 静脉滴注硝酸甘油注射液时，用前必须稀释，用 5% 葡萄糖注射液或生理盐水注射液充分混匀。不得直接用于静脉注射，也不能与其他药物混合应用。

戊四硝酯

【药理作用】

本品药理作用与硝酸甘油相似，但缓慢而持久，一般在服用后 0.5 ～ 1.5 小时起效，可维持 3 ～ 5 小时，用于预防心绞痛发作。

【适应证】

本品用于预防和缓解心绞痛发作。

【用法与用量】

口服，每次 10 ～ 20mg，每天 3 ～ 4 次。复方戊四硝酯片（复方硝酸甘油片）每次 1 片口服或含服，每天 3 次。

【不良反应】

常见有由体位性低血压引起的眩晕、头晕、昏厥、面颊和颈部潮红；严重时可出现持续的头痛、恶心、呕吐、心动过速、烦躁；皮疹、视物模糊，口干则少见。

【禁忌证】

同硝酸甘油。

【注意事项】

参见硝酸甘油。

单硝酸异山梨酯

【药理作用】

本品作用与硝酸甘油相似。

【适应证】

用于冠心病的长期治疗；也可用于心绞痛的预防，心肌梗死后持续心绞痛的治疗；与洋地黄和（或）利尿剂联合应用治疗慢性充血性心力衰竭。

【用法与用量】

（1）口服片剂　每次 20mg，每天 2 ～ 3 次，严重病例可用至 40mg，每天 2 ～ 3 次。

（2）缓释片　每次 60mg，每天早餐后 1 次顿服（由于个体反应不同，需个体化调整剂量）。

（3）胶囊剂　每次 10 ～ 20mg，每天 2 次。

（4）缓释胶囊　每次 50mg，每天早餐后 1 次顿服。

【不良反应】

用药初期可能引起血管扩张性头痛，首次应用硝酸酯类药物发生率更高，通常连用数日后，症状可消失。个别病例出现剥脱性皮炎；罕见严重低血压而导致心绞痛症状加重现象；硝酸盐诱导的括约肌松弛所致心口灼热；可使换气不良肺泡的血供增加形成肺“旁路”现象而导致一过性低氧症。其他不良反应参见硝酸甘油。

【禁忌证】

急性循环衰竭，如休克、循环型虚脱；严重低血压（收缩压＜90mmHg）；急性心肌梗死伴低充盈压；肥厚梗阻型心肌病；缩窄性心包炎或心包填塞；严重贫血；青光眼；颅内压增高；原发性肺动脉高压；对硝基化合物过敏者禁用。

【注意事项】

老年人长期用药应注意减量。

阿替洛尔

【药理作用】

本品为选择性 β_1 受体阻断药，对血管和支气管的作用很小，无内源性拟交感活性，无膜稳定性，具有亲水性。对伴有慢性阻塞性肺部疾病的心绞痛较其他 β 受体阻断药安全。小剂量不影响通气阻力，大剂量也可引起支气管痉挛。亲水性强，很少渗入中枢神经系统而引起神经和精神症状。基本不降低肾小球滤过率和肾血流量。

【适应证】

用于治疗高血压、心绞痛、心肌梗死，也可用于心律失常、甲状腺功能亢进、嗜铬细胞瘤。

【用法与用量】

口服　治疗心绞痛，12.5 ～ 50mg/d，分 1 ～ 2 次服。

【不良反应】

① 在心肌梗死患者中，最常见的不良反应为低血压和心动过缓。

② 可有头晕、四肢冰冷、疲劳、乏力、肠胃不适、精神抑郁、脱发、血小板减少症、牛皮癣样皮肤反应、牛皮癣恶化、皮疹等。

③ 罕见引起敏感患者的心脏传导阻滞、睡眠不宁、紫癜等。

【禁忌证】

① Ⅱ～Ⅲ度心脏传导阻滞患者禁用。

② 窦性心动过缓，充血性心力衰竭，心源性休克患者禁用。

【注意事项】

① 有心力衰竭症状的患者用本品时，如心力衰竭症状仍存在，应逐渐减量使用。

② 本品的停药过程至少 3 天，常可达 2 周，如有撤药症状，如心绞痛发作，则暂时再给药，待稳定后渐停用。

卡维地洛

【药理作用】

本品为α及β受体阻断药，但α_1受体的阻断作用低于β（β_1或β_2）受体的阻断强度。本品具有中度扩张血管和轻度膜稳定作用，无内源性拟交感活性，在高浓度时尚具有钙拮抗作用。

【适应证】

① 用于轻、中度原发性高血压。

② 心绞痛。

③ 也可用于有症状的充血性心力衰竭。

【用法与用量】

口服　治疗心绞痛，开始剂量12.5mg，每天1次，可根据需要逐渐增至50mg/d，分1～2次服。

【不良反应】

① 偶见轻度头晕、头痛、乏力、心动过缓、直立性低血压、胃肠不适、哮喘、呼吸困难倾向、皮疹、眼干、四肢疼痛等。

② 罕见抑郁、睡眠紊乱、感觉异常、外周循环障碍（四肢发凉）、水肿、心绞痛、鼻塞、便秘、呕吐、排尿障碍、性功能减退等。

【禁忌证】

① 对本品过敏者禁用。

② 哮喘、伴有支气管痉挛的慢性阻塞性肺疾病、过敏性鼻炎患者禁用。

③ 严重心动过缓、窦房结综合征、二度至三度房室传导阻滞患者禁用。

④ 严重心力衰竭、心源性休克、心肌梗死伴并发症患者禁用。

⑤ 严重低血压（收缩压低于85mmHg）患者禁用。

【注意事项】

① 用药前后及用药时应当检查或监测肾功能及血糖，如有异常应减少用量或停药。

② 剂量必须个体化，增加剂量期间需密切观察。

硝苯地平

【药理作用】

本品是双氢吡啶类药物，有较强的血管扩张作用，但在较大剂量时可引起血压下降而致反射性心动过速，又缺乏明显的负性肌力作用，最终并不引起耗氧量降低，因此，本品并非心绞痛治疗的理想药物。本品对稳定性心绞痛效果不好，但与β受体阻断药合用被认为是最有效的联合用药。在变异性心绞痛，硝苯地平因对冠脉有扩张作用及预防痉挛作用，口服可持续缓解症状，如与硝酸酯类合用效果更好。对不稳定性心绞痛也有效。临床也常用于治疗高血压。

【适应证】

用于治疗或预防冠心病心绞痛，特别是变异型心绞痛、高血压伴冠心病患者。

【用法与用量】

口服 治疗心绞痛，开始每次 10mg，每天 3 次，每 1 ～ 2 周增量 1 次，渐增至最大疗效而能耐受的用量。最大单剂量为 30mg，每天总量不得超过 120mg。硝苯地平控释片，在体内能维持 12 ～ 14 小时，每天 30 ～ 60mg，每天 1 次。

【不良反应】

（1）常见的有服药后出现外周水肿、头晕、头痛、恶心、乏力和面部潮红、一过性低血压，多不需要停药。个别患者发生心绞痛，可能与低血压反应有关。还可见心悸、鼻塞、胸闷、气短、便秘、腹泻、胃肠痉挛、腹胀、骨骼肌发炎、关节僵硬、肌肉痉挛、精神紧张、颤抖、神经过敏、睡眠紊乱、视物模糊、平衡失调等。

（2）少见的有贫血、白细胞减少、血小板减少、紫癜、过敏性肝炎、齿龈增生、抑郁、偏执等。

（3）可能产生的严重不良反应：心肌梗死和充血性心力衰竭发生率；肺水肿、心律失常和传导阻滞等。

（4）本品过敏者可出现过敏性肝炎、皮疹，甚至剥脱性皮炎等。

【禁忌证】

① 对本药或其他钙通道拮抗药过敏。

② 心源性休克。

③ 低血压。

④ 严重主动脉狭窄。

【注意事项】

① 应用本品时偶可有碱性磷酸酶、肌酸磷酸激酶、乳酸脱氢酶、门冬氨酸氨基转移酶和丙氨酸氨基转移酶升高，一般无临床症状。

② 用药后患者可发生轻中度外周水肿，与动脉扩张有关。水肿多初发于下肢末端，用利尿剂可消退。

维拉帕米

【药理作用】本品抗心绞痛作用与冠状动脉扩张和心肌收缩力降低有关，从而减少心肌需氧量。

【适应证】

多用于室上性快速型心律失常，也用于心绞痛的预防和治疗。

【用法与用量】

口服 治疗心绞痛，开始每次 40 ～ 80mg，每天 3 ～ 4 次，按需要及耐受量情况可逐日或逐周增加剂量，每天总量一般为 240 ～ 480mg，极量为每天 480mg。静脉给药一般仅用于抗心律失常。

【不良反应】

易引起心力衰竭、房室传导阻滞、低血压、心悸、眩晕、皮疹、瘙痒、阳痿、恶心呕吐及便秘等。

【禁忌证】

病窦综合征，二度至三度房室传导阻滞，心动过缓，晚期心力衰竭，心源性休克禁用。

【注意事项】

① 应用本品时可引起便秘，传导及收缩力较大抑制，这在老年患者中可能成为重要问题。

② 高龄患者以及心肾功能异常患者应严格掌握剂量或选用其他类抗心律失常药。

双嘧达莫

【药理作用】

本品是一种血小板粘附抑制药，可预防血栓形成。

【适应证】

① 主要用于香豆素类抗凝药的辅助治疗（适用于植入人工瓣膜者、口服抗凝药后仍有血栓栓塞者、口服抗凝药合用阿司匹林不能耐受或有出血倾向者），以增强抗栓疗效。

② 用于血栓栓塞性疾病及缺血性心脏病，如慢性冠脉循环功能不全、心肌梗死等，还可用于弥散性血管内凝血。

③ 本品静脉制剂可用于心肌缺血的诊断性试验（双嘧达莫试验）。

【用法与用量】

口服 每次 25 ～ 50mg，每天 3 次。注射液用于心肌缺血的药物试验，同时以 0.142mg/(kg · min) 静脉滴注，共 4 分钟。

【不良反应】

本品的不良反应与剂量有关。不良反应持续或不能耐受者少见，停药后可消除。

① 常见头痛、头晕、眩晕、恶心、呕吐、腹部不适、腹泻、面部潮红、皮疹、荨麻疹、瘙痒。

② 偶有肝功能异常。

③ 罕见心绞痛、肝功能不全。

④ 其他：长期大量用药可致出血倾向。用于治疗缺血性心脏病时，可能发生“冠状动脉窃血”，导致症状恶化。

【禁忌证】

① 对本品过敏者。

② 休克患者。

【注意事项】

① 治疗血栓栓塞性疾病时，本品每天剂量不应少于 400mg，

并分4次口服，否则抗血小板作用不明显。

② 如用药过量引起低血压，可用血管收缩药纠正。

罂粟碱

【药理作用】

本品对血管、心脏和其他平滑肌有直接的非特异性松弛作用，其作用机制可能是抑制环核苷酸磷酸二酯酶所致。常用于心、脑及外周血管痉挛所致的缺血，胆、肾或胃肠道等内脏的血管痉挛。

【适应证】

临床用于治疗脑、心及外周血管痉挛所致的缺血，肾、胆或胃肠道等内脏痉挛。

【用法与用量】

（1）口服　每次30～60mg，每天3次。

（2）肌内注射　每次30mg，90～120mg/d；

（3）静脉注射　每次30～120mg，每3小时1次，缓慢注射，不得少于2分钟，用于心搏停止时，两次给药，应间隔10分钟（以免心律失常或窒息）。

【不良反应】

① 用药后出现黄疸，眼及皮肤明显黄染，提示肝功能受损。

② 过量时有视物模糊、复视、嗜睡和（或）软弱。

【禁忌证】

完全性房室传导阻滞时禁用。震颤麻痹（帕金森病）时一般禁用。出现肝功能不全时应停药。

第三节　抗休克的血管活性药物

去甲肾上腺素

【药理作用】

本品小剂量可兴奋α受体，主要表现为全身小动脉、小静脉收缩（但冠状血管扩张），收缩压及舒张压均显著升高。药物对

β 受体除心脏外其作用极弱，虽能使心肌收缩力增强，但由于血压的升高，可反射性地兴奋迷走神经而使心率减慢及外周阻力增加，故心排血量基本不变。

【适应证】

用于急性心肌梗死、体外循环、嗜铬细胞瘤切除等引起的低血压或椎管内阻滞时低血压及心跳骤停复苏后血压维持。亦可辅助用于血容量不足所致休克或低血压。

【用法与用量】

静脉滴注　用 5% 葡萄糖注射液稀释，开始以 8 ～ 12μg/min 滴注，调整滴速以达到血压升至理想水平；维持量为 2 ～ 4μg/min。必要时可超过上述用量，但须注意保持或补充血容量。

【不良反应】

不良反应可见静脉滴注时间过长或药液过浓时，沿血管部位皮肤苍白和疼痛。如药液外溢，可致局部组织坏死。用药过量或过久，可由于血管强烈收缩、内脏血流特别是肾血流明显减少，引起急性肾衰竭。偶有皮疹、水肿等。剂量过大时可出现严重头痛、高血压、心率减慢、呕吐、抽搐等。

【禁忌证】

① 高血压、动脉硬化、无尿患者忌用。

② 禁止与含卤素的麻醉剂和其他儿茶酚胺类药合并使用。可卡因中毒及心动过速患者禁用。

【注意事项】

① 此药仅适于短期内小量静脉滴注，不宜长期大量使用，以免血管持续强烈收缩，加重组织缺氧。

② 停药时应逐渐减慢滴速，突然停药常致血压骤降。

③ 如药液外溢，应在外溢处迅速用 5 ～ 10mg 酚妥拉明以生理盐水稀释至 10 ～ 15ml 做局部浸润注射。

间羟胺

【药理作用】

本品以兴奋 α 受体为主，也可促进交感神经末梢释放去甲肾上腺素而间接发挥作用，对 β_1 受体作用很弱。本品升压效果比去甲肾上腺素稍弱，但作用较持久。可加强心肌收缩力，增加冠脉及脑血流量。在一般情况下，不致引起心律失常。无局部刺激，可供皮下、肌内注射、静脉注射或静脉滴注用。本品适用于各种类型的休克。

【适应证】

防治椎管内阻滞麻醉时发生的急性低血压；由于出血、药物过敏、手术并发症及脑外伤或脑肿瘤合并休克而发生的低血压；本品可用于辅助性对症治疗；也可用于心源性休克或败血症所致的低血压。

【用法与用量】

（1）肌内注射或皮下注射　每次 2 ～ 10mg。

（2）静脉注射　初用量 0.5 ～ 5mg，继而静脉滴注，用于重症休克。

（3）静脉滴注　将本品 15 ～ 100mg 加入生理盐水液或 5% ～ 10% 葡萄糖注射液 500ml 内，调节滴速以维持理想血压。极量每次 100mg（每分钟 0.3 ～ 0.4mg）。

【不良反应】

不良反应可见心律失常，升压过快、过猛，也可致心律失常、肺水肿、心脏停搏。

【禁忌证】

① 对本品过敏者。

② 用氯仿、氟烷、环丙烷进行全身麻醉者。

③ 2 周内曾用过单胺氧化酶抑制剂者。

【注意事项】

① 应用本品过量表现为抽搐，严重高血压、严重心律失常、急性心力衰竭。

② 静脉注射时药液外溢，可引起局部血管严重收缩，导致组织坏死、腐烂或红肿、硬结，形成脓肿。

③ 应用本品以静脉给药为宜，部位以选静脉粗大为好，四

肢小静脉应避免使用。

④ 本品半衰期及作用时间较长，长期大量使用能致蓄积，以致停药后血压偏高，停药需逐渐减量。

多巴胺

【药理作用】

本品为去甲肾上腺素的前体，能兴奋α受体和β受体，尚可激动多巴胺受体。因此，其生理效应是上述3种受体的反应结果。多巴胺的作用与其用量有关，而用量的大小并不表现为作用的强弱，而是产生不同性质的作用。小剂量静脉滴注［0.5～3μg/(kg·min)］主要兴奋多巴胺受体，其作用是扩张血管，肾、小肠、冠脉及脑血流量均增加，肾小球滤过率及尿量增加。中等剂量［5～10μg/(kg·min)］主要兴奋β_1受体（心脏为主），同时也兴奋α及多巴胺受体，表现为心率增快和心肌收缩力增强，同时产生血管扩张作用，使舒张压降低，收缩压上升，脉压增大。大剂量［>20μg/(kg·min)］主要兴奋α受体，表现为外周动、静脉均收缩，使心脏前、后负荷和平均动脉压均增高，也可使肺血管收缩，肺动脉楔压上升。如果需大剂量多巴胺才能维持足够的灌注，则应考虑用去甲肾上腺素代替，后者主要兴奋α受体，与大剂量的多巴胺相比，其变时效应和致心律失常作用较弱。

多巴胺常与其他抗休克药合用，以改善心肾功能，一般认为多巴胺的主要作用为收缩血管，其次是正性肌力作用，为此临床广泛用于各种类型的休克。因多巴胺仅能用于非循环血量不足所致的休克，故需先纠正血容量不足，再行用药。在多巴胺不能维持有效灌注压时，可与间羟胺或去甲肾上腺素合用。由于去甲肾上腺素可拮抗多巴胺增强心肌收缩力的作用，需密切观察血压的变化。

【适应证】

适用于心肌梗死、创伤、内毒素败血症、心脏手术、肾功能衰竭、充血性心力衰竭等引起的休克综合征；补充血容量后休克仍不能纠正者，尤其有少尿及周围血管阻力正常或较低的休克。由于本品可增加心排血量，也用于洋地黄和利尿剂无效的心功能不全。

【用法与用量】

静脉滴注：常用量，开始时按体重 1 ～ 5μg/(kg · min)，10 分钟内以 1 ～ 4μg/(kg · min) 速度递增，以取得最佳疗效。

慢性顽固性心力衰竭，静脉滴注，开始时按体重 0.5 ～ 2μg/(kg·min)，逐渐递增，多数患者给予量按体重 1 ～ 3μg/(kg·min)，即可生效。

闭塞性血管病变，静脉滴注，开始时按体重 1μg/(kg · min)，渐增至 5 ～ 10μg/(kg · min)，直到 20μg/(kg · min)，以达到最满意疗效。

危重病例，先以按体重 5μg/(kg · min) 滴注，然后以 5 ～ 10μg/(kg·min)，递增至 20 ～ 50μg/(kg·min)，以达到满意效果。

【不良反应】

不良反应常见的有胸痛、呼吸困难、心律失常、心搏快而有力和心绞痛、全身乏力感。少见心跳缓慢、恶心呕吐、头痛。剂量过大或长期应用小剂量于周围血管病患者，也可能发生手脚疼痛或手脚发冷，下肢或内脏缺血性坏死，在老年人尤应注意。

【禁忌证】

① 嗜铬细胞瘤患者禁用。

② 闭塞性脉管病（或有既往史者），包括动脉栓塞、动脉硬化、血栓闭塞性脉管炎、糖尿病性动脉内膜炎、冻伤、雷诺病等慎用；对肢端循环不良的患者须严密监测，注意坏死或坏疽的可能性；频繁的室性心律失常时，应用本品也应谨慎。

【注意事项】

① 应用本品之前，必先纠正低血容量；静脉滴注本品时，须进行血压、心排血量、心电图及尿量的监测。

② 应用本品过量时的反应为严重高血压，此时应停药，必要时给予 α 阻断药。

多巴酚丁胺

【药理作用】

本品为合成拟交感神经药物。主要作用于 β_1 受体，对 α 和 β_2 受体亦有轻微作用，对多巴胺受体无影响。小剂量时兴奋 α 受体，使血管收缩；大剂量时作用于 β_2 受体，使血管扩张。有显著的正性肌力作用，能增强心排血量。应用多巴酚丁胺后，感染性休克患者血压和心排出量明显增加，尿量和尿钠排泄分数无明显增加，但肾灌注改善，肾小球滤过率提高，肌酐清除率明显增加。

【适应证】

本品主要用于治疗心肌梗死及顽固性心力衰竭所致的心源性休克。在心排血量低和心率慢的心力衰竭患者中，其改善左心功能的作用优于多巴胺。

【用法与用量】

本品虽能改善泵功能，但不能提高平均动脉压，如与多巴胺合用，可克服这一点。本品静脉滴注，每次 250mg 加入 5% 葡萄糖注射液中稀释后滴注，自 2.5μg/(kg · min) 开始，可逐渐加大至 10μg/(kg · min)。

【不良反应】

① 不良反应可有心悸、恶心、头痛、胸痛、气短等。如出现血压升高、心率增快，则与剂量有关，应减量或暂停药。

② 可发生交叉过敏（参见多巴胺）。

【禁忌证】

① 慎用于心房颤动，如需用本品，应先给予洋地黄类药物；加重高血压；严重的机械性梗阻（如重度的主动脉瓣狭窄本品可能无效）；低血容量时，应用本品可能加重，故用前应纠正；室性心律失常可能加重；心肌梗死后，应用大量本品，可能使心肌需氧增加而加重缺血。

② 梗阻型肥厚性心肌病不宜用本品，以免加重梗阻。

【注意事项】

老年人容易发生抗M-胆碱样不良反应，如排尿困难、便秘、口干（特别是男性），也易诱发未经诊断的青光眼，一经发现，应立即停药。本品对老年人尤易致汗液分泌减少，影响散热，故夏天慎用。

酚妥拉明

【药理作用】

本品为α_1、α_2受体阻断药，使动脉扩张（静脉也轻度扩张），体循环和肺循环阻力降低，心排出量增加，改善心功能及组织灌注。本品能增加心排出量的作用可与硝普钠相比，但其降低前负荷的作用比硝普钠微弱。

【适应证】

该药是最早应用于治疗心力衰竭的血管扩张药。用于抗休克治疗以改善微循环。对于血压过低的患者不宜单独使用，可与加压药联合使用。有人认为可与去甲肾上腺素合用，有协同作用。

【用法与用量】

酚妥拉明试验：静脉注射5mg，也可先注射2.5mg，若反应阴性再给5mg，如此则假阳性反应率可以减少，也可减少血压骤降的危险性。防止皮肤坏死，在每1000ml含去甲肾上腺素溶液中加入本品10mg静脉滴注，可以预防。嗜铬细胞瘤手术，术前1～2小时静脉注射5mg，术时静脉注射5mg或静脉滴注0.5～1mg/min（以防肿瘤手术时肾上腺素大量释出）。心力衰竭时减轻心脏负荷，静脉滴注，0.17～0.4mg/min。

【不良反应】

不良反应较常见的有体位性低血压、心动过速或心律失常，鼻塞、恶心、呕吐等；昏倒、意识模糊、乏力、突然胸痛（心肌梗死）等极少见。

【禁忌证】

① 严重动脉硬化及肾功能不全者禁用，也不宜用于胃炎或胃溃疡患者。

② 冠状动脉供血不足、心绞痛、心肌梗死患者（但有心力衰竭时可考虑）慎用。

【注意事项】

老年人应用本品时，诱发低温的可能性较大。

酚苄明

【药理作用】

本品作用于α肾上腺素受体，防止或逆转内源性儿茶酚胺作用，使周围血管扩张，血流增加，卧床时血压稍有下降，可反射性地引起心率加快。

【适应证】

本品常用于周围血管痉挛、休克、嗜铬细胞瘤及前列腺增生的治疗。

【用法与用量】

（1）静脉滴注　用于心力衰竭或休克，按体重1mg/kg加入200～500ml生理盐水中滴注1小时以上。用于嗜铬细胞瘤术前用药3天，必要时麻醉诱导时再给药1次。

（2）口服　开始每次10mg，每天2次，以后隔天增加10mg，直至疗效满意，以每次20～40mg，每天2次维持。用于周围血管病和嗜铬细胞瘤术前准备或非手术治疗。

【不良反应】

不良反应主要是直立性低血压。较少见的有：鼻塞、口干、瞳孔缩小、反射性心跳加快，神志模糊、倦怠、阳痿、嗜睡等。如药物过量引起低血压，应使患者平卧、腿抬高。常用的升压药物无效，需静脉注射去甲肾上腺素，禁用肾上腺素。

【禁忌证】

脑供血不足、代偿性心力衰竭、冠心病、肾功能不全、上呼吸道感染时慎用。

【注意事项】

① 给药应个体化。应按儿茶酚胺及其代谢产物含量调整剂量。开始用小剂量，渐增至有效量，以减少不良反应。如有反射性心率加快，可加用β受体阻断药。与液体食物共进，可减少胃刺激。静脉给药时，应注意补充血容量，以免血压骤降。

② 老年人肾功能差，应注意减量。

硝普钠

【药理作用】

本品是一种强效、速效和短效的血管扩张药，直接作用于血管平滑肌，能够均衡地扩张小动脉和小静脉，降低体循环和肺循环阻力，增加组织灌注量，为其抗休克的主要依据。

【适应证】

该药主要用于治疗急性左心衰竭和心源性休克。

【用法与用量】

静脉滴注　开始按体重0.5μg/(kg·min)，根据治疗反应以0.5μg/(kg·min)递增，逐渐调整剂量，常用量为按体重3μg/(kg·min)，极量按体重10μg/(kg·min)。总量为按体重0.5mg/kg。

【不良反应】

不良反应易出现：血压下降过快过猛，出现眩晕、头痛、大汗、肌肉颤搐、神经紧张或焦虑，烦躁、胃痛、反射性心动过速或心律失常，症状的发生与静脉滴注速度过快有关，与总量关系不大。硫氰酸盐中毒或过量时，可出现视物模糊、运动失调、谵妄、眩晕、头痛、意识丧失、恶心呕吐、耳鸣、气短。氰化物中毒或超量时，可出现反射消失，昏迷、心音遥远、脉搏消失，低血压，皮肤粉红，呼吸浅、瞳孔散大。

【禁忌证】

① 代偿性高血压（如动脉分流或主动脉狭窄）禁用。

② 脑血管或冠状动脉供血不足时（对低血压的耐受性减低）、麻醉中控制性降压时慎用，如有贫血或低血容量，应先纠正再给药。脑病或其他颅内压增高时，扩张脑血管，可进一步增高颅内压。肝功能损害时，可加重肝损害。甲状腺功能过低时，本品的代谢产物硫氰酸盐可以抑制碘的摄取或结合，因而可能加重病情。肺功能不全时，可能加重低氧血症。缺乏维生素B_{12}时，可能使病情加重。

【注意事项】

① 应用本品，须注意肾功能对排泄的影响，老年人对降压反应也比较敏感，故用量应酌减。

② 毒性来自本品代谢过程产生的氰化物（中间代谢物）和硫氰酸盐（最终代谢物）。

③ 本品只宜作静脉滴注，滴注速度不超过 10μg/(kg · min)。

东莨菪碱

【药理作用】

东莨菪碱为一种外周作用较强的抗胆碱药。其外周作用强而维持时间短，中枢作用以抑制为主，能抑制腺体分泌，解除毛细血管痉挛、改善微循环，扩张支气管、解除平滑肌痉挛，对大脑有镇静催眠作用，对呼吸中枢有兴奋作用。

【适应证】

常用于麻醉前给药，震颤麻痹、运动病，狂躁性精神病，胃、肠、胆肾血管痉挛、胃酸分泌过多，感染性休克，有机磷农药中毒等。

【用法与用量】

（1）口服 每次 0.3 ～ 0.6mg，每天 2 次。

（2）皮下或肌内注射 每次 0.3 ～ 0.5mg。

【不良反应】

不良反应有口干、灼热、皮肤潮红、兴奋、烦躁、心跳加快。

【禁忌证】

① 对本品过敏者禁用。

② 青光眼、前列腺增生者慎用。

【注意事项】

老年患者用药需注意呼吸和意识情况。

第四节　抗心律失常药物

奎尼丁

【药理作用】

奎尼丁用于治疗房、室心律失常已有80余年，对多数类型的心肌细胞都有直接作用，有明显的抗胆碱能和α肾上腺素能阻滞作用。对正常窦房结自律性无影响，对异常者则有明显抑制作用。可使正常浦肯野纤维自律性明显降低，而对其异常自律性则少有影响。使房室起搏及纤颤阈提高，使心房、心室、浦肯野纤维的复极推迟，有效不应期延长，使心率略增加，心电图P-R、QRS、Q-T时间略长，H-V间期增加。

【适应证】

本品是一种广谱的抗心律失常药，适用于心房扑动或颤动、阵发性室上性心动过速，有症状的室性心律失常的长期治疗。对有症状的良性或恶性室性心律失常，应细心调整剂量达到控制。对非持续性室性心动过速的治疗90%有效。

【用法与用量】

口服　每次200～300mg，每天3～4次。缓释剂每次300～600mg，8～12小时1次，因为有时可发生特异质反应，用于转复心房纤颤或心房扑动时，需用试验剂量。一般方法为：先给试验药奎尼丁200mg，2小时后无不良反应时，再每2小时给200mg，共5次。尚未转复者，次日再给300mg，每2小时1次，共5次。仍未转复，可再重复每天1次，每次400mg，每2小时1次，共5次。总量不超过2400mg/d。恢复窦性心律后改为维持量，每次200～300mg，每天3～4次。极量可至3000mg/d（一般不超过2400mg/d），并应分次给予。

【不良反应】

晕厥、视力障碍、低血压及Q-T时间明显延长、加速房颤或房扑的心室率、加重室性心律失常、出现尖端扭转室性心动过速、心搏暂停、腹泻、恶心、粒细胞减少、血小板减少、溶血性贫血、发热、过敏性皮疹。

【禁忌证】

（1）禁用　洋地黄中毒二度至三度房室传导阻滞（除非已安装起搏器），病态窦房结综合征，心源性休克，严重肝肾功能损害，对奎宁或其衍生物过敏者，血小板减少症（包括有既往史者）。

（2）慎用　未经治疗的心力衰竭，过敏患者，肝肾功能损害、一度房室传导阻滞、极度心动过缓，低血压（心律失常所致者除外）、低血钾、重症肌无力。

【注意事项】

用药期间应注意检查血压、心电图（尤其是递增用量时）、血细胞及血小板计数及肝肾功能（长期用药者）、心功能、血钾浓度、血药浓度等。

普鲁卡因胺

【药理作用】

本品用于治疗心律失常已有50余年，心脏电生理效应与丙吡胺、奎尼丁相似。能抑制浦肯野纤维自律性使快速动作电位0相除极减慢，还使心房、希-浦系统、心室复极推迟、不应期延长。血浆治疗浓度时，即可见心电图P-R和Q-T间期略延长。使QRS时间增长20%～30%，使心房有效不应期延长，但对房室结的不应期无影响，无明显抗胆碱能及α肾上腺素能阻滞作用。

【适应证】

本品适用于治疗心房纤颤、心房扑动、阵发性室上性心动过速、室性期前收缩和室性心动过速，对洋地黄中毒的室性心动过速虽有抑制作用，但不如利多卡因和苯妥英钠好。

【用法与用量】

（1）口服　心律失常，每次0.25～0.5g，每4小时1次；治疗肌强直，每次0.25g，每天2次。

（2）静脉注射　每次0.1g，缓慢注射>5分钟，必要时每隔5～10分钟重复1次。总量按体重不得超过10～15mg/kg，然后1.5～2mg/(kg·h）维持。

【不良反应】

不良反应有低血压、室性心律失常加剧、心肌抑制、房室阻滞。有时可使房颤或房扑者心室率加速，重症肌无力加重。

【禁忌证】

（1）病态窦房结综合征（除非已安装起搏器）、二度至三度房室传导阻滞（除非已安装起搏器）、对本品过敏者、红斑狼疮（包括有既往史者）、低血钾、重症肌无力患者禁用。

（2）对普鲁卡因等有关药物有过敏史者、支气管哮喘、肝肾功能不全、低血压、洋地黄中毒、心肌收缩功能明显低下者慎用。

【注意事项】

（1）老年人及肾功能不全者应酌情调整剂量。

（2）血液透析可清除本品，故透析后可加服1次。

美西律

【药理作用】

本品为局麻剂，其药理作用与利多卡因相似。对浦肯野纤维有拮抗作用，对快速动作电位的0相抑制比利多卡因更强。能使动作电位时程、浦肯野纤维及心室肌的不应期缩短，心电图上反应甚微。

【适应证】

主要用于室性心律失常。本品对控制冠心病及心肌病的持续性室性心律失常的有效率可达60%。

【用法与用量】

（1）口服　首剂200～300mg，必要时2小时后再服100～200mg，一般维持量为400～800mg/d，分2～3次服用，极量1200mg/d。

（2）静脉注射　首次剂量为100～200mg，缓慢注射10～15分钟，随后以每分钟1～1.5mg静脉滴注维持；或首次剂量按体重1～1.5mg/kg静脉滴注3小时，再减为每分钟0.5～1mg维持。

【不良反应】

不良反应有胃肠不适、头晕、震颤、协调困难、复视、感觉及精神异常。

【禁忌证】

（1）二度或三度房室传导阻滞（除非已安装起搏器）、心源性休克者禁用。

（2）室内传导阻滞（严重窦性心动过缓、严重肝肾功能不良及肝血流量降低、严重心力衰竭及低血压、癫痫患者慎用）。

【注意事项】

换用其他抗心律失常药前，至少应停药1个半衰期。如心电图P-R间期延长，QRS波增宽或出现其他心律失常，或原有心律失常加剧，均应立即停药。

苯妥英钠

【药理作用】

本品为抗惊厥药，其药理作用与利多卡因相似，对心电图无明显影响。可使洋地黄中毒时的交感神经传出冲动减少，对末梢胆碱能或β肾上腺能活性无阻滞作用，故特别适用于洋地黄所致的室性心律失常。

【适应证】

本品可用于阵发性心房颤动或扑动，阵发性室上性心律失常。对急性心肌梗死、心脏直视手术所致的室性心律失常不如利多卡因有效。对冠心病的复发性，抗药性室性心动过速相对无效。

【用法与用量】

（1）口服　抗心律失常，每次100～300mg，1次服或2～3次服，分次服可减低胃肠及中枢神经系统的不良反应。

（2）静脉注射　为终止心律失常以100mg缓慢静脉注射（2～3分钟），以后根据需要每10～15分钟重复1次，至心律失常终止或不出现不良反应为止，总量不超过500mg。

【不良反应】

不良反应有低血压、虚脱、心动过缓，惊厥、搐搦、眼球震颤、共济失调，口齿不清、视力障碍，头晕、嗜睡、精神错乱、神志不清、呼吸抑制或暂停、淋巴结肿大、全血细胞减少、巨幼红细胞贫血、高血糖、低血钙、呕吐、过敏反应等。

【禁忌证】

（1）本品可增加房室传导阻滞，故对室性心律失常合并心房颤动或心房扑动时，可使心室率增快，也可因房室结隐匿性传导减轻使心室率增快。

（2）窦性心动过缓、窦房结传导阻滞、二度至三度房室传导阻滞或室内传导阻滞未安装起搏器者、阿-斯综合征、对乙酰脲类药过敏者禁用。

（3）低血压、心肌抑制者慎用。

【注意事项】

（1）充血性心力衰竭、严重肝肾功能减退者，长期输注本品者可蓄积中毒。

（2）西咪替丁、普萘洛尔可使其血药浓度升高而中毒。

莫雷西嗪

【药理作用】

本品为钠通道阻断药，其作用机制同奎尼丁、恩卡尼、氟卡尼。口服吸收完全，每次口服 500mg，2 小时达血药浓度高峰，半衰期 24 小时。长期口服可使半衰期延长 9 小时。与其他制剂不同的是，药代动力学变化极大，抗心律失常作用起效缓慢，一般不抑制心功能，诱发或加重心力衰竭的概率低。单次口服 300 ～ 500mg，短者 1 ～ 1.5 小时起效，长则可达 16 ～ 24 小时。

【适应证】

主要用于各种室性心律失常，尤以冠心病、高血压所致者为佳。能抑制室性心动过速、室颤。在抑制室性期前收缩方面优于丙吡胺、普萘洛尔；在减少室性二联律方面与奎尼丁相当。由于毒性小，大剂量才会减慢传导速度，故适合长期用药。对室上性期前收缩、阵发性室上性心动过速、房扑、房颤也有一定疗效。

【用法与用量】

口服　每次 150 ～ 300mg，每 8 小时 1 次。极量 900mg/d。

【不良反应】

不良反应有恶心、头晕、头痛、口周感觉异常、减量即消失。老年人多因心脏以外的不良反应停药。

【禁忌证】

（1）二度或三度房室传导阻滞及双束支传导阻滞（未安装起搏器者）、心源性休克、对本品过敏者禁用。

（2）一度房室传导阻滞和室内传导阻滞及肝肾功能不全、严重心力衰竭患者慎用。

【注意事项】

（1）剂量应个体化，在应用本品前，应停用其他抗心律失常药 1 ～ 2 个半衰期。

（2）本品与西咪替丁、华法林、茶碱类有药物相互作用，应注意。

普罗帕酮

【药理作用】

本品为钠通道阻断药。为广谱抗心律失常药。其作用机制是对细胞膜有直接稳定作用，使心脏传导减慢、动作电位时程和有效不应期延长。具有较弱的 β 受体和钙通道阻断作用。

【适应证】

本品主要用于治疗室性和室上性期前收缩或心动过速、预激综合征、电转复后的室颤发作，对冠心病或高血压引起的心律失常疗效尤佳。对某些顽固性心律失常也可能有效。

【用法与用量】

（1）口服　每次 100 ～ 200mg，6 ～ 8 小时 1 次。极量 900mg/d，分次服。

（2）静脉注射　按体重每次 1 ～ 1.5mg/kg，5 分钟缓慢注射，必要时 15 分钟后可重复 1 次。以后以每分钟 0.5 ～ 1mg 滴入维持。

【不良反应】

不良反应有头晕、味觉异常、口干、恶心、呕吐、便秘、一过性转氨酶升高，大剂量长期静脉注射可致传导阻滞、窦房结功能不全，心力衰竭加重、偶致心律失常。

【禁忌证】

（1）窦房结功能障碍、二度或三度房室传导阻滞、双束支传导阻滞（除非已有起搏器）、肝肾功能障碍者禁用。

（2）严重心动过缓、一度房室传导阻滞、低血压者慎用。

【注意事项】

静脉给药时需严密监测血压和心电图、心功能，以防血药浓度过高产生不良反应。

普萘洛尔

【药理作用】

本品为非选择性肾上腺素阻断药，同时阻断α及β受体，有膜稳定作用。对交感亢进引起的窦房结、希-浦系统自律性增强具有抑制作用，但对非儿茶酚胺所致者则影响甚微。普萘洛尔可使心房、心室，尤其是希-浦细胞的动作电位时程缩短（其他受体阻断药则为延长）。在人类，主要是因为其能使房室结的有效不应期延长，才具有抗心律失常作用。对心房、心室的不应期则无影响。

【适应证】

本品适用于室上性心律失常，尤其是儿茶酚胺诱导者或预激综合征、甲状腺功能亢进引起者。能控制有症状的房性期前收缩、心房扑动、心房颤动的心室率，降低心肌氧耗。对有症状的良性室性期前收缩也可选用。

【用法与用量】

口服　每次10～30mg，每天3～4次，应根据需要及耐受程度逐渐调整。严重心律失常急需时可静脉注射1～3mg，以每分钟不超过1mg的速度注入，必要时，2分钟后可重复1次，以后每隔4小时1次。

【不良反应】

（1）诱发或加重充血性心力衰竭是本品最常见的不良反应。较常见轻度心动过速，少见心动过缓、高血压。

（2）可见眩晕、头昏、头痛、意识模糊、感觉异常、幻觉、抑郁、焦虑、注意力分散、反应迟钝、倦怠、嗜睡、失眠、多梦、恶心、呕吐、腹胀、腹泻、便秘、咽痛、口干、皮肤干燥、皮疹。

（3）少见支气管痉挛及呼吸困难，极少见发热。

【禁忌证】

（1）二至三度房室传导阻滞、心源性休克、支气管哮喘、窦性心动过缓、重度或急性心力衰竭、对本品过敏者禁用。

（2）有药物过敏史者、充血性心力衰竭、糖尿病、肝肾功能不全、甲状腺功能低下、肺气肿或非过敏性支气管炎、雷诺现象或其他周围血管病患者慎用。

【注意事项】

（1）老年人应适当减量。

（2）本品可干扰诊断，一些结果（血尿素氮、脂蛋白、肌酐、钾、三酰甘油、尿酸等）增高或出现假阳性。

（3）用药量必须个体化。口服可空腹，如与食物同进，则在肝中代谢减慢，使生物利用度增高。长期用本品者撤药时需逐减用量，至少每天 3 次，一般为 2 周，逐渐减量后停药。

（4）主要应根据心率及血压指导临床用药；冠心病患者使用时不可骤停，以免出现心绞痛、心肌梗死或室性心动过速。甲状腺功能亢进患者也不可骤停，以免症状加重。

（5）长期使用本品，可在少数患者中出现心力衰竭。倘若出现，可给予吸氧和洋地黄苷类及利尿药纠正。

胺碘酮

【药理作用】

本品能明显抑制心肌复极化过程，全面阻滞钠、钾、钙通道，是一种广谱抗心律失常药。可使心房、心室和浦肯野纤维的动作电位时程及有效不应期明显延长，直接作用于窦房结使窦率减慢。心电图可见 P-R 和 Q-T 间期延长，但对 QRS 影响较小。这可使心房、房室结、心室不应期及 H-V 间期延长。对室上性心动过速，本品能使半数患者转为窦性节律，1/4 ～ 1/3 的心室率减慢。静脉给药治疗折返性室上性心动过速疗效很好，心动过速可因房室结或房室传导途径阻断而终止。

【适应证】

本品治疗心房颤动或扑动最为有效。用于防止非预激综合征的折返或房室结引起的心动过速也十分有效。还可有效地治疗冠心病、原发性高血压、心瓣膜病患者的心房纤颤。对顽固性心律失常、心肌梗死后室性心动过速、心室纤颤、肥厚型心肌病的室性心动过速不仅有治疗效果，而且还有预防和改善预后的作用。

【用法与用量】

（1）口服　治疗室上性心律失常，0.4 ～ 0.6g/d，分 2 ～ 3 次服，1 ～ 2 周后根据需要改为 0.2 ～ 0.4g/d 维持。部分患者可减至 0.2g/d，或更小的剂量维持；治疗严重心律失常，0.6 ～ 1.2g/d，分 3 次服，1 ～ 2 周后根据需要逐渐改为 0.2 ～ 0.6g/d 维持。

（2）静脉注射　负荷量 3mg/kg，然后以 1 ～ 1.5mg/min 静脉滴注维持。6 小时后，减至 0.5 ～ 1mg/min，总量 1200mg/d。以后逐渐减量，静脉滴注最好不超过 3 ～ 4 天。

【不良反应】

不良反应有心动过缓、肺纤维化、间质性肺炎、光过敏，角膜色素沉着，甲状腺功能亢进或减退、肝损伤、恶心、呕吐、食欲不振、便秘、震颤、周身不适、步态失常、肌病或末梢神经病。最为严重的不良反应为尖端扭转型室性心动过速。

【禁忌证】

（1）甲状腺功能亢进或有既往史者、碘过敏者、二度或三度房室传导阻滞、双束支传导阻滞（除非已有起搏器）、病态窦房结综合征患者禁用。

（2）窦性心动过缓、低血压及肝肺功能不全、Q-T 延长综合征、严重充血性心力衰竭患者慎用。

【注意事项】

（1）交叉过敏，对碘过敏者对本品也过敏。

（2）本品口服有效作用及消除均较慢，临床应用时，应根据实际情况而异。对危及生命的心律失常，宜用短期较大负荷量，必要时静脉给药。对非致命性心律失常，应用小剂量缓慢负荷。

（3）本品半衰期长，故停药后，换用其他抗心律失常药时，应密切注意其较多的药物相互作用。

索他洛尔

【药理作用】

本品是唯一兼有第2类、第3类电生理活性的抗心律失常药。因其还有β受体阻断剂作用，故可抑制与交感神经兴奋性增高有关的心律失常。由于钾通道阻滞作用，可延长心肌动作电位时相和有效不应期。小剂量本品即有较强的β受体阻断剂作用，大剂量则使动作电位时相延长。本品可使延长了的Q-T间期缩短，从而终止Q-T间期综合征所致的严重室性心律失常。本品尚可选择性改善心肌缺血，提高室颤阈值而产生抗颤动作用。

【适应证】

临床用于室性期前收缩、复杂性持续性室性心动过速和室颤。对于心源性猝死高危患者（如心肌梗死后）具有显著的预防性治疗作用。本品与其他抗心律失常药不同的是：对心功能不良者和心功能正常者的疗效同样显著；对危及生命的室性心动过速，静脉给药的疗效比利多卡因更好；抗室性心律失常的作用高于所有其他抗心动过速药。对室上性快速性心动过速也有疗效，但并不优于其他制剂，故不首选。

【用法与用量】

（1）口服　初次剂量80～160mg/d，分2次服，其后每隔3～4天，根据反应缓慢加量1次，达到240～320mg/d时，可获满意疗效，最多640mg/d。

（2）静脉注射　1.0～1.5mg/kg，5～10分钟内注入。

【不良反应】

不良反应常见有极度疲劳感、麻木、头痛、恶心、呕吐、腹泻、呼吸困难、哮喘、胸痛、心悸、低血压、心动过缓、心力衰竭；少数患者发生严重心律失常，如尖端扭转型室性心动过速，这些反应多发生在用药过量、器质性心脏病、心功能不良、低钾、低镁、肾功能不全。如加强心电监测、准确掌握用药剂量，大部分不良反应均可避免。

【禁忌证】

（1）支气管哮喘、窦性心动过缓，二度或三度房室传导阻滞（除非有起搏器），先天性或获得性 QT 延长综合征、心源性休克、未控制的心力衰竭及有过敏史者禁用。

（2）用洋地黄控制的心力衰竭，低血钾、低血镁、一度房室阻滞者慎用。

【注意事项】

（1）肾功能不全者，可造成本品蓄积，应根据肌酐清除率，延长用药间隔。

（2）本品与钙拮抗药同用时，加重心传导障碍，进一步抑制心室功能，降低血压；与儿茶酚胺类药同用，可产生低血压和心动过缓。还可使血糖增高，须加用降糖药或胰岛素。

维拉帕米

【药理作用】

本品作用机制是使浦肯野纤维的正常自律性减低、房室结的不应期及传导时间延长，故可终止和预防阵发性室上性心动过速。能延缓和预防暂时性缺血诱发的心律失常。可减慢心率、延长 P-R 间期，但不改变 QRS 时间、Q-T 间期。静脉注射可使阵发性室上性心动过速迅速转为窦性心律（注意：对 QRS 增宽的心动过速，除非已证明为阵发性室上性心动过速，否则不宜使用）。

【适应证】

口服本品可暂时控制心房扑动或颤动的心室率，预防阵发性室上性心动过速。

【用法与用量】

（1）口服　开始每次 40 ～ 80mg，每天 3 ～ 4 次，按需要和耐受情况可逐日或周增加剂量，总量一般为 240 ～ 480mg/d；极量 480mg/d。

（2）静脉注射　开始用 5mg（或按体重 0.075 ～ 1.5mg/kg），2 ～ 3 分钟缓慢注射，如无效 10 ～ 30 分钟后再注射 1 次；在老年患者中，为了减轻不良反应，可将上述量经 3 ～ 4 分钟缓慢注射。

（3）静脉滴注　5 ～ 10mg/ 小时，加入 5% 葡萄糖注射液或生理盐水注射液中静脉滴注，总量不超过 50 ～ 100mg/d。

【不良反应】

不良反应有肢端水肿、头痛、肝功能异常、便秘、诱发低血压，房室传导阻滞、心力衰竭、心动过缓，可加重神经肌肉阻断药的作用，可诱发心室纤颤。

【禁忌证】

（1）心源性休克或重度低血压、充血性心力衰竭、二度至三度房室传导阻滞、病态窦房结综合征（除非已有起搏器）、预激综合征伴房颤或房扑患者禁用。

（2）明显心动过缓、轻度心力衰竭、肝及肾功能不全、轻中度低血压患者慎用。

【注意事项】

（1）用药期间应注意检查血压；静脉给药或调整口服剂量时，应注意监测心电图；本品可引起肝损害，长期治疗时，须定期测定肝功能。

（2）静脉注射适用于治疗心律失常，应备有急救设备与药品，并严密监护。本品注射液与其他大输液无禁忌。

腺苷

【药理作用】

本品是普遍存在于人体内的内源性核苷，由三磷腺苷降解形成。是人体能量系统的组成部分，也是几种生化途径的中间代谢产物，参与调节许多生理过程，包括血小板功能、冠状血管和全身血管的张力及脂肪降解等。

【适应证】

本品主要用于阵发性室上性心动过速。对于房室结折返性阵发性室上性心动过速非常有效，可作为治疗的首选药物。由于其半衰期短，无明显不良反应，也可在维拉帕米无效或禁用时使用。室上性心动过速的鉴别诊断。^{201}T1 心肌灌注的辅助用药。

【用法与用量】

静脉注射：在 2 秒内直接静脉注射或通过静脉输液通路的最近端快速直接推注，然后以生理盐水快速冲洗。初始剂量 3mg，第 2 次剂量 6mg，第 3 次 12mg，中间间隔 1 ～ 2 分钟，若出现高度房室传导阻滞，不得再补充。

【不良反应】

不良反应有引起面红、支气管痉挛、呼吸困难、胸部紧憋感、恶心、头痛等。罕见有不适、出汗、心悸、过度换气、头部压迫感、焦虑、视物模糊、烧灼感、心动过缓、高血压、低血压、心脏停搏、头痛、腹痛、颈痛、背痛、手臂痛、胸痛、眩晕、金属味等。有时出现心律失常及皮肤过敏样反应。

【禁忌证】

（1）病态窦房结综合征（除非已有起搏器）、二至三度房室传导阻滞（未安装心脏起搏器者）、哮喘、心房颤动或心房扑动伴异常旁路、对本品过敏者禁用。

（2）高血压、低血压、心肌梗死、不稳定心绞痛、阵发性心动过速的长期预防慎用。

【注意事项】

本品与双嘧达莫、卡马西平及茶碱类有相互作用，不宜合用。

第五节　抗高血压药物

硝普钠

【药理作用】

本品为一种动静脉血管均衡扩张的静脉滴注降压药。静脉滴注后立即显效，一次用药停止后疗效仅可维持 15 分钟。

【适应证】

临床限用于高血压危象、脑病、高血压并发严重左心力衰竭、脑出血、肾衰竭、嗜铬细胞瘤、主动脉夹层动脉瘤；有时也用于恶性高血压、顽固性高血性等。

【用法与用量】

静脉滴注：开始按体重用 0.5μg/(kg · min)，根据治疗反应，以每分钟 0.5μg/kg 递增，逐渐调整，常用量为按体重 3μg/(kg·min)。极量为按体重 10μg/(kg · min)。总量为按体重 3.5mg/kg。用作麻醉期间短时间控制性降压，静脉滴注最大量为 0.5mg/(kg · min)。

【不良反应】

不良反应可见血压降低过快过猛、头痛、大汗、肌肉颤搐，神经紧张或焦虑、烦躁、胃痛、反射性心动过速或心律失常，症状的发生与静脉滴注速度过快有关，与总剂量关系不大；硫氰酸盐中毒或过量时，可出现视物模糊、运动失调、谵妄、头痛、眩晕、意识丧失、恶心呕吐、耳鸣、气短。本品毒性来自代谢产物氰化物（中间代谢物），则硫氰酸盐血浓度虽正常，也可发生中毒。

【禁忌证】

（1）代偿性高血压（如动脉分流或主动脉狭窄）者禁用。

（2）脑血管或冠状动脉供血不足时（对低血压的耐受性减低）；麻醉中控制性降压时，如有贫血或低血容量，应先纠正再给药；脑病或其他颅脑内压增高时，扩张脑血管可进一步增高颅内压；肝功能损害时，可加重肝损害；甲状腺功能过低时，本品的代谢产物硫氰酸盐，可以抑制碘的摄取或结合，因而可能加重病情；肺功能不全时，可能加重低氧血症；缺乏维生素 B_{12} 时，可使病情加重。上述情况应慎用。

【注意事项】

（1）老年人用本品，须注意肾功能对排泄的影响，老年人对降压的反应也比较敏感，故用量应酌减。

（2）经治疗，病情已稳定，撤药时要给口服药维持；患者要同时使用其他降压药时，本品要减量，以免血压骤降。

（3）左心衰竭时用本品，可恢复心脏的泵血功能，但伴有低血压时，须同时加用心肌正性肌力药（如多巴胺或多巴酚丁胺）。

尼群地平

【药理作用】

本品化学结构与硝苯地平相似，为钙通道阻断药，通过阻滞钙内流减低血管紧张度而降压。可明显扩张冠状动脉，降低心肌氧耗、逆转左室重构，减少心、脑、肾损伤。显效高峰期可出现短暂心率加快。

【适应证】

最适用于高血压伴冠心病或有心、脑、肾并发症的急重型病例。舌下含化 3 ～ 5 分钟显效，立即降低过高的血压，缓解心绞痛，故可作为随身携带的心、脑血管事件的急救药。尼群地平具有作用时间长，降压作用温和，不会造成夜间过度降压等特点，适用于老年患者，坚持服药尚可预防高血压、冠心病事件。

【用法与用量】

口服　开始每次 10mg，每天 1 次，以后可随反应调整为每次 10 ～ 20mg，每天 1 ～ 2 次。

【不良反应】

不良反应较少见的有头痛、脸红、头晕、恶心、低血压、心绞痛、心动过速、脚肿等。

【禁忌证】

主动脉瓣狭窄及对本品过敏者禁用。

【注意事项】

（1）肝功能不全，老年人及肾功能不全者，应适当减量。

（2）应用本品时应定期测血压及心电图。

维拉帕米

【药理作用】

本品为负性传导的钙通道阻断剂，具有负性肌力、负性频率作用，能扩张外周血管，降低体循环阻力，使平均动脉压中等程度下降，其扩张血管作用较硝苯地平、硫氮䓬酮、尼群地平弱。虽可舒张冠状动脉，增加冠状动脉血流量，改善心肌氧供，但对心外膜冠状动脉的扩张作用较弱，所以很少单独用于治疗心绞痛。

【适应证】

一般用于抗心律失常药。对中、轻度高血压伴冠心病、快速性心律失常（频繁期前收缩、阵发性室上性心动过速、心房扑动、心房纤颤、预激综合征）患者有其特殊价值。

【用法与用量】

用药量个体差异较大，剂量范围为 80 ～ 480mg/d。治疗室上性心动过速，可用静脉注射剂，每次用量 5 ～ 10mg，加入葡萄糖注射液 10 ～ 20ml 中缓慢静脉注射，1 ～ 2 分钟起效，10 分钟达最大效应，作用约持续 15 分钟。

【不良反应】

易引起心力衰竭、房室传导阻滞、低血压、心悸、眩晕、皮疹、瘙痒、阳痿、恶心呕吐及便秘等。

【禁忌证】

病窦综合征、二度至三度房室传导阻滞、心动过缓、晚期心力衰竭、心源性休克禁用。

【注意事项】

高龄患者以及心肾功能异常患者应严格掌握剂量或选用其他类抗心律失常药。

地尔硫䓬

【药理作用】

本品为钙离子通道阻断药，其作用机制是抑制心肌与血管平滑肌钙离子内流，有效地扩张心外膜、心内膜下的冠状动脉及其侧支血管，特别是扩张已狭窄的冠状动脉，从而缓解劳力型心绞痛、冠状动脉痉挛所致的心绞痛。

【适应证】

本品适用于高血压伴冠状动脉痉挛心绞痛、劳力型心绞痛、肥厚型心肌病。

【用法与用量】

口服：起始每次30～60mg，每天3～4次，餐前或睡前服，每1～2天增加1次剂量，至获得最佳疗效，平均范围90～360mg/d。缓释片口服，每次1～4片，每天2次，或每天1次，120～180mg。

【不良反应】

本品不良反应较少，且多发生在用药早期，长期应用合理剂量未见严重不良反应。一般的不良反应有低血压、头晕、头痛、面色潮红、口干、胃部不适、水肿、关节痛、胸痛、皮疹、疲劳感等，偶见有房室传导阻滞、严重心动过缓、窦性停搏及血天门冬氨酸氨基转移酶（GOT）、丙氨酸氨基转移酶（GPT）水平升高。与其他抗心律失常药合用时，不良反应明显增多，应慎重合用。

【禁忌证】

（1）病态窦房结综合征未安装起搏器者禁用。

（2）窦性心动过缓患者禁用。

（3）Ⅱ度以上房室传导阻滞、心源性休克患者禁用。

（4）对本品过敏、急性心肌梗死、肺充血患者禁用。

【注意事项】

本品如出现过量应用，可导致心动过缓、低血压、心脏传导阻滞和心力衰竭。此时应及时求助医生依据情况采取相应措施，可在通过胃肠道清除本品的同时，给予相应处置。

氨氯地平

【药理作用】

本品作用机制与尼群地平相似，为钙通道阻断药，可扩张主动脉、扩张外周动脉及冠状动脉。扩张全身血管的同时也减轻冠状动脉的阻力，增加其血流量，继而增加心肌收缩力，心排血量。能抑制缺氧损伤的心肌细胞硬化趋势，因而对缺氧损伤的心肌细胞具有保护作用。

【适应证】

一般用于轻、中度高血压，能用于预防或推迟心绞痛倾向者发作，延长运动时限，提高运动耐量。最适用于高血压伴冠心病患者。

【用法与用量】

口服　治疗高血压，初用每次5mg，以后渐增至10mg，每天1次维持（老年、体弱及肝功能不全患者，可从2.5mg开始）。

【不良反应】

不良反应常见的有脚踝水肿，面红、头晕、头痛。较少见的有心悸、乏力、恶心、低血压、心动过缓、心绞痛。

【禁忌证】

严重低血压、重度主动脉瓣狭窄、对本品过敏者禁用。

【注意事项】

（1）应用本品过量，可引起低血压，心动过缓。罕见二度或三度房室传导阻滞，少数患者可心脏停搏。

（2）药物大部分在肝代谢，血药浓度与肾功能无关，故肾功能不全或老年患者无需减量或禁忌。

非洛地平

【药理作用】

本品为钙离子拮抗药，通过抑制小动脉的神经元肌源性紧张，降低外周血管阻力，从而降低动脉血压；也可降低心肌收缩力减轻心脏做功，降低氧耗缓解心肌缺血；因对静脉平滑肌和肾上腺素血管张力调节无影响，故不引起体位性低血压；对肾血流、心率、房室传导无影响；可抑制肾小管和集合管的重吸收，排泄水钠、机体的代偿机制可抵消部分排泄水钠作用，但净效益仍无水钠潴留。大部分在肝内代谢，产物不具活性，约75%口服量从尿中排泄，其余的从粪便中排泄，长期给药无明显蓄积作用，使用安全、疗效肯定、为抗高血压的一线用药。

【适应证】

能明显降低清晨高峰期血压，可预防心、脑血管并发症。白天血压的降低幅度大于夜间，对于合并冠心病患者，可避免夜间低血压所致的心肌缺血。可安全、有效地降低单纯收缩期高血压患者的收缩压，使患者左心室肥大发生率减少，有利于降低心室重构及其发病率和病死率。

【用法与用量】

口服　缓释片，初用剂量为每次5mg，每天1～2次，如显效则维持，若2周末舒张压＞12kPa（90mmHg），则增至10mg，每天1次，维持，必要时剂量可进一步增加，最大剂量为20mg/d（老年人及肝功能患者需调整剂量）。

【不良反应】

不良反应可见面肿、潮红、心动过速、低血压、晕厥、口干、恶心、腹胀、贫血、关节痛、肌肉痛、头痛、头晕、头胀、皮疹、齿龈增生等。

【禁忌证】

（1）严重低血压、重度主动脉瓣狭窄及对本品过敏者禁用。

（2）肝功能不全、心功能不全者慎用。

【注意事项】

过量可致严重低血压，伴心动过缓。

尼莫地平

【药理作用】

本品为钙通道阻断药；能有效地阻止钙离子进入血管平滑肌细胞，松弛血管平滑肌，从而解除血管痉挛。

【适应证】

本品适用于各种原因引起的蛛网膜下腔出血和急性脑血管病恢复期的血液循环改善，亦被用作缺血性神经元保护和血管性痴呆的治疗。也可用于老年性高血压。

【用法与用量】

蛛网膜下腔出血：应在发病后96小时内开始静脉滴注尼莫地平25mg。口服，每次40～60mg，每4小时1次，或每天4次。急性脑血管病恢复期，口服本品每次30～40mg，每天4次。老年性高血压，每次 10 ～ 20mg，每天 2 ～ 3 次。

【不良反应】

不良反应最常见的有血压下降、肝炎、皮肤刺痛、胃肠出血、恶心呕吐、血小板减少。个别可发生血糖、血小板升高等。

【禁忌证】

（1）肝功能严重不良者及对本品过敏者禁用。

（2）颅内压增高及肝功能不良者慎用。

【注意事项】

（1）静脉注射或口服本品均可引起血压下降，在高血压或蛛网膜下腔出血或脑梗死患者中，应注意减少或停用降压药，或尼莫地平减量。

（2）应用本品过程中，均可产生假性肠梗阻，表现为腹胀，肠鸣音减弱，当出现时，应减少用量和保持观察。

卡托普利

【药理作用】

本品为含巯基的血管紧张素转换酶抑制药（ACEI），能阻止血管紧张素Ⅰ转换为具有强烈加压活性的血管紧张素Ⅱ而阻断对醛固酮的刺激，减少其分泌，醛固酮的减少，使水钠潴留减少，加强降压作用，还可显著降低高血压患者的病残率和病死率，提高存活率并改善其生活质量，且比传统药物更有效地减少致死性心血管事件的发生率，显著降低高血压患者并发糖尿病的危险。在心力衰竭、心肌梗死和糖尿病肾病等诸多方面具有显著的临床优势，能降低心力衰竭和心肌梗死的发病率和病死率。同时使前列腺素（PGI_1，PGE_2）合成增加，导致血管舒张、外周阻力降低、血压下降，增加心排血量及肾血流量，但不影响肾小球滤过率。降压时无反射性心动过速，相反略有减缓。不产生水钠潴留及容积性水肿。无直立性低血压。能恢复血管内皮细胞功能，防止和逆转血管和心室重构，保护心、脑、肾等器官。

【适应证】

本品适用于各型高血压（如缓进型、急进型、恶性高血压、老年人收缩期高血压、肾性高血压、高肾素或低肾素型高血压），特别是其他药治疗无效的顽固性高血压、伴充血性心力衰竭、心肌梗死、肾衰竭的高血压患者。

本品与血管紧张素Ⅱ受体拮抗药、排钾性利尿药、受体阻断药、钙通道阻断药配伍应用均可减量增效。

【用法与用量】

口服　降压，开始每次12.5mg，每天2～3次，餐前1小时服。按需要1～2周后增至25mg，每天2～3次。疗效不满意时，可加用利尿药。治疗心力衰竭：开始每次12.5mg，每天2～3次，必要时逐渐增至50mg，每天2～3次。若需进一步加量，宜观察疗效2周后再定。

【不良反应】

不良反应常见的有：皮疹，心悸，心动过速、胸痛、咳嗽、味觉迟钝；较少见有：蛋白尿、眩晕、头痛，昏厥、血管性水肿、心律失常、白细胞与粒细胞减少、发热、寒战。

【禁忌证】

（1）对本品及其他血管紧张素转换酶抑制药过敏者，孤立肾、移植肾、双侧肾动脉狭窄及肾功能不全者禁用。

（2）老年人应酌减量，骨髓抑制、血钾过高、主动脉瓣狭窄、严格限钠饮食或进行透析者、自身免疫性疾病（如严重系统性红斑狼疮）、脑动脉或冠状动脉供血不足者慎用。

【注意事项】

（1）应用本品时，若白细胞计数过低，暂时停药，则可恢复。

（2）应用本品时，出现血管神经性水肿，应停药，并迅速皮下注射1∶1000肾上腺素0.3～0.5ml。

贝那普利

【药理作用】

本品为血管紧张素转换酶抑制药的前体药物。抑制血管紧张素转换酶而降压。口服吸收迅速，在肝中转化为比母药活性更强（1000倍）的代谢产物贝那普利拉。

【适应证】

本品适用于各期高血压，长期服用贝那普利，在其降压的同时，有逆转左室肥大、抗心室重构、改善舒张功能的作用，与卡托普利的效应相似。

【用法与用量】

口服　降压，初始 10mg/d，每天 1 次。维持量可达 20～40mg/d，分 2 次服；肾功能不全或有水钠缺失者，可从 5mg/d 开始。

【不良反应】

不良反应常见的有头痛、眩晕、疲乏嗜睡、恶心、咳嗽。少见的有：低血压、晕厥、周围性水肿、心悸、皮疹、皮炎、便秘、胃炎、焦虑、失眠、感觉异常、关节痛、肌痛、哮喘等。血管神经性水肿罕见。

【禁忌证】

（1）对苯那普利或其他血管紧张素转换酶抑制剂过敏者。

（2）有血管神经性水肿史者。

（3）孤立肾、移植肾、双侧肾动脉狭窄而肾功能减退者。

【注意事项】

本品经肾排泄，肾功能不良者药代动力学无改变，故可用于老年人。血液透析时，本品少量可被清除。

缬沙坦

【药理作用】

本品作用机制和疗效与氯沙坦相似。且具有与其他抗高血压药截然不同的促进男性性功能的作用。一般认为，缬沙坦效果优于氯沙坦，可 24 小时持续降压。最大的优点是不良反应极低，任何年龄、性别与种族，老人或肝肾功能不全者均可使用。基本不被代谢，体内无蓄积，是一种简单、方便、有效、耐受性良好的降压药物。

【适应证】

适用于轻、中度原发性高血压，尤其适用于继发性肾性高血压。

【用法与用量】

（1）口服　降压开始给 80mg/d，2 周后增加至 160mg/d。维持量为 80 ～ 160mg/d。

（2）静脉注射　每次 20mg。疗效欠佳可与排钾性利尿药等其他降压药合用。心力衰竭，开始每次 40mg，每天 2 次，渐增至每次 80mg，每天 2 次或 160mg，每天 2 次。

【不良反应】

不良反应有头晕、头痛、皮疹、腹泻、腹痛、疲乏等。

【禁忌证】

对本品过敏者禁用。

【注意事项】

本品过量的主要症状可能是低血压和心动过速，由于副交感刺激还可能出现心动过缓。如出现症状性低血压，应进行支持治疗。

伊贝沙坦

【药理作用】

本品为新型血管紧张素Ⅱ受体拮抗药，与同类抗高血压药相比，伊贝沙坦对血管紧张素Ⅱ受体（AT_1）的竞争性结合力更强，抗高血压效果更好。

【适应证】

能用于治疗高血压和心力衰竭，用 300mg/d，患者的舒张压和收缩压都有很大程度的降低，可延缓糖尿病进展 70% 以上。能突出地保护肾，对有心血管高危因素的患者具有更好的保护作用。

【用法与用量】

口服　开始剂量和维持剂量均为 150mg/d，如不能有效控制血压，可将剂量增至 300mg/d，或加用其他降压药（如利尿药）。血液透析或 75 岁以上的患者，开始量可用 75mg/d。

【不良反应】

不良反应可见头痛、潮红、肌肉骨骼痛、直立性低血压和头晕。罕见的有：过敏、干咳、高血钾、耳鸣、心动过速、恶心、腹泻、消化不良、肝及肾功能损害等。

【禁忌证】

（1）对本品过敏者及孕妇禁用。

（2）主动脉和二尖瓣狭窄及肥厚型心肌病患者、双侧肾动脉狭窄或单侧肾动脉狭窄者、原发性醛固酮增多症患者慎用。

【注意事项】

（1）肾功能损害者（不必减量）、糖尿病肾病及心力衰竭者，应定期监测血清钾（以免发生高血钾）和肌酐。

（2）本品不宜与锂剂合用。

普萘洛尔

【药理作用】

本品为对心脏有高度选择性的β受体阻断药，具有膜稳定性、无内源性拟交感活性，口服降压作用起效缓慢，维持时间长，半衰期3～6小时；易透过血-脑脊液屏障；具有负性传导、负性肌力、负性频率作用。可抑制肾素-血管紧张素-醛固酮系统活性，促进氧从血红蛋白解离改善氧供，不影响水电解质平衡，无直立性低血压。

【适应证】

服用本品后可明显预防和减轻心脑血管事件，对高动力循环、肾性高血压、高血压伴劳力型心绞痛、快速性心律失常最为适用。单用的降压作用不如氢氯噻嗪，与利尿药、钙通道阻断药合用可提高疗效、减低不良反应。此外，在顽固性高血压、顽固性心力衰竭、充血性扩张型心肌病、梗阻性肥厚型心肌病、甲状腺功能亢进心脏病、高血压伴左心衰竭、高血压伴肾衰竭的综合治疗中，也可发挥一定的作用。

【用法与用量】

口服，初用每次10mg，每天3～4次，按需要及耐受程度逐渐调整，至血压被控制为止（常用量40～80mg/d）。骤然停药易致心绞痛发作，早晨服药较好，夜间较差。静脉注射：按体重0.01～0.1mg/kg，缓慢注入，每次量不宜超过1mg。

【不良反应】

不良反应常见有眩晕、头昏、心率过慢、精神抑郁、反应迟钝。较少见的有支气管痉挛、呼吸困难、充血性心力衰竭、神志模糊、精神抑郁、发热、咽痛、皮疹、血小板减少等。

【禁忌证】

（1）支气管哮喘、心源性休克、二度至三度房室传导阻滞、重度或急性心力衰竭、窦性心动过缓、对本品过敏者禁用。

（2）有药物过敏史、充血性心力衰竭、糖尿病、肺气肿或非过敏性支气管炎、肝及肾功能不全、甲状腺功能低下、雷诺现象者慎用。

【注意事项】

（1）应用本品过程中，应定期检查血常规、血压及心、肝肾功能，糖尿病患者应定期查血糖。

（2）冠心病患者使用本品时，不宜骤停，否则会出现心绞痛、心肌梗死或室性心动过速。

（3）口服可空腹，也可与食物同进，后者可使肝内代谢减慢，生物利用度提高。

（4）长期使用，不可骤停，须逐渐减量（至少 3 天，一般 2 周）后停用。

比索洛尔

【药理作用】

本品为有选择性 β_1 受体阻断药，无内源性拟交感活性和膜稳定作用。与 β_1 的亲和力比对 β_2 受体大 11 ～ 34 倍，为同类药物阿替洛尔的 4 倍。口服吸收迅速、完全，给药后在肺、肾、肝含量最高，半衰期 10 小时，作用时间长达 24 小时以上，连续服用控制症状好，无耐药现象。对呼吸系统不良反应极小，未见对糖和脂肪分解代谢的影响。

【适应证】

用于治疗原发性高血压、心绞痛、心力衰竭。比索洛尔能在降低血压的同时，使交感神经活性下降，稳定交感神经和迷走神经之间的平衡。故能降低高血压患者白昼和夜晚的血压，预防高血压易于早晨发生的心血管意外。比索洛尔能显著降低心力衰竭患者的 QT 离散度，在缺血性心脏病患者中还具有良好的疗效，单用比索洛尔控制卧位型心绞痛疗效比美托洛尔明显。

【用法与用量】

口服　原发性高血压及心绞痛，起始每次 2.5mg，每天 1 次，按需要调整剂量，最大剂量不超过 10mg/d。慢性心力衰竭，起始每次 1.25mg，每天 1 次，以后按耐受情况，每 2 周后递增用量 1.25mg，即调整为 2.5mg/d，3.75mg/d，5mg/d，6.25mg/d，7.5mg/d，8.75mg/d，每天 1 次，以能达到最大耐受量作为维持量，最大不超过 10mg/d。

【不良反应】

不良反应少见的有：乏力、胸闷、头晕、头痛、心悸等。罕见的有：腹泻、腹痛、便秘、恶心、瘙痒、心动过缓、低血压、传导阻滞、肌无力、肌痛性痉挛等。

【禁忌证】

（1）急性心力衰竭、休克、低血压、心动过缓、房室传导阻滞、病态窦房结综合征、支气管哮喘患者、对本品过敏者禁用。

（2）血糖波动大和发生过酸中毒的糖尿病患者及肺、肝肾功能不全者，周围循环不良者（如间歇性跛行或雷诺现象），嗜铬细胞瘤患者（单用本品易致血压骤升，应联用 α 阻断药）慎用。

【注意事项】

（1）长期应用时，应定期监测心功能（心率、血压、心电图、胸片）及肝肾功能，如有心动过缓或低血压，应立即减量或停药。

（2）需停药时，应逐步减量，不可骤停。

阿替洛尔

【药理作用】

本品为对心脏的 β_1 受体有较大选择性，无膜稳定作用，无内源性拟交感活性，无负性肌力作用，对支气管及血管受体影响甚小。

【适应证】

适用于各级高血压，特别是高血压危象［血压≥26.7/17.3kPa（200/130mmHg）］，可迅速降低血压而又不会引起脑、肾缺血。也用于治疗冠心病、心绞痛：窦性心动过速及期前收缩等心律失常、青光眼。口服吸收完全，有小量通过血-脑脊液屏障。服药后2～4小时达血药浓度高峰，作用时间持久，清除半衰期6～7小时，主要以原型从尿中排出。

【用法与用量】

口服　开始每次12.5～25mg，每天1次，2周后按需要及耐受量增加至50～100mg/d。肾功能损害时，肌酐清除率＜15ml/（min·1.73m^2）者，25mg/d，15～35mg/（min·1.73m^2）者，最多50mg/d。心绞痛：每次12.5～25mg，每天2次，可渐增至每天总量150～200mg。高血压：每次25mg，1～2天，可渐增至每天总量100mg。

【不良反应】

（1）在心肌梗死患者中，最常见的不良反应为低血压和心动过缓。

（2）可有头晕、四肢冰冷、疲劳、乏力、肠胃不适、精神抑郁、脱发、血小板减少症、牛皮癣样皮肤反应、牛皮癣恶化、皮疹等。

（3）罕见引起敏感患者的心脏传导阻滞、睡眠不宁、紫癜等。

【禁忌证】

（1）二度至三度房室传导阻滞患者禁用。

（2）窦性心动过缓，充血性心力衰竭，心源性休克患者禁用。

【注意事项】

（1）有心力衰竭的患者用本品时，应先给洋地黄毒苷或利尿药，如心力衰竭症状仍存在，应逐渐减量至停药。

（2）本品的停药过程至少3d，可长达2周，如心绞痛发作，可暂时给药，待稳定后逐渐停药。

哌唑嗪

【药理作用】

本品为选择性突触后膜 α_1 受体阻断药，能抑制血管壁内磷酸二酯酶，使三磷腺苷破坏减少而松弛血管平滑肌；较大剂量阻断 α_1 受体，能显著扩张小动脉、小静脉，降低外周阻力，减少回心血量，同时减轻心脏前后负荷，使血压下降改善心功能。因不影响 α_2 受体，故不引起明显的反射性心动过速，也不增加肾素的分泌。对血脂、血糖、血尿酸及血清离子、肝肾功能均无不良影响，安全性好。

【适应证】

本品主要用于高血压，慢性充血性心力衰竭。口服后 30 分钟显效，1 ～ 2 小时达血药浓度高峰，半衰期 2 ～ 3 小时，持续 6 ～ 10 小时。治疗轻、中度高血压，中、重度慢性充血性心力衰竭，心肌梗死后心力衰竭，难治性充血性心力衰竭。单独使用疗效较差，利用卡托普利与哌唑嗪的协同作用，联合控制对药物反应较差的高血压。可作为糖尿病并发高血压的长期治疗。常与 β 受体阻断药或利尿药合用，降压效果更好。

【用法与用量】

口服　每次 0.5 ～ 1mg，每天 3 次，逐渐按疗效调整至 6 ～ 15mg/d，分 2 ～ 3 次服。每天超剂量服用，未必能提高疗效。

【不良反应】

不良反应可见直立性低血压。较少见者有心绞痛（老年人易发生）、手脚麻木、尿失禁。视物模糊、气短、下肢水肿、便秘、腹泻、口干、抑郁、易激动、头痛、食欲减退、恶心呕吐、皮疹、胃痛、鼻塞、尿频等。

【禁忌证】

（1）对本品过敏者。

（2）精神病患者、机械性梗阻引起的心力衰竭（如主动脉瓣或左房室瓣狭窄、肺动脉栓塞、限制性心包疾病等）、心绞痛患者慎用。

【注意事项】

（1）老年人对降压作用敏感，应注意。本品有对老年人发生低血压的可能性，老年人肾功能减退时，剂量应相应减小。肾功能不全者，用量应减小（开始以每次 1mg，每天 2 次为宜）。

（2）与钙拮抗药同用，使降压作用加强，剂量须适当调整。与其他降压药或利尿药同用，也须注意。与噻嗪类利尿药或β阻断药合用，使降压作用加强，而水钠潴留可能减轻，合用时应分别调整剂量，以求达到最小有效量。

多沙唑嗪

【药理作用】

本品的作用与作用机制同特拉唑嗪相似，有降压和调节血脂作用。口服吸收完全（95%），2 ～ 3 小时后血药浓度达高峰值，$t_{1/2}$ 约 11 小时。

【适应证】

可用于高血压。

【用法与用量】

口服　开始时 1mg/d，睡前服，以后按患者需要和耐受，调整剂量。但超过 4mg/d 时，易引起直立性低血压。维持量为 1 ～ 8mg/d。

【不良反应】

不良反应常见的有头晕、头痛、乏力。较少见的有心律失常、呼吸困难、恶心、精神不安、嗜睡、鼻炎、水肿等。

【禁忌证】

对唑啉类、对本品过敏者禁用。

【注意事项】

（1）老年人（易致低血压）应减量。

（2）为减少首剂直立性低血压反应，开始用 1mg，每 2 周按需要增加剂量，宜睡前服用。

（3）如加用其他降压药，本品应减量，用其他降压药后加用本品，本品应从 1mg/d 开始，据疗效再调整。

第六节 血脂调节药物

洛伐他汀

【药理作用】

本品为羟甲基戊二酸单酰辅酶 A（HMG-CoA）还原酶的抑制药，可抑制胆固醇的生物合成，减少肝细胞内胆固醇含量，从而刺激低密度脂蛋白（LDL）受体的合成，增加对 LDL 微粒的摄取，最终使血浆中总胆固醇、LDL 的水平降低，同时提高高密度脂蛋白-胆固醇（HDL-C）水平以及中等度降低三酰甘油的水平。由此对动脉粥样硬化和冠心病的防治产生作用。

【适应证】

用于治疗高胆固醇血症，是首选的调脂药，尤其伴有 LDL 增高患者（Ⅱ型），混合型高脂血症也可使用，还可用于肾病或糖尿病伴有高胆固醇血症患者。对显著增高的高 TG 血症和乳糜微粒血症效果较差。与胆汁螯合剂合用，可增强降胆固醇效应。

【用法与用量】

口服 一般自小剂量开始，10 ～ 20mg，每天 1 次，晚餐时服，增量可至 40mg/d，但最大剂量不得超 80mg/d(早、晚分服)。当低密度脂蛋白-胆固醇（LDL-C）降至 1.94mmol/L（75mg/dl）以下或总胆固醇降至 3.6mmo1/L（140mg/dl）以下时，洛伐他汀应减量维持。一般耐受性良好。

【不良反应】

不良反应多见的有：腹泻、头痛、眩晕、皮疹、胀气、恶心。少见的有：阳痿、失眠。罕见的有肌痛、肌炎、横纹肌溶解及急性胰腺炎，上述反应一旦出现立即停药。

【禁忌证】

（1）有活动性肝病患者及对本品过敏者禁用。

（2）对其他 HMG-CoA 还原酶过敏者慎用。

【注意事项】

如有低血压、严重急性感染、创伤、代谢紊乱等情况，需注意可能出现的继发于肌溶解后的肾衰竭。肾功能减退者用量应减少。

辛伐他汀

【药理作用】

本品为甲基羟戊二酰辅酶A（HMG-CoA）还原酶抑制剂，由土曲霉菌酵解产物合成，抑制内源性胆固醇的合成，为血脂调节剂。本品本身无活性，口服吸收后的水解产物在体内竞争性地抑制胆固醇合成过程中的限速酶羟甲戊二酰辅酶A还原酶，使胆固醇的合成减少，也使低密度脂蛋白受体合成增加，主要作用部位在肝脏，结果使血胆固醇和低密度脂蛋白胆固醇水平显著降低，中度降低血三酰甘油和增高血高密度脂蛋白水平，由此对动脉粥样硬化和冠心病的防治产生作用。

【适应证】

用于治疗高胆固醇血症和混合型高脂血症；冠心病和脑卒中的防治。

【用法与用量】

口服　胆固醇血症初始服10～20mg，晚餐后服。高危患者，可从20～40mg/d开始。剂量按需要调整，但最多不超过80mg/d。对于胆固醇水平轻至中度升高的患者，始服5mg/d，若需调整剂量则应间隔4周以上，最大剂量40mg/d，晚餐后服。当低密度脂蛋白胆固醇降至1.94mmol/L（75mg/dl）或总胆固醇水平降至3.6mmol/L（140mg/dl）以下时，应减低辛伐他汀的剂量维持。

纯合子家族性高胆固醇血症：初用辛伐他汀40mg/d，晚餐后服用。或80mg/d，早、午间各20mg，晚间40mg分3次服。一般认为，以不超过40mg/d为安全。

【不良反应】

（1）本品最常见的不良反应为胃肠道不适，其他还有头痛、皮疹、头晕、视物模糊和味觉障碍。

（2）偶可引起血氨基转移酶可逆性升高。因此需监测肝功能。

（3）少见的不良反应有阳痿、失眠。

（4）罕见的不良反应有肌炎、肌痛、横纹肌溶解，表现为肌肉疼痛、乏力、发热，并伴有血肌酸磷酸激酶升高、肌红蛋白尿等，横纹肌溶解可导致肾功能衰竭，但较罕见。本品与免疫抑制剂、叶酸衍生物、烟酸、吉非罗齐、红霉素等合用可增加肌病发生的危险。

（5）有报道肝炎、胰腺炎，及过敏反应如血管神经性水肿。

【禁忌证】

（1）对任何成分过敏者。

（2）活动性肝炎或无法解释的持续血清氨基转移酶升高者。

【注意事项】

（1）冠心病患者起始剂量，可每天晚餐后服用 20mg，如需调整剂量，可参考高胆固醇血症是否达到目标后，决定用法与用量。

（2）同时服用免疫抑制药类的患者，辛伐他汀的推荐剂量为 10mg/d。

阿托伐他汀

【药理作用】

本品为 HMG-CoA 还原酶选择性抑制剂，通过抑制 HMG-CoA 还原酶和胆固醇在肝脏的生物合成而降低血浆胆固醇和脂蛋白水平，并能通过增加肝细胞表面低密度脂蛋白（LDL）受体数目而增加 LDL 的摄取和分解代谢。本品也能减少 LDL 的生成和其颗粒数。本品还能降低某些纯合子型家族性高胆固醇血症（FH）。

【适应证】

（1）原发性高胆固醇血症和混合性高脂血症。

（2）高胆固醇血症并有动脉粥样硬化危险的患者。

【用法与用量】

口服　起始剂量为 10mg/d，晚餐后服，也可在一天中任何时间服。应根据 LDL 水平进行个体化调整，最大剂量不超过 80mg/d。

原发性高胆固醇血症或混合性高脂血症的治疗：每次 10mg，每天 1 次。大多数患者血脂水平可得到控制，2 周后疗效明显，4 周后疗效显著，长期治疗可维持疗效。

杂合子型家族性高胆固醇血症：初始为 10mg，每天 1 次，4 周后逐步调整剂量为 40mg/d（剂量应个体化），如疗效仍不满意，可调至最大剂量 80mg/d，或配以胆酸螯合剂。

纯合子型家族性高胆固醇血症：推荐剂量为 10 ～ 80mg/d，且常做其他治疗措施（如血浆透析法）的辅助治疗。无条件时，本品也可单独使用。

【不良反应】

本品可被较好地耐受，不良反应多为轻度和一过性，最常见的是便秘、腹胀、消化不良和腹痛。因本品的不良反应而停药者<2%。其他有谷丙转氨酶（ALT）升高（0.7%），发生在用药 16 周内。

【禁忌证】

（1）对本品过敏者、肌病、活动性肝炎患者及氨基转移酶持续升高 3 倍原因不明者禁用。

（2）过量饮酒或有肝病史者慎用。

【注意事项】

肾功能不全和 70 岁以上的老人也可使用。

普伐他汀

【药理作用】

本品通过以下环节全面降低血脂：首先是可逆性地抑制 HMG-CoA 还原酶的活性，使细胞内胆固醇降低，导致细胞表面 LDL 受体的增加，从而加强了低密度脂蛋白-胆固醇（LDL-C）的分解清除；其次，胆固醇是合成极低密度脂蛋白（VLDL）的必需物质，胆固醇的降低便使 VLDL 的合成减少，而 VLDL 正是 LDL-C 的前体，VLDL 合成减少，则抑制 LDL-C 的生成；再者，VLDL 又是携带和转运三酰甘油（TG）的必需工具，VLDL 减少则 TG 也随之下降。

【适应证】

本品适用于原发性高胆固醇血症，可广泛用于冠心病患者的高胆固醇水平治疗，以及胆固醇水平未增高的患者的治疗，还可通过降低 TG 水平从而减少了糖尿病的发生，使罹患糖尿病的危险性降低 30%，此外，该药的抗炎作用以及血管内皮效应均参与其预防作用。

【用法与用量】

口服　开始剂量为每次 10 ～ 20mg，每天 1 次，临睡前服。用量可按需要调整，但最大剂量为 40mg/d。

【不良反应】

（1）罕见的反应有：肌痛，肌炎，平滑肌溶解，表现为肌肉疼痛，发热，乏力常伴血肌酸磷酸激酶增高。平滑肌溶解可导致肾功能衰竭，本品与免疫抑制药、吉非罗齐、红霉素合用可增加其发生；急性胰腺炎，见于治疗 3 个月内。上述反应出现时应停用本品。

（2）少见的反应有：阳痿、失眠。

（3）较多见的反应有：腹泻、胀气、眩晕、头痛、恶心、皮疹。

【禁忌证】

（1）活动性肝炎患者、对本品过敏者禁用。

（2）对其他 HMG-CoA 还原酶抑制剂过敏者慎用。

【注意事项】

（1）应用本品时如有低血压、严重急性感染、创伤、代谢紊乱等情况，须注意继发于肌溶解后的肾衰竭。肾功能不全者应减量。

（2）服用本品时，与进餐同时服用可增加吸收。

氟伐他汀

【药理作用】

本品为羟甲基戊二酸单酰辅酶 A（HMG-CoA）还原酶抑制药，抑制胆固醇生物合成中的限速酶，从而抑制 HMG 转化为甲羟戊酸。氟伐他汀结构独特，药动学、耐药性好，疗效与剂量正相关。本品广泛应用于临床治疗原发性高胆固醇血症和混合型高胆固醇血症，大规模临床试验证明，服用氟伐他汀 20 ～ 40mg/d，可降低胆固醇（TC）15% ～ 20%，降低低密度脂蛋白-胆固醇（LDL-C）19% ～ 31%；升高高密度脂蛋白-胆固醇（HDL-C）2% ～ 10%，剂量增至 80mg/d，LDL-C 降低可达到 39%。

【适应证】

氟伐他汀不仅可以降低冠心病的发病率和病死率，还可以降低其他原因心血管疾病的病死率。氟伐他汀可显著降低慢性肾功能不全患者的 LDL-C。对 2 型糖尿病血液透析患者也会产生有益作用。本品在有效降脂的同时，也有改善胰岛素抵抗的作用。

【用法与用量】

口服　初始剂量 20 ～ 40mg，每天晚间顿服。必要时可增至最大剂量 80mg/d，晚间顿服。缓释片 80mg/d。

【不良反应】

（1）已知对氟伐他汀或药物的其他任何成分过敏者。

（2）活动性肝病或持续地不能解释的转氨酶升高。

（3）严重肾功能不全（肌酐大于 260μmol/L，肌酐清除率＜30ml/min）的患者。

【禁忌证】

（1）少见的反应有：肌痛，背痛。其他他汀类药治疗时出现的肌炎、平滑肌溶解在本品尚未有报道。

（2）较少见的反应有：失眠。

（3）较多见的反应有：腹泻、胀气、眩晕、头痛、恶心、皮疹。

【注意事项】

（1）若天门冬氨酸氨基转移酶（GOT）或丙氨酸氨基转移酶（GPT）持续超过正常上限 3 倍者，应中止治疗。

（2）有肝病及过量饮酒史者慎用。对伴有无法解释的弥漫性肌痛、肌肉触痛或肌无力以及肌酸磷酸激酶明显升高（超过正常上限 10 倍）的患者，应考虑肌病的可能性。患者被确诊或怀疑为肌病时，应停止治疗。

非诺贝特

【药理作用】

本品通过抑制腺苷酸环化酶，使脂肪细胞内环磷酸腺苷（cAMP）减少，抑制脂肪组织水解，使肝脏极低密度脂蛋白（VLDL）合成及分泌减少。并通过增强低密度脂蛋白（LDL）活性，加速 VLDL 和三酰甘油（TG）的分解，因而可降低血中 VLDL、TG、低密度脂蛋白胆固醇（LDL-C）和胆固醇（TC），并增加高密度脂蛋白胆固醇（HDL-C）水平。此类药物还可降低机体炎性递质如白介素 -6 和凝血因子 I 的作用，可显著降低心血管事件。

【适应证】

治疗高胆固醇血症、高 TG 血症及混合型高脂血症，尤其适合于高尿酸血症的患者。

【用法与用量】

口服　普通片 300mg/d，每天 3 次，维持量，每次 100mg，每天 3 次；微粒型，200mg/d，每天 1 次。

【不良反应】

不良反应主要为胃肠道反应、神经系统反应、肌痛及皮疹，还有胆石症倾向等。

【禁忌证】

肾功能不全及胆石症禁用。

【注意事项】

（1）老年人如有肾功能不全，应减量。

（2）有增强抗凝作用，与口服抗凝药同时用，用量应减半，以后按检查结果调整。

烟酸

【药理作用】

本品为 B 族维生素之一，与烟酰胺统称为“维生素 PP”。烟酸在体内转化为烟酰胺，后者是核糖腺嘌呤等组成烟酰胺腺嘌呤二核苷酸（辅酶 I）和烟酰胺腺嘌呤二核苷酸磷酸（辅酶 II）的组成部分，参与体内生物氧化过程。烟酸有较强的扩张周围血管作用，用于治疗血管性偏头痛、头痛等。大剂量可降低血清胆固醇及三酰甘油浓度。

【适应证】

用于多型高脂血症（I 型除外）的辅助治疗，用于防治烟酸缺乏病，作为血管扩张药治疗偏头痛、头痛、脑动脉血栓形成、肺栓塞、内耳眩晕症、冻伤、中心性视网膜脉络膜炎等。

【用法与用量】

口服　每次 50 ～ 100mg，每天 3 次，餐间或餐后吞服。用 1 ～ 3 个月，逐渐加量至 200 ～ 300mg/d，烟酸缓释片，开始剂量 370 ～ 500mg/d，每天 1 次，睡前服，2 ～ 4 周增加剂量，每次加量 500mg，最大剂量不超过 2000mg。较普通片剂易耐受。

【不良反应】

本品可致强烈的皮肤潮红和瘙痒。还可诱发溃疡病、发生色素沉着，使肝功能异常，血糖增高，血尿酸增高及低血压，如发生上述情况，应停药。

【禁忌证】

对本品过敏者、活动性溃疡病、显著的肝功能异常、显著的高尿酸血症及痛风患者禁用。

【注意事项】

与他汀类药物合用，有可能发生肌病，应密切随访。

普罗布考

【药理作用】

本品主要降低血清胆固醇（TC），对三酰甘油（TG）无影响。普罗布考可减低血清胆固醇 20% ～ 25%，相当于大剂量的烟酸。该药降低低密度脂蛋白-胆固醇（LDL-C）、极低密度脂蛋白-胆固醇（VLDL-C），同时也降低高密度脂蛋白-胆固醇（HDL-C）。普罗布考有预防和逆转动脉粥样硬化的作用。普罗布考降低胆固醇的机制在于增加低密度脂蛋白（LDL）的分解和胆汁酸的排泄、抑制胆固醇的合成，改变高密度脂蛋白的结构和代谢功能，促进胆固醇的逆转运。另外本品是一种抗氧化剂，能预防 LDL 的诱变。

【适应证】

适用于治疗ⅡA 和ⅡB 型高脂蛋白血症。

【用法与用量】

口服　每次 500mg，每天 2 次，餐后服。

【不良反应】

不良反应少见的有腹泻、腹痛、恶心呕吐、消化不良、头痛、头晕、感觉异常、失眠、耳鸣、皮疹，瘙痒等。罕见的有心电图 Q-T 间期延长、室性心动过速、血小板减少、血管神经性水肿。

【禁忌证】

对本品过敏者、有心肌损害、严重心律失常、不明原因昏厥者禁用。应用本品时，可发生心电图 Q-T 间期延长与严重心律失常，故在下列情况下应忌用：有 Q-T 间期延长者；有不明原因昏厥或心源性昏厥；正在用延长 Q-T 间期的药物；血钾、血镁过低者；新近心肌梗死、严重心动过缓者。

【注意事项】

肾功能减退时本品应减量。

第二十章　呼吸系统疾病

第一节　镇咳药物

磷酸可待因

【药理作用】

本品为中枢镇咳药，直接抑制延髓咳嗽中枢，镇咳作用强度为吗啡的 1/4，镇痛作用更弱，但其抑制呼吸及成瘾性也较弱，故其镇咳作用相对为强。

【适应证】

通用于各种原因引起的剧烈干咳，更适用于胸膜炎、大叶性肺炎的早期干咳。肺部疾病伴有咯血时，本品除有镇咳作用外，兼有镇静止血作用。当咳嗽有痰时宜与祛痰药合用。

【用法与用量】

口服或皮下注射：常用量，每次 15 ～ 30mg，30 ～ 90mg/d。极量：口服每次 100mg，250mg/d。

【不良反应】

常见不良反应有心理变态或幻想、呼吸缓慢或不规则、心率或快或慢。少见的有耳鸣、惊厥、震颤、肌肉强直、精神抑郁等；过敏反应，如皮疹、荨麻疹、瘙痒等；过量时可引起烦躁不安、精神错乱、头晕、嗜睡、癫痫、低血压、心率过缓、呼吸微弱、神志不清等；长期服用可引起依赖性。

【禁忌证】

（1）对本品过敏者、痰多而黏稠的患者、支气管哮喘性咳嗽及换气量差的阻塞性肺部疾病患者禁用。

（2）支气管哮喘、急腹症、胆结石、原因不明的腹泻、颅脑外伤或颅内病变，前列腺增生患者慎用。

【注意事项】

（1）用此药期间不宜饮酒，本品易成瘾，严格使用管理。

（2）本品与抗胆碱药合用，可引起便秘或尿潴留；与美沙酮、吗啡类药物合用，可加强中枢抑制；与肌松药合用，可加强呼吸抑制。

枸橼酸喷托维林

【药理作用】

本品作用为抑制延髓中枢，镇咳作用强度为可待因的 1/3，并有局麻作用和解痉作用，大剂量时可松弛支气管，降低呼吸道阻力，也可显示末梢镇咳效果。

【适应证】

适用于各种原因引起的干咳。

【用法与用量】

口服　用量每次 25mg，每天 3 ～ 4 次。

【不良反应】

不良反应偶有轻度头痛、头晕、口干、恶心、腹胀、便秘。

【禁忌证】

青光眼及心功能不全患者慎用。

【注意事项】

痰较多者应配以祛痰药合用。

右美沙芬

【药理作用】

本品为抑制延髓咳嗽中枢，其减少咳嗽频率作用与可待因相仿，而抑制咳嗽强度则优于可待因。无镇痛作用，治疗量不抑制呼吸，长期使用不产生耐药性。口服后 15 ～ 30 分钟起效，作用时间可持续 3 ～ 6 小时。

【适应证】

适用于感冒引起的支气管炎、咽喉炎、支气管哮喘、肺结核等引起的少痰咳嗽。

【用法与用量】

口服　每次 10 ～ 20mg，每天 3 ～ 4 次；缓释片，每次 20mg。

【不良反应】

不良反应偶有头晕、轻度嗜睡、口干、便秘、恶心和食欲减退，胃肠紊乱。大剂量时也可抑制呼吸。一旦过量中毒用纳洛酮治疗，效果好。

【禁忌证】

（1）有精神病史者禁用。

（2）痰量多及心、肝、肺功能不全的患者慎用。

【注意事项】

本品禁止与单胺氧化酶抑制药合用。

苯丙哌林

【药理作用】

本品具有中枢镇咳及外周镇咳作用，可作用于肺、胸膜牵张感受器，阻断肺迷走神经反射而引起的咳嗽，也有平滑肌解痉及有一定的祛痰作用。其镇咳作用较可待因强 2 ～ 4 倍，毒性低，不抑制呼吸。口服后 15 ～ 20 分钟起效，作用持续时间 4 ～ 7 小时。

【适应证】

适用于各种原因引起的咳嗽，对刺激性干咳效果尤佳。

【用法与用量】

口服给药：每次 20 ～ 40mg（以苯丙哌林计），每天 3 次。缓释片为每次 40mg（以苯丙哌林计），每天 2 次。

【不良反应】

不良反应可见食欲减退、胃部烧灼感、口渴、疲乏、眩晕、嗜睡及胸闷等。

【禁忌证】

对本品过敏者禁用。

【注意事项】

因本品对口腔黏膜有麻醉作用，故服用片剂时宜吞服或用温水冲溶后口服，切勿嚼碎。

苯佐那酯

【药理作用】

本品为丁卡因的衍生物，属局麻性末梢镇咳药，选择性作用于肺牵张感受器，抑制肺迷走神经反射引起的咳嗽。对咳嗽中枢也有抑制作用，镇咳效果略低于可待因，但不抑制呼吸，可使支气管哮喘患者的呼吸加深，通气量增加，服药后 10 ～ 20 分钟起效，作用持续时间 3 ～ 8 小时。

【适应证】

本品适用于急性支气管炎、支气管哮喘、肺炎及肺癌引起的干咳、阵咳及外科手术后刺激性咳嗽，也可用于支气管镜检或造影前预防咳嗽。治疗顽固性呃逆也有效，服药 20 分钟后可缓解。

【用法与用量】

口服　用量每次 50 ～ 100mg，每天 3 次，个别患者可适当增加剂量。

【不良反应】

不良反应可有轻度眩晕、头痛、嗜睡、胸闷等。过量可致惊厥，不宜大量使用。

【禁忌证】

多痰患者禁用。

【注意事项】

口服时勿嚼碎，否则会引起口腔麻木。

第二节　祛痰药物

氯化铵

【药理作用】

本品作用机制是刺激胃黏膜引起轻度恶心，反射性地兴奋迷走神经，使呼吸道浆液性分泌物增加，痰液稀释，易于咳出。另外氯化铵吸收后有一小部分由呼吸道排出，在支气管内形成高渗，可增加呼吸道内水分，有助于痰液稀释。还有酸化体液和尿液的作用。

【适应证】

可于呼吸道感染痰不易咳出时应用。现已配成复方制剂应用。

【用法与用量】

口服用量：每次 0.3 ～ 0.6g，每天 3 次。

【不良反应】

不良反应有恶心、偶出现呕吐。过量或长期服用可造成酸中毒和低钾血症。

【禁忌证】

（1）肝肾功能不全者禁用。

（2）消化性溃疡病患者慎用。

【注意事项】

不宜与排钾利尿药合用，因对肝功能不全者易引起肝性脑病。

溴己新

【药理作用】

本品能分解痰液中的黏多糖纤维，抑制黏液腺和杯状细胞中酸性糖蛋白的合成，使唾液酸减少，降低糖液的黏度。并有恶心性祛痰作用，使痰易于咳出。服药后1小时起效，持续作用时间6～8小时。

【适应证】

适用于急、慢性支气管炎，哮喘等，也可用于肺气肿、硅沉着病、支气管扩张等。主要针对有白色黏痰又不易咳出的患者。

【用法与用量】

（1）口服　常用量每次4～8mg，每天1～2次。

（2）静脉注射　每次4～8mg，加入50%葡萄糖注射液中，每天1～2次。

（3）静脉滴注　每次8mg，加入5%葡萄糖注射液中或生理盐水注射液中。

【不良反应】

对胃黏膜可有刺激反应，如偶有恶心、胃部不适，少数患者可有氨基转移酶升高，但能自行恢复。

【禁忌证】

胃炎及胃溃疡患者慎用。

【注意事项】

本品可增加四环素类抗生素在支气管的分布浓度，故可增强此类药物在呼吸道的疗效。

乙酰半胱氨酸

【药理作用】

本品为黏痰溶解药，其分子中含有巯基（—SH），能使痰液黏蛋白的二硫键（—S—S—）断裂，降低痰的黏度。对脱氧核糖核酸也有裂解作用，故对黏性或脓性痰均有效，可促进痰的排出。

【适应证】

本品适用于急、慢性支气管炎及支气管哮喘、支气管扩张、肺结核、肺气肿等患者的黏痰不易咳出者。也适用于手术后咳痰困难的患者和气管切开时黏痰不易吸出者。

【用法与用量】

喷雾吸入：10% 溶液，每次 1 ～ 3ml，每天 2 ～ 3 次。

【不良反应】

不良反应可见恶心，对呼吸道有刺激性，哮喘患者易引起支气管痉挛，但可被舒张支气管药物解除。

【禁忌证】

严重的呼吸功能不全、老年哮喘患者禁用。

【注意事项】

（1）避免同时服用强力镇咳药。

（2）本品与碘化油、糜蛋白酶、胰蛋白酶有配伍禁忌。

氨溴索

【药理作用】

本品具有断裂痰中多糖纤维作用，使痰液变稀，并有抑制糖蛋白合成的作用，使痰液黏度降低。

【适应证】

主要用于痰多且较黏稠的呼吸道疾病。

【用法与用量】

口服　常用量每次 30 ～ 60mg，每天 2 ～ 3 次，餐后服。如需长期服用，于用药 14d 后剂量减半。

【不良反应】

不良反应可有轻度胃肠道反应，如恶心、呕吐、胃痛、腹泻，偶有皮疹。

【禁忌证】

消化性溃疡及青光眼患者禁用。

【注意事项】

本品可提高抗生素对肺组织的穿透能力，增加抗生素在支气管、肺组织中的浓度。

第三节　平喘药物

麻黄碱

【药理作用】

本品可兴奋肾上腺素能α受体和β受体，也可直接刺激肾上腺素能神经末梢释放神经递质，松弛支气管平滑肌。其α效应还可收缩支气管黏膜血管，减轻充血、水肿，改善小气道阻塞。口服后30分钟起效，持续3～6小时。

【适应证】

本品主要用于慢性轻度支气管哮喘和预防哮喘发作。

【用法与用量】

（1）口服　用量每次15～30mg，每天3次。

（2）皮下或肌内注射　每次15～30mg，每天2～3次。极量为每次50mg，120mg/d。

【不良反应】

可见对此药敏感者或用量过大时可产生震颤、焦虑、失眠、心悸、血压升高等。

【禁忌证】

高血压、冠心病、心绞痛及甲状腺功能亢进患者禁用。

【注意事项】

（1）避免晚餐后服用，以防失眠。

（2）本品的滴鼻液不宜久用，以免发生反跳性鼻黏膜充血。

异丙肾上腺素

【药理作用】

本品对β_1和β_2受体均有激动作用，可解除支气管平滑肌痉挛，并增加心肌收缩力，改善传导阻滞，升高血压，加快心律。此药对支气管平滑肌的松弛和解痉作用约为肾上腺素的10倍。作用特点是强、快、短。因本品在胃肠道易被破坏，所以，多采用气雾吸入或舌下含服给药，给药 2 ～ 5 分钟起效。

【适应证】

主要用于平喘，对哮喘急性发作的控制尤其适用。也可用于抗休克和抢救阿-斯综合征。

【用法与用量】

舌下含服：用量每次 10 ～ 15mg，每天 3 次；气雾吸入，用 0.25% 气雾剂每次 1 ～ 2 揿，每天 2 ～ 4 次。静脉滴注：用于三度房室传导阻滞，每分钟心率不到 40 次时，以本品 0.5 ～ 1mg，加入 5% 葡萄糖注射液 200 ～ 300ml 内缓慢滴注。成年人极量，舌下给药：1 次 20mg，60mg/d；喷雾给药：每次 0.4mg，2.4mg/d。

【不良反应】

常见不良反应有：口咽发干、心悸不安。少见的有：头晕、目眩、面潮红、恶心、心率增速、震颤、多汗、乏力等。

【禁忌证】

高血压、甲状腺功能亢进、心绞痛、冠状动脉供血不足、糖尿病患者等慎用。

【注意事项】

（1）多次吸入本品其药效会变短，如出现粉红色痰液时则应停止给药。

（2）对其他肾上腺素类药物过敏者对本品也有交叉过敏。

（3）患者用药后若出现心律失常或胸痛，应给予重视。

（4）因对其心脏有显著兴奋作用，故治疗哮喘时不用注射给药法，也不宜连续使用。

（5）多次使用本品后疗效明显下降。

沙丁胺醇

【药理作用】

本品作用于支气管 β_2 肾上腺素受体，对心脏 β_2 受体影响很小。具有松弛支气管平滑肌的作用。本品口服、吸入及静脉注射均有明显的平喘效果，作用持续时间 4 ～ 6 小时，但是，久用产生耐药性，疗效降低。

【适应证】

用于支气管哮喘、喘息型支气管炎等伴有支气管痉挛的患者。

【用法与用量】

(1) 口服　用量每次 2 ～ 4mg，每天 3 次；口服缓释片，每次 1 片，每天 2 次，温开水口服，勿嚼碎。

(2) 气雾吸入　每次 0.1 ～ 0.2mg，必要时 4 ～ 6 小时再重复给药 1 次，但 24 小时内不宜超过 6 次。

(3) 粉雾剂吸入　每次 0.2 ～ 0.4mg，每天 4 次。

【不良反应】

不良反应可有头痛、头晕、失眠，偶见手指或肌肉震颤、心悸，血压波动，一般减量后可消失，如反应严重时应停药。

【禁忌证】

心血管功能减退、高血压、糖尿病、甲状腺功能亢进患者慎用。

【注意事项】

(1) 长期使用本品可产生耐药性，甚至有加重哮喘的危险。

(2) 本品与其他 β_2 受体激动药合用，药效可增加，但也易导致毒性反应。与单胺氧化酶抑制药或三环类抗抑郁药合用，可增加血管系统不良反应。

特布他林

【药理作用】本品为选择性 β_2 受体激动药，支气管扩张作用与沙丁胺醇相近，比奥西那林强 2 倍，但对心脏兴奋作用甚小，仅为异丙肾上腺素的 1/100。此药在体内不易被代谢，故作用较持久。吸入 5 ～ 15 分钟起效，0.5 ～ 1 小时达作用高峰，作用持续时间约 4 小时。也可皮下注射给药。

【适应证】

适用于支气管哮喘、喘息型支气管炎、肺气肿等患者。

【用法与用量】

(1) 口服　用量每次 2.5 ～ 5mg，每天 2 ～ 3 次，最大量 24 小时内不超过 15mg。

(2) 气雾吸入　每 4 ～ 6 小时 200 ～ 500μg，1 次或分 2 次

吸入，2 次吸入时要间隔 1 分钟左右。

（3）静脉注射　必要时每 15 ～ 30 分钟 250μg，但在 4 小时内的总量不能超过 500μg，非特殊重症哮喘，不考虑静脉给药。

【不良反应】

不良反应可见少数患者口干、鼻塞、轻度胸闷、嗜睡及手指震颤，个别可有头痛、心悸。

【禁忌证】

（1）心功能严重损伤者禁用。

（2）高血压、冠心病、甲状腺功能亢进、糖尿病等患者慎用。

【注意事项】

本品久用可产生耐药性，疗效降低。

克仑特罗

【药理作用】

本品为选择性 β_2 受体激动药，可解除支气管平滑肌痉挛，扩张支气管作用约为非诺特罗的 25 倍、沙丁胺醇的 100 倍，对心血管系统的影响很小。其优点是起效快、作用时间长、剂量小、不良反应轻。口服吸收良好，平喘作用强，还能增强支气管纤毛运动，促进痰液排出。口服后 10 ～ 20 分钟起效，作用持续时间 6 ～ 8 小时；吸入 5 ～ 10 分钟起效，作用持续时间 2 ～ 4 小时；直肠给药后 10 ～ 30 分钟起效，作用时间 8 ～ 24 小时。

【适应证】

用于防治支气管哮喘、慢性喘息型支气管炎、肺气肿等引起的支气管痉挛。

【用法与用量】

（1）口服　用量每次 30μg，每天 3 次。

（2）气雾吸入　每次 10 ～ 20μg，每天 3 次。

（3）直肠给药　每次 60μg，每晚睡前给药 1 次。

【不良反应】

少数患者可出现轻度心悸、手颤、头晕等不良反应，一般停药后可自行消失。

【禁忌证】

甲状腺功能亢进、高血压、心律失常及心动过速患者慎用。

【注意事项】

本品与非选择性 β 受体阻断药合用应慎重。

妥洛特罗

【药理作用】

本品为 β_2 受体激动药，为强效、长效制剂，对支气管扩张作用强而持久，比氯丙那林强 2 ～ 10 倍，对心脏的兴奋作用极微，仅为氯丙那林的 1/300 ～ 1/100，为异丙肾上腺素的 1/1000。本品作用持续时间长，口服后 5 ～ 10 分钟起效，1 小时后血药浓度达高峰。48 小时后由尿、粪便中排出，无蓄积性。本品还有一定的止咳祛痰作用。

【适应证】

主要用于支气管哮喘、喘息性支气管炎等。

【用法与用量】

口服　常用量每次 0.5 ～ 2mg，每天 2 ～ 3 次。

【不良反应】

不良反应偶有手颤、心悸、心动过速、口干、头晕、失眠、恶心及胃部不适，停药后能自行消失。

【禁忌证】

甲状腺功能亢进、高血压、冠心病、心功能不全、糖尿病患者慎用。

【注意事项】

（1）如有过敏反应立即停药。

（2）本品与肾上腺素类药物合用，可加强其对心脏兴奋作用，而引起心律不齐，故不宜合用。

福莫特罗

【药理作用】

本品为长效 β_2 受体激动药，对支气管平滑肌的松弛作用较沙丁胺醇强而持久，并能抑制嗜碱性粒细胞、肺肥大细胞释放组胺等致敏介质，故有抗过敏作用，也能降低肺血管的通透性，减轻肺水肿。其作用机制与激动 β_2 受体而使环单磷酸腺苷升高有关。

【适应证】

本品主要用于支气管哮喘、喘息型慢性支气管炎、肺气肿等引起的呼吸困难。

【用法与用量】

（1）口服 常用量每次 40 ～ 80μg，每天 2 次。

（2）气雾吸入 每次 12 ～ 24μg，每天 2 次。

【不良反应】

不良反应常见的有肌肉震颤和心悸；偶见皮肤过敏、恶心，呕吐及兴奋。

【禁忌证】

（1）对本品过敏者禁用。

（2）甲状腺功能亢进、糖尿病、心脏病患者慎用。

【注意事项】

按常用量应用本品如不显效时应停药，连续超量使用可引起心律失常，切勿加量使用。

班布特罗

【药理作用】

本品是特布他林的前体药物，其本身不显示药物活性，是通过提高在首过效应中水解代谢时的稳定性，延长母体药物的作用持续时间。本品为亲脂性长效 β_2 受体激动药，具有松弛支气管平滑肌作用，亦有抑制内源性致痉挛物质的释放作用，可减轻水肿并增强黏膜纤毛廓清能力。

【适应证】

适用于阻塞性呼吸道疾病的症状，如支气管哮喘、慢性支气管炎和肺气肿等。

【用法与用量】

口服 常用量起始剂量每次 10mg，每天 1 次，睡前服用。

根据疗效情况，1 ～ 2 周后可增至 20mg/d。肾功能不全者起始剂量每次 5mg。

【不良反应】

本品中毒时其表现为心律失常，心率加快，肌肉颤动或癫痫。由于胃肠道受刺激，可见血性呕吐物，或排油样粪。

【禁忌证】

对特布他林过敏者及肥厚型心肌病患者禁用。

异丙托溴铵

【药理作用】

本品对支气管平滑肌 M 受体具有较强的选择性阻断作用，故有明显的松弛支气管平滑肌作用。本品为强效抗胆碱平喘药，其扩张支气管的剂量仅为抑制腺体分泌和加快心率剂量的 1/20 ～ 1/10。在治疗量时对呼吸道腺体和心血管系统的影响不明显，一般不引起心率和血压的改变。本品的平喘效果优于异丙肾上腺素，但因是季铵盐，口服不易吸收。气雾吸入后 5 分钟内起效，30 ～ 60 分钟达峰，作用持续时间 4 ～ 6 小时。

【适应证】

适用于支气管哮喘、慢性喘息型支气管炎及其他慢性阻塞性呼吸道疾病，尤其对 β 受体激动药耐受性欠佳的患者可用本品。

【用法与用量】

（1）定量雾化吸入　常用量每次 40 ～ 80μg，每天 3 ～ 4 次。

（2）溶液雾化吸入　每次 50 ～ 125μg，用雾化吸入器给药。

【不良反应】

不良反应主要有口干、口苦感，偶见干咳和喉部不适。

【禁忌证】

（1）对阿托品类药物过敏者禁用。

（2）青光眼患者及前列腺增生者慎用。

【注意事项】

本品误入眼内时，会出现瞳孔散大和轻度、可逆的视力调节紊乱，一旦出现此症状以及其他严重的眼部并发症发生，可予以缩瞳治疗。

色甘酸钠

【药理作用】

本品对肥大细胞具有膜稳定作用，可阻止肥大细胞脱颗粒，抑制组胺、5-羟色胺、白三烯、前列腺素等过敏介质的释放，从而减轻或防止支气管平滑肌痉挛，血管渗透性增加及黏膜组织水肿。可预防抗原引起的过敏性哮喘和刺激引起的哮喘。其作用机制为：抑制磷酸二酯酶的活性使肥大细胞中的环单磷腺苷水平增高，减少钙内流；在肥大细胞膜外侧钙通道部位与钙离子形成复合物，促使钙通道关闭，抑制钙内流；降低支气管对物理或化学性刺激的高反应性；拮抗血小板活化因子引起的支气管痉挛。本品给药后不能迅速奏效，需连用数日后方能逐渐生效。

【适应证】

本品主要用于预防支气管哮喘的发作，对明确过敏原的外源性哮喘有效，尤以青少年为佳，对内源性哮喘也有一定效果。此外还可用于多种过敏症，如过敏性鼻炎、角膜炎、结膜炎、湿疹及皮肤瘙痒症；尚可用于季节性花粉症胃肠道变态反应、溃疡性结肠炎、直肠炎等。

【用法与用量】

（1）粉末喷雾吸入　治疗支气管哮喘，常用量每次 20mg，每天 4 次。

（2）气雾剂吸入　每次 3.5 ～ 7mg，每天 4 次，症状减轻后可改为每天 2 ～ 3 次。治疗过敏性鼻炎：常用量，粉末喷鼻内，每鼻孔每次 5 ～ 10mg，每天 3 ～ 4 次；20% ～ 40% 溶液滴鼻或喷雾，每次用量 5mg，每天 6 次。

【不良反应】

不良反应为可引起口干、咽喉刺激感、呛咳等；偶见皮疹、排尿困难、恶心、头痛、头晕、关节痛和肿胀等。

【禁忌证】

肾功能严重障碍者、冠心病、心律失常患者慎用。

【注意事项】

（1）原来用激素或其他支气管扩张药维持治疗的患者，应用本品后仍需用原药至少每天 7 次，或症状好转后逐渐减量，不可迅速停用其他药物。

（2）为避免开始吸入时呛咳，可加少量异丙肾上腺素同时吸入。

（3）极少数患者在开始用药时可出现哮喘加重，此时可适当吸入扩张支气管的气雾剂，如沙丁胺醇。

（4）使用本品有效后可改用维持量，需停药时应渐减，不可突然停药。应用本品 1 个月后无效者，应停用。

异丁司特

【药理作用】

本品可选择性抑制白三烯的释放，拮抗白三烯引起的支气管收缩和血管壁通透性增加，具有抗过敏、抗炎和扩张支气管作用。此外，本品还增加椎动脉、颈内动脉的血流量。

【适应证】

用于减轻支气管哮喘患者的呼吸困难，改善脑梗死后遗症、脑出血后遗症和改善脑动脉硬化患者的自觉症状。

【用法与用量】

口服　常用量每次 10mg，每天 2 次。

【不良反应】

不良反应主要是食欲减退、嗳气、上腹部不适、恶心、呕吐、眩晕、皮疹，偶见心动过速。

【禁忌证】

（1）颅内出血尚未完全控制的患者禁用。

（2）脑梗死急性期和肝功能障碍者慎用。

【注意事项】

（1）本品与支气管扩张药和甾体类药物等不同，不能迅速缓解正在发作的症状。

（2）若出现皮疹、瘙痒等过敏症状，应停止用药。

扎鲁司特

【药理作用】

本品为新型白三烯受体拮抗药，能与半胱氨酰白三烯受体亚型竞争性结合，从而抑制白三烯受体活性。有减轻支气管炎症和扩张支气管作用，并可改善肺功能，是口服有效的防治支气管哮喘新药。

【适应证】

主要用于轻、中度支气管哮喘。

【用法与用量】

口服 常用量起始剂量每次 20mg，每天 2 次，剂量可逐步增加，最大量 1 次 40mg，每天 2 次。

【不良反应】

不良反应有轻度头痛，胃肠道反应、咽炎、鼻炎，少见皮疹和氨基转移酶增高。较大剂量时可增加肝细胞肿瘤、组织细胞肉瘤和膀胱癌的发生率。

【禁忌证】

对本品过敏者禁用。

【注意事项】

（1）本品不能解除急性哮喘发作症状，急性发作期应与其他平喘药物合用。

（2）本品与红霉素合用，可使本品血药浓度下降 40%；与茶碱、非特那定也可使本品血药浓度下降。与阿司匹林合用，可使本品血药浓度上升 45%。

孟鲁司特

【药理作用】

本品为选择性半胱氨酰白三烯受体拮抗药，竞争性地与白三烯受体结合，减轻白三烯介导的嗜酸性粒细胞聚集、黏膜分泌增加、气道水肿、支气管痉挛等症状，从而减轻支气管收缩和炎症，缓解哮喘症状，减少哮喘发作次数，并改善肺功能。

【适应证】

主要用于哮喘发作，减少发作次数，减轻症状，对激素耐药的哮喘患者亦有效。

【用法与用量】

口服 常用量每次10mg，每天1次，睡前服用。

【不良反应】

一般耐受性良好，不良反应可有轻度头痛、头晕、胃肠道反应等。曾有超敏反应、睡眠异常、恶心、呕吐、消化不良、腹泻、肌肉痉挛、肌痛等报道。

【禁忌证】

对本品过敏者禁用。

【注意事项】

本品不宜单用于哮喘急性发作，与皮质激素制剂合用时，不应骤然取代皮质激素。

倍氯米松

【药理作用】

本品作用机制是：使过敏递质释放减少，活性降低，抑制磷脂酶A_2，使白三烯和前列腺素生成减少，增强β受体的反应性。本品为局部用强效糖皮质激素，对肺部有较高的特异性，舒张支气管平滑肌的作用强。本品从多个环节起到平喘作用：缓解呼吸道的炎症，使过敏递质释放减少，活性降低。局部抗炎作用强于地塞米松。

【适应证】

主要用于持续性支气管哮喘的长期治疗。

【用法与用量】

吸入剂量 轻度持续哮喘，总剂量≤500μg/d，分2次给予；中度持续哮喘，总剂量200～1000μg/d，分2次给予；重度持续哮喘，总剂量＞1000μg/d，分2～4次给予。

【不良反应】

应用常用剂量几乎无不良反应。每天吸入超1500μg以上时，可产生声音嘶哑，有20%以下患者可出现下丘脑-垂体-肾上腺皮质轴抑制。

【禁忌证】

（1）对本品过敏者禁用。

（2）肺结核，特别是活动性肺结核患者慎用。

【注意事项】

哮喘并发感染者，需合用抗生素治疗。

布地奈德

【药理作用】

本品为非卤化糖皮质激素，局部抗炎作用强，约是地塞米松的4倍，吸入后可有效地抑制早期支气管痉挛，还可抑制过敏反应，能有效地预防运动诱发性哮喘，并可控制哮喘的急性发作。给药后在1小时内肺功能可得到改善，降低气道高反应性，有效地缓解症状，提高哮喘患者的生活质量。

【适应证】

本品适用于支气管哮喘，其水雾剂还可治疗慢性过敏性鼻炎。

【用法与用量】

吸入　治疗支气管哮喘患者、轻度持续哮喘，200～400μg/d，1次或分2次给予；中度持续哮喘，每次400μg，每天1～2次，最高剂量不超过1200μg/d，分次给予；重度持续哮喘，每次800μg，每天1～2次，最高剂量不超过2000μg/d，分次给予。治疗过敏性鼻炎：每鼻孔2喷（100μg），早晚各1次，起效后可改为每鼻孔1喷（50μg）。

【不良反应】

不良反应可有轻微咽喉部刺激感及声音嘶哑；罕见有皮疹。

【禁忌证】

肺结核、真菌感染、病毒感染患者慎用。

【注意事项】

每次用药后要用清水彻底漱口，清除在口腔残留的药物，本品不宜长期使用。

第二十一章 消化系统疾病常用药物

第一节 抗酸药物

碳酸钙

【药理作用】

本品为制酸药，抗酸作用较碳酸氢钠强而持久。它通过中和作用使胃酸降低，在胃内与胃酸作用形成氯化钙、磷酸钙及皂钙。由于碳酸钙在肠液内相对不溶解，故不容易被吸收，因此是一个有效的非系统性抗酸药。

【适应证】

本品主要用于缓解胃酸过多造成的反酸、胃灼热等症状；也适用于消化性溃疡及反流性食管炎的治疗。

【用法与用量】

口服 抗酸治疗常用量，每次 0.5 ～ 1g，每天 3 ～ 4 次，餐后 1 小时服用。

【不良反应】

因释放二氧化碳可致腹胀和嗳气。大量服用可致高钙血症、肾结石和碱中毒，偶有便秘。

【禁忌证】

（1）对本品过敏者、高钙血症、高钙尿症、洋地黄化者禁用。

（2）心、肾功能不全者慎用。

【注意事项】

长期大量用药应定期测定血钙浓度。

氢氧化铝

【药理作用】

本品具有抗酸、吸附、局部止血和增加胃黏液分泌以保护溃疡面等作用。在肠内几乎不吸收，用药后血中 pH 值及二氧化碳结合力均不发生变化。氢氧化铝在胃内和胃酸作用形成氯化铝，后者对肠道有一定的刺激作用。

【适应证】

本品适用于因胃酸过多而引起的反酸等症状及胃和十二指肠溃疡病、反流性食管炎的治疗。

【用法与用量】

口服　氢氧化铝片每次 0.6 ～ 0.9g，每天 3 次，餐前 1 小时服用；氢氧化铝凝胶口服，每次 5 ～ 8ml，餐前 1 小时服用。

【不良反应】

不良反应可见长期服用所致便秘、骨质疏松和骨软化症；血液透析患者，可产生透析性痴呆、肌肉抽搐、神经质或烦躁不安、味觉异常等。

【禁忌证】

（1）对本品过敏者、低血糖症、有胆汁及胰腺等碱性消化液分泌不足或排泄障碍者、骨折患者、阑尾炎、急腹症等患者禁用。

（2）肾功能不全、长期便秘者慎用。

【注意事项】

本品不宜长期大量服用，若需长期服用，应在饮食中酌加磷酸盐。

西咪替丁

【药理作用】

本品为组胺 H_2 受体拮抗药，其结构与组胺相似，含有一个咪唑环，它作用于胃壁细胞上的 H_2 受体，起竞争性抑制组胺的作用，从而抑制基础胃酸分泌；可抑制由食物、组胺、五肽促胃液素、咖啡因、胰岛素等刺激所诱发的胃酸分泌，使分泌的量和酸度均降低；防止或减轻胆盐、乙醇、阿司匹林及其他非甾体抗炎药所致的胃黏膜损伤，对应激性溃疡和上消化道出血也有明显疗效。

【适应证】

本品适用于治疗活动性消化性溃疡；反流性食管炎；消化性溃疡并发出血等。

【用法与用量】

口服　治疗十二指肠溃疡或病理性高分泌状态，常用量每次200mg，每天4次，或1次800mg，每晚睡前1次或早、晚各服400mg，疗程4～6周。治疗卓-艾综合征时用量可达2g/d。肾功能不全时用量每次200mg，每12小时1次；肝功能不全时：每天最大量为600mg。

【不良反应】

不良反应最常见恶心、呕吐、腹泻、腹胀、口苦、口干、上腹疼痛；可出现中性粒细胞减少、全血细胞减少；血小板减少；头痛、头晕、疲乏、嗜睡等。

【禁忌证】

（1）对本品过敏者、急性胰腺炎患者禁用。

（2）严重心脏病及呼吸系统疾病、器质性脑病、中度或重度肾功能损害、肝功能不全、高三酰甘油（TG）血症患者慎用。

【注意事项】

本品不宜与普萘洛尔、苯妥英钠、环孢素、吗氯贝胺、美沙酮、卡马西平、利多卡因、地高辛、奎尼丁、阿司匹林、维拉帕米、香豆素等合用。

雷尼替丁

【药理作用】

本品与西咪替丁在结构上的主要区别是不含咪唑环，而含呋喃环。能有效地抑制基础胃酸分泌及由组胺、五肽促胃液素和食物刺激引起的胃酸分泌，降低胃蛋白酶活性，同时抑制胃蛋白酶的分泌。

【适应证】

本品适用于治疗活动性胃及十二指肠溃疡、吻合口溃疡、反流性食管炎、卓-艾综合征及其他高胃酸分泌疾病，应激状态时并发的急性胃黏膜损害和非甾体类抗炎药引起的急性胃黏膜损害。

【用法与用量】

口服 常用量，十二指肠溃疡和良性胃溃疡急性期，每次150mg，每天2次，早、晚餐时服，或300mg 1次睡前服，疗程4～8周。对急性十二指肠溃疡愈合后患者，可进行1年以上维持治疗，以避免溃疡复发。非甾体抗炎药引起的胃黏膜损害，急性期治疗，每次150mg，每天2次，或睡前顿服300mg，疗程8～12周。胃食管反流病、急性反流性食管炎，每次150mg，每天2次，或睡前顿服300mg，疗程8～12周。

【不良反应】

心血管系统可见突发性心律失常、心动过缓、心源性休克；神经系统可出现头痛、头晕、乏力、严重头痛，也可发生可逆性神志不清、精神异常、幻觉、激动、失眠等；消化系统可出现便秘、腹泻、恶心、呕吐、腹痛等。

【禁忌证】

对组胺H_2受体拮抗药过敏者、苯丙酮酸尿、急性间歇性血卟啉病既往史者禁用。

【注意事项】

（1）肝肾功能不全者慎用，老人注意减量应用。

（2）不宜合用的药有华法林、利多卡因、地西泮、普萘洛尔、苯妥英钠、普鲁卡因胺、维生素B_{12}及氨苯蝶啶等。

法莫替丁

【药理作用】

本品主要在结构上含有噻唑环而有别于西咪替丁和雷尼替丁。法莫替丁抑制胃酸分泌的效能较雷尼替丁和西咪替丁均有明显增强。而不抑制细胞色素P_{450}药物代谢酶系统，因而不产生明显的药物相互作用。

【适应证】

本品适用于胃及十二指肠溃疡、吻合口溃疡、应激性溃疡；反流性食管炎；卓-艾综合征；上消化道出血。

【用法与用量】

（1）口服 常用量，活动性消化性溃疡：每次 20mg，早、晚各 1 次，或睡前 1 次服用 40mg，疗程 4 ～ 6 周；十二指肠溃疡的维持治疗或预防复发，20mg/d，睡前顿服；反流性食管炎：Ⅰ级或Ⅱ级患者 20mg/d，早、晚餐后服，疗程 4 ～ 8 周；Ⅲ级或Ⅳ级患者，40mg/d，分 2 次服，于早、晚餐后服，疗程 4～8 周；卓-艾综合征：开始剂量为每次 20mg，每 6 小时 1 次，以后可根据病情调整剂量。

（2）静脉注射 每次 20mg，每 12 小时 1 次。

【不良反应】

本品不良反应较少，少数可出现皮疹、荨麻疹；神经系统可见头痛、头晕、乏力、幻觉等；消化系统可有口干、恶心、呕吐、便秘、腹泻，偶有转氨酶增高；血液系统偶见白细胞减少；心血管系统罕见心率增加、血压升高；耳鸣等。

【禁忌证】

（1）对本品过敏者、肾功能不全者禁用。

（2）肝肾功能不全者，有药物过敏史者慎用。

【注意事项】

本品不宜合用的药物有丙磺舒、咪达唑仑、茶碱、抗酸药、头孢泊肟、地拉韦啶、妥拉唑啉、伊曲康唑、硝苯地平。

枸橼酸铋雷尼替丁

【药理作用】

本品是由枸橼酸络合物与雷尼替丁形成的盐，具有雷尼替丁抑制胃酸分泌、铋盐抑制蛋白酶及保护胃黏膜，两者共同抑制幽门螺杆菌的作用，比单独使用雷尼替丁或枸橼酸铋钾效果更好。

【适应证】

本品主要用于治疗胃或十二指肠溃疡，可与抗生素合用以根除幽门螺杆菌；慢性胃炎，使用以胃黏膜糜烂、出血或胃灼热、反酸、上腹饥饿痛为主。

【用法与用量】

口服 常用量每次 350mg，每天 2 次，疗程不宜超过 6 周。

【不良反应】

不良反应可出现肝功能异常；胃肠功能紊乱，如恶心、呕吐、腹痛、腹泻；头痛、关节痛；罕见皮肤瘙痒、皮疹等。

【禁忌证】

（1）对本品过敏者、重度肾功能损害者禁用。

（2）有急性血卟啉病史者或肌酐清除率＜25ml/min，不宜用本品。

【注意事项】

本品不宜合用的药物有弱酸或弱碱的药物，如水杨酸类、巴比妥类；乙酰氨酸、氨基比林和氟烷、雷尼替丁、乙酰氨基酚等。

奥美拉唑

【药理作用】

本品是质子泵抑制药，是碱性化合物，胃酸可使之灭活。本品对十二指肠溃疡的愈合在时间上比组胺 H_2 受体拮抗药快 1 倍。它是一种比较安全的药物。

【适应证】

本品主要用于胃及十二指肠溃疡、反流性食管炎、卓-艾综合征；静脉注射可用于消化性溃疡急性出血的治疗。

【用法与用量】

口服 常用量，胃、十二指肠溃疡，每次 20mg，清晨 1 次服。十二指肠溃疡一疗程 2 ～ 4 周，胃溃疡一疗程为 4 ～ 8 周；难治性溃疡可每次 20mg，每天 2 次，或 1 次 40mg，每天 1 次；反流性食管炎，每次 20 ～ 60mg，每天 1 ～ 2 次，早、晚各 1 次，疗程 4 ～ 10 周；卓-艾综合征，每次 60mg，每天 1 次，以后酌情调整为 20 ～ 120mg/d，疗程视病情而定，每天剂量＞80mg，则应分 2 次给药。

【不良反应】

不良反应消化系统可有口干、轻度恶心、呕吐、腹胀、便秘、腹泻、腹痛；神经系统有感觉异常、头晕、头痛、失眠、外周神经炎；有致癌性，长期应用可发生胃部类癌；可有皮疹、溶血性贫血。

【禁忌证】

（1）对本品过敏者、严重肾功能不全者禁用。

（2）肾功能不全、严重肝功能不全者慎用。

【注意事项】

（1）治疗溃疡时，应先排除癌症的可能后才能使用本品。

（2）不宜合用的药物有双香豆素、华法林、地西泮、苯妥英钠、硝苯地平、泼尼松、地高辛、四环素、氨苄西林、酮康唑、三唑仑、劳拉西泮、氟西泮等。

泮托拉唑

【药理作用】

本品是一种不可逆的质子泵抑制药，既能抑制胃酸分泌，又能抑制胃蛋白酶的分泌和活性。

【适应证】

本品适用于消化性溃疡、反流性食管炎、促胃泌素瘤。本品与抗生素合用，可根除幽门螺杆菌，减少溃疡复发。

【用法与用量】

口服　常用量一般用量为每次 40mg，每天 1 次，早餐前服用。十二指肠溃疡疗程为 2 ～ 4 周；胃溃疡 4 ～ 6 周；反流性食管炎疗程 4 ～ 10 周；治疗幽门螺杆菌感染，每次 40mg，每天 2 次，并需联合抗生素治疗，疗程 1 ～ 2 周。静脉注射剂量为每次 40mg，每天 1 次。

【不良反应】

不良反应较少，偶有头痛、失眠、恶心、腹泻、上腹痛、皮疹、皮肤瘙痒及头晕等。

【禁忌证】

（1）对本品过敏者禁用。

（2）肝肾功能不全者慎用。

【注意事项】

不宜与本品合用的药物有伊曲康唑、酮康唑、卡马西平、咖啡因、地西泮、双氯芬酸、地高辛、格列本脲、美托洛尔、硝苯地平、双香豆素乙酯、苯妥英钠、茶碱、华法林等。

埃索美拉唑

【药理作用】

本品是奥美拉唑的 S- 异构体，能在壁细胞泌酸微管的高酸环境中浓集并转化为活性形式，特异性地抑制该部位的 H^{+}-ATP 酶，从而抑制基础胃酸分泌及刺激引起的胃酸分泌。本品完全经细胞色素 P_{450} 酶系统代谢。

【适应证】

本品适用于胃食管反流病的愈合与治疗，防止复发的长期治疗；胃溃疡、十二指肠溃疡病的治疗。本品适当地与抗生素联合应用，根除幽门螺杆菌、愈合 Hp 相关性胃、十二指肠溃疡及防止溃疡复发。

【用法与用量】

口服　糜烂性食管炎的治疗，常用量为每次 40mg，每天 1 次，疗程 4 周；胃食管反流症状的控制；无食管炎的患者每次 20mg，每天 1 次。

【不良反应】

不良反应常见有头痛、腹泻、恶心、呕吐、便秘等；少见皮炎、瘙痒、荨麻疹、头晕、口干；罕见过敏反应、血管性水肿、过敏症状等。

【禁忌证】

（1）对本品及奥美拉唑及其他苯并咪唑类化合物过敏者禁用。

（2）严重肾功能不全，肝疾病患者慎用。

【注意事项】

本品不宜合用的药物有地西泮、西酞普兰、丙米嗪、氯米帕明、苯妥英钠、西沙必利、酮康唑、伊曲康唑等。

第二节 黏膜保护药物

硫糖铝

【药理作用】

本品是蔗糖酯的碱性铝盐，但中和胃酸的作用很弱，硫糖铝解离为负电荷的八硫酸蔗糖，并聚合成不溶性胶体，附着于胃黏膜表面，保护胃黏膜。本品能与溃疡或炎症处的正电荷的炎性渗出蛋白质结合，在溃疡面或炎症处形成一层保护膜，保护溃疡或炎症黏膜抵御胃酸的侵袭，促进溃疡的愈合。其与溃疡病灶的亲和力约为与正常黏膜亲和力的6～7倍。可吸附胃蛋白酶，抑制该酶分解蛋白质。治疗剂量时，胃蛋白酶活性可下降约30%。同时本品还可吸附唾液中的表皮生长因子，并将其浓集于溃疡处，促进溃疡愈合；也能促进前列腺素合成，刺激表面上皮分泌碳酸氢根，从而起到黏膜保护作用。

【适应证】

本品适用于胃、十二指肠溃疡、胃炎。

【用法与用量】

口服　活动性胃及十二指肠溃疡，常用量每次1g，每天3～4次，餐前1小时服，疗程4～6周；预防十二指肠溃疡复发：每次1g，每天2次，餐前服用。

【不良反应】

不良反应常见便秘。少见口干、恶心、呕吐、腹泻、皮疹、眩晕、瘙痒等。

【禁忌证】

肾功能不全者慎用；低磷血症者不宜长期应用。

【注意事项】

（1）出现便秘可加服少量轻泻剂，胃痛剧烈可与适量抗胆碱药物合用。

（2）不宜与本品合用药物：维生素类药物、华法林、地高辛、环丙沙星、洛美沙星、诺氟沙星、司帕沙星、苯妥英钠、氨茶碱、西咪替丁等。

碱式碳酸铋

【药理作用】

本品可与肠腔内异常发酵所产生的 H_2S 相结合，抑制肠蠕动，起到止泻作用。可轻微中和胃酸，起保护性的制酸作用。又可吸附肠道内毒素、细菌、病毒，在胃肠黏膜创面形成一层保护膜，在毒素与黏膜结合之前将其阻止在肠腔内，有保护胃肠黏膜及收敛作用。

【适应证】

本品适用于胃肠功能吸收不良引起的腹胀、腹泻等症状；高酸性的胃炎、溃疡病；与抗生素合用治疗与幽门螺杆菌感染相关的消化性溃疡。

【用法与用量】

口服　常用量每次 0.6 ～ 2.0g，每天 3 次，餐前服。

【不良反应】

用药期间不良反应可有舌黑、黑粪；偶见精神异常，大剂量可引起便秘、碱中毒。

【禁忌证】

对本品过敏者、肠道高位阻塞性疾病及发热患者禁用。

【注意事项】

不宜与本品合用的药物：乳酶生、四环素、土霉素、环丙沙星、诺氟沙星等。

枸橼酸铋钾

【药理作用】

本品作用机制和硫糖铝相似，在酸性环境中与蛋白质（如坏死的溃疡组织）螯合，从而构成一层防止酸和胃蛋白酶侵袭的保护屏障。同时并和黏液形成一种复合物，从而构成一个有效地防止氢离子弥散的屏障。本品还可以减少胃蛋白酶的排出并降低其活性，促进前列腺素的合成。

【适应证】

本品适用于慢性胃炎及缓解胃酸过多引起的胃病、胃灼热和反酸；胃溃疡、十二指肠溃疡、复合溃疡及吻合口溃疡等。与抗生素联合应用，根除幽门螺杆菌。

【用法与用量】

口服　保护胃黏膜，常用量每次颗粒剂 1 包，每天 4 次，三餐前 30 分钟服用，晚睡前服 1 次，疗程 4 周。与抗生素合用，每天 2 次，每次 2 粒胶囊，早、晚各服 1 次，疗程 7 ～ 14 天。

【不良反应】

消化系统可见口中有氨味、舌黑及黑粪，个别有恶心、呕吐、食欲缺乏、便秘等；神经系统有头痛、头晕、失眠等；长期服用可引起肾毒性；个别可出现皮疹。

【禁忌证】

（1）对本品过敏者、严重肾功能不全者禁用。

（2）肝功能不全者、急性胃黏膜病变患者慎用。

【注意事项】

不宜与本品合用的药物有抗酸药、四环素。

胶体果胶铋

【药理作用】

本品是一种胶体铋制剂。它具有较强的胶体特性，在酸性介质中形成高浓度溶胶，与溃疡面及炎症表面强力亲和，形成有效的保护膜，隔离胃酸，增强胃黏膜的屏障功能。可沉积于幽门螺杆菌的细胞壁，使菌体内出现不同程度的空泡，导致细胞壁破裂，并抑制细菌酶的活性，干扰细菌的代谢，使细菌对人体的正常防御功能变得更加敏感，从而起到杀灭幽门螺杆菌，提高消化性溃疡愈合率和减少复发的作用。可刺激胃肠黏膜上皮细胞分泌黏液，有利于黏膜修复。并可直接刺激前列腺素和表皮因子产生，使溃疡面和糜烂面快速愈合而止血。

【适应证】

本品适用于慢性胃炎及缓解胃酸过多引起的胃痛；胃烧灼感和反酸，治疗胃溃疡、十二指肠溃疡、复合溃疡、多发溃疡及吻合口溃疡等。与抗生素联合应用，根除幽门螺杆菌。

【用法与用量】

口服　消化性溃疡和慢性胃炎，常用量为每次 120 ～ 150mg，每天 4 次，分别于三餐前 1 小时及睡前服用，疗程 4 周。并发消化道出血者，可将胶囊内粉剂取出，用温水搅匀后服用，将日服剂量一次服用。

【不良反应】

本品不良反应低，常规剂量使用本品，一般无肝肾及神经系统等的不良反应。偶有轻微腹泻。

【禁忌证】

对本品过敏者、严重肾功能不全者禁用。

【注意事项】

（1）服用本品后粪便可呈黑褐色，停药后 1 ～ 2 天粪便颜色转为正常。

（2）本品宜在餐前 1 小时服用，疗效较好。

（3）本品不宜与强制酸药同用，否则会降低疗效。

替普瑞酮

【药理作用】

本品可促进胃黏液的分泌，维持黏液和疏水层的正常结构和功能，促进黏膜表面上皮细胞的再生，从而减轻胃黏膜的受损，并可使易受损的胃黏膜甚至溃疡得以修复。

【适应证】

本品适用于各种原因引起的急、慢性胃炎及胃溃疡。

【用法与用量】

口服　常用量每次 50mg，每天 3 次，餐后 30 分钟服用。

【不良反应】

消化系统可有便秘、腹胀、腹泻、腹痛、恶心、口渴等；神经系统有头晕、皮疹、全身瘙痒等；血清总胆固醇升高，脸发红或发热。

【禁忌证】

对本品过敏者禁用。

【注意事项】

本品与 H_2 受体拮抗药合用时疗效增加。

吉法酯

【药理作用】

本品作用于胃黏膜上皮的再生和修复过程，它可增加胃黏膜内前列腺素含量，防治胃黏膜由于应激、异物或药物引起的变态反应，胃黏膜防御机制因子急剧下降而引起的黏膜充血、水肿、出血等。同时可激活体内前列腺素合成的环氧化酶，增加胃黏膜前列腺素的合成，从而保护胃黏膜。同时吉法酯还可以增加胃黏膜血流，改善血流分布，并促进可溶性黏液分泌，增加胃黏膜屏障功能。

【适应证】

本品适用于各种原因引起的胃及十二指肠溃疡、急慢性胃炎、胃酸过多、胃灼热、腹胀、消化不良、空肠溃疡及痉挛；同时也可有效地防御癌症患者因化疗药物对胃肠道黏膜细胞的破坏而引起胃肠道不良反应（如胃肠道不适、出血、溃疡等）。

【用法与用量】

口服　治疗性用药，常用量每次 2 片，每天 3 次，一般疗程 1 个月，病情严重者 2 ～ 3 个月。对于胃部不适、胃酸过多，胃痛者应服至症状消失，每天 2 ～ 3 次后停药。维持性用药：每次 1 片，每天 3 次。

【不良反应】

极少出现不良反应，偶见口干、恶心、心悸、便秘等。

【禁忌证】

对本品过敏者禁用。

【注意事项】

老年人及肝肾功能不全者，用药须酌情减量。

米索前列醇

【药理作用】

本品为人工合成的前列腺素 E_1 类似物。它可直接作用于胃的壁细胞，抑制胃酸的分泌，并可增加黏液及碳酸氢根离子分泌，增加黏膜血液量，加强黏膜结构的稳定性，促进黏膜上皮修复。

【适应证】

本品适用于十二指肠溃疡、胃溃疡、出血性胃炎、急性胃黏膜病变等，用于治疗非甾体抗炎药引起的消化性溃疡。

【用法与用量】

口服　胃溃疡和十二指肠溃疡，常用量每次 200μg，每天 4 次，于三餐前和睡前服用，疗程 4 ～ 8 周。如溃疡复发可延长疗程。预防非甾体抗炎药所致的消化性溃疡，每次 200μg，每天 2 ～ 4 次，三餐前和睡前服用。

【不良反应】

不良反应可见腹泻、腹痛、消化不良、肠胀气、恶心、呕吐等。

【禁忌证】

（1）对前列腺素类药物过敏者；青光眼、哮喘、过敏性结肠炎及过敏体质者；心肝肾功能不全者禁用。

（2）有脑血管病或冠状动脉病变者、低血压、癫痫病患者慎用。

【注意事项】

与本品不宜合用的药物有含镁抗酸药、保泰松等。

第三节 胃肠动力药物

阿托品

【药理作用】

本品为抗 M 胆碱能药，具有松弛内脏平滑肌的作用，而这种作用与平滑肌的功能状态有关。治疗剂量时，对正常平滑肌影响较小，但对过度活动或痉挛的内脏平滑肌有显著的解痉作用；可缓解或消除胃肠道平滑肌痉挛所致的绞痛，对膀胱逼尿肌、胆管、输尿管、支气管都有解痉作用，但对子宫平滑肌的影响较小；大剂量应用可抑制胃酸分泌。

【适应证】

本品适用于胃肠功能紊乱，有解痉作用，但对胆绞痛、肾绞痛效果不稳定；用于急性微循环障碍、治疗严重心动过缓、晕厥合并颈动脉窦反射亢进以及一度房室传导阻滞。作为解毒药，可用于锑剂中毒引起的阿-斯综合征、有机磷中毒以及急性毒蕈碱中毒。用于麻醉前以抑制腺体分泌，特别是呼吸道黏膜分泌。

【用法与用量】

（1）口服　常用量为每次 0.3 ~ 0.6mg，每天 3 次。极量每次 1mg，每天 3 次。

（2）静脉注射　一般用药，每次 0.3 ~ 0.5mg，0.5 ~ 3mg/d，极量每次 2mg。

【不良反应】

常见不良反应有便秘、出汗减少、口鼻咽喉干燥、视物模糊、皮肤潮红、排尿困难、胃肠动力降低。少见症状有：眼压升高、过敏性皮疹或疱疹。

【禁忌证】

（1）禁用于心脏病，特别是心律失常、充血性心力衰竭、冠状动脉粥样硬化性心脏病、左房室瓣狭窄、心动过速等。胃食管反流病、胃幽门梗阻、食管与胃运动减弱、下食管括约肌松弛、青光眼、急性青光眼；溃疡性结肠炎、前列腺增生引起的尿路感染。

（2）慎用于脑损害者、发热患者、腹泻患者、胃溃疡患者、老年患者。

【注意事项】

与本品不宜合用的药物有硫酸镁、氯丙嗪、碳酸氢钠、枸橼酸盐、胺碘酮、左旋多巴、硝酸甘油、戊四硝酯、硝酸异山梨酯等；地西泮、苯巴比妥、丹参。

山莨菪碱

【药理作用】

本品是从茄科植物山莨菪中提取的一种生物碱。作用机制与阿托品相似。具有明显的外周抗胆碱作用，能使痉挛的平滑肌松弛，并能解除血管痉挛（尤其是微血管），改善微循环。同时有镇痛作用。

【适应证】

本品适用于平滑肌痉挛，胃及十二指肠溃疡，胆管、胰管、输尿管痉挛引起的绞痛。各种神经痛、坐骨神经痛等；血管栓塞引起的循环障碍；脑血栓形成、脑栓塞、脑血管痉挛、血管神经性头痛等。

【用法与用量】

（1）口服　常用量为每次 5 ～ 10mg，每天 3 次。

（2）肌内注射　一般慢性疾病，每次 5 ～ 10mg，每天 1 ～ 2 次，可连续用药 1 个月以上。治疗腹痛，每次 5 ～ 10mg，每天 3 次。

【不良反应】

不良反应与阿托品相似，但毒性较低。

【禁忌证】

禁用于颅内压增高、脑出血急性期患者及青光眼、前列腺增生、恶性肿瘤患者。

【注意事项】

（1）使用本品后若有明显口干时，可含酸梅或维生素 C，症状可缓解；静脉滴注过程中，若排尿困难，可肌注新斯的明 0.5 ～ 1mg 或氢溴酸加兰他敏 2.5 ～ 5mg 以解除症状。

（2）用量过大出现阿托品样中毒症状时，可用新斯的明或氢溴酸加兰他敏解除症状。

丁溴东莨菪碱

【药理作用】

本品为外周抗胆碱能药。除对平滑肌有解痉作用外，尚有阻断神经节及神经肌肉接头的作用，但对中枢的作用较弱；能选择性地缓解胃肠道、胆管及泌尿道平滑肌的痉挛并抑制其蠕动，对心脏、瞳孔、抑制唾液分泌的影响较小，因此，很少出现类似阿托品引起的中枢神经兴奋、扩瞳、抑制唾液分泌等不良反应；解痉作用较阿托品、山莨菪碱为强，起效快、不良反应小；口服不易吸收，可用于肌内注射和静脉注射。

【适应证】

本品适用于治疗各种原因引起的胃肠道痉挛、胆绞痛、肾绞痛或胃肠道蠕动亢进等。胃、十二指肠、结肠镜检查前的术前用药以及其他一些消化道检查前用药，可有效地减少，或抑制胃肠蠕动，使检查效果满意。

【用法与用量】

（1）口服　常用量为每次 10 ～ 20mg，3 ～ 5/d。

（2）肌内注射　每次 20 ～ 40mg，或每次用 20mg，隔 20 ～ 30 分钟后再肌内注射 20mg。

（3）静脉注射　每次 20 ～ 40mg，或 1 次用 20mg。间隔 20 ～ 30 分钟后再用 20mg。

【不良反应】

不良反应与阿托品相似，但毒性较低。

【禁忌证】

禁用于严重心脏病、器质性幽门狭窄与麻痹性肠梗阻、青光眼、前列腺增生；胃张力低下和胃运动障碍及胃食管反流引起的上腹痛、胃灼热等症状。

【注意事项】

本品不宜合用的药物有三环类抗抑郁药、奎尼丁、金刚烷胺等。

匹维溴铵

【药理作用】

本品是对胃肠道具有高度选择性解痉作用的钙拮抗药。主要对结肠平滑肌具有高度选择性。通过阻断钙离子进入肠壁平滑肌细胞，防止肌肉过度收缩而达到解痉作用。并能消除肠平滑肌的高反应性，增加肠道蠕动能力；对心血管平滑肌细胞亲和能力极低，基本不引起血压变化；不影响下食管括约肌的压力，也不引起十二指肠的反流，但对 Oddi 括约肌有松弛作用。

【适应证】

本品适用于肠易激综合征患者腹痛、排便紊乱及肠道不适的对症治疗。与胆管功能障碍有关的疼痛及胆囊运动障碍。

【用法与用量】

口服　常用量每次 50mg，每天 3 次，进餐时服用，必要时，每次剂量可用 100mg，每天 3 次。

【不良反应】

本品耐受性良好，少数患者有腹部不适、腹痛、腹泻、便秘；偶见有皮疹、瘙痒等。

【禁忌证】

无。

【注意事项】

本品不宜合用的药物有氯化钡、乙酰胆碱、去甲肾上腺素、卡巴胆碱。

多潘立酮

【药理作用】

本品系外周性多巴胺受体拮抗药，可直接阻断胃肠道的多巴胺 D_2 受体，从而起到促胃肠运动的作用；主要促进上胃肠道运动，对结肠的作用较小；不透过血-脑脊液屏障，对脑内多巴胺受体几乎无拮抗作用，故对精神和中枢神经系统无不良反应。

【适应证】

本品适用于治疗胃轻瘫（尤其是糖尿病性胃轻瘫），以及中度以上的功能性消化不良；反流性胃炎及胃食管反流病；消化性溃疡的辅助治疗药。

【用法与用量】

口服　常用量每次 10 ～ 20mg，每天 3 ～ 4 次，餐前 30 分钟服用。

【不良反应】

不良反应偶见头痛、头晕、嗜睡、倦怠、神经过敏等；口干、便秘，一过性皮疹或瘙痒。

【禁忌证】

（1）禁用于对本品过敏者、嗜铬细胞癌患者及机械性肠梗阻、胃肠出血者。

（2）慎用于心脏病、低血钾症、接受化疗的肿瘤患者。

【注意事项】

不宜与本品合用的药物有地高辛、普鲁卡因、链霉素、多潘立酮、茶碱、锂剂、地西泮。

莫沙必利

【药理作用】

本品通过兴奋胃肠道胆碱能中间神经元及肌间神经丛的 5-HT_4 受体，促进乙酰胆碱的释放，从而增强胃肠道运动。不影响胃酸分泌，主要经胃肠道吸收，分布以胃肠、肝肾局部药物浓度最高，血浆次之，脑内几乎没有分布。

【适应证】

本品主要用于功能性消化不良伴有胃灼热、嗳气、恶心、呕吐、早饱、上腹胀等消化道症状；胃食管反流病、糖尿病胃轻瘫；胃大部切除术患者的胃功能障碍。

【用法与用量】

口服　常用量每次 5mg，每天 3 次，餐前服用。

【不良反应】

不良反应主要表现为腹痛、腹泻、口干、皮疹或倦怠。偶见嗜酸性粒细胞增多，三酰甘油（TG）升高、碱性磷酸酶升高，γ- 谷氨酰转肽酶升高。

【禁忌证】

禁用于对本品过敏者，肠出血、阻塞或穿孔以及其他刺激胃肠道可能引起的危险疾病。

【注意事项】

（1）服用一段时间（通常为 2 周），消化道症状无变化时，应停药。

（2）老年人用药需注意观察，发现不良反应应立即进行处理，如减量或停药。

第四节　助消化药物

胃蛋白酶

【药理作用】

本品系从猪、羊或牛的胃黏膜中提取的蛋白水解酶。该药是胃蛋白酶用乳糖、葡萄糖或蔗糖稀释制成。胃蛋白酶能使蛋白质分解成脲和胨，并不能进一步使之分解为氨基酸；胃蛋白酶在含有 0.2% ～ 0.4% 盐酸时（pH 值 1.6 ～ 1.8）消化能力最强。而在中性、碱性及强酸性时消化能力较弱。

【适应证】

本品适用于消化不良、慢性萎缩性胃炎等。

【用法与用量】

口服　胃蛋白酶片，常用量为每次 0.2 ～ 0.4g，每天 3 次，餐前服用；含糖胃蛋白酶片，每次 2 ～ 4g，每天 3 次，餐前服用；胃蛋白酶合剂，每次 10 ～ 20ml，每天 3 次，餐前或餐间服用。

【不良反应】

未见不良反应。

【禁忌证】

消化性溃疡患者禁用。

【注意事项】

（1）本品遇热不稳定，70℃以上失效；pH值6以上时不稳定。

（2）不宜与本品合用的药物有鞣酸、没食子酸、硫糖铝，多数重金属药物。

胰酶

【药理作用】

本品主要含胰蛋白酶、胰淀粉酶和胰脂肪酶等；在中性或碱性条件下活性较强，在肠液中可消化淀粉，释放出数百颗具有肠溶包装的胰酶超微颗粒，避免了在胃内失活，同时在胃中与食糜充分混合，保证酶与食物同步进入十二指肠；本品为胃肠道消化酶，很难吸收入血，主要在胃肠道内发挥作用。

【适应证】

本品适用于各种原因引起的胰腺外分泌功能不足（如囊性纤维性胰腺炎、慢性胰腺炎、胰腺切除术后，胃切除术后等）的替代治疗。

【用法与用量】

口服　常用量每次0.3～1g，每天3次，餐前或进餐时服用。

【不良反应】

不良反应偶见过敏反应、流泪、打喷嚏、皮疹、鼻炎和支气管哮喘等。

【禁忌证】

禁用于急性胰腺炎早期。

【注意事项】

（1）用药过量的表现为恶心、皮疹、痉挛性疼痛、血尿、关节痛、腹泻等。

（2）不宜与本品合用的药物有酸性药物，吡格列酮、阿卡波糖等。

第五节　催吐药与止吐药

阿扑吗啡

【药理作用】

本品系吗啡衍生物，是一种半合成的强效中枢性催吐药，能直接刺激延髓的催吐化学感受区、反射性兴奋呕吐中枢，产生强烈的催吐作用；可同时作用于前庭中枢；保留有吗啡的某些药理性质，有轻微镇痛作用和呼吸抑制；药物吸收与给药途径密切相关。本品适用于抢救意外的中毒及不能洗胃的患者。

【适应证】

常用于治疗石油蒸馏液吸入的患者，如煤油、汽油、煤焦油、燃料油，或清洁液等，以防止严重的吸入性肺炎。

【用法与用量】

皮下注射：常用量每次 2 ～ 5mg。

【不良反应】

不良反应可见中枢神经所致的呼吸短促、呼吸困难或心动过缓；昏睡、晕厥和直立性低血压等。疲倦乏力、颤抖或心率加快。

【禁忌证】

（1）禁用于心力衰竭或衰竭前兆；张口反射抑制、醉酒状态明显；士的宁中毒或误吞强酸或强碱等腐蚀剂；阿片、巴比妥类或其他中枢神经抑制药所导致的麻痹状态，癫痫发作先兆，休克前期。

（2）慎用于衰弱老年人。

【注意事项】

（1）应用本品过量时可用纳洛酮对抗本药的催吐作用及其对中枢神经与呼吸等的抑制。应用阿托品治疗本药所致的心动过缓。

（2）本品在胃饱满时催吐效果好，因此，在给药前成人应先饮水 200 ～ 300ml，催吐易成功。

昂丹司琼

【药理作用】

本品系高选择性 5-HT_3 受体拮抗药，能拮抗外周和中枢的神经元 5-HT_3 受体，缓解由细胞毒性化疗药及放射治疗引起的恶心呕吐；无锥体外系兴奋作用。

【适应证】

本品适用于放疗和化疗引起的呕吐；防治手术引起的恶心呕吐。

【用法与用量】

（1）口服　化疗引起的恶心、呕吐，化疗前 15 分钟，化疗后 4 小时各服 8mg；放疗引起的恶心、呕吐，每次 8mg，每 8 小时 1 次，首次需于放疗前 1 ～ 2 小时给药，疗程视放疗的程度而定。

（2）静脉注射　由化疗和放疗引起的恶心呕吐，在化疗前 15 分钟、化疗后 4 小时，8 小时各注射 8mg，停止化疗后口服给药，每次 8mg，每 8 ～ 12 小时 1 次，连续 5 天。

【不良反应】

不良反应有头痛、头部或上腹部有发热感、口干、腹部不适、便秘、皮疹、乏力、嗜睡等。偶有支气管哮喘或过敏反应，心律不齐，胸痛，低血压，癫痫发作，心动过缓等。

【禁忌证】

禁用于对本品过敏者及胃肠道梗阻、腹部手术后、心功能不全者。

【注意事项】

本品可增加大肠通过时间，对有亚急性肠梗阻症状的患者在用药后应予以密切监测。

格拉司琼

【药理作用】

本品系 5-HT_3 受体拮抗药，其作用机制与昂丹司琼相似，但对 5-HT_3 受体具有更高的选择性；无锥体外系兴奋作用；起效迅速，疗效可持续 24 小时。

【适应证】

本品适用于因化疗、放疗引起的恶心、呕吐。

【用法与用量】

（1）口服　常用量每次 1mg，每天 2 次，或每次 2mg，每天 1 次，24 小时最大剂量不超过 9mg，于化疗前 1 小时给药，24 小时后服用第 2 次。

（2）静脉注射　常用量为每次 3mg，在化疗、放疗前静脉注射，24 小时最大剂量不超过 9mg，每个疗程可连续使用 5 天。

【不良反应】

不良反应常见有头痛、发热、倦怠、便秘。少见有过敏反应、嗜睡、腹泻、血压变化。

【禁忌证】

禁用于对本品过敏者、胃肠道梗阻患者。

【注意事项】

（1）高血压未控制的患者，日剂量不宜超过 10mg，以免引起血压进一步升高。

（2）在反复口服或静脉注射本品期间，应进行肝功能检查和常规血液生化检查。

第六节　泻药与止泻药

酚酞

【药理作用】

本品在肠内遇胆汁及碱性肠液形成可溶性钠盐，刺激结肠，促进肠蠕动，并阻止肠液被肠壁吸收而产生缓泻作用；它对大肠的刺激效应远远超过对小肠的刺激效应。绝大部分以原型自粪中排出，小部分自胆汁中排泄，进行肠肝循环而使作用延长，其作用时间可持续 3 ～ 4 天。

【适应证】

本品适用于习惯性、顽固性便秘；行放射学检查患者的肠道准备。

【用法与用量】

口服　常用量每次 50～200mg，可根据患者情况加减。

【不良反应】

不良反应偶见肠绞痛、出血倾向。药物过量可造成电解质紊乱、心律失常、神志不清、肌痉挛等。

【禁忌证】

禁用于对本品过敏者、肠梗阻、充血性心力衰竭、原发性高血压、粪块阻塞者。

【注意事项】

长期应用可使血糖升高、血钾降低。

乳果糖

【药理作用】

本品在结肠内被细菌代谢形成乳酸与醋酸，乳酸在肠道中具有高渗透性，吸收肠道外水分，使粪便内的含水量增加，粪便容积增大，刺激肠道蠕动，从而产生缓和的导泻作用。口服后在胃和小肠内不被消化分解，且吸收甚微。

【适应证】

本品适用于便秘；治疗和预防各种肝病引起的高氨血症以及高血氨所致的脑病。

【用法与用量】

口服　治疗便秘，常用量每次 5～10g，每天 1～2 次。

【不良反应】

不良反应甚少发生，且轻微，偶有腹部不适，胀气或腹痛；大剂量偶见恶心、呕吐。

【禁忌证】

禁用于对本品过敏者，乳糖或半乳糖不耐受者，有乳酸血症者、尿毒症。

【注意事项】

不宜与本品合用的药物有抗酸药，可降低本品疗效。

洛哌丁胺

【药理作用】

本品作用于肠壁阿片受体，阻止纳洛酮及其他配体与阿片受体的结合，阻止乙酰胆碱和前列腺素的释放，从而抑制肠蠕动，延长肠内容物的通过时间，促进水、电解质及葡萄糖的吸收。并且可以增加肛门括约肌的张力，从而抑制大便失禁和便急。

【适应证】

本品适用于各种病因引起的非感染性急、慢性腹泻。用于回肠造瘘术患者，增加大便稠度以减少排便次数与排便量。

【用法与用量】

口服　急性腹泻，常用初量 2 ～ 4mg，每次腹泻后增加 2mg，总量不超过 16mg/d。慢性腹泻，初量 2 ～ 4mg，以后根据维持大便正常情况调节剂量，可 2 ～ 12mg/d。

【不良反应】

不良反应偶见口干、嗜睡、倦怠、头晕、恶心、呕吐、便秘、胃肠不适和过敏反应等。

【禁忌证】

（1）禁用于感染性腹泻、对非感染性腹泻服用本品 48 小时后症状无改善者、肠梗阻、便秘、胃肠胀气、严重脱水、溃疡性结肠炎的急性发作期。

（2）慎用于肝功能障碍者。

【注意事项】

（1）空腹或餐前半小时服用本品可提高疗效。

（2）若发生漏服，不可补服，恢复常规服药规律即可，且下次剂量不要加倍。

（3）本品为对症治疗药，用药期间仍需要对引起腹泻的病因进行治疗。

地芬诺酯

【药理作用】

本品直接作用于肠平滑肌，通过抑制肠黏膜感受器，降低局部黏膜的蠕动反射，从而减弱肠蠕动，并使肠内容物通过延迟，从而促进肠水分的吸收。在制剂中加入阿托品可减少本品的依赖性倾向。

【适应证】

适用于急、慢性功能性腹泻，亦可用于药物及慢性肠炎所致的腹泻。

【用法与用量】

口服　常用量每次2.5～5mg，每天2～4次，腹泻得到控制时，即可减少剂量。

【不良反应】

本品毒性甚小，偶见口干、恶心、呕吐、头痛、头晕、失眠、抑郁、皮疹、腹胀及肠梗阻等不良反应。

【禁忌证】

（1）禁用于青光眼、严重肝病、脱水、梗阻性黄疸，与假膜性肠炎或产肠毒素的细菌有关的毒素。

（2）慎用于慢性肝病、腹泻早期、腹胀者。

【注意事项】

不宜与本品合用的药物有巴比妥类、阿片类。

蒙脱石

【药理作用】

本品作用机制：覆盖消化道黏膜与黏膜液蛋白结合，从质和量两方面增强黏膜屏障，起到防止H^+、胃蛋白酶、胆盐、溶血性磷脂酰胆碱、非甾体抗炎药、乙醇以及各种病毒、细菌及其毒素对消化道黏膜的侵害作用；以维护消化道的正常生理功能；通过激活凝血因子Ⅶ和Ⅷ对消化道有止血作用；促进肠黏膜的吸收功能，减少其分泌；调节肠道运动、恢复蠕动的正常节律，维护肠道的输送和吸收功能。口服后药物不被吸收，并维持6小时之久。

【适应证】

本品适用于急、慢性腹泻，肠易激综合征；食管炎及胃、十二指肠、结肠疾病有关的疼痛的对症治疗。

【用法与用量】

口服　常用量每次1袋，每天3次。

【不良反应】

本品安全性好，无明显的不良反应，极少数患者出现轻微便秘。

【禁忌证】

对本品中任何成分过敏者禁用。

【注意事项】

（1）治疗急性腹泻首剂量应加倍。

（2）胃炎、结肠炎、肠易激综合征应在餐前服用，腹泻宜在两餐中间服用，胃食管反流及食管炎在餐后服用。

第七节　微生态制剂

乳酸菌

【药理作用】

本品系人体固有正常生理菌株与灭菌粉混合而成的微生物制剂；对多种抗生素具有耐药性；能够安全通过胃液屏障，在肠道内定植、繁殖；形成生物学屏障，调整肠道菌群，促进机体对营养物质的分解与吸收，并能分解葡萄糖产生乳糖，从而抑制致病菌的繁殖与生长，促进肠正常菌群的生长。同时改善肠道正常功能，对肠蠕动有双向调节作用，既能止泻，又有治疗便秘的作用，调节肠道内pH值，抑制肠道内腐败菌繁殖，防止肠道内蛋白质发酵，减少肠内积气。

【适应证】

本品适用于消化不良、肠内异常发酵；急性胃肠炎、腹泻等。

【用法与用量】

口服　常用量每次1.2～2.4g，每天3次，根据病情可适当调整剂量。

【不良反应】

不良反应偶见皮疹、头晕、口干、恶心、呕吐、便秘。

【禁忌证】

禁用于对乳糖、半乳糖及乳制品高度过敏者。

双歧杆菌

【药理作用】

本品为革兰阳性无芽胞厌氧菌，通过脂磷壁酸与肠黏膜上皮细胞结合，与其他厌氧菌共同占据肠黏膜表面，形成生物学屏障，阻止致病菌的入侵和定植。同时它在代谢过程中产生乳酸和醋酸，降低肠道内 pH 值和氧化还原电位，有利于抑制致病菌生长，维持肠道菌群平衡。

【适应证】

本品适用于急、慢性腹泻，各种肠炎及肠道菌群失调症的防治；炎症性肠病的辅助用药；便秘、肠功能紊乱的防治。

【用法与用量】

口服　常用量每次 1 ～ 2 粒，每天 3 次，餐后服用。

【不良反应】

未见不良反应。

【禁忌证】

禁用于对微生物过敏者。

【注意事项】

服用本品期间应停用抗生素类药物。

酪酸梭状芽胞杆菌

【药理作用】

本品作用为补充肠道内正常菌群数量，纠正菌群失调，并在肠道黏膜表面定植，建立起强大的生物屏障，阻止有害菌的侵入。并可产生维生素 B 及酪酸，酪酸为肠上皮组织再生的重要能源之一。

【适应证】

本品适用于急、慢性腹泻，肠易激综合征，假膜性肠炎，消化不良等。

【用法与用量】

口服　常用量每次 2 片，每天 3 次。

【不良反应】

未见不良反应。

【禁忌证】

禁用于对微生物制剂过敏者。

【注意事项】

应用本品期间不宜与抗生素类药物联用。

第八节　肝胆疾病常用药物

联苯双酯

【药理作用】

本品为五味子丙素的中间体，其活性基团为次甲二氧基团。降酶机制尚不清楚。用药后降酶效果显著，降酶速度快，降酶幅度大。动物实验证明联苯双酯具有减轻四氯化碳、半乳糖胺、硫代乙酰胺引起的肝病理性损伤，促进肝细胞再生并保护肝细胞，改善肝功能等作用；它能增强肝微粒体氧化酶细胞色素 P450 的活性，提示它可提高肝的解毒功能。

【适应证】

本品适用于慢性肝炎、长期单项丙氨酸氨基转移酶异常患者。

【用法与用量】

口服　常用量每次 25 ～ 50mg，每天 3 次，餐后服用。

【不良反应】

不良反应轻微，个别病例服药后可有轻度恶心。

【禁忌证】

肝硬化者禁用。慢性活动性肝炎者慎用。孕妇及哺乳期妇女禁用。

【注意事项】

本品用于病程较长，肝功能异常时间较长的病例，停药后丙氨酸氨基转移酶易于反跳，为了防止反跳，需逐渐减药。

水飞蓟宾

【药理作用】

本品系菊科植物水飞蓟中提取的黄酮类化合物，它具有明显的保护及稳定肝细胞膜、保护肝细胞的酶系统，清除肝细胞内的活性氧自由基作用，从而提高肝解毒能力，促进肝细胞恢复和肝细胞再生，改善肝功能；本品对各种不同的肝中毒，如四氯化碳、硫代乙酰胺、毒蕈碱、鬼笔碱等毒物所引起的肝损害，均有不同程度的保护和治疗作用。

【适应证】

本品适用于中毒性肝损害、慢性肝炎、脂肪肝引起的肝功能异常。

【用法与用量】

口服　常用量每次 70 ～ 140mg，每天 3 次，餐后服用。维持量可减半，每天 3 次。

【不良反应】

不良反应偶见头晕、恶心、轻微腹泻、呃逆等。

【禁忌证】

对本品过敏者禁用。

【注意事项】

用于长期酗酒、吸烟的肝损害治疗时，可采用维持疗法。

门冬氨酸鸟氨酸

【药理作用】

本品可直接参与肝细胞中的鸟氨酸循环，增强肝细胞解毒功能，迅速降低增高的血氨，促进肝细胞自身的修复和再生，从而有效地改善肝功能，恢复机体的能量平衡。

【适应证】

本品适用于急、慢性肝病（各型肝炎、肝硬化、脂肪肝及肝炎后综合征）引起的血氨升高及肝性脑病。

【用法与用量】

（1）口服　常用量每次 5g，每天 2 ～ 3 次，餐前或餐后服。

（2）静脉滴注　急性肝炎，5 ～ 10g/d；慢性肝炎或肝硬化，10 ～ 20g/d；病情严重可适当增加剂量，但每天不得超过 40g。

【不良反应】

大剂量静脉用药，会有轻、中度消化系统反应。

【禁忌证】

禁用于严重肾衰竭者。

促肝细胞生长素

【药理作用】

本品系低分子多肽类活性物质，能刺激正常肝细胞去氧核糖核酸合成，促进肝细胞再生。对肝细胞损伤有保护作用，降低丙氨酸氨基转移酶，促进病变细胞恢复。调节机体免疫功能，对吞噬细胞、T 细胞、NK 细胞有免疫增强作用。促肝细胞生长素还具有抗肝纤维化作用。

【适应证】

本品适用于重型肝炎（病毒性肝炎、肝衰竭早期或中期）、慢性肝炎活动期、肝硬化的综合治疗。

【用法与用量】

（1）口服　常用量每次 100 ～ 150mg，每天 3 次，疗程一般为 3 个月，可连续使用 2 ～ 4 个疗程。

（2）肌内注射　每次 20 ～ 40mg，每天 2 次。

（3）静脉滴注　每次 80 ～ 120mg，每天 1 次，疗程视病情而定，一般为 1 个月。

【不良反应】

在少数患者可出现低热，出现高热者应停药。少见皮疹。

【禁忌证】

禁用于对本品过敏者。

【注意事项】

长期应用本品，应定期检查肝功能和甲胎蛋白。

谷氨酸钠

【药理作用】

本品为氨基酸类，能与血氨结合形成无害的谷胺酰胺，使血氨下降，从而减轻肝性脑病症状；参与脑蛋白质代谢，有促进氧化过程，改善中枢神经系统功能的作用。

【适应证】

本品适用于血氨升高所致的肝性脑病及其他精神症状。

【用法与用量】

静脉滴注：常用量每次 11.5g，不超过 23g/d，用 5% 葡萄糖注射液稀释后缓慢滴注。

【不良反应】

可见脸红及呕吐等症状。过敏的先兆可有面部发红、头痛、胸闷等症状。

【禁忌证】

禁用于肾功能不全者、少尿或无尿者。

【注意事项】

用于治疗肝性脑病时可与谷氨酸钾合用。

腺苷蛋氨酸

【药理作用】

本品系存在于所有组织和体液中的一种生理活性分子。它可作为甲基供体和生理性硫化物的前体参与体内重要的生化反应。在肝内，通过使质膜磷脂甲基化而调节肝细胞膜流动性，促进解毒过程中硫化物的合成；给肝硬化患者补充腺苷蛋氨酸，可以使其内源性水平增高，克服腺苷蛋氨酸合成酶活性降低所致的障碍，重建体内防止胆汁淤积的生理机制。

【适应证】

本品适用于慢性肝炎及肝硬化所致肝内胆汁淤积。

【用法与用量】

肌内或静脉注射：初始治疗 500 ～ 1000mg/d，疗程 2 周。维持治疗，口服：每次 500 ～ 1000mg，每天 2 次，餐后服用。

【不良反应】

一般反应轻微，胃有灼热感及上腹痛，偶可引起昼夜节律紊乱。

【禁忌证】

禁用于对本品过敏者。

【注意事项】

本品注射不宜与碱性液体或含钙液体混合使用。

第二十二章　中枢神经系统疾病用药

第一节　中枢神经兴奋药物

尼可刹米

【药理作用】

本品既可直接兴奋延髓呼吸中枢，又可刺激颈动脉体和主动脉体的化学感受器，反射性地兴奋呼吸中枢，使呼吸加深加快。对大脑皮质、血管运动中枢及脊髓也有较弱的兴奋作用。

【适应证】

本品适用于中枢性呼吸功能不全，各种继发性的呼吸抑制、慢性阻塞性肺疾病伴有高碳酸血症。对肺心病和吗啡中毒引起的呼吸衰竭有效，对巴比妥类中毒者效果较差。口服或注射均易吸收，作用时间短暂，1 次滴注能维持 5 ～ 10 分钟，主要以代谢产物随尿排出。

【用法与用量】

皮下、肌内或静脉滴注：每次 0.25 ～ 0.5g，极量每次 1.25g。

【不良反应】

不良反应较少，大剂量可出现血压升高、震颤及肌肉僵直，甚至惊厥。多汗、面部潮红，甚至心律失常。

【禁忌证】

抽搐、惊厥患者禁用。

【注意事项】

出现血压升高、心悸、多汗、呕吐、震颤及肌僵直时，应立即停药以防出现惊厥。

洛贝林

【药理作用】

本品可刺激颈动脉窦和主动脉体化学感应器，反射性地兴奋呼吸中枢而使呼吸加深加快，但对呼吸中枢无直接的兴奋作用，对迷走神经中枢和血管运动中枢也有兴奋作用，对自主神经节先兴奋后抑制。

【适应证】

本品主要用于各种原因引起的呼吸抑制。不易引起惊厥、临床常用于阿片和一氧化碳中毒。

【用法与用量】

静脉注射：用量每次 3mg，极量每次 6mg，20mg/d。皮下或肌内注射：每次 10mg，极量每次 20mg，50mg/d。

【不良反应】

不良反应可见恶心、呕吐、呛咳、头痛、心悸等，剂量较大时，能引起心动过速、传导阻滞、呼吸抑制甚至惊厥。

【禁忌证】

尚不明确。

【注意事项】

静脉给药应缓慢。

第二节 镇痛药物

吗啡

【药理作用】

本品能与各种亚型的阿片受体结合，具有较强的镇痛、镇静和镇咳作用，同时还有引起呼吸抑制、血管扩张、平滑肌收缩、瞳孔收缩等作用。

【适应证】

本品适用于各种急性剧痛，如严重创伤、枪伤、烧伤等疼痛，可缓解心肌梗死和左心室衰竭以及心源性肺水肿。用于麻醉和手术前可保持患者适当的镇静；口服制剂用于癌痛。

【用法与用量】

（1）口服 常用量每次 5 ～ 15mg，15 ～ 60mg/d，极量每次 30mg，100mg/d。服用控释片从每 12 小时服用 10 ～ 20mg 开始，视镇痛效果调整剂量，服用时必须整片吞服。

（2）皮下注射 每次 5 ～ 15mg，15 ～ 40mg/d，极量每次 20mg，60mg/d。

（3）静脉注射 每次 5 ～ 10mg，用于静脉全麻不超过 1mg/kg。

【不良反应】

不良反应可见心动过速、低血压、心律失常、高血压；呼吸系统可见支气管痉挛、喉痉挛；消化系统可见恶心、呕吐、胆管痉挛、便秘；中枢神经系统可见视物模糊、晕厥、欣快、烦躁；泌尿系统可见尿潴留、抗利尿作用、子宫痉挛；过敏反应可见瘙痒、荨麻疹、胸壁僵硬。

【禁忌证】

对本品或其他阿片类药物过敏者；中毒性腹泻患者；休克尚未控制者；炎性肠梗阻患者；通气不足、呼吸抑制者；支气管哮喘患者；慢性阻塞性肺疾病患者；肺源性心脏病代偿失调者；颅内高压或颅脑损伤患者；甲状腺功能减退者；肾上腺皮质功能不全患者；前列腺肥大、排尿困难者；严重肝功能不全患者；孕妇和临盆产妇；哺乳期妇女；早产儿禁用。

【注意事项】

本品注射液不得与碱性液（氨茶碱、巴比妥类钠盐等）、溴或碘化物、碳酸氢盐、氧化剂（如高锰酸钾）、植物收敛剂、氢氯噻嗪、肝素钠，苯妥英钠、呋喃妥因、新生霉素、甲氧西林、氯丙嗪、异丙嗪、哌替啶、酮洛酸、磺胺嘧啶、铁、铝、镁、银、锌化合物等配伍，否则可致混浊和沉淀。

美沙酮

【药理作用】

本品为人工合成阿片类镇痛药，作用机制同阿片。

【适应证】

本品适用于慢性头痛，对急性疼痛常缓不济急，故少用。也可用于阿片、吗啡及海洛因成瘾者的解毒药。本品起效慢，口服后 5 ～ 30 分钟起效，作用时间较长，血浆半衰期为 7.6 小时，血浆蛋白结合率为 87.3%。多次给药有很好的镇静作用，对咳嗽中枢有明显的抑制作用，可用于某些（如肺癌引起的）顽固性干咳。

【用法与用量】

（1）口服　常用量每次 5 ～ 10mg，10 ～ 15mg/d；极量每次 10mg，20mg/d。

（2）肌内或皮下注射　每次 2.5 ～ 5mg，10 ～ 15mg/d；极量每次 10mg，20mg/d。

【不良反应】

不良反应常见有头痛、眩晕、恶心、嗜睡、便秘。

【禁忌证】

对本品过敏者、呼吸功能不全者、中毒性腹泻患者禁用。

【注意事项】

（1）长期应用可成瘾，不可作为麻醉前及麻醉中用药。

（2）呼吸抑制作用持续时间长，束支传导阻滞、心动过速或低血压。

哌替啶

【药理作用】

本品为人工合成的阿片受体激动药。

【适应证】

适用于急性剧痛；或局麻与静吸复合麻醉辅助用药。镇痛作用为吗啡的 1/10，起效快作用时间短（持续时间 2 ～ 4 小时），有轻度抗迷走神经作用与解痉作用，镇静、镇咳作用较弱。

【用法与用量】

（1）口服　常用量每次 50 ～ 100mg，200 ～ 400mg/d；极量每次 150mg，600mg/d。

（2）肌内注射　每次 25 ～ 5mg，100 ～ 400mg/d；极量每次 100mg，400mg/d。

（3）静脉注射　按体重每次 1.2 ～ 2.0mg/kg，配成稀释液注射。

【不良反应】

不良反应主要有头痛、头晕、出汗、口干、恶心、呕吐、心动过速、直立性低血压等。

【禁忌证】

中毒性腹泻患者，急性呼吸抑制、通气不足者；慢性阻塞性肺疾病患者，支气管哮喘患者，严重肺功能不全者，肺源性心脏病患者，室上性心动过速者，颅脑损伤、颅内占位性病变、颅内高压者，正使用单胺氧化酶抑制剂或停用 14 天内患者，排尿困难者禁用。

【注意事项】

本品有成瘾性，大剂量可产生中枢兴奋和惊厥。

曲马多

【药理作用】

本品具有镇痛、镇咳和解痉作用，为非吗啡类中枢性强效镇痛药。

【适应证】

本品适用于急、慢性疼痛，中到重度癌痛，骨折或各种术后疼痛，牙痛。口服吸收完全，几乎与肌内注射等效，起效迅速，口服后 10 ～ 20 分钟起效，镇痛维持时间 4 ～ 8 小时，组织亲和力高、分布广，半衰期约 6 小时，主要在肝代谢、肾排泄。

【用法与用量】

口服、皮下、肌内、静脉注射以及肛门内给药：一般每次 50 ～ 100mg，每天 2 ～ 3 次，不超过 300mg/d。

【不良反应】

不良反应常见的有眩晕、多汗、恶心、呕吐、疲倦、排尿困难等。少见有皮疹、低血压、胸闷等。

【禁忌证】

（1）禁用于对本品过敏者及使用催眠药、镇痛药、酒精者。

（2）慎用于肝肾功能不全者。

【注意事项】

（1）本品用于镇痛时宜用最低剂量，且不宜用于轻度疼痛。

（2）本品不宜长期使用。

（3）用药期间不宜驾驶和操作机械。

（4）本品对呼吸和心血管系统影响较小，较适用于老年人和患有呼吸系统疾病患者的镇痛，用于急性胰腺炎患者的镇痛较安全。

第三节　解热镇痛抗炎药

阿司匹林

【药理作用】

本品属于水杨酸类解热镇痛抗炎药，其解热镇痛作用较强。本品适用于解热、镇痛，可缓解轻度或中度的疼痛，如头痛、肌肉痛、神经痛。

【适应证】

本品常用于感冒和流感等退热。亦常用于抗炎、抗风湿，为治疗风湿热的常用药。

【用法与用量】

口服　解热镇痛，常用量每次 0.3 ～ 0.6g，每天 3 次，必要时每 4 小时 1 次；抗风湿，3 ～ 6g/d，分 4 次口服。

【不良反应】

一般用解热镇痛剂量很少引起不良反应，长期大量服用可引起胃肠道出血、荨麻疹、血管神经性水肿等。

【禁忌证】

（1）禁用于有活动性消化道溃疡或其他原因引起的消化道出血、血友病或血小板减少症。

（2）慎用于肝肾功能不全者，哮喘及其他过敏者，心功能不全者。

【注意事项】

（1）本品应与食物同服或用水冲服，以减少对胃肠道的刺激。

（2）本品肠溶缓释片不适用于急性心肌梗死患者的紧急应用。

（3）用于解热时应多喝水，以便排汗和降温。

布洛芬

【药理作用】

本品属丙酸类非甾体抗炎药，具有解热、镇痛及抗炎作用。

【适应证】

本品适用于类风湿关节炎、骨性关节炎、脊柱关节炎、痛风性关节炎、风湿关节炎等；各种慢性关节炎的急性发作期或持续性的关节肿痛症状、无病因治疗及控制病程的作用；治疗非关节性的各种软组织风湿性疼痛，如肩痛、腱鞘炎、肌痛及运动后损伤性疼痛等；急性的轻、中度疼痛，如手术、劳损后以及原发性疼痛、牙痛、头痛等。

【用法与用量】

口服　常用量每次 0.4 ～ 0.6g，每天 3 ～ 4 次；类风湿关节炎用量稍大。轻、中度疼痛的止痛，每次 0.2 ～ 0.4g，每 4 ～ 8

小时1次，最大剂量不超过2.4g/d。

【不良反应】

不良反应可见消化不良、胃烧灼感、胃痛、恶心、呕吐；头痛、嗜睡、眩晕；少见的有耳鸣、胃出血、下肢水肿及皮疹、白细胞减少、肾功能不全等。

【禁忌证】

（1）对阿司匹林过敏的哮喘患者，原有支气管哮喘患者禁用。

（2）慎用于心功能不全及高血压、消化道溃疡、肾功能不全者。

酮洛芬

【药理作用】

本品为芳香基丙酸类非甾体抗炎药，适应证与布洛芬基本相同，但作用比布洛芬强。

【适应证】

适用于各种关节炎，包括类风湿关节炎、骨性关节炎、强直性脊柱炎、痛风性关节炎等的关节痛及各种疼痛，如牙痛、术后疼痛及癌性疼痛等。口服吸收完全，每次给药后1～2小时血药浓度达高峰值，在肝代谢，24小时内由尿排出，老年人、肾功能不全者其清除率下降22%～50%。

【用法与用量】

口服　抗风湿，常用量每次50mg，每天3～4次，极量不超过200mg/d。

【不良反应】

胃肠不良反应有胃痛、胀气、恶心、呕吐、腹泻或便秘及胃溃疡、穿孔等；少见的有：尿潴留、过敏性皮炎、口腔炎、头晕、嗜睡、视物模糊等。

【禁忌证】

禁用于有活动性消化道出血，对阿司匹林或其他非甾体抗炎药过敏者。

美洛昔康

【药理作用】

本品为非甾体抗炎药。具有镇痛、抗炎作用。

【适应证】

本品适用于慢性关节病变，包括类风湿关节炎、骨性关节炎、脊柱关节病等。口服吸收完全，生物利用度为89%，镇痛抗炎30分钟起效。

【用法与用量】

口服　骨性关节炎，常用量每次7.5～15mg，每天3次；类风湿关节炎，每次15mg，每天1次。

【不良反应】

不良反应主要有消化不良、腹痛、腹泻、恶心、头晕、头痛、肝酶升高、皮疹；少见的有胃溃疡、胃出血、胃穿孔、水肿、肝损害、肾损害。

【禁忌证】

（1）禁用于对阿司匹林或其他非甾体抗炎药和本品过敏者、胃肠道出血者。

（2）慎用于重症心、肝、肾病者，有消化道溃疡史者。

【注意事项】

（1）虚弱或衰竭的患者用药时应仔细监测。

（2）合用本品和利尿药的患者应补充足够的水，在治疗开始前还应监控肾功能。

尼美舒利

【药理作用】

本品为磺酰苯胺类非甾体抗炎、镇痛药。本品具有镇痛、抗炎及解热作用。

【适应证】

适用于关节与结缔组织疾病，如骨性关节炎，类风湿关节炎及其他炎性关节炎；滑囊炎、肌腱炎、背部痛、肩周炎及其他软组织风湿病；牙痛、术后疼痛及癌性疼痛等。

【用法与用量】

(1) 口服　抗风湿，常用量每次100mg，每天2次，餐后服；止痛，每次100mg，每天2次。

(2) 直肠给药　每次200mg，每天2次。

【不良反应】

不良反应常见的有恶心，上腹烧灼感及疼痛，少见的有皮疹、红斑、面部潮红、头痛、兴奋、黄疸、肝酶升高。

【禁忌证】

(1) 禁用于对阿司匹林、磺胺类及非甾体抗炎药过敏者及有活动性胃溃疡，有严重肝、肾损伤者。

(2) 慎用于有胃溃疡或出血史者，有心肌梗死及脑卒中史者。

对乙酰氨基酚

【药理作用】

本品为乙酰苯胺类解热镇痛药。

【适应证】

适用于缓解轻度至中度疼痛，如头痛、关节痛、肌痛、神经痛、偏头痛、牙痛、手术后及癌症疼痛；退热：如感冒或其他原因引起的高热；治疗轻中度骨性关节炎等。本品口服后0.5～2小时血药浓度达峰值，作用持续时间为3～4小时，90%～95%通过肝代谢，肾排泄。

【用法与用量】

口服　退热镇痛，常用量为每次0.3～0.6g，4小时1次，或每天4次，剂量不宜超过2g/d；骨性关节炎，每次0.65～1.3g，8小时1次，最大剂量不超过4g/d。

【不良反应】

一般剂量较少引起不良反应，少数可发生粒细胞减少、贫血、皮疹、皮肤瘙痒、血小板减少症等。本品不宜长期服用。

【禁忌证】

禁用于对本品过敏者及肝病或病毒性肝炎、肾功能不全者。

第四节　抗痛风药物

秋水仙碱

【药理作用】

本品为秋水仙属植物秋水仙的球茎种子中提取的生物碱。

【适应证】

适用于痛风性关节炎急性发作，对一般疼痛、炎症及慢性痛风均无效。口服在胃肠道迅速吸收，血浆药物浓度达峰时间为0.5～2小时，本品在肝代谢，经胆汁、肾排出。

【用法与用量】

口服　痛风性关节炎急性期，常用量每次1mg，每天3次，症状缓解后酌情减量，或每1～2小时服0.5～1mg，直至关节疼痛缓解，疗程7～14天。

【不良反应】

不良反应常见腹痛、腹泻、呕吐、食欲缺乏；偶见肌肉、周围神经病变。长期服用可引起脱发、皮疹、发热、肌无力、肝损害等。

【禁忌证】

（1）禁用于对骨髓增生低下，肝肾功能不全者。

（2）慎用于严重心脏病、肾功能不全及胃肠道疾病者。

别嘌醇

【药理作用】

本品与体内的次黄嘌呤为同分异构体。

【适应证】

本品适用于原发性和继发性高尿酸血症，尤其是尿酸生成过多而引起的高尿酸血症；反复发作或慢性痛风者；痛风石；尿酸性肾结石和尿酸性肾病；伴有肾功能不全的高尿酸血症。其作用机制是，本品及其代谢产物可抑制次黄嘌呤氧化酶的活性，从而使尿酸生成减少，降低血中尿酸浓度，减少尿酸盐在骨、关节及肾脏的沉着，有助于结石的溶解，促使痛风结节的消散。口服在胃肠道完全吸收，不能和蛋白结合，血浆药物浓度达峰时间为 2 ～ 6 小时，经肝代谢，由肾排出。

【用法与用量】

口服　初始剂量每次 50mg，每天 1 ～ 2 次，每周可递增 50 ～ 100mg，至 200 ～ 300mg/d，分 2 ～ 3 次服。每 2 周测血和尿中尿酸水平，如已达正常水平，则不再增量，如仍高可再递增。但最大量不宜超 600mg/d。

【不良反应】

不良反应常见有皮疹、过敏、剥脱性或紫癜性病变、多形性红斑等；偶见有腹泻、恶心、呕吐、腹痛、暂时性白细胞减少，中毒性肝炎、发热、头痛等；罕见有骨髓抑制、粒细胞缺乏症、贫血、血小板减少、手足刺痛。

【禁忌证】

禁用于对本品过敏者及特发性血色病者。

苯溴马隆

【药理作用】

本品为强有力的促尿酸排泄药。

【适应证】

本品适用于反复发作的痛风性关节炎伴高尿酸血症及痛风石。口服吸收迅速，血浆药物浓度达峰时间 5 ～ 6 小时，经肝代谢，胆汁排出。

【用法与用量】

口服　每次 25mg，每天 2 次，无不良反应可逐渐增至 100mg/d，早餐后服用，同时加服碳酸氢钠，3g/d，多饮水。

【不良反应】

不良反应偶见恶心，腹部不适等，肾绞痛，皮疹，肝肾功能损害。

【禁忌证】

禁用于对本品过敏者及严重肾功能不全者。

第五节 抗癫痫药物

苯妥英钠

【药理作用】

本品为乙内酰脲类抗癫痫药，主要作用有抗癫痫、抗神经痛、可抑制皮肤成纤维细胞合成或分泌胶原酶，故可用于治疗隐性营养不良性大疱性表皮松解症。骨骼肌松弛作用与膜稳定作用及降低突触传递作用。抗心律失常。静脉用药可扩张周围血管，可降低轻度高血压患者的血压。

【适应证】

（1）用于癫痫全身性强直阵挛发作、复杂部分性发作（精神运动性发作、颞叶癫痫）、单纯部分性发作（局限性发作）和癫痫持续状态。

（2）也用于三叉神经痛、隐性营养不良性大疱性表皮松解症、发作性舞蹈样手足徐动症、发作性控制障碍（包括发怒、焦虑、失眠、兴奋过度等行为障碍疾病）、肌强直症等。

（3）可用于洋地黄中毒所致的室性及室上性心律失常、三环类抗抑郁药过量时引起的心脏传导障碍、对利多卡因无效的心律失常，对室性期前收缩、室性心动过速的疗效较室上性心动过速、心房颤动及心房扑动疗效较好。

（4）还可用于轻度高血压。

【用法与用量】

（1）口服　初始每次 100mg，每天 2 次餐后服，1 ～ 3 周内加至 250 ～ 300mg/d，分 3 次服用。

（2）静脉注射　抗癫痫持续状态，每次 150 ～ 250mg，每分钟不超过 50mg，需要时 30 分钟后再静脉注射 100 ～ 150mg，总量不超过 500mg/d。老年人、重病和肝功能受损者，应减量，注速也减慢到每 2 ～ 3 分钟不超过 50mg。

【不良反应】

常见的不良反应有行为及精神改变、思维混乱、出血等；少见的有颈部或腋淋巴结肿大、发热；罕见的有构音不清、骨质软化、血糖升高、全血细胞异常、胃痛、黄疸等。

【禁忌证】

（1）禁用于对乙内酰脲类药有过敏史及Ⅱ～Ⅲ度房室传导阻滞、窦房结阻滞、窦性心动过缓等心功能损害者。

（2）慎用于贫血、心血管病、糖尿病及肝肾功能损害者。

【注意事项】

（1）本品的个体差异很大，用量需个体化。

（2）为减轻胃肠道反应，应在餐后立即服用或与牛奶同服。需按时服用，如果漏服，应在下次服药前 4 小时立即补服，不能把两次用量一次服下。

丙戊酸钠

【药理作用】

本品为一种不含氮的广谱抗癫痫药。动物实验表明，本品对多种方法引起的惊厥，均有不同程度的对抗作用。

【适应证】

本品为癫痫全面发作的首选药。亦可用于部分性发作，如热性惊厥等。有效血药浓度为 50 ～ 100μg/ml（350 ～ 700mmol/L）。

【用法与用量】

口服　常用量 600 ～ 1200mg/d，分 2 次服，1 周后递增，至能控制症状发作为止，最大量不宜超过 1.8g/d。癫痫症状持续时，静脉注射，每次 400mg，每天 1 次。

【不良反应】

不良反应常见的有恶心、呕吐、腹痛、消化不良、胃肠道痉挛；少见的有过敏性皮炎、血小板减少症、眩晕、脱发、疲乏、不安和烦躁等。

【禁忌证】

（1）禁用于对本品过敏者，有明显肝功能损害者。

（2）慎用于血液病、肝病史、肾功能损害、器质性脑病患者。

【注意事项】

（1）餐后立即服用，可减少药物对胃部的刺激。

（2）停药时应逐渐减量，突然停药可诱发癫痫持续状态或增加癫痫发作频率。

卡马西平

【药理作用】

本品具有抗惊厥、抗外周神经痛、抗躁狂抑郁、抗利尿、抗心律失常作用。此外，本品还有奎尼丁样膜稳定作用。

【适应证】

适用于单纯及复杂部分性发作，继发性全身强直-阵挛性发作、其他部分性或全身性发作，亦有用于全面性发作中的全身强直阵挛性发作者，但对典型或不典型失神发作、肌阵挛或失张力发作无效。口服吸收慢且不规则，有效血药浓度为 4 ～ 12mg/L（20 ～ 50mmol/L）。

【用法与用量】

口服　常用量，初始每次 0.1g，每天 2 ～ 3 次，餐后服，第 2 天后每天增加 0.1g，直至出现疗效为止，最大剂量不宜超过 1.6g/d。

【不良反应】

不良反应常见的有恶心、呕吐、无力、昏睡、视物模糊、眼球震颤；少见的有红斑狼疮样综合征；罕见的有腺体瘤、淋巴瘤、粒细胞减少、骨髓抑制、中枢神经不良反应等。

【禁忌证】

（1）禁用于对本品或三环类抗抑郁药过敏者，有心脏房室传导阻滞，血小板、血常规及血清铁严重异常，骨髓抑制等病史者。

（2）慎用于乙醇中毒、心脏损害、冠状动脉病、糖尿病、肝病、肾病、尿潴留、青光眼。

【注意事项】

（1）餐后立即服药，可减少胃肠道反应。

（2）服用本品应避免大量饮水，以防发生水中毒。

（3）开始时应用小剂量，然后逐渐增加，直到获得良好疗效或出现不良反应。

（4）癫痫患者突然撤药可引起惊厥或癫痫持续状态。

奥卡西平

【药理作用】

本品为卡马西平结构类似物，作用机制相同，疗效相当，但毒性较小。

【适应证】

适用于对卡马西平过敏的患者，单纯及复杂部分性发作，继发性强直-阵挛性发作的单药治疗，以及难治性癫痫的治疗。有效血药浓度为10～35mg/L（50～130mmol/L）。

【用法与用量】

口服　初始剂量为300mg/d，分2次服，以后可每天增加300mg，加用或单用均为600～1200mg/d，分2次服用。

【不良反应】

不良反应与卡马西平相似，常见的有头晕、头痛、复视，少见的有视物模糊、恶心、嗜睡、鼻炎、感冒样综合征、皮疹、贫血、低钠血症等。

【禁忌证】

对本品过敏者；房室传导阻滞者禁用。

【注意事项】

（1）停用本品治疗时应逐渐减量，以避免诱发癫痫发作。

（2）用药期间应避免驾驶和操纵机器。

第六节　抗精神病常用药物

氯丙嗪

【药理作用】

本品是中枢多巴胺 D_2 受体阻滞药，作用于基底节，下丘脑和边缘系统等部位，因其不具有选择性作用特点，故可影响其他神经递质系统，如胆碱能受体，肾上腺素能 α_1 受体和组胺 H_1 受体，因其药理作用较复杂。本品对中枢神经系统有较强的镇静作用，故多用于治疗精神分裂症的阳性症状，如幻觉、妄想和精神运动性兴奋状态，也可减轻躁狂急性期的症状。此外，可加强镇痛和麻醉药的作用。

【适应证】

本品主要用于精神分裂症、分裂样精神病、分裂情感性精神病、偏执性精神障碍、躁狂症、心因性精神障碍等。尤其对精神运动兴奋、幻觉、妄想，思维形式障碍、敌对情绪，怪异行为、冲动、木僵等症状疗效较好。小剂量可用于器质性精神障碍。镇吐，治疗顽固性呃逆。

【用法与用量】

（1）口服　精神分裂症，常用量 200 ～ 600mg/d，分次服用。依治疗所需和耐受情况逐渐递增给药。对老年人和体弱者应从小剂量开始，以后根据耐受情况缓慢增量。

（2）肌内注射　每次 25 ～ 50mg，控制严重兴奋躁动时，可根据需要和耐受情况，隔数小时重复用药 1 次。

（3）静脉注射　也可用 25 ～ 50mg，用生理盐水稀释至 1mg/ml，然后以每分钟不超过 1mg 的速度缓慢注入。一般采用静脉滴注，以防意外。对老年人和体弱者，应注意从小剂量开始，注射时尤应注意耐受情况，缓慢给药。用于呕吐，口服：每次 12.5 ～ 25mg，每天 2 ～ 3 次。如不能控制，可肌内注射 25mg。

【不良反应】

不良反应可见锥体外系症状，抗胆碱能不良反应等。

【禁忌证】

（1）禁用于对本品过敏者及严重心、肝、肾疾病者。

（2）慎用于骨髓功能抑制；肝肾功能不全；心血管疾病；青光眼、前列腺肥大、严重呼吸系统疾病；帕金森综合征等。

【注意事项】

（1）老年人易发生低血压，过度镇静及不易消除的迟发性运动障碍等不良反应，用量宜小，加量宜慢。

（2）应用本品须逐步停药，不宜骤停，不然易产生迟发性运动障碍，常在老年人中发生，且不宜消退，还可发生一时性头昏。

舒必利

【药理作用】

本品为苯甲酰胺类药，其化学结构与吩噻嗪类有所不同，为选择性阻滞多巴胺受体。具有抗精神病作用，但无镇静催眠作用。

【适应证】

适用于阴性症状为主的精神分裂症患者。亦可用于老年患者。还有止吐和抑制胃酸分泌作用，可用于顽固性恶心、呕吐的对症治疗，精神分裂症等的系统治疗。

【用法与用量】

口服 治疗精神分裂症，初始量为每次100mg，每天2～3次，然后缓慢增加至400～800mg/d，分次服用。止吐，每次50～100mg，每天2～3次。肌内注射：每次100mg，每天2次。

【不良反应】

镇静及锥体外系症状较氯丙嗪轻。可致迟发性运动障碍；少数患者可产生兴奋、激动与睡眠障碍或血压升高。

【禁忌证】

（1）禁用于嗜铬细胞瘤患者。

（2）慎用于高血压患者。

【注意事项】

（1）可与食物、水和牛奶同服以避免胃部刺激。

（2）用药期间不能从事驾驶、机械操作等有危险的活动。

（3）用药期间若出现皮疹、瘙痒等过敏反应时，应停药。

利培酮

【药理作用】

本品具有 5- 羟色胺受体和较弱的多巴胺受体阻滞作用，即 5-HT/DA 受体阻滞平衡剂，现为抗精神病广泛应用的药物。

【适应证】

本品的治疗谱较广阔，适应证为精神分裂症等精神病性障碍，对精神分裂症阳、阴性症状和情感性症状均有疗效。对急性期、恢复期和长期的维持治疗均可用，为全病程治疗的一线药物。抽动–秽语（Tourette）综合征是以多发性运动和发音联合为特点的一种慢性抽动障碍，主要表现为不自主、多发运动抽动和发音抽动共同出现。本品被认为是临床疗效较好的药物。

【用法与用量】

口服　初始剂量为每次 1mg，每天 1 次。以后每隔 3 ～ 5 天，酌情每天增加 1mg，最大剂量 4 ～ 6mg/d。老年患者开始剂量为 0.5mg，每天 1 次，以后根据耐受情况，每次增加 0.5mg，一般治疗剂量为 1 ～ 4mg/d，分 2 次服。高龄患者通常剂量为 1 ～ 2mg/d。

【不良反应】

不良反应常见的有失眠、焦虑、头痛、头晕、口干、激惹；少见的有嗜睡、疲劳、便秘、注意力下降、恶心呕吐、腹痛、视物模糊、尿失禁、皮疹及其他过敏反应。也有偶见迟发性运动障碍、恶性综合征及癫痫发作。

【禁忌证】

（1）禁用于对本品过敏者。

（2）慎用于帕金森综合征及癫痫患者；心力衰竭、心肌梗死、传导异常；脑血管疾病的患者等，用药个体化、尽量维持小剂量治疗。

【注意事项】

据报道，本品可引起恶性综合征，其特征为高热、肌肉僵直、颤抖、意识改变等，此时应停药。

奥氮平

【药理作用】

本品化学结构与氯氮平近似，也为多受体作用的抗精神病药，选择性作用于边缘系统多巴胺受体，对黑质纹状体多巴胺通路作用很弱。

【适应证】

本品有明显镇静作用，适应证大致同利培酮，适用于精神分裂症等精神病性障碍，对阳性症状（如妄想、幻觉、紧张综合征）和阴性症状（如感情淡漠、社会退缩、思维贫乏）均有疗效。可用于急性期控制症状，恢复期长期维持治疗以巩固疗效。对狂躁发作也有作用。因无氯氮平的严重不良反应。故可广泛应用。

【用法与用量】

口服　常用量10～20mg/d，维持量一般为10mg/d，根据病情及耐受情况调整剂量。老年人、女性、非吸烟者、有低血压倾向者、严重肾功能损害及中度肝功能不良者，开始剂量为5mg，逐步递增用量，每次5mg，间隔至少1周。

【不良反应】

不良反应常见有嗜睡、体重增加、头晕、外周性水肿、直立性低血压、急性或迟发性锥体外系运动障碍，个别患者可引起皮疹、极少数人出现抽搐等。

【禁忌证】

（1）禁用于对本品过敏者及窄角型青光眼患者。

（2）慎用于有低血压倾向的心脑血管疾病、肝功能损害、前列腺肥大、麻痹性肠梗阻和癫痫患者。

【注意事项】

（1）老年人起始剂量为5mg，因易发生低血压，故用药期间应定时测定血压。

（2）糖尿病患者，尤其是高危因素者，应定期测定血糖。

第七节　帕金森病常用药物

左旋多巴

【药理作用】

本品为多巴胺的前体药物，本身无生理活性，但能通过血-脑脊液屏障进入中枢神经系统并转化为多巴胺而发挥作用。使大脑纹状体多巴胺和乙酰胆碱含量趋于平衡，产生抗帕金森病及其他原因引起的锥体外系反应作用；显效较慢，用药后 2 ～ 3 周才出现明显进步，需连续服 6 个月才获得疗效，疗效持久。对肌肉强直和运动困难者疗效较好，而对震颤的作用弱。

【适应证】

用于治疗帕金森病及其他原因引起的锥体外系反应，尤其适用于运动困难而丧失劳动能力的帕金森病患者。老年及其重症患者耐受性较差，因而效果不理想。

【用法与用量】

口服　初始剂量每次 0.25g，每天 2 ～ 4 次餐间或餐后口服；视患者耐受情况，每隔 3 ～ 7 天增加 0.25 ～ 0.75g/d。直至达到最理想的疗效为止，最大剂量不能超过 6g/d，分 4 ～ 6 次服。

【不良反应】

不良反应较多的有恶心、呕吐、食欲缺乏；精神症状有不安、失眠、幻觉等；尚有直立性低血压、心律失常、不自主运动、排尿困难等。

【禁忌证】

（1）禁用于对本品过敏者。

（2）脑炎后及老年患者对本品更敏感，应酌情减量；慎用于支气管哮喘、肺气肿、严重心血管疾病、闭角型青光眼、精神病、糖尿病、惊厥病、尿潴留及肝肾功能不全、患有消化道溃疡患者。

【注意事项】

（1）治疗帕金森病时，宜与外周脱羧酶抑制药合用或使用复方多巴制剂。

（2）在剂量递增过程中，如出现恶心等，应暂停增量，待症状消失后再增量。

溴隐亭

【药理作用】

本品为多巴胺受体激动药，能透过血-脑脊液屏障进入中枢，因而激动中枢多巴胺受体释放多巴胺，改善帕金森病的震颤、强直、活动迟缓等症状，还有内在抗抑郁作用，对改善帕金森病患者的抑郁状态十分有利。

【适应证】

适用于晚期帕金森病对左旋多巴无效者，还可用于治疗亨廷顿舞蹈症。

【用法与用量】

口服　初始量0.625mg/d，1周后增加0.625～1.25mg/d，餐中分次服。通常治疗量为7.5～15mg/d，最大量不超过25mg/d。

【不良反应】

不良反应可见恶心、呕吐、食欲缺乏、腹痛或胃痛、头痛、眩晕、幻觉、精神错乱、疲倦等，也可出现直立性低血压、异动症、运动障碍等。

【禁忌证】

禁用于对麦角生物碱过敏者，有精神病史者及心脏病，周围血管性疾病患者。

司来吉兰

【药理作用】

本品为选择性B型单胺氧化酶的不可逆的抑制药，可阻断多巴胺的代谢，也可抑制多巴胺受体突触对多巴胺的再吸收，加强多巴胺的活性，延长多巴胺的作用。

【适应证】

可单独用于早期原发性帕金森病，帕金森病综合征，阿尔茨海默病、血管性痴呆及抑郁症患者；亦可作为左旋多巴治疗帕金森病的辅助治疗用药，与左旋多巴合用改善帕金森病的症状。

【用法与用量】

口服　常用量每次 2.5 ～ 5mg，每天 2 次。服用几周后剂量可减半作为维持量。更高剂量对治疗效果无益。与多巴胺合用时注意减少 10% ～ 30% 的左旋多巴用量。

【不良反应】

单独使用本品时不良反应较少见。常见的不良反应有身体的不自主运动增加，情绪或其他精神改变，眩晕、失眠、恶心、呕吐等。少见的有胃溃疡、胃痛、腹痛、直立性低血压、心律失常、肝酶升高、肌肉痉挛或指趾麻木、口周或喉头烧灼感、出汗过多和排尿困难等。

【禁忌证】

（1）禁用于家庭遗传性震颤、亨廷顿舞蹈疾病患者。

（2）慎用于严重的痴呆、严重的精神病、迟发性异动症，过多的震颤、有消化性溃疡史者。

苯海索

【药理作用】

本品为外周抗胆碱药，可部分阻断中枢（纹状体）的胆碱受体，使黑质纹状体部位的胆碱能神经与多巴胺能神经的功能获得平衡。

【适应证】

用于轻度及不能耐受左旋多巴的各种原因所致的帕金森综合征，也用于药物引起的锥体外系疾病，有效改善抑郁、流涎、多汗等继发症状，对肌肉强直及运动迟缓作用较差，对迟发性多动症无效。

【用法与用量】

口服　抗帕金森病，首日 1 ～ 2mg，分 2 次服用；一般有效治疗量为每次 2mg，每天 3 次，最大剂量不超过 10mg/d，分 3 ～ 4 次服用，需长期服用。用于药物诱发的锥体外系反应，首日 1mg，视患者的需要及耐受情况逐渐增至 5 ～ 10mg/d。老年患者对本品更敏感，应酌情减量。

【不良反应】

不良反应常见的有头晕、视物模糊、便秘、出汗减少、排尿困难、嗜睡、口鼻喉干燥、畏光、恶心、呕吐等，长期服用可有失眠、精神错乱、记忆力减退等。

【禁忌证】

（1）禁用于对麦角生物碱有异常反应和过敏者。

（2）慎用于心功能不全，心脏病，高血压，青光眼，重症肌无力，迟发性多动症，胃溃疡，甲状腺病，肝功能障碍等患者。

第八节　镇静催眠常用药物

苯巴比妥

【药理作用】

本品属长效作用药物，起效较慢、持续时间长，半衰期 80 ～ 120 小时。

【适应证】

适用于抗焦虑、失眠、运动障碍和抗癫痫的治疗；也可用于抗高胆红素血症。本品还有增强解热、镇痛作用。有效血药浓度为 10 ～ 40μg/ml。

【用法与用量】

（1）口服　催眠，常用量每次 30 ～ 100mg，晚上顿服；镇静，每次 15 ～ 30mg，每天 2 ～ 3 次；抗惊厥，90 ～ 180mg/d，可晚上顿服，或每次 30 ～ 60mg，每天 3 次，极量每天不超过 500mg。抗高胆红素血症，每次 30 ～ 60mg，每天 3 次。老年人或虚弱者应减量。

（2）肌内注射　催眠，每次 100mg；麻醉前用药，每次

100 ～ 200mg；术后用药每次 100 ～ 200mg，必要时重复给药，24 小时总量可达 400mg。治疗癫痫持续状态时剂量可加大。

（3）静脉注射　每次 200 ～ 300mg，必要时 6 小时可重复 1 次。

【不良反应】

（1）长期服用本品，可产生耐药性，亦易形成成瘾性，突然停药，可出现停药综合征，故长期用药者不可突然停药。

（2）过敏体质者，服用本品可出现荨麻疹、血管神经性水肿、皮疹及哮喘等。

【禁忌证】

禁用于肝肾功能严重障碍，支气管哮喘，呼吸抑制，卟啉病及有过敏史者。

司可巴比妥

【药理作用】

本品为短效巴比妥类催眠药，可选择性地抑制中枢神经系统，使之由兴奋转向抑制，出现镇静、催眠，甚至昏迷。在高剂量时，本品可以达到麻醉的效应。

【适应证】

适用于入睡困难的患者，亦可用于抗癫痫治疗。

【用法与用量】

（1）口服　催眠，常用量每次 50 ～ 200mg，睡前顿服；镇静，每次 30 ～ 50mg，每天 3 ～ 4 次；麻醉前给药 200 ～ 300mg，术前 1 ～ 2 小时服，极量为 300mg。老年人及体弱者可产生兴奋，精神错乱或抑郁者应减量。

（2）肌内或静脉注射　催眠，肌内注射每次 100 ～ 200mg；静脉注射每次 50 ～ 250mg。

【不良反应】

（1）常见的不良反应有头晕、步态不稳、共济失调。

（2）偶见或罕见的不良反应有粒细胞减少、血小板减少、低血压、皮疹、水肿、幻觉、肝功能损害、黄疸、骨痛及肌无力等。

【禁忌证】

对本品过敏者、贫血患者、糖尿病未控制的患者、严重肝功能不全者、严重肺功能不全者、有哮喘病史者禁用。

【注意事项】

（1）本品静脉注射应选用较粗的静脉，以减少刺激。

（2）本品肌内注射应注射于大肌肉（如臀大肌）。

（3）长期使用本品停药时应逐渐减量，以免发生撤药综合征。

第九节　抗焦虑药物

地西泮

【药理作用】

本品与中枢苯二氮䓬受体结合，选择性地作用于边缘系统，促进γ-氨基丁酸的释放，或促进突触传递功能。具有抗焦虑、镇静催眠、抗惊厥、抗癫痫的中枢性肌肉松弛作用。其抗焦虑作用及肌肉松弛作用比氯氮䓬强5倍，抗惊厥作用为氯氮䓬的10倍。除主要用于抗焦虑和镇静、催眠外，还可用于抗癫痂和抗惊厥。静脉注射为治疗癫痫持续症状的首选药物，但同时需要其他抗癫痫药巩固与维持。

【适应证】

本品口服可用作麻醉前给药以减少焦虑和紧张，也可起基础麻醉作用，静脉注射可用于全麻诱导。

可缓解局部肌肉和关节所引起的反射性肌肉痉挛、上神经元病变、手足徐动症和僵人综合征的肌肉痉挛。用于恐惧症；治疗紧张性头痛；也可用于特发性痉挛。

【用法与用量】

（1）口服　抗焦虑，常用量每次25～10mg，每天2～4次。镇静、催眠、急性酒精戒断，首次10mg，每天3～4次。以后按需要减少至每次5mg，每天3～4次。老年人体弱者应减量。

（2）肌内或静脉注射　基础麻醉或静脉全麻，每次10～30mg。

镇静、催眠和急性酒精戒断，开始10mg，以后按需要每隔3～4小时加5～10mg，24小时总量以40～50mg为限。癫痫持续状态和严重复发性癫痫，开始静脉注射10mg，每隔10～15分钟可按需要增量，甚至可达最大限用量。老年人和体弱者用量减半，静注宜缓慢，每分钟为2～5mg。

【不良反应】

不良反应常见的有嗜睡、疲乏、头昏等，大剂量有共济失调、震颤、荨麻疹，个别有兴奋、多语、睡眠障碍，甚至幻觉。静脉注射宜缓慢，否则易出现呼吸暂停、低血压、心动过缓或心跳停止等。

【禁忌证】

（1）禁用于青光眼、重症肌无力患者。

（2）慎用于肝肾功能不全及造血功能障碍患者。

【注意事项】

久用本品可形成依赖、骤停可引起戒断症状。

阿普唑仑

【药理作用】

本品具有镇静、催眠作用，并兼有抗抑郁作用。比阿米替林、丙米嗪作用好、剂量小、不良反应低。还有中枢性肌肉松弛作用。

【适应证】

适用于焦虑、抑郁、惊恐发作，顽固性失眠、癫痫及术前镇静。

【用法与用量】

口服　抗焦虑，初始剂量每次0.4mg，每天3次，用量按需要递增，最大剂量4mg/d。镇静催眠，每次0.4～0.8mg，睡前服。老年人和体弱者开始小剂量，每次0.2mg，每天3次，逐渐增加至最大耐受量。抗恐惧症，每次0.4mg，每天3次，需要时逐渐增加剂量，最大量可用10mg/d。

【不良反应】

不良反应有疲乏、头晕、头痛、昏厥、口干、便秘、恶心、呕吐、多汗、心动过速、低血压、皮疹、震颤等。

【禁忌证】

禁用于青光眼患者。

【注意事项】

骤停药可出现症状反跳或戒断症状。

三唑仑

【药理作用】

本品具有显著的镇静催眠作用，其特点为睡眠诱导作用迅速，半衰期短、排泄快，无蓄积作用，无嗜睡作用。

【适应证】

适用于失眠（入睡困难者），也用于治疗神经症的焦虑、紧张。

【用法与用量】

口服　常用量每次0.25～0.5mg，睡前服，老年人及体弱者，初始用量为0.125mg，按需要可再增加用量。

【不良反应】

不良反应常见头晕、头痛、嗜睡、语言模糊、恶心、头昏眼花、动作失调等。

【禁忌证】

禁用于对本品过敏者及青光眼，重症肌无力，肝肾功能不全，呼吸功能不全，急性脑血管病患者。

【注意事项】

（1）癫痫患者突然停药可引起癫痫持续状态。

（2）避免长期大量使用而成瘾，如长期使用应逐渐减量，不宜骤停。

（3）对本类药耐受量小的患者初用量宜小。

丁螺环酮

【药理作用】

本品主要作用于脑的海马5-HT受体及D_1受体，降低5-HT能神经元的能力，产生抗焦虑作用。本品为高度选择性的抗焦虑药物，不具有镇静催眠作用。对神经内分泌功能无影响。

【适应证】

适用于急、慢性焦虑状态。对伴有焦虑性激动、内心不安、紧张效果良好。亦可用于焦虑伴有轻度抑郁者。

【用法与用量】

口服　初始剂量为每次 5mg，每天 3 次。以后递增至 20 ～ 30mg/d，最大剂量为 60mg/d。老年人一般不超过 15mg/d，分 3 次服。

【不良反应】

不良反应可见胃肠道不适、恶心、口干、便秘、头痛、眩晕、激动、失眠、感觉异常。

【禁忌证】

禁用于对本品过敏者及严重肝、肾疾病及青光眼、重症肌无力患者。

【注意事项】

（1）本品显效时间约为 2 周，故达到最大剂量后应继续治疗 2 ～ 3 周。

（2）用药期间不宜驾驶车辆和操作机器。

扎来普隆

【药理作用】

本品适用于入睡困难的短期治疗。

【适应证】

用于入睡困难的失眠症的短期治疗，能缩短入睡时间。

【用法与用量】

口服　睡前或夜间醒后难入睡时服用，常用量每次 10mg，治疗时间为 7 ～ 10d。老年体弱者用量减至每次 5mg。

【不良反应】

不良反应可见头痛、嗜睡、眩晕、口干、出汗、恶心、乏力、震颤、复视、站立不稳和精神错乱等。

【禁忌证】

禁用于对本品过敏者及严重肝肾功能不全，睡眠呼吸暂停综合征，重症肌无力，严重呼吸困难或胸科疾病患者。

【注意事项】

不宜与神经精神病药物，镇痛、镇静、抗癫痫、麻醉药物同用。

唑吡坦

【药理作用】

本品为催眠镇静药。

【适应证】

主要用于短期失眠患者。

【用法与用量】

口服 常用量每次10mg，睡前服；肝肾功能损害者，每晚睡前从5mg开始，最大剂量20mg/d。老年人用量从5mg开始，每晚限量10mg。

【不良反应】

不良反应较多见（尤其是老年人）有共济失调、手脚笨拙、精神错乱或精神抑郁；较少见的有过敏、心悸、面部水肿、低血压、昏倒、恶心、肌肉酸痛、口干、腹痛等。

【禁忌证】

（1）禁用于对本品过敏者及急性酒精中毒者。

（2）慎用于精神抑郁者、肝肾功能损害者、严重慢性阻塞性肺病、有睡眠呼吸暂停综合征患者。

【注意事项】

（1）本品剂量的个体差异很大，应当逐渐调整。

（2）本品起效快，应在睡前服用。

（3）本品通常不宜长期服用，如长期服药，则应逐渐停药，以免出现戒断症状和反跳性失眠。

第十节 抗抑郁药物

阿米替林

【药理作用】

本品具有抗抑郁作用和较强的镇静作用，其机制是能阻滞5-羟色胺、去甲肾上腺素神经末梢，对5-羟色胺、去甲肾上腺素的再摄取，增加突触间隙中5-羟色胺、去甲肾上腺素的含量。对胆碱能组胺受体有很强的阻断作用。

【适应证】

适用于各种抑郁症、焦虑症、神经性厌食症及各种疼痛综合征。本品对抑郁症伴有失眠者效果良好。其抗抑郁作用强，显效时间快。对功能性遗尿也有一定疗效。

【用法与用量】

口服 开始每次25mg，每天2～3次，然后根据病情及耐受情况逐步增至150～250mg/d。老年人适当减量，症状控制后可改为维持量，50～100mg/d。

【不良反应】

不良反应可见口干、便秘、视物模糊、排尿困难；心动过速、直立性低血压、心电图改变、头晕、狂躁性兴奋活动，肝功能异常、心电传导阻滞、心律失常等。

【禁忌证】

（1）禁用于对本品过敏者及严重心脏病、青光眼、高血压、肝肾功能不全、尿潴留、前列腺肥大患者。

（2）慎用于癫痫及有发作倾向者，前列腺炎及膀胱炎、支气管哮喘患者。

【注意事项】

（1）老年人的代谢和排泄功能下降，对本品的敏感性增强，应减少用量，用时应格外注意直立性低血压。

（2）不可突然停药（应在1～2个月内逐渐减少用量），以免引起一系列停药反应。

多塞平

【药理作用】

本品可阻断5-羟色胺（5-HT）、去甲肾上腺素能再摄取及β-肾上腺素能受体下调。对H_1受体拮抗作用极强，对胆碱能、α_1肾上腺素能受体有较强的拮抗作用。本品具有抗焦虑、抗抑郁、镇静、催眠作用。

【适应证】

主要用于焦虑抑郁症或恶劣心境；强迫症、神经厌食症、疼痛综合征；瘙痒性皮肤病。其抗抑郁作用不如丙米嗪、阿米替林，但镇静作用明显。服药后患者感到精神愉快、思维敏捷、减少焦虑、镇静催眠。抗焦虑作用多在1周内生效。抗抑郁作用14～21天显效。

【用法与用量】

口服　抗抑郁症，初始剂量为每次25mg，每天2～3次，以后逐渐增加至150～300mg/d，分2～3次服。

【不良反应】

不良反应有口干、口苦、便秘、视物模糊、尿潴留、心动过速、心电图异常、体位性低血压。少数出现过敏反应、荨麻疹、血管神经性水肿、皮疹、诱发癫痫、呼吸困难等。

【禁忌证】

（1）禁用于心脏病及高血压、肝肾疾病、青光眼患者。

（2）慎用于癫痫患者、前列腺炎、膀胱炎、严重抑郁症、支气管哮喘、甲状腺功能亢进、精神分裂症患者。

【注意事项】

（1）老年人应减量，注意直立性高血压。

（2）服用本品不宜突然停药，应用1～2个月后逐渐减量，否则易产生恶心、头痛等不适症状。

帕罗西汀

【药理作用】

本品具有较强的5-羟色胺再摄取抑制作用，通过抑制5-羟色胺的摄取机制，使神经细胞突触间隙中5-羟色胺增多，从而增强5-羟色胺能神经传递，发挥抗抑郁作用。对去甲肾上腺素、多巴胺再摄取影响小。对胆碱能受体有一定程度的亲和力，但明显弱于三环类抗抑郁药。

【适应证】

本品主要用于治疗各种抑郁症、强迫症、惊恐障碍及社交恐惧症等。明显改善抑郁、精神运动迟缓、睡眠障碍。对焦虑症、焦虑障碍、慢性疼痛、进食障碍、物质依赖也有显著疗效。

【用法与用量】

口服 首次20mg，早晨1次服，可根据需要及耐受情况每隔7天增加10mg，最大剂量不宜超过50mg/d。

老年人及肝肾功能不全者酌情减量，可从10mg/d开始，最大不超过40mg/d。

【不良反应】

不良反应常见便秘、腹泻、头痛、眩晕、多汗、睡眠障碍、口干、尿频、震颤、恶心。少见焦虑、心悸、直立性低血压、肌痛无力。罕见锥体外系反应、瞳孔散大、狂躁等。

【禁忌证】

（1）禁用于对本品过敏者。

（2）慎用于癫痫、双向情感障碍及严重心、肝、肾疾病患者。

【注意事项】

出现皮疹应立即停药；抑郁转为狂躁时也应停药，停药时需渐减剂量，不宜骤然停药，以防撤药综合征。

西酞普兰

【药理作用】

本品具有很强的5-羟色胺再摄取的抑制作用。对胆碱能受体、α- 肾上腺素受体无抑制作用。因此，无明显的抗胆碱能作用，心血管系统无不良反应。

【适应证】

适用于各种类型抑郁症，安全而有效，尤其适用于老年性抑郁症及躯体疾病伴发抑郁症。不良反应轻微，不影响血、肝、肾功能，还可用于治疗惊恐障碍、卒中后抑郁。

【用法与用量】

口服 初始剂量，20mg/d，顿服。通常有效量 20 ～ 40mg/d，疗效不佳时可增量，最大剂量为 60mg/d。长期用药应维持在最低有效量。老年人及肝肾功能不全者应减量。

【不良反应】

不良反应常见恶心、多汗、头痛、口干及睡眠障碍；少见癫痫发作。

【禁忌证】

（1）禁用于对本品过敏者。

（2）慎用于有癫痫史，躁狂，近期发生心肌梗死，心肝肾功能不全者，老年人应减量。

【注意事项】

服用本品期间，患者从事需要精神高度集中的工作时应谨慎。

曲唑酮

【药理作用】

本品具有特异性 5- 羟色胺受体拮抗作用，抑制去甲肾上腺素再摄取的作用较弱，对多巴胺受体、组胺 H_1 受体无作用，抗胆碱能作用轻微。具有明显的抗抑郁、镇静作用，在治疗单相、双相抑郁症，分裂情感性抑郁症上显示出一种广谱的抗抑郁作用。

【适应证】

本品适用于各种抑郁症。对伴抑郁的焦虑症、药物依赖或戒断后的情绪障碍、情感障碍伴失眠效果良好，对严重抑郁效果差。

【用法与用量】

口服　初始剂量为 50 ～ 100mg/d，分 2 次服，常用量 100 ～ 150mg/d，最高剂量 400mg/d，分 2 次餐后服。老年人及肝肾功能不全者，应减量。有疗效后，可逐步减至最低有效量，维持数月。失眠者临睡前顿服 50 ～ 100mg。

【不良反应】

不良反应常见嗜睡、乏力、头晕、头痛、失眠、紧张、震颤、激动、视物模糊、口干、便秘。少见恶心、呕吐、直立性低血压、心动过速、腹部不适。罕见肌肉疼痛、多梦、皮疹等。

【禁忌证】

（1）禁用于对本品过敏者、意识障碍及严重心脏病患者。

（2）慎用于严重肝肾功能不全者，老年人宜减量。

【注意事项】

（1）应在餐后立即服用本品。禁食或空腹服药可能会加重头晕。

（2）用药期间不宜进行有潜在危险性的工作。

米氮平

【药理作用】

本品为去甲肾上腺素和特异性 5- 羟色胺抗抑郁药，具有去甲肾上腺素和 5- 羟色胺双重作用。本品通过阻断 α_2 肾上腺素受体而增加去甲肾上腺素释放。调节 5- 羟色胺的代谢率，激动 α_1 肾上腺素受体增加 5- 羟色胺释放。相反，激动 α_2 肾上腺素能受体，则通过去甲肾上腺素而抑制 5- 羟色胺释放。本品可阻断 α_2 肾上腺素能受体，促进 5- 羟色胺释放，升高大脑 5- 羟色胺对各种特异性受体的作用，表现为激动 5- 羟色胺受体，产生抗抑郁的 5- 羟色胺受体。因此，只产生抗抑郁作用，而无不良反应。对胆碱能受体、多巴胺受体亲和力低，因而抗胆碱能不良反应小。H_1 受体亲和力高，可产生过度镇静。

【适应证】

本品适用于各种抑郁症及焦虑症。对伴有焦虑、睡眠障碍、自杀倾向、老年性抑郁效果显著。亦可用于维持治疗。

【用法与用量】

口服 初始剂量 15 ～ 45mg/d，睡前顿服。肝肾功能不全者减量。

【不良反应】

不良反应常见嗜睡、疲乏、震颤、激动、口干、便秘、头痛、失眠、视物模糊。少见心悸、低血压、恶心、腹部不适、皮疹、肌肉疼痛。

【禁忌证】

（1）禁用于对本品过敏者。

（2）慎用于青光眼、前列腺肥大和严重心、肝肾功能障碍及癫痫、器质性脑综合征、糖尿病、黄疸患者及老年人（不宜增加药量）。

第十一节 脑血液循环改善常用药物

尼莫地平

【药理作用】

本品为钙通道阻滞药，能有效地阻止钙离子进入血管平滑肌细胞，松弛血管平滑肌，从而解除血管痉挛。

【适应证】

适用于各种原因引起的蛛网膜下腔出血后的脑血管痉挛或急性脑血管病恢复期的血液循环改善。

【用法与用量】

蛛网膜下腔出血，应在发病后 96 小时内，开始滴注尼莫地平，每次 25mg。尼莫地平片剂，口服：每次 40 ～ 60mg，每 4 小时 1 次，或每天 4 次。急性脑血管病恢复期，尼莫地平每次 30 ～ 40mg，每天 4 次或每 4 小时 1 次。缺血性脑卒中，原则上不采用尼莫地平静脉滴注。

【不良反应】

常见的不良反应有血压下降、肝炎、皮肤刺痛、胃肠道出血、血小板减少、呕吐等。

【禁忌证】

（1）禁用于对本品过敏者、肝功能严重损害者。

（2）慎用于颅内压增高患者及肝功能不良者。

【注意事项】

静脉注射或口服本品时均可引起血压降低，在高血压合并蛛网膜下腔出血或脑梗死患者中，应注意减少或停用降压药，或减少尼莫地平的用药量。

氟桂利嗪

【药理作用】

本品为选择性 Ca^{2+} 拮抗药，可阻止过量钙进入血管平滑肌细胞，引起血管扩张，但选择性仅对脑血管的扩张作用较好，而对心肌血管作用较差。对血管收缩物质引起的血管收缩有持久的抑制作用，对基底动脉和颈内动脉作用更明显。

【适应证】

本品主要用于脑供血不足，脑血栓形成后蛛网膜下腔出血所致血管痉挛；耳鸣、头晕、前庭性眩晕和间歇性跛行等。

【用法与用量】

口服　脑动脉硬化及脑梗死恢复期，常用量 5 ～ 10mg/d，顿服；中枢性和外周性眩晕及椎动脉供血不足，10 ～ 20mg/d，分 2 次服，2 ～ 8 周为 1 个疗程。特发性耳鸣，10mg，每晚服 1 次，每天 10 次为 1 个疗程。间歇性跛行，10 ～ 20mg/d，分 2 次服用。

【不良反应】

不良反应可见恶心、头晕、头痛、厌食、腹痛等。

【禁忌证】

禁用于有出血倾向或新近有过出血史者。

【注意事项】

长期应用本品有增加发生纤维瘤的机会。

第十二节 脑代谢及促智药

胞磷胆碱

【药理作用】

本品为核苷衍生物，对改善脑组织代谢、促进大脑功能恢复、促进苏醒有一定作用。

【适应证】

主要用于急性颅脑外伤和手术后的意识障碍；也可用于缺血性脑血管病和血管性痴呆。

【用法与用量】

（1）静脉滴注 常用量500～1000mg/d，每天5～7次为1个疗程。

（2）肌内注射 250mg/d。脑出血急性期和严重脑干损伤时不宜大剂量使用。

【不良反应】

偶可引起失眠、头痛、头晕、恶心、呕吐、厌食、面潮红、兴奋、暂时性低血压等。

【禁忌证】

处于严重颅脑内损伤急性期的患者禁用。

【注意事项】

（1）在脑出血急性期和严重脑干损伤时，不宜大剂量，并应与止血药、降颅压药合用。

（2）一般不采用肌内注射，若用时应注意经常更换注射部位。

甲氯芬酯

【药理作用】

本品能促进脑细胞的氧化还原代谢，增加对糖类的利用，并能调节细胞代谢，对中枢抑制的患者有兴奋作用。

【适应证】

适用于外伤性昏迷、意识障碍、老年性精神病、酒精中毒及某些中枢和周围神经症状。

【用法与用量】

(1)口服　常用量每次 0.1 ～ 0.3g，每天 3 次，餐后服。

(2)肌内注射或静脉滴注　每次 0.25g，每天 1 ～ 3 次。

【不良反应】

偶见兴奋、头痛、恶心、呕吐、胃痛、胃部不适、血压波动及注射部位血管疼痛等。

【禁忌证】

禁用于高血压及有明显炎症者。

【注意事项】

本品水溶液易水解，应在肌内注射或静脉滴注前现配现用。

吡拉西坦

【药理作用】

本品为 γ- 氨基丁酸的环化衍生物，可对抗理化因素所致的脑功能损害，提高学习、记忆和回忆能力。

【适应证】

本品适用于急性脑血管病及脑外伤后记忆和轻度脑功能障碍；酒精中毒性脑病、肌阵挛性癫痫、镰状红细胞贫血神经并发症的辅助治疗。

【用法与用量】

(1)口服　常用量每次 0.8 ～ 1.2g，每天 3 次，4 ～ 8 周为 1 个疗程。

(2)静脉注射　每次 4 ～ 6g，每天 2 次，每天 7 ～ 14 次为 1 个疗程。

【不良反应】

中枢神经系统可见神经质、易兴奋、头晕、头痛和睡眠障碍。消化系统可见恶心、腹部不适、食欲缺乏、腹胀、腹痛。偶见有肝功能损害。

【禁忌证】

禁用于锥体外系疾病、亨廷顿病患者。

【注意事项】

本品无特殊解救药，如用药过量，应按药物过量治疗的一般原则进行处理，并给予对症支持治疗。

双氢麦角碱

【药理作用】

本品具有一定的 α 受体阻断作用，但无缩血管作用。

【适应证】

适用于慢性脑血管病患者后期的脑功能减退；轻、中度血管性痴呆；老年人精神退缩者；血管性头痛；高血压和雷诺现象。

【用法与用量】

（1）口服　常用量每次 1 ～ 2mg，每天 3 次，12 周为 1 个疗程。

（2）静脉滴注　2 ～ 4mg/d。

【不良反应】

不良反应可见心动过缓，血管收缩，偶见血管痉挛、血栓塞并发症；恶心、呕吐；呼吸道分泌物增多，呼吸困难，鼻塞等。

【禁忌证】

（1）禁用于严重心脏病患者，特别是伴有心动过缓者，对本品过敏者。

（2）慎用于心律稍缓者，不能与多巴胺类药物合用。

多奈哌齐

【药理作用】

本品是多奈哌齐的盐酸盐，为第二代胆碱酯酶抑制药，是一种长效的阿尔茨海默病的对症治疗药物。本品作用机制是可逆性地抑制乙酰胆碱酯酶，使乙酰胆碱水解减少，增加受体部位的乙酰胆碱含量。可能还有其他机制，包括对肽的作用、对神经递质受体、Ca^{2+} 通道的直接作用。

【适应证】

本品适用于轻、中度记忆障碍的阿尔茨海默病，也适用于血管性痴呆，可改善阿尔茨海默病患者的记忆和认知功能，提高日常生活能力，减轻精神行为症状。

【用法与用量】

口服　常用量每次 5 ～ 10mg，每晚 1 次。3 ～ 6 个月为 1 个疗程。

【不良反应】

不良反应主要有胃部不适；眩晕、高血压或低血压、一度房室传导阻滞、心房颤动、心绞痛、充血性心力衰竭等；谵妄、震颤、易激惹、情感不稳、神经痛、肌肉痉挛、抽搐；胸痛、流涕、尿频尿急、血尿；眼干、耳鸣、听力减退等。

【禁忌证】

对本品或哌啶衍生物过敏者禁用。

【注意事项】

（1）慢性肝硬化患者清除时间减慢 20%。

（2）如用药后出现精神紊乱症状，应减少剂量或停止用药。

第十三节　抗脑水肿及降颅压药物

甘露醇

【药理作用】

本品除能降低颅内压及脑水肿外，它尚可清除在缺血损伤中起重要作用的自由基，也可降低血液黏度，改善脑部血循环，使脑血管收缩，使脑血容量减少，颅内压下降。

【适应证】

用于高颅内压和脑水肿患者。

【用法与用量】

静脉滴注　一般用 20% 溶液 250 ～ 500ml（含 50 ～ 100g），按每次 1 ～ 4.5g/kg 计算，滴数为每分钟 10ml。每 4 ～ 6 小时后，根据需要可重复给药 1 次。

【不良反应】

（1）个别患者出现过敏，应立即停药，并对症处理。

（2）注入过快，可发生一过性偏头痛、头晕或眩晕、视物模糊、注射部位疼痛等；长期应用，可造成患者低钠血症或血尿。

【禁忌证】

（1）禁用于急、慢性肾衰竭，除开颅手术外的有活动性脑出血者。

（2）慎用于心功能不良，因脱水而尿少者。

【注意事项】

静脉注射时不宜漏出血管外，以免造成肿胀或组织坏死。

甘油果糖注射液

【药理作用】

本品是由甘油和果糖制成的复方制剂，是安全而有效的渗透性脱水药。

【适应证】

适用于颅内压升高、脑水肿、脑血栓、脑外伤、脑栓塞、脑出血、蛛网膜下腔出血、脑病、脑脊髓膜炎等疾病；也可用于降低眼压。

【用法与用量】

静脉滴注　常用量每次 250 ～ 500ml，每天 1 ～ 2 次（每 500ml 需 2 ～ 3 小时滴完），疗程 1 ～ 2 周。用量可视年龄和症状调整。若用降眼压，每次 250 ～ 500ml，45 ～ 90 分钟滴完。

【不良反应】

静脉滴注过快可发生血红蛋白尿和溶血。偶可出现血尿和血红蛋白尿，有时可引起头痛、恶心、呕吐。

【禁忌证】

（1）禁用于遗传性果糖耐受不良者。

（2）慎用于有心脏、循环系统疾病及肾功能不全、尿崩症、糖尿病患者及急性硬膜下、硬膜外血肿患者。

七叶皂苷钠

【药理作用】

本品有显著的清除自由基、抗炎、改善微循环等作用，能改善多种病因所引起的渗出和微循环障碍。因蛋白结合率高，故极少引起溶血。

【适应证】

适用于各种原因引起的脑水肿、颅内血肿所伴发的脑功能障碍，也可用于创伤或手术后所引起的组织肿胀、烧伤、烫伤及静脉回流障碍性疾病。

【用法与用量】

常用量每次 0.1 ～ 0.4mg/kg，溶于葡萄糖注射液 250 ～ 500ml 中静脉滴注，每天 2 次，连用 7 ～ 10 天。重症患者可多次给药，但总量不得超过 30mg/d。

【不良反应】

不良反应偶见皮疹。

【禁忌证】

禁用于肾功能不全患者。

【注意事项】

注射时宜选用血管较大的静脉，勿使药物滴至血管外，以免发生局部炎症。

第二十三章 血液系统疾病用药

第一节 抗贫血药物

硫酸亚铁

【药理作用】

本品为含铁制剂（含铁量 20%），亚铁制剂的优点是吸收率高，疗效快，但对胃肠道有不良反应，应用时宜注意。本品为二价铁，应用时同时服用维生素 B_6 有利于其吸收。

【适应证】

用于各种原因（如慢性失血、营养不良等）引起的缺铁性贫血。

【用法与用量】

口服　治疗用，常用量每次0.3g，每天3次；预防用，每次0.3g，每天1次，餐后服用。

【不良反应】

不良反应可见胃肠不适、腹痛、腹泻等，大量服用可引起恶心、呕吐。

【禁忌证】

禁用于溃疡性结肠炎、消化性溃疡、肠炎患者。

【注意事项】

治疗剂量不得长期使用，应在医师确诊为缺铁性贫血后使用，且治疗期间应定期检查血常规和血清铁水平。

叶酸

【药理作用】

本品是由蝶啶、对氨基苯甲酸和谷氨酸组成，属水溶性B族维生素。本品在体内还原转变为四氢叶酸，是体内细胞代谢中转移“一碳基团”的载体，参与去氧核糖核酸的合成。

【适应证】

本品和维生素B_{12}均用于巨幼细胞贫血，两者作用可以互相补充，但不能互相代替，并且仅对缺乏这两种维生素的巨幼细胞贫血有效，对其他贫血无效。溶血性贫血时由于叶酸消耗过多，也可补充叶酸。对于单纯维生素B_{12}缺乏的巨幼细胞贫血或恶性贫血，单用本品不但无效反而有害，可加重病情，故不能单用叶酸治疗。但对营养性巨幼细胞贫血，应用叶酸则有效。

【用法与用量】

口服　常用量每次5～10mg，每天3次，每个疗程为14天，或用到细胞数量恢复正常为止，维持剂量2.5～10mg/d。

【不良反应】

大剂量使用可发生低血钾。

【禁忌证】

维生素 B_{12} 缺乏引起的巨幼细胞贫血不能单用叶酸治疗。

【注意事项】

不宜与抗惊厥药、抗结核药合用。

维生素B_{12}

【药理作用】

本品为一类含钴的红色化合物，亦属水溶性 B 族维生素，需转化为甲基钴胺和辅酶 B_{12} 后才具有活性，以辅酶方式参与体内的重要代谢反应。参与胸腺嘧啶核苷酸的合成，形成去氧核糖核酸，促进甲基丙二酸转变为琥珀酸。可保持中枢和周围有鞘神经纤维功能完整性。

【适应证】

本品用于因维生素B_{12}缺乏引起的巨幼细胞贫血和恶性贫血。也可用于神经炎的辅助治疗。

【用法与用量】

肌内注射　治疗维生素 B_{12} 缺乏症，初始量为 25 ～ 100μg/d 或隔日 50 ～ 200μg，共 2 周；如伴有神经系统表现，每天用量可增加至 500μg。以后每周注射 2 次，每次 50 ～ 100μg，直到血常规恢复正常；维持量每月肌内注射 100μg。

【不良反应】

（1）可发生低血钾、血管栓塞等。

（2）用药后如血常规改善不明显，应注意有无叶酸缺乏或铁的缺乏。

【注意事项】

（1）如出现皮疹应停药。

（2）本品不宜静脉注射，避免同一位置反复注射。

红细胞生成素

【药理作用】

本品是红细胞生长分化的调节因子，是163个氨基酸组成的糖蛋白，由重组去氧核糖核酸技术产生。其作用机制为刺激红系祖细胞的分化，也可促使组织红细胞自骨髓向血中释放，进而转化为成熟红细胞。

【适应证】

本品适用于治疗肾功能不全合并的贫血，艾滋病本身或其治疗引起的贫血，恶性肿瘤伴发的贫血及风湿病贫血。同时应用本品可预防发生贫血。

【用法与用量】

可供静脉或皮下注射：初始剂量每次50～100U/kg，每周3次；若8周后血细胞比容提高不足5%～10%，且仍低于0.30～0.33，可将日剂量再提高25U/kg。若血细胞比容2周内提高超过4%，则需减量；若血细胞比容达到或超过36%，则需停药。

【不良反应】

不良反应主要是高血压；偶有皮疹、癫痫发作、头痛、心动过速、恶心、呕吐等。

【禁忌证】

（1）禁用于严重高血压未加控制者。

（2）慎用于有血栓栓塞病史及药物过敏史者。

【注意事项】

定期检查铁贮备，及时补充铁剂。

第二节　促凝血药物

维生素K

【药理作用】

本品是参与肝内凝血因子合成的必需物质，故适用于维生素K缺乏或活力降低或某些化学物质的结构与维生素K相似而产生拮抗作用，导致凝血因子Ⅱ，Ⅶ或Ⅹ合成障碍的出血性疾病。

【适应证】

本品适用于低凝血酶原血症；肠道吸收不良所致的维生素K缺乏；双香豆素类和水杨酸类药物过量所引起的出血；本品还可选择性地作用于消化道平滑肌痉挛所引起的疼痛，有解痉止痛作用。

【用法与用量】

肌内或静脉注射　每次10mg，每天1～2次，低凝血酶原血症不易纠正时，6～8小时可重复注射，24小时内总剂量不超过40mg。

【不良反应】

不良反应可见面部潮红、出汗、胃肠道不适、溶血性贫血等。

【禁忌证】

慎用于严重肝病患者。

酚磺乙胺

【药理作用】

本品作用机制是能降低毛细血管通透性，增强血小板的功能及黏合力，促进血小板释放凝血活性物质，缩短凝血时间而止血。

【适应证】

本品用于防治手术前后和各种血管因素出血。对脑、肺、肝、消化道、泌尿道出血有效。

【用法与用量】

肌内或静脉注射　预防手术后出血，可在术前15～30分钟注射0.25～0.5g，必要时2小时后再给0.25g。一般出血治疗，可肌内或静脉注射0.25～0.5g，每天2～3次。静脉滴注：每次0.25～0.75g，每天2～3次，口服：每次0.5～1.0g，每天2～3次。

【不良反应】

不良反应偶有发热、头痛、恶心、呕吐、腹泻、皮疹等。

【禁忌证】

禁用于有血栓病史者。

【注意事项】

出现发热时停止使用。

氨甲苯酸

【药理作用】

本品止血机制与氨基己酸相同，抗纤溶活性较氨基己酸强5倍。

【适应证】

适应证同氨基己酸，对一般性渗血效果较好，主要用于原发性纤维蛋白溶解过度所引起的出血，包括癌肿、白血病、严重肝病出血等急慢性、局限性或全身性的高纤溶出血。

【用法与用量】

静脉注射或静脉滴注　每次0.1～0.3g，不超过0.6g/d。口服：每次0.25～0.5g，每天2～3次，总量为2g/d。

【不良反应】

应用本品过量可能形成血栓。

【禁忌证】

（1）禁用于有血栓形成倾向及血管栓塞性疾病者。

（2）慎用于有血尿或有肾功能不全者，有心肌梗死倾向者。

巴曲酶

【药理作用】

本品是从蝮蛇的毒液中分离后精制成的蛇毒凝血物质，具有类凝血酶与类凝血活酶样作用，能促进凝血而产生止血效应。本品仅能在出血部位产生凝血作用，而在血管内没有凝血作用。

【适应证】

可用于外科手术出血和预防出血，以及上消化道出血、肺出血、肾出血、五官科出血等。

【用法与用量】

静脉注射、肌内注射或皮下注射　常用量，每次1万～2万U，每天1次；紧急出血应立即静脉注射或肌内注射1000U，36小时后再肌内注射1次；手术前后，可在术前1d晚肌内注射1000U，术前1小时及15分钟再分别静脉注射1000U，术后每天1000U肌内注射，连用3天。异常出血，剂量加倍，1000U，每6小时1次，直到出血完全停止。

【不良反应】

不良反应可见过敏反应，如皮疹、出汗、心率改变等。

【禁忌证】

禁用于有血栓病史者。

【注意事项】

（1）本品稀释后应立即使用，静脉滴注速度宜慢。

（2）用药期间应避免从事可能造成创伤的工作。

卡巴克络

【药理作用】

本品为肾上腺素氧化产物肾上腺色素的缩氨脲水杨酸钠盐。其作用机制是增强毛细血管抵抗力，降低其通透性，对抗透明质酸酶，促使毛细血管端收缩，使出血时间缩短而止血。

【适应证】

主要用于毛细血管受损或病变所致的出血，如血管性紫癜、视网膜出血、慢性肺出血、脑出血、痔出血、子宫出血、手术时创面渗血等。作为凝血功能障碍性出血的辅助治疗止血药。对动脉出血或大量活动性出血效果较差。

【用法与用量】

肌内注射　常用量每次10mg，每天2次，出血缓解后改为口服，每次2.5～5mg，每天3次。

【不良反应】

反复使用可引起头痛、耳鸣、头晕，过量可引起精神失常。

【禁忌证】

（1）禁用于对水杨酸盐过敏者。

（2）慎用于有癫痫及精神病史者。

第二十四章 影响组织代谢药物

第一节 降糖药

格列吡嗪

【药理作用】

本品为第二代磺酰脲类抗糖尿病药，对大多数2型糖尿病患者有效，可使空腹及餐后血糖降低，糖化血红蛋白（HbAlc）下降1%～2%。此类药主要作用为刺激胰岛B细胞分泌胰岛素，但先决条件是胰岛B细胞还有一定的合成和分泌胰岛素的功能。其机制是与B细胞膜上的磺酰脲受体特异性结合，从而使K^+通道关闭，引起膜电位改变，Ca^{2+}通道开启，胞液内Ca^{2+}升高，促使胰岛素分泌。此外还有胰外效应，包括改善外周组织（如肝脏、肌肉、脂肪）的胰岛素抵抗状态。

【适应证】

适用于经饮食控制及体育锻炼2～3个月疗效不满意、胰岛B细胞尚有一定的分泌胰岛素功能，无急性并发症（如感染、创伤、酮症酸中毒、高渗性昏迷等），无严重的慢性并发症的轻、中度2型糖尿病患者。

【用法与用量】

口服 初始剂量每次2.5mg，早餐前或早餐、午餐前各服1次，也可每次1.25mg，每天3次，餐前30分钟服用，从5mg/d开始，7天后每天逐渐加大剂量（每天增加2.5mg），一般剂量为5～15mg/d，最大剂量不超过25～30mg/d，分2～3次服用。

【不良反应】

本品不良反应较少，引起的不良反应主要为低血糖。

【禁忌证】

（1）对磺胺药过敏者禁用。

（2）已明确诊断的 1 型糖尿病患者禁用。

（3）2 型糖尿病患者伴有酮症酸中毒、昏迷、严重烧伤、感染、外伤和重大手术等应激情况禁用。

（4）肝肾功能不全者禁用。

（5）白细胞减少的患者禁用。

【注意事项】

（1）已使用其他磺脲类药物者，改用本品时，应停药 3 天，再开始用药，并注意监测血糖 1 ～ 2 周，以防发生低血糖。

（2）有消化道狭窄、腹泻者不宜用缓释片。

（3）患者用药时应遵医嘱，注意饮食控制和用药时间。

格列喹酮

【药理作用】

本品系第二代口服磺脲类降糖药，为高活性亲胰岛 B 细胞剂，与胰岛 B 细胞膜上的特异性受体结合，可诱导产生适量胰岛素，以降低血糖浓度。

【适应证】

适用于 2 型糖尿病。

【用法与用量】

口服 开始每次 30mg，早餐及晚餐前各 1 次，也可每次 15mg，每天 3 次，餐前服用，1 周后按需要调整剂量，必要时逐步加量。一般 90 ～ 120mg/d，最大剂量不超过 180mg/d。

【不良反应】

有皮肤过敏反应、胃肠道反应、轻度低血糖反应及血液系统方面改变的报道，但都较少见。

【禁忌证】

（1）1 型糖尿病禁用。

（2）糖尿病昏迷或昏迷前期禁用。

（3）糖尿病合并酸中毒或酮症禁用。

（4）对磺胺类药物过敏者禁用。

【注意事项】

（1）糖尿病患者合并肾脏疾病，肾功能轻度异常时，尚可使用。但是当有严重肾功能不全时，则应改用胰岛素治疗为宜。

（2）治疗中若有不适，如低血糖、发热、皮疹、恶心等应从速就医。

（3）改用本品时如未按时进食或过量用药都可以引起低血糖。

格列美脲

【药理作用】

本品为第三代磺酰脲类口服降血糖药，其降血糖作用的主要机制是刺激胰岛 B 细胞分泌胰岛素，部分提高周围组织对胰岛素的敏感性。本品与胰岛素受体结合及离解的速度较格列本脲为快，较少引起较重低血糖。

【适应证】

用于经饮食控制、体育锻炼及减轻体重均不能满意控制的 2 型糖尿病。

【用法与用量】

口服　初始剂量，1mg/d，于早餐前服用，根据血糖水平逐渐增量，一般用量 1 ～ 4mg/d，最大用量不超过 6mg/d。在达到满意疗效后，可试行减量，以采用最低有效量，避免低血糖。

【不良反应】

不良反应可见低血糖，较格列本脲少；偶见恶心、呕吐、腹痛、腹泻；皮肤过敏、瘙痒、红斑及荨麻疹；头痛、头晕、乏力等。

【禁忌证】

禁用于有明显肝肾功能损害者、对磺脲类药物过敏者。

【注意事项】

（1）患者用药时应遵医嘱，注意饮食、运动和用药时间。

（2）治疗中应注意早期出现的低血糖症状，如头痛、兴奋、失眠、震颤和大量出汗，以便及时采取措施，严重者应静脉滴注葡萄糖液，对有创伤、术后感染或发热患者应给予胰岛素维持正常血糖代谢。

伏格列波糖

【药理作用】

本品为α-糖苷酶抑制药，能竞争抑制小肠黏膜表面的双糖水解酶，使摄入的多糖、双糖等变成单糖的过程受到阻滞，使小肠上部的糖吸收减少，从而避免餐后的血糖急剧上升。本品能抑制淀粉、蔗糖和麦芽糖，但对葡萄糖、果糖和乳糖等单糖无影响。

【适应证】

本品适用于2型糖尿病，单用、合用均可，但不宜用于1型糖尿病。

【用法与用量】

口服　常用量每次0.2mg，每天3次，餐前服。如疗效不明显，可将用量增至每次0.3mg，每天3次（老年人应从小剂量开始）。

【不良反应】

不良反应常见的有轻度腹胀、肠鸣、排气增加、稀便、腹痛、食欲减退；偶有皮疹、瘙痒；罕见的有肝酶升高、头痛、疲倦、眩晕、颜面等处水肿。

【禁忌证】

（1）禁用于严重酮症、感染、创伤、手术前后、糖尿病昏迷、对本品过敏者。

（2）慎用于腹部手术史，肠梗阻史，消化道严重障碍，肝肾功能不全，重度疝、溃疡病、老年人用量应酌减。

【注意事项】

老年人通常生理功能下降，应从小剂量开始用药并留意观察血糖值及消化系统症状等的发生，同时应慎重用药。

罗格列酮

【药理作用】

本品为新型的胰岛素增敏剂，能有效降低空腹及餐后血糖，增加机体对胰岛素的敏感性，提高利用胰岛素的能力，改善糖代谢及脂质代谢，单独使用不引起低血糖。对于胰岛素缺乏的1型及胰岛素分泌量极少的2型糖尿病无效。

【适应证】

常用于2型糖尿病患者，单用或与磺脲类或双胍类合用均有效。

【用法与用量】

口服 用于非胰岛素依赖型糖尿病，单用，初始剂量为每次4mg，每天1次，12周后如空腹血糖下降不满意，可增至每次4mg，每天2次；与二甲双胍类合用，用量与单用相同，也不需调整二甲双胍的用量。

【不良反应】

不良反应主要为肝功能损害、低血糖、外伤、头痛；钠潴留致轻至中度水肿及轻度贫血。

【禁忌证】

禁用于对本品过敏者、心功能不全患者。

瑞格列奈

【药理作用】

本品为促胰岛素分泌的非磺脲类口服降糖药，作用机制与磺脲类相似，不同之处在于其通过与不同的受体结合以关闭B细胞上ATP依赖性钾通道，从而促进胰岛素分泌。

【适应证】

适用于非胰岛素依赖型糖尿病。主要经胆道排泄，仅有6%经肾排泄，因此，适用于老年及轻度肾功能障碍的患者。

【用法与用量】

口服 常用量每次0.5mg，每天3次，餐前30分钟服用。用量可根据患者血糖情况调节，最大剂量每次4mg。已应用过另一种口服降糖药者，开始剂量可用1mg。

【不良反应】

不良反应可见低血糖，偶发恶心、呕吐、腹痛、腹泻和便秘；

皮肤过敏如瘙痒、发红、荨麻疹；肝酶升高，多数轻微和暂时性。

【禁忌证】

禁用于严重肝肾功能不全患者（可用胰岛素）。

【注意事项】

本品如与二甲双胍合用，仍不能控制高血糖，应改用胰岛素。

正规胰岛素

【药理作用】

本品是由动物胰腺提取的胰岛素，能增加葡萄糖的氧化利用，抑制糖原分解，并促进葡萄糖转化为脂肪，使血糖降低。此外，还能抑制脂肪分解、减少酮体生成，并促进蛋白质合成，可全面纠正代谢紊乱。动物胰岛素可引起过敏反应、脂质营养不良及胰岛素耐药，不宜长期使用。

【适应证】

1 型糖尿病，2 型糖尿病有严重感染、外伤、大手术等严重应激情况，以及合并心、脑血管并发症、肾脏或视网膜病变等，对严重营养不良、消瘦、肝硬变初期可同时静脉滴注葡萄糖和小剂量胰岛素，以促进组织利用葡萄糖。

【用法与用量】

皮下注射　总量为 0.5 ～ 1U/(kg · d)，一般每天 3 次，于餐前 15 ～ 30 分钟注射，根据病情、血糖、尿糖由小剂量开始，视血糖变化，每 3 ～ 4 天调整用量 1 次，达到满意疗效后，维持治疗。1 型糖尿病患者，胰岛素需要总量为 0.5 ～ 1U/(kg · d)；2 型糖尿病患者，每天需要量较大。总之，胰岛素用量应根据病情变化及血糖监测结果进行调整。

静脉注射　主要用于糖尿病酮症酸中毒、高血糖和高渗性昏迷的患者，剂量可按每小时每千克体重 0.1U 计算，加入液体中静脉滴注。

【不良反应】

（1）胰岛素有引起低血糖反应的危险，严重者可致低血糖休克甚至死亡，使用时应根据病情选择用量，并从小剂量开始。

（2）当血糖突然急剧下降至60mg/dl以下时，可出现心慌、出汗、发抖、饥饿、面色苍白、四肢发凉等，而当下降至40mg/dl以下时，将影响中枢神经功能而出现头晕、抽搐、昏迷、惊厥等。

【禁忌证】

对胰岛素过敏患者禁用。

【注意事项】

老年患者的各组织、器官结构功能发生变化。生理生化储备能力下降，调节机能和适应能力下降，易发生低血糖，在使用本品时更需注意。

低精蛋白锌胰岛素

【药理作用】

为了延缓胰岛素的吸收，延长其作用，使之与鱼精蛋白结合，后者从鱼的精液中提取，所含氨基酸为精氨酸，故称为鱼精蛋白。本品为同种异形胰岛素，其中人胰岛素和猪胰岛素与鱼精蛋白的比例适当，没有多余的鱼精蛋白。本品为中效胰岛素制剂，为中性混悬液。

【适应证】

用于治疗1型和2型糖尿病。强化治疗控制血糖，改用本品后，可减少注射次数。

【用法与用法】

皮下注射　每天早餐前30～60分钟皮下注射1次，一般从低剂量开始（4～8U），再按血糖、尿糖变化调整剂量。有时需晚间再注1次，起始剂量为早上的1/2。需要时本品可与胰岛素混合使用，二者比例开始可为2∶1，以后视血糖监测结果调整。

【不良反应】

低血糖反应（出冷汗，心跳加速，神经过敏或震颤）。偶见过敏反应和脂肪萎缩。

【禁忌证】

低血糖，胰岛细胞瘤。

【注意事项】

（1）本品不可静脉注射。

（2）可引起低血糖，多在药效高峰时发生。

（3）如需与胰岛素混合使用，应在注射前，先抽取胰岛素，后再抽取本品混合。其他参见胰岛素注意事项。

鱼精蛋白锌胰岛素

【药理作用】

本品为胰岛素与鱼精蛋白及氧化锌相结合的长效胰岛素制剂。皮下注射后，经酶促蛋白分解，逐渐释放游离胰岛素而被缓慢吸收，起效时间为 4 ～ 6 小时，16 ～ 24 小时达血药高峰，药效持续时间 24 ～ 36 小时。

【适应证】

本品适用于轻、中度糖尿病，特别是血糖波动大，不易控制时，应首选本品。

【用法与用量】

皮下注射　剂量应根据病情而定，一般为 10 ～ 20U/d。治疗重症糖尿病，用本品与胰岛素合用，用量比为 1∶(2 ～ 3)。

【不良反应】

参见胰岛素。

【禁忌证】

本品作用缓慢，不能用于糖尿病酮症酸中毒及高渗性昏迷患者。

【注意事项】

（1）本品不可静脉给药。

（2）应特别注意防止夜间发生低血糖。

赖脯胰岛素

【药理作用】

本品为胰岛素类似成分，其结构特点是使胰岛素分子形成多聚体的特性改变，从而加速皮下注射后的吸收，有利于控制进餐后迅速升高的血糖。

【适应证】

本品为速效胰岛素，适用于下列情况：一是经常发生低血糖的1型糖尿病患者，使用本品可减少低血糖的发生率；二是生活不规律，外出活动较多的使用胰岛素的糖尿病患者。

【用法与用量】

1型糖尿病的常规治疗，皮下注射：早餐前30分钟注射，一般由0.1～0.2U/kg开始，可根据血糖、尿糖调整剂量，每3～4天增加2～4U，必要时晚餐前再注射1次，剂量从早餐剂量的1/2开始。

【不良反应】

过量时可引起低血糖同时伴有倦怠，意识模糊，心悸，大汗，呕吐和头痛。

【禁忌证】

赖脯胰岛素在低血糖发作时严禁使用。患者对赖脯胰岛素或其赋形剂过敏者严禁使用。

【注意事项】

由于本品皮下注射后吸收迅速，故可在进餐时即时注射；本品治疗1型糖尿病患者，其低血糖发生率低于人胰岛素。

第二节　甲状腺疾病药物

左甲状腺素钠

【药理作用】

本品为人工合成的甲状腺激素，为四碘甲状腺原氨酸，100μg相当于28μg T_3的作用。除具有甲状腺激素的基本作用外，还具有降低胆固醇及低密度脂蛋白（LDL）的作用，对心肌的兴奋作用较强。

【适应证】

（1）治疗非毒性的甲状腺肿（甲状腺功能正常状况）。

（2）甲状腺肿切除术后预防甲状腺肿复发。

（3）甲状腺功能减退的补充治疗。

（4）抗甲状腺功能亢进的辅助治疗。

（5）甲状腺癌术后的抑制治疗。

（6）甲状腺抑制实验。

【用法与用量】

（1）口服　开始每次25～50μg，每天1次，间隔2～4周增加25μg，直到满意效果（一般为100～150μg）。维持量，75～125μg/d。老年患者、心功能不良及严重黏液性水肿患者，开始剂量应减为12.5～25μg，以后每4～8周递增25μg，一般75～100μg/d即可。

（2）静脉注射　适用于黏液性水肿昏迷患者，首次剂量应较大，200～400μg，以后50～100μg/d，直至患者清醒后改为口服。

【不良反应】

应用本品进行治疗，如果按医嘱服药并监测临床和实验室指标，一般不会出现不良反应。如果超过个体的耐受剂量或者过量服药，特别是由于治疗开始时剂量增加过快，可能出现甲状腺功能亢进的临床症状。

【禁忌证】

（1）对本品及其辅料高度过敏者禁用。

（2）患有非甲状腺功能低下性心衰，快速型心律失常和近期出现心肌梗死者禁用。

（3）老年、伴有心血管疾病患者、有心肌缺血或糖尿病者慎用。

【注意事项】

由于其半衰期长，口服后1～2周，才能达到最高疗效，停药后作用也可持续1～3周，每天只需服药1次，由于其吸收不规则，故应在空腹时服用。

丙硫氧嘧啶

【药理作用】

本品为抑制甲状腺素合成，并抑制外周组织T_4转化为T_3。但不影响甲状腺对碘的摄取，也不影响已合成的激素释放与发挥作用。需待体内储存激素消耗后才能显效，症状改善需要 2 ～ 3 周，通常 1 ～ 2 个月才能恢复正常的基础代谢。口服易吸收，分布于各组织中，以甲状腺、肾上腺和骨髓中浓度最高。

【适应证】

本品适用于不适合手术或放射性碘治疗的轻、中度甲亢，甲状腺危象以及甲亢的术前准备用药。

【用法与用量】

口服　开始剂量为 300mg/d，视病情轻重可服用 150 ～ 400mg/d，分次服用，最大剂量 600mg/d，病情控制后逐渐减量，维持量为 50 ～ 150mg/d。

【不良反应】

（1）常见头痛、眩晕、关节痛、唾液腺和淋巴结肿大以及味觉减退、恶心、呕吐、上腹部不适。也有皮疹、皮肤瘙痒、药物热。

（2）血液不良反应多为轻度粒细胞减少，少见严重的粒细胞缺乏、血小板减少、凝血因子Ⅱ或因子Ⅶ降低、凝血酶原时间延长。另可见再生障碍性贫血。

（3）可见脉管炎（表现为患部红、肿、痛）、红斑狼疮样综合征（表现为发热、畏寒、全身不适、软弱无力）。

（4）罕见间质性肺炎、肾炎、肝功能损害（血清碱性磷酸酶、天门冬氨酸氨基转移酶和丙氨酸氨基转移酶升高、黄疸）。

【禁忌证】

（1）对本品或其他硫脲类药物过敏者禁用。

（2）严重肝功能损害者禁用。

（3）白细胞严重缺乏者禁用。

（4）结节性甲状腺肿伴甲状腺功能亢进者禁用。

（5）甲状腺癌患者禁用。

（6）外周血白细胞计数偏低者慎用。

（7）肝功能异常者慎用。

【注意事项】

（1）老年人、肾功能不全者药物半衰期延长，用药时应减量。

（2）治疗至少 1 年以上，一般 1.5 ～ 2 年比较适宜，依个体差异而定。

甲巯咪唑

【药理作用】

本品为抑制甲状腺素合成药，作用比丙硫氧嘧啶强，显效快，代谢慢而持续时间长，但不能抑制外周 T_4 转化成 T_3。

【适应证】

适用于甲亢、甲状腺危象及甲亢手术前准备。

【用法与用量】

口服　开始用量为 30mg/d，可按病情轻重调整为 15 ～ 40mg/d，最大剂量为 60mg/d，分次服用；病情控制后，逐渐减量至维持量，按病情需要介于 5 ～ 15mg/d，疗程一般为 12 ～ 18 个月。

【不良反应】

（1）口服给药时较多见皮疹、皮肤瘙痒及白细胞减少。

（2）较少见严重的粒细胞缺乏症；可能出现再生障碍性贫血。

（3）可能致味觉减退、恶心、呕吐、上腹部不适、关节痛、头晕头痛、脉管炎、红斑狼疮样综合征。

（4）罕见肝炎、间质性肺炎、肾炎和累及肾脏的血管炎。

（5）少见致血小板减少、凝血酶原减少或因子Ⅶ减少。

（6）局部用药时较多见皮肤局部反应，如瘙痒、灼热、紧缩、脱屑、丘疹等，大多较轻微，无须处理，1 ～ 2 周后自行消退。

（7）肝功能异常和白细胞较少的发生率仅为 1.4%。

【禁忌证】

对本品过敏者禁用。

【注意事项】

服药期间宜定期检查血常规。

碘酸钾

【药理作用】

本品为碘制剂，可用于预防地方性甲状腺肿和地方性克汀病等碘缺乏病。动物实验研究显示本品对碘缺乏所致脑细胞发育障碍有一定的作用。

【适应证】

预防地方性甲状腺肿和地方性克汀病等碘缺乏病。

【用法与用量】

口服　常用量每次 1 片，每天 1 次；颗粒剂，每次 1 包，每天 2 次。

【不良反应】

可见长期服用出现口腔、咽喉部烧灼感、流涎、牙龈疼痛、胃部不适；也可出现高钾血症，表现为神志模糊、心律失常、手脚麻木刺痛、下肢沉重无力等。

【禁忌证】

禁用于甲状腺功能亢进及对碘过敏者。

【注意事项】

长期补碘时，要定期测定尿碘，以了解补碘量是否适当。

第二十五章　其他疾病用药

第一节　抗变态反应药物

氯苯那敏

【药理作用】

本品为烷基胺类抗组胺药，抗组胺作用较强，用量较小，不良反应较少。

【适应证】

适用于各种过敏性疾病，如虫咬、药物过敏反应等。

【用法与用量】

（1）口服 常用量，每次 4 ～ 8mg，每天 3 次。可与食物同时服用。

（2）肌内注射 每次 5 ～ 20mg。

【不良反应】

少见有皮肤瘀斑及出血倾向、胸闷、心悸，少数患者出现药疹，个别患者有烦躁、失眠等中枢兴奋症状，甚至可诱发癫痫。

【禁忌证】

（1）禁用于癫痫患者、接受单胺氧化酶抑制药治疗者。

（2）慎用于闭角型青光眼、膀胱颈部或十二指肠梗阻或消化道溃疡致幽门狭窄者、心血管疾病患者及肝功能不良者。

苯海拉明

【药理作用】

本品为乙醇胺类抗组胺药，能对抗或减弱组胺对血管、胃肠和支气管平滑肌的作用，对中枢神经系统有较强的抑制作用。

【适应证】

适用于皮肤黏膜的过敏性疾病，对支气管哮喘的作用效果较差，需与氨茶碱等合用，尚可用于乘车、乘船引起的恶心、呕吐。外用软膏，治虫咬、神经性皮炎、瘙痒症等。

【用法与用量】

（1）口服 常用量，每次 25 ～ 50mg，每天 2 ～ 3 次，餐后服用。

（2）肌内注射 每次 20mg，每天 1 ～ 2 次。

【不良反应】

常见的不良反应有头晕、头痛、嗜睡、口干、恶心、疲乏；偶可见皮疹、粒细胞减少；长期应用，可引起贫血。

【注意事项】

用药期间不宜驾驶车辆、操作机器及高空作业。

异丙嗪

【药理作用】

本品属于吩噻嗪类抗组胺药，作用较苯海拉明持久，具有明显的中枢抑制作用，但比氯丙嗪弱，能增强麻醉药、催眠药、镇痛药的作用和降低体温的作用。

【适应证】

适用于荨麻疹、血管神经性水肿、过敏性鼻炎等过敏症，也可防治晕动病、镇静、催眠，治疗恶心、呕吐及术后止痛，亦可作为全麻的辅助用药。

【用法与用量】

（1）口服　抗过敏，常用量为每次6.25～12.5mg，每天1～4次，餐后及睡前服用；防晕动病，旅行前1小时服12.5mg，必要时1天内可重复1～2次；用于恶心、呕吐，每次2.5mg，必要时每4～6小时1次；用于镇静、催眠，每次25～50mg，睡前服用。

（2）肌内注射　每次25～50mg，必要时2～4小时重复。

【不良反应】

不良反应有嗜睡、反应迟钝、眩晕及低血压等；少见的有视物模糊或轻度色盲、头晕、口鼻咽干燥、痰液黏稠等；心率加快或减慢、白细胞减少等。

【禁忌证】

（1）肝肾功能不全者禁用。

（2）本品可增加皮肤的光敏性，应慎用；闭角型青光眼及前列腺肥大患者慎用。

【注意事项】

（1）给药前应注意询问过敏史，本品对吩噻嗪类药物有交叉过敏。

（2）急性哮喘、骨髓抑制、心血管疾病、肝功能不全、高血压、溃疡病、前列腺肥大都应慎用本品。

西替利嗪

【药理作用】

本品为羟嗪衍生物，作用强而持久，无明显的中枢抑制作用。

【适应证】

适用于治疗过敏性鼻炎、过敏性结膜炎、荨麻疹以及各种过敏性瘙痒性皮肤病。

【用法与用量】

口服　常用量每次 10mg，每天 1 次，餐后服用。

【不良反应】

不良反应偶见嗜睡、头晕、头痛、激动、口干、胃肠不适；罕见有过敏反应。

【禁忌证】

慎用于肾功能不全者。

【注意事项】

本品不宜与中枢神经系统抑制药、茶碱类药物合用。

左卡巴斯汀

【药理作用】

本品是卡巴斯汀的右旋体，为哌啶类衍生物，起效快，作用强而持久。

【适应证】

用于局部治疗的滴眼剂和喷鼻剂，缓解和预防过敏性鼻炎、过敏性结膜炎。

【用法与用量】

（1）喷鼻　每只鼻孔一次 2 喷，每天 2 次，症状严重者可增加到每天 3 ～ 4 次。

（2）滴眼　每次双眼各 1 滴，每天 2 次，如需要可增加至每天 3 ～ 4 次。

【不良反应】

不良反应偶有暂时轻微的局部刺激，轻微的头痛、嗜睡、口干等。

【禁忌证】

慎用于肾功能损害者。

氯雷他定

【药理作用】

本品为哌啶类化合物，对外周 H_1 受体有高度选择性，抗组胺作用起效快，疗效强而持久。无镇静、抗胆碱作用。

【适应证】

适用于治疗过敏性鼻炎、慢性荨麻疹及其他过敏性瘙痒性皮肤病；还可用于治疗过敏性结膜炎、花粉症、食物变态反应、药物变态反应、昆虫变态反应、过敏性咳嗽等。

【用法与用量】

口服　常用量为每次 10mg，每天 1 次，餐后服。

【不良反应】

不良反应有罕见视物模糊、血压降低或升高、心悸、运动功能亢进、肝功能改变。

【禁忌证】

对本品过敏者禁用。

【注意事项】

本品不宜与大环内酯类抗生素、西咪替丁、茶碱等药物配伍。

第二节　骨质疏松症常用药物

帕米膦酸二钠

【药理作用】

本品为第二代二膦酸药物，能抑制骨吸收。本品与骨内羟磷灰石具强亲和力，主要作用于破骨细胞，可抑制破骨细胞的活性，减慢骨吸收，防止骨丢失。还可通过成骨细胞间接抑制骨吸收。

【适应证】

可用于 Paget’s 骨病变及多种原因引起的骨质疏松症，也用于恶性肿瘤及其骨转移引起的高钙血症及骨质破坏溶解，可消除疼痛，改善运动能力，减少病理性骨折，减少患者对放疗的要求，延缓骨溶解性病变的发展。也用于甲状旁腺功能亢进症。

【用法与用量】

静脉滴注　常用量为每次 30 ～ 90mg，加入生理盐水或 5% 葡萄糖注射液 250 ～ 500ml 中静脉滴注，2 ～ 4 小时滴完，一般情况下 3 ～ 7 天内可获得正常的血钙水平。

【不良反应】

有时出现一过性感冒样症状，一般在输液后 3 ～ 24 小时出现，还可见发热、寒战、头痛、肌肉酸痛和胃肠道反应，如厌食、腹泻或便秘等。

【禁忌证】

慎用于严重肾功能损害者、心血管疾病患者。

【注意事项】

治疗期间应定期检查血清电解质，尤其是钙和磷、血小板数及肾功能。

阿仑膦酸钠

【药理作用】

本品为一种二膦酸盐，能抑制骨吸收。本品与骨内羟磷灰石具强亲和力，主要作用于破骨细胞，可抑制破骨细胞的活性，减慢骨吸收，防止骨丢失。本品能增加骨密度，抗骨吸收活性较强，无抑制骨矿化的作用。

【适应证】

（1）主要用于预防和治疗骨质疏松症，如治疗绝经后妇女的骨质疏松、应用肾上腺皮质激素所致的骨质疏松症及男性骨质疏松症。

（2）用于预防髋部和脊椎骨折，如脊骨压缩性骨折等。

（3）用于治疗 Paget's 病和各种原因引起的高钙血症。

（4）对治疗恶性肿瘤相关性骨转移性骨痛也有一定疗效。

【用法与用量】

口服　常用量每次 10mg，每天 1 次，或每周 1 次，每次 70mg，早餐前 30 分钟用至少 200ml 温开水送服，服药 30 分钟前后不宜饮牛奶和其他含高钙饮料。

【不良反应】

不良反应可见少数患者胃肠道反应，如恶心、腹胀、腹痛；罕见皮疹、红斑等。

【禁忌证】

（1）禁用于导致食管排空延迟的食管异常，低钙血症患者，对二膦酸盐过敏者禁用。

（2）慎用于胃肠道功能紊乱、胃炎、十二指肠炎、溃疡病患者。

【注意事项】

服药 2 小时内，不宜服用钙剂、抗酸药以及进食高钙食品（如牛奶或奶制品）、橘子汁、咖啡等。

降钙素

【药理作用】

本品为参与钙及骨质代谢的一种多肽类激素。降钙素对破骨细胞有急性抑制作用，能减少体内钙由骨向血中的流动量。降钙素除可抑制骨吸收外，对许多骨代谢疾病所引起的骨痛症状也有很好的疗效，并能增强其他止痛药的效果，减少止痛药的用量，因而可使卧床的老人减轻骨痛，减少并发症。

【适应证】

适用于乳癌、肺或肾癌、骨髓瘤和其他恶性肿瘤骨转移所致的大量骨溶解。

【用法与用量】

皮下或肌内注射　常用量 5 ～ 100U/d，体征改善之后，可隔天或每天注射 50U，必要时，剂量可增至 200U/d。

【不良反应】

罕见局部或全身性过敏反应，出现皮疹、荨麻疹时应停药。

【禁忌证】

（1）本品过敏者禁用。

（2）慎用于有过敏体质、支气管哮喘或有其既往史的患者。

【注意事项】

长期应用本品，亦可见药物失效，即出现“脱逸”现象。

氟化钠

【药理作用】

本品中氟离子可取代骨盐羟磷灰石中的羟基，形成氟磷灰石，增加结晶性，降低骨盐溶解度，从而发挥抗吸收作用；氟化物抑制磷酸酪氨酸蛋白-磷酸酶，减少成骨细胞中蛋白质酪氨酸磷酸化产物分解，在生长因子（如胰岛素生长因子-1，转化生长因子β）作用下，促进成骨细胞有丝分裂。主要在胃肠道吸收，其生物利用度为50%～60%。血药浓度可保持在治疗范围达12小时。所吸收的药物剂量中，50%进入骨，其余随尿排出。

【适应证】

本品主要用于骨质疏松症。

【用法与用量】

口服　常用量每次25mg，每天2～3次。

【不良反应】

不良反应可见胃痛、恶心、呕吐、腹泻、极少数有胃出血。可通过换剂型而减少不良反应。

【禁忌证】

（1）本品过敏者禁用。

（2）慎用于肾功能减退者。

【注意事项】

可出现肢体疼痛综合征，多由过量引起，减量或停药数周后可改善症状。

第三节　抗肿瘤药物

表柔比星

【药理作用】

本品的作用机制是可直接嵌入去氧核糖核酸，与去氧核糖核酸的双螺旋结构形成复合物，阻断依赖于去氧核糖核酸的核糖核酸形成。主要在肝代谢，经胆汁排泄，平均血浆半衰期约 40 小时。不能透过血-脑脊液屏障。对有肝转移和肝受损的患者，应适当减少剂量。

【适应证】

本品适用于急性白血病和恶性淋巴瘤、乳腺癌、支气管肺癌、卵巢癌、肾母细胞瘤、软组织肉瘤、膀胱癌、睾丸癌、前列腺癌、胃癌、肝癌（包括原发性肝细胞癌和转移性癌），以及甲状腺髓样癌等多种实体瘤。

【用法与用量】

临用前用生理盐水注射液溶解成 2mg/ml 浓度，缓慢静脉或动脉内注射，也可加入生理盐水注射液 100 ～ 250ml 内静脉滴注。进行肝动脉插管介入治疗时，可用碘化油混合以期增加疗效。常用量 50 ～ 60mg/m^2，可 1 次给予，也可等分于 1 ～ 3 天内分次给药或于每疗程第 1、8 天等分给药，3 ～ 4 周后重复（腔内化疗可于 2 ～ 3 周后重复）。

【不良反应】

不良反应常见有脱发、骨髓抑制（50% ～ 60%）；白细胞可于用药 10 ～ 14 天降至最低点，多在 3 周左右逐渐恢复；食欲减退、恶心、呕吐、心肌损害；用药量较大时，半年后易发生心力衰竭；注射液外溢，可导致局部红肿、疼痛，甚至坏死。

【禁忌证】

（1）禁用于患带状疱疹等病毒性疾病。

（2）慎用于周围血常规白细胞低于 3.5×10^9/L 或血小板低于

50×10^9/L 及发热或严重感染者；心、肺或肝肾功能失代偿者；年龄 65 岁以上，原患有心肌病变者。

【注意事项】

应用本品后，如出现肝功能损害、黄疸时，应暂时停药，肝功能恢复正常后恢复用药。

丝裂霉素

【药理作用】

本品为细胞周期非特异性药物，丝裂霉素对肿瘤细胞的 G1 期，特别是晚 G1 期及早 S 期最敏感。在组织中经酶活化后。它的作用似双功能或三功能烷化剂，本品可与去氧核糖核酸发生交叉联结，抑制去氧核糖核酸合成，对核糖核酸及蛋白合成也有一定的抑制作用。

【适应证】

本品适用于胃癌、肺癌、乳腺癌，也适用于肝癌、胰腺癌、结直肠癌、食管癌、卵巢癌及癌性腔内积液。

【用法与用量】

（1）静脉注射　常用量每次 6 ～ 8mg，以生理盐水溶解后注射，每周 1 次，也可每次 10 ～ 20mg，每 3 ～ 4 周重复治疗。

（2）动脉注射　每次 6 ～ 8mg。

（3）腔内注射　每次 8 ～ 16mg。

（4）联合化疗　氟尿嘧啶、多柔比星、丝裂霉素，主要用于胃肠道肿瘤。

【不良反应】

不良反应可见骨髓抑制，是最严重的毒性，可致白细胞及血小板减少，血小板减少常发生在用药后 28 ～ 42 天，一般在 42 ～ 56 天恢复；恶心、呕吐；少见的不良反应有间质性肺炎，不可逆的肾衰竭等。

【禁忌证】

（1）禁用于水痘或带状疱疹患者；用药期间禁止活病毒疫苗接种。

（2）慎用于老年患者；用药期间避免口服脊髓灰质炎疫苗。

【注意事项】

本品局部刺激严重，若药液漏出血管外，致使局部红肿疼痛，以至坏死、溃疡。

苯丁酸氮芥

【药理作用】

本品是双功能烷化剂，为细胞周期非特异性药物，形成不稳定的亚乙基亚胺，而发生细胞毒作用。其作用较慢，骨髓抑制的出现及恢复亦较慢，能选择性地作用于淋巴组织。本品干扰去氧核糖核酸及核糖核酸的功能，能与去氧核糖核酸发生交叉联结，对细胞周期中细胞分裂期及 G1 期细胞的作用最强。低剂量时选择性地抑制淋巴细胞，较大剂量可致各类白细胞减少，造成严重的骨髓抑制。

【适应证】

本品主要用于慢性淋巴细胞白血病，也适用于恶性淋巴瘤、多发性骨髓瘤、巨球蛋白血症、卵巢癌等。

【用法与用量】

口服　常用量按体重 0.2mg/(kg·d)，每 3 ～ 4 周连服 10 ～ 14 天（可 1 次或分次给药）。

【不良反应】

较大剂量可产生恶心、呕吐，长期服用本品可产生免疫抑制与骨髓抑制；少见的有肝毒性、皮炎，长期服用在白血病患者中易产生继发性肿瘤。

【禁忌证】

慎用于有骨髓抑制、痛风病史、感染或泌尿系结石患者。

环磷酰胺

【药理作用】

本品是双功能烷化剂及细胞周期非特异性药物。可干扰去氧核糖核酸及核糖核酸功能，尤以对前者的影响更大，它与去氧核糖核酸发生交叉联结，抑制去氧核糖核酸合成，对去氧核糖核酸合成期作用最明显。

【适应证】

本品适用于恶性淋巴瘤、多发性骨髓瘤、淋巴细胞白血病、实体瘤如神经母细胞瘤、卵巢瘤、乳癌、各种肉瘤及肺癌等。

【用法与用量】

静脉注射：常用量按体表面积每次 $500mg/m^2$，每周 1 次，2 ～ 4 周期为 1 个疗程。口服按体重 2 ～ 3mg/(kg · d)。

【不良反应】

可见骨髓抑制，是最常见的毒性，白细胞在给药后 10 ～ 14 天最低，多在第 21 天恢复正常；常见的不良反应有恶心、呕吐；给大剂量环磷酰胺时可产生心肌坏死，偶有肺纤维化；少见的不良反应有发热、过敏、荨麻疹、视物模糊等。

【禁忌证】

（1）禁用于对本品过敏者。

（2）慎用于有骨髓抑制、痛风病史、肝功能损害、肾功能损害、感染、肿瘤细胞浸润骨髓、泌尿道结石史，以前曾接受化疗或放射治疗者。

【注意事项】

用药期间须定期检查白细胞计数及分类、肝肾功能和血清尿酸水平。

顺铂

【药理作用】

本品是细胞周期非特异性药。分子中的中心铂原子对其抗肿瘤作用具有重要意义，只有顺式有效，反式则无效。本品的作用与双功能烷化剂类似，可能与去氧核糖核酸有交叉联结而干扰其功能，在投入后持续数日之久；对核糖核酸影响较小。由于瘤细胞比正常细胞的增殖和合成去氧核糖核酸更为迅速，瘤细胞对本品的细胞毒作用就更为敏感。

【适应证】

本品对膀胱癌、卵巢癌、前列腺癌、睾丸癌有较好的疗效，对乳腺癌、宫颈癌、肾上腺皮质癌、胃癌、肺癌、头颈部鳞癌、骨肉瘤均有一定疗效。

【用法与用量】

静脉注射或静脉滴注　常用量按体表面积每次 20mg/m^2，连用 5 天；间隔 3 ～ 4 周可重复用药，亦可 80 ～ 100mg/m^2，每周期 1 次或动脉注射。

【不良反应】

不良反应可见肾毒性、消化道毒性、骨髓抑制、过敏反应、耳毒性、神经毒性等。

【禁忌证】

（1）禁用于对本品过敏者，肾功能严重损害者。

（2）慎用于既往有肾病史或中耳炎患者。

【注意事项】

在治疗中，出现下列症状之一者停用药：周围白细胞低于 3.5×10^9/L 或血小板低于 80×10^9/L；用药后持续严重呕吐；早期肾毒性表现。

平阳霉素

【药理作用】

本品作用机制为抑制细胞去氧核糖核酸合成和切断去氧核糖核酸链。

【适应证】

本品主要用于头颈部鳞癌、皮肤癌、外阴癌、阴茎癌、阴囊癌、食管癌、恶性淋巴瘤、睾丸癌及癌性胸腔积液等。

【用法与用量】

（1）静脉滴注　常用量每次 8mg，加入生理盐水注射液 250ml 内静脉滴注，每周 2 ～ 3 次，或 1 次 16mg，每周 1 次，总量 200mg 左右。

（2）肌内注射　每次 8mg，加生理盐水注射液 4ml 溶解，深部肌内注射。

（3）肿瘤内注射　每次 8mg，稀释至 2mg/ml，每天或隔天

1次。

（4）外涂　用平阳霉素软膏涂于肿瘤溃疡面每天1次。胸腔内注射：每次32～40mg，每1～2周1次。

【不良反应】

不良反应可见发热，少数患者用药后1小时左右发生，一般38℃左右，个别可达40℃，并伴有寒战，3～4小时自行退热；少数有恶心、呕吐、腹泻、口腔炎；肝肾功能损害；肿瘤处疼痛；静脉炎和血管痛；过敏反应，极个别可发生过敏性休克。

【禁忌证】

（1）禁用于对本品过敏者。

（2）肺功能差或做肺部放疗的患者不宜用本品。

【注意事项】

为预防发热，可于用药前1小时口服氯苯那敏、吲哚美辛和地塞米松，仍有高热者应停用本药。

长春新碱

【药理作用】

本品作用机制与浓度有关。低浓度时，本品与微管蛋白的低亲和点结合，由于空间阻隔等因素，抑制微管聚合。高浓度时，本品与微管蛋白上高亲和点结合，使微管聚集，形成类结晶。

【适应证】

本品适用于急性白血病、恶性淋巴瘤，也用于支气管肺癌、软组织肉瘤、多发性骨髓瘤。

【用法与用量】

静脉注射　常用量按体表面积每次1～1.4mg/m^2，每次剂量不超过2mg，每周1次，1个疗程总量20mg。

【不良反应】

不良反应可见有轻微的骨髓抑制作用；神经系统毒性、四肢麻木、腱反射消失、麻痹性肠梗阻、腹绞痛、脑神经麻痹、血栓性脉管炎，注射部位组织坏死等。

【禁忌证】

（1）禁用于严重骨髓抑制者。

（2）慎用于骨髓抑制、有痛风病史、肝功能不全、感染、白细胞减少、神经肌肉疾病、近期用过抗癌药治疗或放射治疗的患者。

【注意事项】

在静脉给药过程中，长春新碱漏入周围组织会造成很大的刺激，故药物注射勿漏出血管外，宜采取静脉冲入法注入。

第五篇
护理操作

第二十六章 标本采集

第一节 血培养标本的采集

一、目的

采集血液测定血液中某些化学成分的含量和做血清学检验及细菌培养，以协助诊断和治疗。临床收集的血标本分 3 类：全血标本、血清标本、血培养标本。

二、操作标准

（一）用物准备

静脉采血法常用用物：2% 碘酊、75% 乙醇、消毒镊、棉签、压脉带，一次性注射器、针头、标本容器（干燥试管、抗凝管或血培养瓶），写有患者科室、床位、姓名和检查名称的化验单、乙醇灯和火柴。

（二）操作步骤

（1）查对医嘱，贴化验单附联于标本容器上。

（2）携用物至床旁。

（3）向患者解释抽血目的及配合方法。

（4）全血及血清标本的采集

① 选择合适静脉穿刺点，在穿刺点上方约 6cm 处系压脉带，用 2% 碘酊消毒皮肤，再用 75% 乙醇脱碘。

② 嘱患者握拳使静脉充盈，按静脉穿刺法穿刺血管，见回血后抽取所需血量，松压脉带，嘱患者松拳，用干棉签按压穿刺点，迅速拔出穿刺针，按压穿刺点 1 ～ 2 分钟。

③ 将血液顺管壁注入已选好的标本容器。

（5）血细菌培养标本的采集

① 在患者应用抗生素治疗之前，且于发热高峰时采取血液细菌培养标本为宜。

② 若所用的培养瓶瓶口是以橡胶塞外加铝盖密封的，可将铝盖中心剔除，并用2%碘酊及75%乙醇消毒瓶盖。如瓶口是以棉花塞及玻璃纸严密封包的，则先将封瓶纸松开。

③ 血培养通常从肘正中静脉等部位采血（亚急性细菌性心内膜炎则从股动脉取血为宜），严格消毒后，穿刺取血5ml，迅速插入橡皮塞内，将血液注入瓶中轻轻摇匀。或取血后，将培养瓶上棉塞取出，迅速在乙醇灯火上消毒瓶口，然后将血注入瓶中，再将棉塞经火焰消毒后盖好，并扎紧封瓶纸送检。

（6）洗手，记录，送检。

三、护理注意事项

（1）采血前向患者耐心解释，以消除不必要的疑虑和恐惧心理。

（2）严格执行无菌技术操作。

（3）防止标本溶血。造成溶血的原因有：注射器和标本容器不干燥、不清洁；压脉带捆扎时间太长，淤血过久；穿刺不顺利损伤组织过多；抽血速度太快，血液注入容器时未取下针头或用力推出产生大量气泡；抗凝血用力振荡等。溶血后的标本，不仅使红细胞计数和血细胞比容降低，还使血清（浆）化学成分发生变化，因此必须避免。

（4）为了避免淤血和浓缩，压脉带压迫时间不可过长，最好不超过半分钟。

（5）抽血时，只能向外抽，不能向静脉内推，以免空气注入形成气栓，造成严重后果。

（6）采集血标本后应将注射器活塞略后抽，以免血液凝固使注射器粘连和针头阻塞。

（7）采血用的注射器应用消毒液浸泡消毒后，再毁形处理。

（8）严禁在输液、输血的针头或皮管处取血标本，最好在对侧肢体采集。

第二节　粪便标本采集

一、目的

临床上通过检查粪便判断消化道有无炎症、出血和寄生虫或感染，并根据粪便的性状和组成了解消化道的功能及消化道疾病。

二、操作标准

（一）用物准备

清洁便盆，检便盒（内附检便匙或棉签），写有患者科室、床号、姓名和检查名称的化验单。

（二）操作步骤

1. 粪常规标本的采集

（1）查对医嘱，贴化验单附联于检便盒上，携用物至床旁。

（2）核对患者并向其解释目的和收集大便的方法。

（3）请患者排空膀胱，解便于清洁便盆内，用检便匙或棉签取中央部分或黏液脓血部分少许，置于检便盒内。

（4）清洁便盆，置消毒液中浸泡。

（5）洗手，记录，送检。

2. 粪细菌培养标本的采集

（1）一般取约拇指头大的粪便，置于无菌容器内立即送检即可。

（2）应取粪便中脓液或黏液部分送检，才能有较高的病原菌检出率。

（3）无法获得粪便时，可采用直肠拭子，即用无菌棉拭子经生理盐水或甘油缓冲盐水湿润后，插入肛门内 4 ～ 5cm 处，轻轻转动一圈后取出，放入含少量甘油缓冲盐水的灭菌试管中送检。或用采便管取粪便后，置试管中送检。但不适用于霍乱弧菌，拟培养霍乱弧菌时，可取标本 1ml 直接种入碱性胨水中送检。

三、护理注意事项

（1）一般检验应留取新鲜粪便 5g 左右（指头大小）或稀便 2ml，以防止粪便迅速干燥。

（2）粪便标本应选择脓血黏液等病理成分，若无病理成分则可多部位取材。粪便标本应收集于清洁干燥、内层涂蜡的有盖硬纸盒内送检，便于检验后焚烧消毒。

（3）粪便标本中不得混入尿液、消毒剂及污水。标本应在采取后 1 小时内进行检查。

（4）检查粪便隐血试验，患者应于试验前 3 天禁食肉类及动物血，同时禁服铁剂及维生素 C。

（5）通常采取自然排出的粪便，但在无粪便排出而又必须检查时，可经肛门指诊或采便管拭取标本。

四、粪常规正常参考值

正常的粪便外观为黄褐色成形软便，无特殊臭味和寄生虫体。镜检下仅见已消化的无定形的细小颗粒或偶见淀粉粒、脂肪小滴、植物细胞、螺旋等。无细胞或偶见白细胞。

第三节　尿标本采集

一、目的

采集尿液标本用于检查尿液的色泽、透明度、相对密度、蛋白、糖、细胞和管型、尿液细胞计数、细菌培养等，以了解病情，协助诊断和治疗。临床尿标本分 3 种：常规标本、12 小时或 24 小时标本以及培养标本。

二、操作标准

（一）用物准备

（1）尿常规采集所需用物　容量为 100ml 的清洁尿杯及写有

患者科别、床号、姓名、检查名称和化验单。

（2）尿培养标本采集所需用物　导尿用物、屏风，无菌有盖标本瓶，写好患者科别、床号、姓名、检查名称的化验单、乙醇灯、试管夹。

（3）12 小时或 24 小时尿标本采集所需用物　容量为 3000 ～ 5000ml 清洁带盖容器、防腐剂及患者科别、床号、姓名、检查名称的化验单。

（二）操作步骤

1. 常规尿标本的采集

（1）查对医嘱，贴化验单附联于尿杯上。

（2）携用物至床旁，核对患者，并向其解释留尿的目的及方法。

（3）给予尿杯，留取尿液 1/3 杯。

（4）洗手、记录、送检。

2. 尿培养标本采集

一般可采集中段尿做细菌培养。女患者留取中段尿，可由护士协助。

（1）查对医嘱。

（2）操作者用 2% 温肥皂水棉球擦洗外阴部，应由里向外，从上到下擦洗前庭、大小阴唇及周围皮肤。然后再用温开水依上法冲洗，并戴无菌手套，用拇指、示指将大小阴唇分开后，用 0.1% 苯扎溴铵（新洁尔灭）溶液冲洗外阴部，自尿道口向下冲洗。

（3）点燃乙醇灯，烧灼无菌试管口，在距离尿道口 5 ～ 10cm 处接中段尿约 10ml 后，将试管口和棉塞一起烧灼后送检。男患者可嘱其用 0.1% 苯扎溴铵溶液等清洗消毒尿道口，直接留取中段尿于无菌试管中即可。但均应留取清晨第 1 次尿。

3. 12 小时或 24 小时尿标本采集

（1）查对医嘱，贴化验单附联于尿杯上。

（2）携用物至床旁，核对患者，并向其解释留尿的目的和方法。

（3）可下床活动的患者，给予带盖容器，请其至厕所解尿，根据需要留取 12 小时或 24 小时的全部尿液。行动不便者，协助在床上使用便盆或尿壶，收取足量尿液于容器中。留置导尿的患者，于尿袋下方引流处打开活塞收集尿液。

（4）洗手，记录，送检。

三、护理注意事项

（1）容器要清洁干燥，最好是一次性使用的纸制或薄型塑料容器。

（2）女性患者要避免阴道分泌物或月经血混入尿内，男性则要避免前列腺液或精液混入。小孩或尿失禁患者可用尿套或尿袋协助收集。会阴部分泌物过多时，应先清洁或冲洗，再收集尿液。

（3）尿液标本收集后应立即送检，夏季 1 小时内，冬季 2 小时内完成检验，以免细菌污染，尿内化学物质及有形成分发生改变。

第四节　痰标本采集

一、目的

根据医嘱采集患者痰液标本，进行临床检验，为诊断和治疗提供依据。

二、操作标准

（一）操作前准备

（1）评估患者　询问了解患者身体状况，向患者解释，取得配合，昏迷患者病情平稳。观察患者口腔黏膜有无异常和咽部情况。

（2）个人准备　仪表端庄，服装整洁，洗手戴口罩。

（3）用物准备无菌手套、一次性痰培养器。

（4）环境准备安静、舒适。

（二）操作步骤

（1）核对医嘱及患者。

（2）洗手，戴无菌手套。

（3）助手协助打开痰培养器，若为呼吸机辅助呼吸患者，助手协助摁下纯氧和静音按钮。

（4）痰培养器接负压吸引器。

（5）助手协助固定患者头部，若为气管插管患者，助手协助断开患者气管插管接头处。

（6）吸痰管插入到合适深度后，开放负压吸引痰液。当标本瓶内痰液达到需要量时关闭负压，退出吸痰管，痰培养器加盖。

（7）再次核对患者姓名。

（8）洗手，记录。

三、注意事项

（1）严格无菌操作，避免污染标本，影响检验结果。

（2）在抗生素使用前采集价值高。

（3）痰液标本采集最好在上午进行。

（4）连续采集 3 ～ 4 次，采集间隔时间>24 小时。

（5）不能用无菌水冲洗吸痰管，否则会稀释标本。

（6）退吸痰管时不能开放负压，否则会引起上呼吸道分泌物污染标本。

（7）标本送检不超过 2 小时，不能及时送检者可暂存 4℃冰箱。

（8）痰液标本采集后应评估标本量、颜色、形状，进行痰液涂片，检查确定标本来源，若怀疑细菌感染，应进行革兰染色、细菌培养和药物敏感试验。

（9）送检标本应注明来源、检验目的和采样时间，使实验室能正确选用相应的培养基和适宜的培养环境。

第二十七章　仪器操作及护理

第一节　气压式肢体血液循环治疗仪

一、作用原理

气压式肢体血液循环治疗仪是一种物理装置，通过规律地充气和放气，使气压均匀地由远端至近端顺序加压于患肢上，可将静脉血液和淋巴液驱向近心端，起到类似“肌肉泵”的作用。另外，顺序挤压患肢可加快肢体血液流速，促进静脉及淋巴回流，利于局部代谢产物和炎性物质清除，降低患肢组织压力；气囊放气时患肢动脉血液迅速增加，可有效改善血液循环，缓解患肢组织的缺血缺氧状态。空气压力血液循环治疗仪可以通过肢体的血液循环，预防长期卧床的糖尿病患者深静脉栓塞；促进糖尿病足病患者下肢血液循环，增加灌注；有效治疗糖尿病引发的末梢神经炎；促进糖尿病患者不愈合伤口的愈合；有效逆转原发性和继发性淋巴水肿、创伤后水肿；有效改善患者静脉瓣功能不全、静脉曲张等症状。

二、适应证

（1）上、下肢淋巴水肿。

（2）肢体静脉回流障碍，预防深静脉血栓和静脉曲张。

（3）偏瘫、瘫痪及长期卧床患者，防治肌肉萎缩。

（4）糖尿病足，糖尿病末梢神经炎，增加下肢缺血性疾病的血流灌注。

（5）手足麻木，末梢循环障碍，增加新陈代谢。

（6）风湿性关节炎，减少酸痛。

（7）治疗骨折、软组织损伤、股骨头坏死、下肢溃疡、间歇性跛行。

（8）老年患者动脉硬化所致的缺血性疾病。

三、禁忌证

急性炎性皮肤病，心律不齐，丹毒，急性静脉血栓，深部血栓性静脉炎，肺水肿，不稳定型高血压，安装人工心脏起搏器患者。

第二节 胰岛素泵

一、概念

胰岛素泵是给糖尿病患者输注胰岛素的医用装置，也称持续皮下胰岛素输注治疗（CSII）。包括泵（马达、程序性模块、电池）、一次性胰岛素储存器（胰岛素笔芯）、一次性输注管道。

二、安装

打开新的空无菌储药器，拉出活塞，使用酒精擦药瓶（注意不要拉活塞，把移液罩压在药瓶上），把移液罩放到锁定位置，推活塞向药瓶内加压，药瓶朝上，缓慢推动活塞，把胰岛素推入储药器里，轻轻敲储药器使其中气体上升到储药器顶部，缓慢推出储药器气体，使储药器装满胰岛素，逆时针转动储药器，垂直向上拔出移液罩和药瓶，把管道接头装在储药器上，顺时针转动使其固定，轻轻敲储药器排除气体，轻推活塞使胰岛素充满管道，逆时针转动活塞，取下活塞，将储药器接到输注管道，装入胰岛素内，与输注部位套管相接。每次卸下和更换储药器时，必须马达复位，管道充满胰岛素。

三、输注胰岛素剂量和方式

（1）大剂量（弹丸剂量） 大剂量最小值为0.1U。大剂量用途有控制进餐引起血糖升高，随时纠正和控制高血糖。

（2）基础剂量　持续不断输注胰岛素，主要控制餐间和夜间血糖。

（3）标准大剂量　与直接皮下注射相似，很短时间将胰岛素注入皮下，形成一个尖峰。大多数情况下选用这种输入大剂量模式。比较适合高碳水化合物低脂肪低蛋白饮食，我国以大米和面食为主比较适合选择此种方式注入。为临床最常用方法。

四、使用胰岛素泵的益处

（1）使用胰岛素泵后不需要多次胰岛素注射。

（2）胰岛素泵输注胰岛素比注射胰岛素更精确，中长效胰岛素在同一个个体吸收的变异为19%～55%，导致血糖控制也产生变异，出现高血糖和低血糖。相反，胰岛素泵使用的胰岛素为可溶性、短效或超短效胰岛素，日间变异小于3%，减少夜间发生低血糖的危险。

（3）胰岛素泵改善糖化血红蛋白（HbA_1C）。

（4）使用胰岛素泵引起血糖大的波动少。

（5）使用胰岛素泵治疗糖尿病更方便和简单。

（6）不论任何时候，胰岛素泵使用都很灵活。

（7）使用胰岛素泵减少严重低血糖的发生。

（8）使用胰岛素泵避免中长效胰岛素不良反应。

（9）应用不同基础率改善黎明现象的控制。

（10）用餐有更大选择和自由，用餐和加餐时间选择自由度更大，活动相关的低血糖危险性下降。

（11）胰岛素泵有电子控制的、记忆功能和可变的基础率设置、大剂量的多种选择、安全报警设置、遥控功能、输注的软管系统和快速释放选择。

五、使用胰岛素泵的注意事项

（1）体重增加。

（2）1型糖尿病患者输注管道脱出和中断几个小时胰岛素治

疗可能导致酮症酸中毒。

（3）成本高。

（4）身体戴胰岛素泵引起不便。

（5）需要训练和培训患者如何使用胰岛素泵。

（6）CSII 最合适的人选是能进行糖尿病自我管理的患者，即经常检测血糖、日志记录血糖和胰岛素的量、定期随访、计算碳水化合物量。

（7）每天检查血糖 4 ～ 6 次，至少睡前检查 1 次。

（8）驾车前检查血糖 1 次，尤其是 1 型糖尿病患者。

（9）如果连续血糖超过 14.0mmol/L，更换输注管道和注射胰岛素。

（10）每月至少检查 1 次凌晨 3:00 的血糖。

（11）1 个月内定期查餐后 2 小时血糖。

第三节　呼吸机

一、机械通气适应证与禁忌证

（1）适应证　任何原因引起的缺 O_2 与 CO_2 潴留，均是机械通气治疗的适应证。

（2）应用指征与时机　任何原因引起的呼吸停止或减弱（<10 次 / 分），呼吸窘迫伴低氧血症（PaO_2<60mmHg），肺性脑病经非手术治疗意识障碍仍进行性加重，呼吸道分泌物多但无力排出，胸部手术后严重低氧血症，心脏大手术后，胸部外伤致连枷胸和反常呼吸等。

（3）禁忌证　呼吸机没有绝对禁忌证。任何情况下，对危重症患者的抢救和治疗，均强调权衡利弊。病情复杂，矛盾重重，需权衡利弊，选择利最大、弊最小的治疗方案。虽然机械通气有禁忌证，但除未经引流的气胸和肺大疱以外，其余均只是相对禁忌证。

二、呼吸机类型的选择

1.无创呼吸机的选择

常规急救用呼吸机和专门为NIPPV设计的便携式小型无创通气机都可用于NIPPV治疗。新型呼吸机都具备双水平正压通气的功能，有的还专门设置了无创通气模式，可用于无创通气治疗，实现了一机双用，使无创通气向有创通气过渡变得简单方便。

2.有创呼吸机的选择

（1）肺功能状况：肺部病变严重程度影响呼吸频率、气道阻力、肺组织的顺应性。肺功能状况差时，气道阻力高和顺应性差，对有创呼吸机的功能和性能要求高。

（2）有创呼吸机治疗的场合与状况：搬运途中时间长，如汽车、火车、轮船、飞机等处，选择简易、轻便、有蓄电池装置的有创呼吸机；搬运患者做某项特殊检查和治疗或翻身、吸痰、更换导管时，仅选用简易呼吸器即可。病情危重或紧急，来不及安装时，先应用简易呼吸器；与自主呼吸同步，选择简易呼吸器以过度通气的方式抑制自主呼吸；为手感气道阻力及肺、胸顺应性，选择简易呼吸器。

三、通气模式的选择

1.无创呼吸机模式

无创呼吸机常用模式有CPAP模式，辅助/控制（S/T）模式，辅助（S）模式和控制（T）模式。具体选择哪种通气模式需结合操作者经验、设备拥有情况和患者基础疾病状态来确定。

2.有创呼吸机几种主要通气模式

（1）间歇正压通气（IPPV） 吸气相正压，呼气相压力降为零，是最基本的通气模式。许多通气模式均以IPPV为基本模式改变而成。依据呼吸机类型，IPPV可以设置为定容型通气模式，也可以设置为定压型通气模式。

（2）间歇正负压通气（IPNPV） 吸气相正压、呼气相转为负压，通气机在吸、呼气相均辅助通气，已被临床淘汰，可能与负压呼气易引起气道和肺泡萎陷，造成医源性肺不张有关。

（3）持续正压气道通气（CPAP） 整个呼吸周期内均有一定水平正压，是一种独立的通气模式，但必须在有自主呼吸的基础上实施，对自主呼吸要求较高，许多有严重肺功能障碍的患者，不适合应用 CPAP 通气模式。

（4）同步间歇指令通气（SIMV） 呼吸机按事先设置的呼吸参数（频率、流速、流量、容量、吸 / 呼等），给患者指令性呼吸。指令通气间隔时间内，患者可以有自主呼吸，但呼吸频率、流速、流量、容量、吸 / 呼等不受呼吸机的影响，呼吸机提供的指令性通气可以由自主呼吸触发，并与自主呼吸同步。优点是在逐渐降低呼吸机控制和辅助呼吸的过程中，逐渐增加自主呼吸的能力，有助于锻炼患者的自主呼吸，减少呼吸肌失用性萎缩，使从机械通气到自主呼吸的过渡更自然、更符合生理要求，也更安全；脱机过程中，能发挥自身调节呼吸的能力，避免过度通气和通气不足，减少呼吸性碱中毒和呼吸性酸中毒的发生。

（5）分钟指令通气（MMV） 机械通气机内有微电脑持续监控患者的 MV，操作者根据性别、年龄、身高、体重、体表面积或动脉血气分析等预设 MV；单位时间内自主呼吸的通气量已达到或超过预设的水平，机械通气机则不作指令通气，而只提供一个持续的正压，供自主呼吸时用；单位时间内自主呼吸的通气量低于预设的 MV 水平，无需操作者调节，机器就会自动通过增加指令通气方式，增加 MV，使其达到预设的 MV 水平。优点是无论自主呼吸如何变化，均能使患者得到足够的 MV。

（6）压力支持通气（PSV） 一种辅助通气模式，即在自主呼吸存在的状况下，每次吸气都能接受一定水平的压力支持，以辅助和增强患者的吸气能力，增加吸气幅度和吸入气量。与单独应用 IMV/SIMV 通气模式的不同之处是患者每次吸气（指令性或自主性），均能得到压力支持，支持水平随需要设定。临床应用主要应用于自主呼吸能力不足，但神经调节无明显异常的患者。

（7）SIMV+PSV/SIMV+PSV 定压型 SIMV+PSV（压力切换型 SIMV+PSV）/ 定容型 SIMV+PSV（容量切换型 SIMV+PSV），见于 Serv0300 型呼吸机。两者不同点是指令性通气吸、呼气相的切换方式，改变了以往 SIMV 均是容量切换方式的状况，在一定程度上扩大了 SIMV+PSV 通气模式的应用范围和适应证。适用于锻炼呼吸肌，防止呼吸肌疲劳。

（8）压力调节的容量控制（PRVC） 受压力和容量双重调节，工作原理是呼吸机自动监测患者肺容量-压力关系，并据此调节下一次的吸气压力水平，以使实际 TV 与预设 TV 相当，但限制压力在尽可能低的水平。优点是能在保证容量的前提下，将所需要的压力控制或调节在最低水平，适用于气道阻力增加和（或）肺顺应性下降明显的患者，如支气管哮喘和 ARDS。

（9）双相或双水平正压通气（BiPAP） 是一种定压型通气模式。吸、呼气相压力均可调节。

（10）另外还有一些新型通气模式，依据呼吸机的类型不同而异，是呼吸机进一步发展的具体体现，它标志着机械通气机已从过去单一的控制、调节装置，逐渐发展成电脑化、高智能化的多相控制、调节装置，这与微电脑在急救医疗器械中的应用紧密相关。

四、连接方式的选择

（1）病情急缓 紧急时，采用简便易行的经口气管插管；也可用面罩，先给患者充分供氧，待缺氧有所缓解后，再考虑建立能维持较长时间的人工气道。

（2）机械通气治疗时间 数小时以上，考虑经口气管插管或喉罩；时间较长，72 小时以上，直接选择能保留相对长一些时间的人工气道法，如经鼻气管插管和气管切开造口置管术。时间估计有困难，宁肯先选择效果肯定而又安全、容易耐受、损伤小的方法，以后视病情发展，酌情改行气管切开造口置管术等。

（3）是否需要反复应用机械通气　需要反复应用机械通气的患者，不适合应用损伤大的方式（气管切开造口置管术）即使估计应用时间可能超过 1 周，也应尽量避免。

（4）气道分泌物多寡　分泌物多时，为便于气道湿化和充分吸引，可直接选择气管插管或切开。

（5）意识状况　意识状况好、能配合的患者，估计应用机械通气的时间短，呼吸道分泌物也不多时，可考虑应用口含管、面罩或喉罩等；意识状况不好，又不能配合时，尽量避免应用口含管、面罩或喉罩，以免引起胃肠道胀气，影响呼吸功能。

（6）气道梗阻的部位　呼吸道梗阻需用机械通气治疗时，人工气道必须超过梗阻水平。

选择机械通气连接方法时，应考虑多方面因素。最佳方法：选择的人工气道既能保证机械通气合理应用，又能最大限度减轻患者痛苦，减少损伤和并发症。

五、参数的选择

1. 无创通气参数设定

最初设定的呼吸机参数多为 CPAP 0cmH_2O、PSV10cmH_2O，由医护人员手持面罩轻放在患者面部之上，使患者适应面罩呼吸并能很好地与呼吸机同步，吸入氧浓度调至使 SaO_2＞90% 为宜。待患者完全适应后（一般需 1～2 小时），固定面罩，将 CPAP 调至 3～5cmH_2O，并逐渐增加 PSV 水平（每次递增 2～3cmH_2O，一般不超过 25cmH_2O 以避免严重的胃肠胀气发生）使呼吸频率低于 25 次 / 分，呼气潮气量达 7mL/kg 以上。患者本身也能提出自我感觉最舒适的通气方式和压力支持水平，可供医生调节呼吸参数时参考。急性呼吸衰竭治疗 3 ～ 7 天，慢性呼吸衰竭可以长期应用。

2. 有创通气参数设定

（1）呼吸频率　依据自主呼吸频率，如自主呼吸频率正常、减弱、停止时，按正常呼吸频率设置（16 ～ 20 次 / 分）；自主呼吸频率快（>28 次 / 分）时，初始呼吸频率不易设置过低，否则易出现呼吸机对抗，随着引起自主呼吸频率增快原因的去除，再将呼吸频率逐渐下调。

（2）潮气量（TV） 与呼吸频率有一定关系，首次 TV 设置，应掌握一定规律，减少设置盲目性。一般先以 6 ～ 8ml/kg 设置，以后根据动脉血气分析调整；特殊状况下，先将 TV 设置在较低水平，将呼吸频率适当提高，以预防通气不足。

（3）每分通气量（MV） 并非所有机械通气机均需设置 TV 和 MV，有的只有其中一项，MV 等于 TV 与呼吸频率乘积。

（4）吸 / 呼比 吸气时间有助于吸入气（氧气）分布，呼气时间有助于 CO_2 排出。呼吸功能正常者吸 / 呼比以 1∶1.5 左右为妥；阻塞性通气功能障碍为 1∶（2 ～ 2.5）；限制性通气功能障碍为 1∶（1 ～ 1.5）。此外，还可参照缺氧和 CO_2 潴留的程度和血流动力学指标。

（5）呼气未正压（PEEP） 初使用机械通气时，一般不主张立即应用或设置 PEEP。

（6）氧百分比（FiO_2）设置 为迅速纠正低氧血症，可应用较高 FiO_2（>60%），随低氧血症纠正，再将 FiO_2 逐渐降低至<60%。低氧血症未得完全纠正时，不能以一味提高 FiO_2 的方式纠正缺氧。

六、呼吸机运行中的监护

（1）患者生命体征的监护，如心率、脉搏、呼吸、血压、神志等变化情况。

（2）呼吸机工作是否正常，观察各通气参数是否符合患者情况，是否需要调节。

（3）使用前及使用中定期测定动脉血气分析、电解质及肾功能等，如有异常，应立即分析原因，及时处理。

七、呼吸机运行中的管理

（1）湿化 湿化的程度与温度、气体与水接触面积以及时间成正比。现较理想的为恒温湿化器，每天湿化水量为 500 ～ 600ml。至于吸入气体的相对湿度应达到 100%，而温度则接近 32℃即可。

（2）自主呼吸和呼吸机的同步　临床上可采取下列措施，处理自主呼吸和呼吸机的拮抗。

① 必要的体格检查：观察胸廓扩张情况，听诊呼吸音，做血气分析，摄床旁胸部 X 线片明确气管插管位置及肺部情况；

② 手控气囊法：机械通气前可先用简易呼吸器过渡，逐渐增大压力及通气量，待缺氧缓解，$PaCO_2$ 降到一定水平时，自主呼吸消失或减弱，再使用呼吸机；

③ 适当调节呼吸机的灵敏度：患者的吸气在呼吸道内产生的负压（–0.098 ～ –0.196kPa）可触发呼吸机，从而达到同步化；

④ 必要时应用药物抑制自主呼吸：如安定、吗啡、巴夫龙等；

⑤ 处理管道漏气、吸引气道分泌物，如有气胸应及时治疗。

八、呼吸机的撤离

（一）脱机指征

（1）导致呼吸衰竭的原发病因是否解除或正在解除之中。

（2）通气和氧合能力。

（3）咳嗽和主动排痰能力。

（4）呼吸肌力量。

（5）气道通畅。

（二）撤离标准

（1）氧合指标（动脉血气分析）

① FiO_2＜40% 时，PaO_2＞60mmHg；

② FiO_2 100% 时，PaO_2＞300mmHg；D（A-a）O_2＞300 ～ 350mmHg；

③ Qs/QT＜15%，SaO_2＞85%；

④ VD/VT＜0.55 ～ 0.06。

（2）浅快呼吸指数（f/VT）和 P 0.1（吸气初始 0.1s 时口腔闭合压） 是近年来主张应用的指标。前者以≤105 为预计撤机成功，后者以≤4 ～ 6cmH_2O 为可能预计撤机成功。

截至目前为止，大量临床研究尚未寻找到切实可行的呼吸机撤离指标。掌握和分析指征、具体指标时要灵活，切忌教条和生搬硬套，尤其是对某些指标的分析。

（三）撤离方法

（1）直接撤离　主要对象是肺功能状况好的患者，方法是先逐步降低呼吸机条件，如 PEEP 和 PSV 水平，直至完全去除；同时逐渐降低 FiO_2 水平，＜40% ～ 50% 水平为宜，再观察氧合水平；撤除机械通气后，生命体征稳定，通气和氧合水平符合标准，可以拔除人工气道。

（2）分次或间断撤离　主要对象是原有慢性肺功能不全、原发病对肺功能损害严重、并发肺部感染。脱机时间可以先是每天分次脱机；以后视病情逐渐增加每天脱机的次数或延长每次脱机的时间；最后改成逐天或白天脱机、夜间上机等，直至完全停用，适用于脱机困难的患者。

（3）人工气道拔除与护理　对病情发展难以预料的患者，应适当延长人工气道拔除后观察的时间。拔管后气道护理同样是脱机成败的关键，加强气道护理能促进呼吸道分泌物排出，保持气道通畅，预防肺部感染。主要方法有超声雾化吸入、捶 / 拍背震荡、刺激咽喉部产生咳嗽与排痰、抗生素和祛痰药等。

（四）脱机困难的原因和处理

撤机困难的原因很多，如原发病因没有解除，呼吸肌疲劳和衰弱，心理障碍等。处理方法是尽早、尽快控制和去除原发病因，必要时采用特殊呼吸模式与功能，尽早锻炼呼吸肌力量，预防呼吸肌疲劳与衰竭；加强营养支持治疗，增加呼吸肌力量；树立信心，克服心理障碍；原有慢性呼吸功能不全的，尽早做腹式呼吸，增强和改善呼吸功能。

第四节　中频脉冲治疗仪

一、适应证

（1）关节疾病　肩周炎、颈椎病、肱骨外上髁炎、骨性关节炎、风湿性和类风湿关节炎、强直性脊柱炎。

（2）软组织疾病　急性扭挫伤、肌纤维组织炎、腱鞘炎、滑囊炎、注射后硬结、血肿机化、淋巴回流障碍。

（3）神经系统疾病　神经炎、神经根炎、周围神经损伤、坐骨神经痛、股外侧皮神经炎、中枢性瘫痪。

（4）消化系统疾病　胃十二指肠溃疡、不完全性肠梗阻、慢性胆囊炎、习惯性便秘。

（5）泌尿系统疾病　尿路结石、前列腺炎、尿失禁。

（6）妇产科疾病　盆腔炎、附件炎、宫缩无力。

（7）五官科疾病　巩膜炎、角膜薄翳、虹膜睫状体炎、中心性视网膜炎、慢性鼻窦炎、慢性咽喉炎、声带麻痹、声带小结。

（8）术后疾病　术后肠麻痹、术后粘连、瘢痕增生等。

二、禁忌证

出血倾向、急性炎症、心脏部位、肿瘤、孕妇腰腹部、活动性肺结核、植有心脏起搏器者、急性化脓性炎症、急性湿疹、结核、局部破损患者、血栓性静脉炎、体内有金属异物或植入物者、严重心脏病的心区、对电流不能耐受者。

三、操作方法

（1）使用前应把主机电源和各个频率调节按钮归零，以防机器不能正常开机工作。

（2）使用前应把电极贴片用温水或者药水弄湿，使其电流通过，防止电极不过电，电流不能正常从正极流向负极，不能正常工作。

（3）在治疗前应该把电极片和身体固定好，用绷带或者沙袋等物体压紧，使其皮肤和电极片接触完全，防止发生电击，产生刺痛感。

（4）治疗时应让患者保持放松状态，功率从小到大，逐级增强。

（5）使用完毕后，应先选择停止按键，再切断电源，防止最后时刻发生刺痛感，防止电流过大引起烫伤。

四、并发症

防止电流大引起烫伤。

第五节　输液泵

一、定义

输液泵是用于准确控制单位时间内液体输注的量和速度的仪器。

二、目的

准确、匀速、安全地给患者输入药物。

三、基本原理

微型计算机控制步进电机带动偏心凸轮作用于蠕动排，使蠕动排以波动方式连续挤压输液管。

四、基本结构

由微机系统、泵装置、检测装置、报警装置和输入及显示装置组成。

五、操作标准

1. 操作前评估

（1）评估患者的意识状态、病情及合作程度。

（2）评估输液的目的、药物的性状。

（3）评估输液处局部皮肤及血管情况，局部皮肤有无红肿，破溃，硬结，瘢痕及所选血管是否弹性良好，粗，直，有无静脉炎，静脉窦，动、静脉瘘等。

2. 操作前准备

（1）护士　按要求着装，洗手，戴口罩。

（2）用物　贝朗输液泵 1 台，贝朗输液器 1 套，药液，注射盘（内放安尔碘，棉签，胶布等）。

（3）患者　向患者做好解释工作。

（4）环境　清洁，整齐，温暖，光线明亮。

3. 操作过程（以贝朗输液泵为例）

（1）查对医嘱，根据医嘱配制药液，根据药物选择适当的输液器备用。

（2）检查输液泵是否功能完好，配件齐全。

（3）携用物至床旁，核对患者信息，做好解释工作。

（4）将输液泵固定在输液架上，连接电源，检查输液器。

（5）将输液管排气，关闭流量夹，备用。

（6）打开输液泵泵门，自上而下安装输液管，关闭泵门，安装滴数传感器，打开流量夹。

（7）准备输液通路，连接管路。

（8）开机，机器自检后按“YES”键，确认输液管路的选择。

（9）按“VOL”键输入输液总量，按“VOL”键确认，输入输液速率，按“START”键，开始输液。

（10）再次核对并告知患者注意事项。

（11）记录输液泵开始使用的时间，运行的速率并签名。

（12）整理用物，洗手。

4. 护理措施

避免输液管弯曲打折，确保输液管路在位，通畅，无气泡，注意观察静脉穿刺局部皮肤的变化，有无外渗或接头脱落。

第六节 微量泵

微量注射泵使用技术适用于一切需要精确、恒量、恒速输入药物、液体的患者。

一、操作步骤

1.操作前评估

（1）评估患者的意识状态、病情及合作程度。

（2）评估输液的目的、药物的性状。

（3）评估输液处局部皮肤及血管情况，局部皮肤有无红肿、破溃、硬结、瘢痕及所选血管是否弹性良好，粗，直，有无静脉炎，静脉窦，动、静脉瘘等。

2.操作前准备

（1）护士　按要求着装，洗手，戴口罩。

（2）用物　注射泵1台、注射器及连接管1套、药液、注射盘（内放安尔碘，棉签，胶布等）。

（3）患者　向患者做好解释工作。

（4）环境　清洁，整齐，温暖，光线明亮。

3.操作过程（以贝朗注射泵为例）

（1）查对医嘱，根据药物选择适当的注射器，遵医嘱配制药液，将注射器连接好延长管，备用。

（2）检查注射泵功能是否完好，电池电量是否充足，配件是否齐全。

（3）携用物至床旁，核对患者信息，向患者解释。

（4）将注射泵固定在输液架上，连接电源。

（5）安装注射器　向上推动推杆锁，拉出推杆；向外拉出针筒夹，逆时针转动90°；安装注射器，固定针栓尾端，使推杆锁“咔嚓”一声复位。针筒夹顺时针转动90°，自动复位固定好针筒。

（6）开机，自检，自动识别注射器，按“F”键确认注射器。

（7）排气　同时按住“F”键和“1”键（BOL键），排除泵前管内气体，完成后松开。

（8）按“F”键及“8”键（STANDBY键），“暂停”设备，准备静脉通路。

（9）准备完毕后，按“F”键结束“暂停”，输入所需速率，按“START/STOP”键，运行。

（10）再次核对，记录微量泵开始使用的时间、运行的速率，并签名。

（11）整理用物，洗手。

（12）观察注射泵运行情况及药物反应，及时处理各种报警。

二、护理措施

避免输液管弯曲、打折，确保输液管路安装准确、通畅、无气泡，注意观察静脉穿刺局部皮肤的变化，有无外渗或接头脱落。

第七节　血糖仪

一、定义

用于监测血糖的仪器叫做血糖仪。

二、目的

准确检测出患者当前的血糖水平。

三、基本原理

血糖测试都是以酶学反应为基础的，主要原理分为电化学和光化学。

四、基本结构

主机（显示屏、开关、测试口、记忆键）、针、测试纸。

五、操作标准

（一）操作前准备

（1）个人准备　仪表端正，服装整洁，洗手戴口罩。

（2）用物准备　治疗盘内放 75% 乙醇、血糖仪、血糖试纸、密码牌、采血笔和（或）采血针、无菌棉签、弯盘、记录本、笔、洗手液、病历（以稳步血糖仪为例）。

（3）评估仪器

① 检查试纸条和质控品储存是否恰当。

② 检查试纸条的有效期及条码是否符合。

③ 清洁血糖仪。

④ 检查质控品有效期。

（4）患者准备　评估患者身体状况及确认患者是否空腹或餐后 2 小时血糖测定的要求。向患者解释末梢血糖监测目的及注意事项，取得配合。评估穿刺部位有无皮疹、瘢痕、破溃及硬结。

（二）操作步骤

（1）核对　核对医嘱及患者。

（2）体位　舒适体位。患者彻底清洁双手，采血手臂下垂 10 ～ 15 分钟，利于采血。

（3）开机自检　显示屏依次显示“88.8”、上次血糖值、代码并显示采血标志。

（4）核对血糖仪与试纸密码　血糖仪代码必须与试纸密码一致，否则影响结果准确性。

（5）选择穿刺部位　选择指尖、手臂、耳垂，手指尽量选择环指。

（6）备采血针（笔）　检查采血笔功能是否正常。

（7）再次查对，消毒待干　待酒精干透以后再取血，以免酒精混入血液，影响血糖值。

（8）采血　棉签按压 1 分钟。

① 采血针对手指指尖两侧采血。

② 将血滴和试纸黄色反应区的前沿相接触，试纸就会自动

吸收血样。

③ 屏幕中沙漏标志闪烁，说明试纸中的血样已足够。

④ 不要涂血，以免手上的油脂影响测定结果。

⑤ 不要触摸试纸条的测试区和滴血区。

（9）血糖仪保持平稳，勿移动倾斜　将血样滴在试纸橘红色的测试区中央，待纸条背面“血量确认圆点”完全变蓝，将试纸重新插入血糖仪，约 10 秒后显示监测结果

（10）读取血糖值　结果告知，再次核对，向患者交代注意事项。结果如有疑问进行复测或更换血糖仪监测。

（11）整理用药　患者舒适卧位，分类处理用物，仪器清洁备用。

（12）洗手、记录　记录血糖值，根据结果进行相应处理。

六、常见报警及处理

测量范围 1.1 ～ 33.3mmol/L。过高时显示屏会显示“Hi”过低时显示屏会显示“Lo”。如果血糖监测结果异常，重新进行检测（更换血糖仪并检查电源是否充足，避开输液侧，血滴是否合适）。血糖仪具有存储功能，便于查询记录。

七、注意事项

（1）必须配合同一品牌的试纸，使用时手不要碰触试纸条的测试区，并注明开瓶日期。不用过期（有效期 3 个月）的试纸条。

（2）将试纸条储存在原装盒内，不能在其他容器中盛放。

（3）试纸要放在干燥、避光的地方密闭保存。

（4）用酒精消毒，待酒精干透以后再取血，以免引起误差。

（5）采血量必须足以完全覆盖试纸测试区。

八、储存、维护和保养规程

（1）血糖仪检测结果与本机构实验室生化方法检测结果的比对与评估，每 6 个月不少于 1 次。

（2）每台血糖仪均应当有质控记录，包括测试日期、时间、

仪器的校准、试纸条批号及有效期、仪器编号及质控结果。

（3）每天血糖检测前，都应当在每台仪器上先进行质控品检测。当更换新批号试纸条、血糖仪更换电池或仪器及试纸条可能未处于最佳状态时，应当重新进行追加质控品的检测。

（4）失控分析与处理，如果质控结果超出范围，则不能进行血糖标本测定。应当找出失控原因并及时纠正，重新进行质控测定，直至获得正确结果。

（5）同一医疗单元原则上应当选用同一型号的血糖仪，避免不同血糖仪带来的检测结果偏差。

（6）血糖仪应当配有一次性采血器进行采血，试纸条应当采用机外取血的方式，避免交叉感染。

（7）对测试区的清洁要注意不要使用酒精等有机溶剂，以免损坏光学部分，可使用棉签或软布蘸清水擦拭，定期对血糖仪进行校准和比对，确保血糖仪准确性。

第二十八章　其他操作

第一节　老年人氧疗

氧气治疗是通过一定装置给予高于空气氧浓度的氧气，以提高机体 PaO_2，改善重要器官组织缺氧。

一、适应证和指征

原则上适用于各种原因导致的缺氧和呼吸衰竭患者。

（1）各种急性缺氧　老年人多见急性心肌梗死、急性心力衰竭、哮喘发作、严重感染、脑血管意外、各种休克、各种急性中毒（如CO中毒）、创伤、大出血等各种疾病导致机体及其重要器官急性缺氧。老年人此时可仅为表现呼吸加快或呼吸节律异常，根据老年人病情，PaO_2 尚未低于 80mmHg，也应尽早给氧，以避免缺氧加重导致多器官功能损害。

（2）慢性低氧血症 $PaO_2 \leq 60mmHg$，如慢性肺功能减退、慢性心力衰竭、慢性重度贫血等，尤其在负荷急性加重时应给氧。

（3）慢性低氧血症并高碳酸血症者：多见于慢性阻塞性肺疾病者，一般 $PaO_2 < 6.6kPa$（50mmHg）作为氧疗指征，Ⅱ型呼吸衰竭以低浓度、低流量持续给氧为宜。

二、氧疗方式

（1）控制性氧疗　用于有 CO_2 潴留者。给氧浓度 26% ～ 28%，最高不超过35%。FiO_2=21+4×吸入氧流量（L/min），一般1～3L/min。如吸氧后 $PaO_2 > 60mmHg$，$PaCO_2$ 升高值<20mmHg，即基本达到要求。若控制性氧疗不能纠正显著缺氧，提高 FiO_2 后又导致 CO_2 麻醉、意识障碍加重，可考虑经气管插管或气管切开呼吸机加压给氧。

（2）中等浓度氧疗　FiO_2 35% ～ 50%，适用于无 CO_2 潴留、无气道阻塞的急性较重患者，如心绞痛、急性左心衰竭等，以尽快提高至 $PaO_2 > 60mmHg$ 和 SO_2 90% 以上。

（3）高浓度氧疗　$FiO_2 > 50\%$，适用于无 CO_2 潴留、严重通气 / 血流比值失衡患者，如 ARDS、CO 中毒，危重症急性左心衰竭等。若给氧后仍 $PaO_2 < 8.0kPa$（60mmHg），应考虑尽早机械通气治疗而不可仅提高给氧浓度。

（4）高压氧舱治疗　患者于 1.3 ～ 3 个大气压氧舱内给纯氧，每次 30 ～ 60 分钟（<1 小时）。老年患者高压氧疗适应证：脑血管功能不全伴有神经障碍；轻度至重度思维紊乱（痴呆）、血管功能不全继发症；周围血管疾病；慢性心肌缺血性疾病。禁忌证：未经治疗的气胸。相对禁忌证：上呼吸道感染、惊厥性疾病、COPD、有胸或耳手术史者、未控制高热、病毒感染、恶性疾病、视神经炎等。

（5）家庭氧疗　可提高慢性低氧血症患者生存率。目前主要用于：出院患者在家中继续间歇吸氧；睡眠性低氧血症或呼吸暂停综合征者，如睡眠时 SaO_2 在 75% 以下者应给夜间氧疗；家庭氧疗要特别注意防火和安全。

三、氧疗有关问题

（1）氧疗使用器具应按规定检查、消毒和更换。每日检查氧流量表。

（2）老年人用氧应格外重视防气道干燥损伤，湿化氧疗，并可适当补水。

（3）氧疗中应观察患者病情变化，酌情行血氧饱和度（SaO_2）监测。有效指标：缺氧改善，如发绀减轻、意识障碍好转等，血气分析 PaO_2≥60mmHg。

（4）根据病情持续给氧可改间断给氧，观察数天，病情仍平稳可停给氧。

（5）避免不必要高浓度吸氧：确需高浓度氧疗尽早逐步降低吸氧浓度。高浓度氧、纯氧可致肺不张、氧中毒等并发症。

第二节　老年患者的机械通气

机械通气是用特殊机械装置（呼吸机）以辅助或替代患者通气的生命支持技术，达到增加通气量、改善换气、减少呼吸功耗的目的。本节重点介绍老年患者常用的无创的高频通气和无创正压通气。

一、老年人高频通气的应用

高频通气是呼吸机以高频率（60～500 次 / 分）、小潮气量、非密闭形式送气。通过高速气流以及分子弥散基本过程，促进气体交换过程。分为高频正压通气 HFPPV（频率 60～150 次 / 分、潮气量 100～300m1）、高频射流通气 HFJV（频率 150～500 次 / 分、潮气量低于 100ml）、高频振荡通气 HFO（频率 500～3000 次 / 分、潮气量仅数毫升），其优点为简便易行、快速给氧。

1. 高频通气适应证

（1）各种病因导致缺氧，如心绞痛、心肌梗死、肺感染、休克等。

（2）缺氧而又需行纤维支气管镜检查，可在高频通气支持下进行。

（3）外伤或过敏导致急性上呼吸道梗阻时，立即进行双针环甲膜穿刺（一针进气，一针出气）或环甲膜快速切开后，可行高频喷射通气（常规频率为妥）。

（4）自主呼吸突然停止，当时又不具备气管插管条件紧急抢救，立刻采用鼻咽喷射通气，必要时配合环状软骨压迫或食管堵塞，防止胃内容物反流误吸。

（5）有创高频通气配合手术麻醉，如气管内取异物，气管及支气管手术切除与重建等。

2. 高频通气禁忌证

（1）上呼吸道不通畅，出气没有保证时。

（2）气道阻力显著增高，必须大幅度提高气道压力才能维护正常气体交换时。

（3）气胸、纵隔气肿尚未做闭式引流者。

（4）吸入气流没有湿化和温化措施，又需长期支持呼吸时。

（5）对高频通气缺乏基本知识及训练者，又不能经常监护、严密观察时。

（6）明显高碳酸血症者。

3. 高频通气注意事项

（1）老年人需格外注意防止气道湿化不足，应及时、定时气道湿化和适当补水。

（2）老年人胸部弹性和肺呼吸活动差，防止肺过度充气，尤其用高频射流通气时。

（3）对 COPD 老年人无条件用无创正压通气时，用高频通气需谨防 CO_2 潴留加重，HFJ 吸 / 呼应 1∶（1.5 ～ 2）为宜。同时可用高频双向喷射通气，密切监测潮气量。

二、无创正压通气应用

正压通气是吸气期由机械造成正压气体而将气体压入肺内；呼气期该正压消失，胸部依赖弹性回缩力回复呼气位，将肺内气体呼出。无创正压通气是应用最多的通气方式。极重症多采取有创气道连接方法（气管插管或气管切开）：老年人因原有基础病、使用时间长等诸多因素，临床以无创双正压通气（口鼻罩连接）应用更多。

1. 无创正压通气适应证

（1）重症肌无力、脊髓灰质炎、急性感染性多发性神经炎等疾病引起的呼吸衰竭。

（2）镇静剂过量、脑外伤、脑水肿等所致中枢性呼吸衰竭，此种患者应积极保证呼吸道通畅，早期开始呼吸机通气。

（3）AR　DS、充血性心力衰竭、肺炎、肺水肿、支气管哮喘等所致的呼吸衰竭。在吸入中高浓度氧后，PaO_2 仍低于 8kPa（60mmHg）或 $PaCO_2$ 大于 6kPa（45mmHg），pH 小于 7.3，应开始机械通气治疗。老年患者指征应更宽松，临床有明显呼吸衰竭进展表现应早用。

（4）COPD 老年患者慢性呼吸衰竭急性恶化，呼吸频率＞30 次 / 分，或 PaO_2＜6kPa（＜45mmHg），或 pH＜7.25 者。

（5）急性高碳酸血症。

（6）急性低氧血症　PaO_2 为 6.67 ～ 8kPa（50 ～ 60mmHg）及以下者特别是当吸入氧浓度＞4L/min 或以上而 $PaCO_2$ 不能改善。或当 FiO_2 为 1.0 而 P（A-a）O_2（肺泡动脉血氧分压差）大于 40kPa（300mmHg）者。

（7）常规治疗不能缓解的重症支气管哮喘发作。

2. 无创正压通气禁忌证

（1）严重肺气肿，伴有多发性肺大疱或巨大肺大疱者。

（2）大咯血或严重误吸引起的窒息性呼吸衰竭，必要时可行双腔气管插管，将健侧血吸引干净后，于健侧行机械通气。

（3）自发性气胸（包括纵隔气肿）未行闭式引流者。

（4）休克血压低而未纠正者。

3. 无创正压通气注意事项

（1）严格按规定操作，避免和防治呼吸机使用的并发症。

① 气压伤（容积伤）：自发性气胸和纵隔气肿及继发的皮下气肿。

② 胃扩张、腹胀气。

③ 呼吸机相关性肺炎、肺不张。

④ 呼吸性碱中毒、吸氧浓度过高持续时间过长引起氧中毒。

（2）加强监测　通气过度所致呼吸性碱中毒、氧中毒。

（3）对极重症者应选择有创正压通气或及时改无创为有创正压通气。